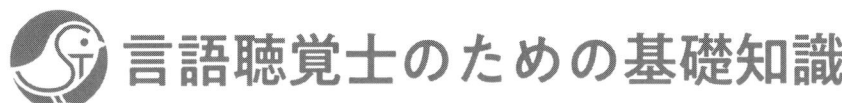

言語聴覚士のための基礎知識

臨床神経学・高次脳機能障害学

編集

岩田　誠　東京女子医科大学名誉教授
鹿島晴雄　慶應義塾大学教授・精神神経科

執筆〔執筆順〕

岩田　誠	東京女子医科大学名誉教授	鹿島晴雄	慶應義塾大学教授・精神神経科
佐藤二美	東邦大学教授・解剖学	三村　將	昭和大学准教授・精神科
鳥越甲順	東海大学教授・解剖学	加藤元一郎	慶應義塾大学助教授・精神神経科
阿部康二	岡山大学大学院教授・神経内科	吉野文浩	東京歯科大学市川総合病院講師・精神神経科
平田幸一	獨協医科大学教授・神経内科	前田貴記	慶應義塾大学精神神経科
伊澤直樹	獨協医科大学神経内科	北條　敬	青森労災病院神経科部長
太田宏平	東京理科大学教授・理学部	永井知代子	科学技術振興機構 ERATO 浅田共創知能システムプロジェクト
松村美由起	東京女子医科大学神経内科	村松太郎	慶應義塾大学講師・精神神経科
内山真一郎	東京女子医科大学教授・神経内科	穴水幸子	慶應義塾大学精神神経科
柴田興一	東京女子医科大学東医療センター講師・内科	西川　隆	大阪府立大学教授・総合リハビリテーション学部
大橋高志	東京女子医科大学神経内科	高畑進一	大阪府立大学教授・総合リハビリテーション学部
佐々木彰一	東京女子医科大学准教授・神経内科	先﨑　章	埼玉県総合リハビリテーションセンター神経科医長
近藤裕美	東京女子医科大学東医療センター内科	池田　学	熊本大学大学院教授・脳機能病態学
堀場　恵	東京女子医科大学講師・神経内科	坂村　雄	東京電力病院神経科
野手洋治	日本医科大学准教授・脳神経外科	森山　泰	駒木野病院精神科医長
寺本　明	日本医科大学教授・脳神経外科	水野雅文	慶應義塾大学講師・精神神経科
三島一彦	埼玉医科大学講師・脳神経外科	森　一功	近畿大学准教授・耳鼻咽喉科
松谷雅生	埼玉医科大学教授・脳神経外科	廣瀬　肇	東京大学名誉教授

医学書院

本書では，認知症・痴呆に関しては，執筆者の意向に従って表記しております．

言語聴覚士のための基礎知識　臨床神経学・高次脳機能障害学
発　行　2006年5月1日　第1版第1刷Ⓒ
　　　　2021年11月15日　第1版第8刷
編　集　岩田　誠・鹿島晴雄
発行者　株式会社　医学書院
　　　　代表取締役　金原　俊
　　　　〒113-8719　東京都文京区本郷1-28-23
　　　　電話　03-3817-5600（社内案内）
印刷・製本　双文社印刷

本書の複製権・翻訳権・上映権・譲渡権・貸与権・公衆送信権（送信可能化権を含む）は株式会社医学書院が保有します．

ISBN978-4-260-00082-6

本書を無断で複製する行為（複写，スキャン，デジタルデータ化など）は，「私的使用のための複製」など著作権法上の限られた例外を除き禁じられています．大学，病院，診療所，企業などにおいて，業務上使用する目的（診療，研究活動を含む）で上記の行為を行うことは，その使用範囲が内部的であっても，私的使用には該当せず，違法です．また私的使用に該当する場合であっても，代行業者等の第三者に依頼して上記の行為を行うことは違法となります．

JCOPY　〈出版者著作権管理機構　委託出版物〉
本書の無断複製は著作権法上での例外を除き禁じられています．複製される場合は，そのつど事前に，出版者著作権管理機構（電話 03-5244-5088，FAX 03-5244-5089，info@jcopy.or.jp）の許諾を得てください．

はじめに

　本書は言語聴覚士をめざして勉強している方々を対象として，臨床神経学と高次脳機能障害学，および運動障害性構音障害に関する基本的な知識をまとめたものである．類書と比べ，臨床神経学の基本知識について多くの頁が割かれているのが本書の特徴である．

　高次脳機能障害は，神経疾患，特に脳の疾患により生じるものであり，臨床神経学の基本的知識は，高次脳機能障害の評価や治療に携わる言語聴覚士にとり不可欠である．本書の前半の第Ⅰ章から第Ⅲ章が臨床神経学に関する部分で，第Ⅰ章の総論，第Ⅱ章での神経系の構造と機能の解説に続き，第Ⅲ章では診断の実際と神経機能検査法とともに，主要な神経症候が主に原因別に述べられている．これらにより臨床神経学の基本的知識は得られるものと思う．第Ⅳ章は高次脳機能障害につき，症状を中心に，各症状の特徴とそれぞれの鑑別診断を述べた．また神経心理学の総論とともに高次脳機能障害の発生メカニズムや症状の評価法とリハビリテーションについても概説してある．第Ⅴ章は運動障害性構音障害にあてられている．運動障害性構音障害は嚥下障害とならび言語聴覚士の重要な対象であり，概念，発生メカニズムから検査，訓練にわたり解説されている．本書は教科書としてまとめたものであるが，内容は最近の知見も含んでおり，言語聴覚士として診療に携わっている方々にも参考になれば幸いである．

　また本書で用いた高次脳機能障害という用語につきふれておきたい．従来，高次脳機能障害という正式な専門用語は神経心理学にはなかったが，高次皮質機能や高次脳機能という用語は神経心理学においてしばしば使われてきた．そこでいう高次機能とは，要素的機能に対するもので，"意味に関わる"機能を意味している．例えば，運動は要素的機能であり，道具を使用することやパントマイムなどの行為は高次機能である．その意味で失語，失行，失認は高次脳機能障害である．しかるに最近いわれる高次脳機能障害とは，これら巣症状以外の症状，すなわち注意，記憶，遂行機能の障害，前頭葉症状，情動変化などを指し，若干の混乱が生じている．神経心理学は，高次機能の障害という意味で，当然ながら従来より，失語，失行，失認と同様に注意，記憶，遂行機能の障害，前頭葉症状，情動変化なども対象としてきており，本書もその意味で高次脳機能障害を用いていることをお断りしておく．

　最後に，目白大学保健医療学部教授の立石雅子先生には，言語聴覚士の立場から内容に関し多くの貴重なご指摘をいただきました．また医学書院の中根冬貴さん，増江二郎さんには用語の統一をはじめ大変にお世話になりました．ここに御礼を申し上げます．

2006年4月

編者　岩田　誠　鹿島晴雄

目次

第Ⅰ章　臨床神経学総論　　　　　　　　　　　　岩田　誠　1

- A. 臨床神経学とその関連領域 …………… 2
- B. 臨床神経学の特徴 ……………………… 3
- C. 神経症候学 ……………………………… 4
- D. 病変の分布様式 ………………………… 5
- E. 臨床神経学を学ぶにあたって ………… 7

第Ⅱ章　神経系の構造・機能・病態　　　　　　　　9

1節　中枢神経系の構造・機能・病態　　　　　　佐藤二美　10

- A. 中枢神経系の構成要素 ………………… 10
    - 1. ニューロンの構造と特性 …………… 10
    - 2. グリア …………………………………… 13
    - 3. 中枢神経系内部の構造 ……………… 13
- B. 中枢神経系の発生と区分 ……………… 13
- C. 各部位の構造と機能 …………………… 15
    - 1. 脊髄 …………………………………… 15
    - 2. 脳幹(延髄，橋，中脳) ……………… 15
    - 3. 小脳 …………………………………… 17
    - 4. 間脳 …………………………………… 18
    - 5. 大脳 …………………………………… 18
- D. 伝導路 …………………………………… 22
    - 1. 皮質脊髄路 …………………………… 22
    - 2. 体性感覚路 …………………………… 23
    - 3. 聴覚路 ………………………………… 23
    - 4. 視覚の伝導路 ………………………… 24
- E. 中枢神経系の外部環境 ………………… 25
    - 1. 髄膜 …………………………………… 25
    - 2. 脳脊髄液 ……………………………… 25

2節　末梢神経系の構造・機能・病態　　　　　　鳥越甲順　27

- A. 末梢神経の構造 ………………………… 27
    - 1. 脳神経 ………………………………… 27
    - 2. 脊髄神経 ……………………………… 32
    - 3. 自律神経と自律神経機構 …………… 33
- B. 末梢神経の微細構造と機能 …………… 34
    - 1. 有髄神経と無髄神経 ………………… 34
    - 2. インパルスの伝達とシナプス機構 …… 35
    - 3. 求心路：末梢感覚器と神経終末 …… 35
    - 4. 遠心路：運動終板，神経筋接合部の機構 … 36
- C. 末梢神経の病態 ………………………… 36
    - 1. 末梢神経麻痺 ………………………… 37

第Ⅲ章　臨床神経学各論

1節　臨床神経学の診断と検査

1）神経内科診断の実際と神経機能検査法
　　　　　　　　　　　　　　　　　阿部康二　40
A. 神経学的診察法と鑑別診断のポイント　40
B. 診察の手順 …………………………………… 43
　1. 脳神経の観察 …………………………… 44
　2. 四肢・体幹の観察 ……………………… 45
C. 神経機能検査法 ……………………………… 48

2）補助検査法：画像診断・筋電図検査
　　　　　　　　　　　　　平田幸一，伊澤直樹　49
A. 画像診断 ……………………………………… 49
　1. 画像診断の進歩 ………………………… 49
　2. 頭部画像診断の手法 …………………… 49
　3. 各画像診断法の特徴 …………………… 49
　4. 臨床応用 ………………………………… 51
B. 脳波 …………………………………………… 56
　1. はじめに ………………………………… 56
　2. 背景脳波と誘発脳波 …………………… 57
C. 筋電図 ………………………………………… 59
　1. 記録方法 ………………………………… 60
　2. 筋電位波形とその異常 ………………… 60

2節　主要な神経症候

1）炎症性疾患 ………………………… 太田宏平　62
A. 感染性疾患総論 ……………………………… 62
　1. 髄膜炎と脳炎 …………………………… 62
　2. 髄膜炎，脳炎の発症様式 ……………… 62
　3. 臨床症状 ………………………………… 62
　4. 検査所見 ………………………………… 64
B. 感染性，傍感染性疾患 ……………………… 65
　1. ウイルス感染症 ………………………… 65
　2. 無菌性髄膜炎 …………………………… 67
　3. 細菌感染症 ……………………………… 67
　4. スピロヘータによる感染 ……………… 68
　5. 真菌感染症 ……………………………… 69
　6. 原虫・寄生虫による感染 ……………… 69
　7. プリオン病 ……………………………… 69
C. 膠原病，血管炎，膠原病類似疾患に伴う
　　中枢神経障害 ……………………………… 70
　1. 中枢神経ループス ……………………… 70
　2. 抗リン脂質抗体症候群と虚血性神経障害　70
　3. シェーグレン症候群 …………………… 70
　4. 血管炎症候群 …………………………… 70
　5. 神経ベーチェット病 …………………… 71

2）中毒性疾患 ……………………… 松村美由起　72
A. 金属中毒 ……………………………………… 72
B. 有機物質 ……………………………………… 73
C. 薬物中毒 ……………………………………… 76

D. 生物毒素 ……………………………………… 78

3）脳血管障害 ………………………… 内山真一郎　80
A. 概念と疫学 …………………………………… 80
B. 原因 …………………………………………… 81
　1. 脳梗塞 …………………………………… 81
　2. 一過性脳虚血発作 ……………………… 82
　3. 脳出血 …………………………………… 82
　4. くも膜下出血 …………………………… 82
　5. もやもや病 ……………………………… 83
　6. 脳静脈血栓症 …………………………… 83
　7. 血管性認知症（痴呆） ………………… 83
　8. 高血圧性脳症 …………………………… 83
C. 神経症候 ……………………………………… 84
　1. 脳梗塞 …………………………………… 84
　2. 一過性脳虚血発作 ……………………… 85
　3. 脳出血 …………………………………… 85
　4. くも膜下出血 …………………………… 85
　5. もやもや病 ……………………………… 86
　6. 脳静脈血栓症 …………………………… 86
　7. 血管性認知症（痴呆） ………………… 87
　8. 高血圧性脳症 …………………………… 87

4）変性疾患 …………………………… 柴田興一　89
A. パーキンソニズムをきたす疾患 …………… 89
　1. パーキンソニズム ……………………… 89

2. パーキンソン病 … 90	4. 非アルツハイマー型前頭葉性痴呆 … 116
3. 進行性核上性麻痺 … 92	C. 続発性疾患 … 117
4. 多系統萎縮症 … 93	1. 脳血管性痴呆 … 117
5. 大脳皮質基底核変性症 … 93	2. 感染症による痴呆 … 118
6. その他のパーキンソニズムをきたす疾患… 93	3. 栄養障害，代謝障害による痴呆 … 119
B. 脊髄小脳変性症 … 94	4. 脳外科的疾患による痴呆 … 120
1. 非遺伝性脊髄小脳変性症 … 94	5. 薬物による痴呆 … 121
2. 遺伝性脊髄小脳変性症 … 95	
C. 運動ニューロン疾患 … 96	**7）末梢神経障害** … 近藤裕美 122
1. 筋萎縮性側索硬化症 … 96	A. 概念 … 122
2. 脊髄性進行性筋萎縮症 … 97	B. 分類 … 122
3. 球脊髄性筋萎縮 … 98	1. 病変の主座による分類 … 122
	2. 障害される神経の分布による分類 … 123
5）脱髄疾患 … 大橋高志 99	3. 発症様式による分類 … 124
A. 概念 … 99	4. 症候による分類 … 124
B. 分類 … 99	C. 臨床症状 … 125
C. 多発性硬化症 … 100	1. 感覚神経障害 … 125
1. 概念 … 100	2. 運動神経障害 … 125
2. 疫学 … 100	3. 腱反射低下・消失 … 125
3. 病因 … 101	4. 自律神経症状 … 126
4. 病理 … 101	D. 原因検索 … 126
5. 病型分類 … 101	E. ニューロパチーの臨床検査 … 126
6. 臨床症状 … 102	1. 末梢神経伝導検査 … 126
7. 検査所見 … 103	2. 筋電図 … 128
8. 診断 … 103	3. 神経生検 … 128
9. 治療 … 103	4. 髄液検査（蛋白細胞解離） … 128
10. 予後 … 104	5. 画像診断 … 128
D. 急性散在性脳脊髄炎 … 104	F. 治療 … 129
1. 概念 … 104	1. 原疾患の治療，除去 … 129
2. 分類 … 105	2. 副腎皮質ホルモン … 129
3. 病因 … 105	3. 免疫抑制薬 … 129
4. 臨床症状 … 105	4. 血液浄化療法 … 129
5. 検査所見 … 105	5. γ-グロブリン大量療法 … 130
6. 治療 … 105	6. ビタミン剤，循環改善剤 … 130
E. 白質ジストロフィー … 106	7. リハビリテーション … 130
1. 概念 … 106	G. 患者指導 … 130
	H. 各種ニューロパチー … 131
6）痴呆（認知症） … 佐々木彰一 107	1. アレルギー性炎症性ニューロパチー … 131
A. 痴呆をきたす疾患の分類 … 108	2. 遺伝性・家族性ニューロパチー … 132
1. 変性疾患 … 108	3. 代謝性・栄養障害性ニューロパチー … 133
2. 続発性疾患 … 108	4. がん関連性ニューロパチー … 133
B. 変性疾患 … 108	5. 膠原病・血管炎に伴うニューロパチー … 134
1. アルツハイマー病 … 108	6. 中毒性ニューロパチー … 134
2. レヴィ小体型痴呆 … 115	7. 内分泌性疾患に伴うニューロパチー … 134
3. ピック病あるいは前頭・側頭型痴呆 … 115	8. 感染に伴うニューロパチー … 135

8) 筋疾患 …………………………… 堀場 恵 136
A. 筋疾患総論 …………………………… 136
1. 概念 …………………………………… 136
2. 症候 …………………………………… 136
3. 検査 …………………………………… 137
B. 進行性筋ジストロフィー …………… 137
1. デュシュンヌ型筋ジストロフィー …… 137
2. ベッカー型筋ジストロフィー ………… 138
3. 肢帯型筋ジストロフィー ……………… 138
4. 顔面肩甲上腕型筋ジストロフィー …… 138
5. 眼咽頭型筋ジストロフィー …………… 138
6. 遠位型ミオパチー ……………………… 138
C. 先天性筋ジストロフィー …………… 139
1. 福山型筋ジストロフィー ……………… 139
2. 非福山型筋ジストロフィー …………… 139
D. 筋強直性ジストロフィー …………… 139
E. 炎症性筋疾患 ………………………… 140
1. 多発筋炎，皮膚筋炎 …………………… 140
2. 封入体筋炎 ……………………………… 141
F. 神経筋接合部の異常 ………………… 142
1. 重症筋無力症 …………………………… 142
2. 筋無力症様症候群 ……………………… 143
G. 周期性四肢麻痺 ……………………… 144
1. 低カリウム性周期性四肢麻痺 ………… 144
2. 高カリウム性周期性四肢麻痺 ………… 145
H. ミトコンドリア脳筋症 ……………… 145
1. 慢性進行性外眼筋麻痺症候群 ………… 146
2. RRFを伴うミオクローヌスてんかん … 146
3. 高乳酸血症，卒中様症状を伴うミトコンドリア脳筋症 ……………………… 147

9) 外傷 ……………………… 野手洋治，寺本 明 148
A. 頭皮の外傷 …………………………… 148
B. 頭蓋骨骨折 …………………………… 149
1. 線状骨折 ………………………………… 149
2. 陥没骨折 ………………………………… 149
3. その他の骨折 …………………………… 150
C. 頭蓋内損傷(外傷性頭蓋内血腫) …… 151
1. 急性硬膜外血腫 ………………………… 151
2. 急性硬膜下血腫 ………………………… 152
3. 外傷性くも膜下出血 …………………… 153
4. 外傷性脳内血腫 ………………………… 153
5. 外傷性脳室内出血 ……………………… 154
6. びまん性脳損傷 ………………………… 154
D. 頭部外傷後遺症 ……………………… 154
1. 髄液漏 …………………………………… 154
2. 慢性硬膜下血腫 ………………………… 154
3. 外傷性脳血管障害 ……………………… 155
4. 外傷性脳神経損傷 ……………………… 155
5. 外傷性てんかん ………………………… 156
6. 正常圧水頭症 …………………………… 156
E. 特殊な小児頭部外傷—被虐待児症候群 156

10) 水頭症 …………………… 野手洋治，寺本 明 157
A. 定義と病態 …………………………… 157
1. 脳脊髄液(髄液)の産生と吸収 ………… 157
2. 水頭症の発生原因 ……………………… 157
B. 水頭症の臨床 ………………………… 157
1. 小児の水頭症 …………………………… 157
2. 正常圧水頭症 …………………………… 158

11) 脳腫瘍 …………………… 三島一彦，松谷雅生 159
A. はじめに ……………………………… 159
B. 脳腫瘍の臨床症状 …………………… 160
1. 頭蓋内圧亢進症状 ……………………… 160
2. 局所症状 ………………………………… 160
C. 脳腫瘍の部位別症状 ………………… 160
1. テント上大脳半球部腫瘍 ……………… 160
2. テント上中心部腫瘍 …………………… 161
3. テント下腫瘍 …………………………… 162
D. テント上腫瘍の臨床像 ……………… 163
E. テント下腫瘍の臨床像 ……………… 168
1. 小脳・第四脳室部腫瘍 ………………… 168
2. 小脳橋角部腫瘍 ………………………… 169
3. 脳幹部腫瘍 ……………………………… 169
F. 下垂体-視交叉部腫瘍 ………………… 171
1. 下垂体腺腫 ……………………………… 171
2. 頭蓋咽頭腫 ……………………………… 172
3. 胚細胞腫 ………………………………… 173
4. 視神経膠腫 ……………………………… 173
G. 頭蓋底部腫瘍 ………………………… 174
H. 遺伝性脳腫瘍 ………………………… 175

第Ⅳ章　高次脳機能障害学　177

1節　神経心理学とは　鹿島晴雄　178

- A. はじめに ………………………… 178
- B. 神経心理学の対象となる症状：高次脳機能障害 ………………………… 178
- C. 高次脳機能障害の脳局在 ………… 180
- D. 神経心理学的検査法と治療 ……… 182

2節　高次脳機能障害の発生メカニズムと種類（病態，症状，病巣など）　三村　將　184

- A. 病因 ……………………………… 184
  1. 脳血管障害 ………………………… 184
  2. 頭部外傷 …………………………… 186
  3. 変性疾患 …………………………… 186
  4. 感染症・炎症 ……………………… 188
  5. 悪性新生物（脳腫瘍・転移性脳腫瘍・術後後遺症など） ………………… 188
  6. 中毒性疾患（薬物・アルコール・職業中毒など） ………………………… 189
  7. 自己免疫疾患など ………………… 189
- B. 症状と病巣 ……………………… 190
  1. 失語 ………………………………… 190
  2. 失読・失書 ………………………… 193
  3. 失行 ………………………………… 194
  4. 失認 ………………………………… 195
  5. 注意障害 …………………………… 196
  6. 記憶障害 …………………………… 196
  7. 遂行機能障害 ……………………… 200
- C. 診察に際しての一般的注意 ……… 201
  1. 神経心理学的原理 ………………… 201
  2. 経過の把握 ………………………… 201
  3. 一般症状の把握 …………………… 202
  4. 随伴症状の把握 …………………… 202
- D. おわりに：高次脳機能障害の診断にあたって ………………………………… 205

3節　神経心理症状の評価とリハビリテーション　加藤元一郎　206

- A. 神経心理学的評価法について ……… 206
  1. はじめに …………………………… 206
  2. 検査の種類と選択 ………………… 206
  3. 検査所見の解釈 …………………… 207
  4. 定量的アプローチと定性的アプローチ 207
- B. 個々の神経心理学的症状 ………… 208
  1. 失行 ………………………………… 208
  2. 失認（視覚失認） ………………… 209
  3. 注意障害 …………………………… 212
  4. 記憶障害 …………………………… 215
  5. 遂行機能障害 ……………………… 220
  6. 知能の障害 ………………………… 225
  7. 意欲の障害 ………………………… 226

4節　神経心理症状の特徴と鑑別診断　229

1）意識障害と認知症（痴呆）　吉野文浩　229
- A. 意識障害 ………………………… 229
  1. 意識障害とは ……………………… 229
  2. 意識混濁 …………………………… 229
  3. 意識変容 …………………………… 230
- B. 認知症（痴呆） ………………… 231
  1. 痴呆とは …………………………… 231
  2. 痴呆の診断基準 …………………… 231
  3. 痴呆の評価 ………………………… 231
  4. 痴呆の類型化 ……………………… 232
  5. 変性性痴呆 ………………………… 233
  6. 脳血管性痴呆 ……………………… 234
  7. クロイツフェルト・ヤコブ病 …… 235
  8. 治療可能な痴呆 …………………… 235
  9. 仮性痴呆 …………………………… 235

2）注意障害 ……………………… 前田貴記 236
- A. 注意とは？ ……………………………… 236
- B. 注意の機能コンポーネント ……………… 236
- C. 注意障害 ………………………………… 237
  1. せん妄 ………………………………… 237
  2. 脳損傷例の注意障害 ………………… 238
  3. 遂行機能障害 ………………………… 238
- D. 注意障害の検査方法 …………………… 239
  1. 注意の強度（覚度＋持続性）の検査 … 239
  2. 注意の選択性の検査 ………………… 239
  3. 能動的注意―能動的な認知的制御機能の検査 ……………………………… 239

3）失語 …………………………… 北條　敬 240
- A. 失語の定義 ……………………………… 240
- B. 鑑別診断 ………………………………… 240
- C. 大脳言語関連領域 ……………………… 240
- D. 失語の種類 ……………………………… 242
  1. 失語分類のモデル …………………… 242
  2. 流暢性・非流暢性分類 ……………… 243
  3. 各失語型とその特徴 ………………… 243

4）失読，失書 ………………… 永井知代子 247
- A. 失読，失書の失語症における位置づけ … 247
- B. 臨床症状 ………………………………… 247
  1. 純粋失読 ……………………………… 247
  2. 純粋失書 ……………………………… 248
  3. 失読失書 ……………………………… 248
- C. 病巣と発症機序 ………………………… 248
  1. 純粋失読 ……………………………… 248
  2. 純粋失書 ……………………………… 249
  3. 失読失書 ……………………………… 249
  4. 特殊な失読・失書と病巣 …………… 250
- D. 一般神経学的症状の失読・失書に対する影響 …………………………………… 251
  1. 知能・精神状態 ……………………… 251
  2. 視覚・視空間認知障害 ……………… 251
  3. 運動障害 ……………………………… 251

5）視覚・視空間失認 ………… 村松太郎 252
- A. 視覚失認 ………………………………… 252
  1. 物体認知の障害 ……………………… 252
  2. 画像失認 ……………………………… 254
  3. 相貌失認 ……………………………… 254
  4. 色彩認知の障害 ……………………… 254
- B. 視空間性知覚障害 ……………………… 255
  1. 半側空間無視 ………………………… 255
  2. 地誌的失見当 ………………………… 255
  3. バリント症候群 ……………………… 255
- C. その他の高次視覚障害 ………………… 256
  1. 皮質盲 ………………………………… 256
  2. 大脳性弱視 …………………………… 256

6）聴覚失認 ……………………… 穴水幸子 257
- A. 聴覚の信号伝達 ………………………… 257
- B. 聴覚失認の定義 ………………………… 258
- C. 皮質聾 …………………………………… 259
- D. 純粋語聾 ………………………………… 260
- E. 環境音（非言語音）に対する失認 …… 261
- F. 感覚性失音楽症 ………………………… 262

7）失行 ……………………… 西川　隆，高畑進一 264
- A. 失行の定義 ……………………………… 264
- B. リープマンの失行理論 ………………… 264
- C. 失行の検査法の概要 …………………… 265
- D. 失行の類型 ……………………………… 266
  1. 肢節運動失行 ………………………… 267
  2. 観念運動失行 ………………………… 267
  3. 観念失行 ……………………………… 268
- E. その他の臨床類型 ……………………… 269
  1. 口部顔面失行 ………………………… 269
  2. 着衣失行 ……………………………… 269
  3. 構成失行，構成障害 ………………… 269
  4. 歩行失行 ……………………………… 270
  5. 開眼失行，閉眼失行 ………………… 270

8）情動の障害 …………………… 先﨑　章 271
- A. 情動の不安定さとそれに基づく行動障害 … 272
  1. 前頭葉性の抑制障害 ………………… 272
  2. 側頭葉内側部関連の間欠的・挿話性障害 … 272
- B. 情動の適切な表出・表現の障害 ……… 274
  1. 情動表出の低下 ……………………… 274
  2. 無気力・発動性低下 ………………… 274
  3. 過剰な情動の表出 …………………… 274
  4. 体験と情動との乖離 ………………… 274
- C. 情動の認知・受容・理解の障害 ……… 275
  1. 右半球関連 …………………………… 275
  2. 扁桃体関連 …………………………… 275
- D. 情動による行動の制御・促進の障害 … 275
- E. 情動障害の認知・心理療法 …………… 276

9) 記憶障害 …………………………池田 学 277
A. 記憶の分類 ……………………………… 277
　1. 記憶過程による区分………………… 277
　2. 時間区分による分類………………… 277
　3. 記憶内容による分類………………… 278
B. 健忘症候群（病変による分類）………… 278
　1. 側頭葉性健忘………………………… 278
　2. コルサコフ症候群…………………… 279
　3. 視床性健忘…………………………… 279
　4. 前脳基底部性健忘…………………… 280
C. おわりに ………………………………… 280

10) 離断症候群 ………………………坂村 雄 281
A. 離断症候群とは何か …………………… 281
B. 純粋失読 ………………………………… 282
　1. 純粋失読とは………………………… 282
　2. 離断症候群による純粋失読の説明… 282
C. 伝導失語 ………………………………… 283
　1. 伝導失語とは………………………… 283
　2. 離断症候群による伝導失語の説明… 283
D. 左手の失行 ……………………………… 284
E. 脳梁離断症候群 ………………………… 285
　1. 左側にみられる障害………………… 285
　2. 右側にみられる障害………………… 285
　3. 左右側間にみられる障害…………… 286

11) 前頭葉症状 ……森山 泰, 加藤元一郎 287
A. 運動・行為障害 ………………………… 287
B. 知性・思考障害 ………………………… 289
C. 人格情動障害 …………………………… 290
D. 発動性障害 ……………………………… 290
E. 健忘・作話症状 ………………………… 290
F. 前頭前野−皮質下症候群 ………………… 291

12) 右半球症状 ………………………水野雅文 292
A. 半側空間無視 …………………………… 292
　1. 検出のための検査…………………… 292
　2. 病巣の局在…………………………… 293
B. 身体図式障害・病態失認 ……………… 294
　1. 身体図式障害………………………… 294
　2. 病態失認……………………………… 294
C. 構成失行 ………………………………… 295
D. 着衣失行 ………………………………… 295
E. 相貌失認 ………………………………… 295
F. 地誌的失見当 …………………………… 296
G. 右（劣位）半球損傷時に生じる特徴的な症状
　　 ………………………………………… 296
H. まとめ …………………………………… 297

第Ⅴ章　運動障害性構音障害　　森 一功, 廣瀬 肇 299

A. 構音障害の概念と理論的基礎 ………… 300
　1. 構音とは……………………………… 300
　2. 構音障害とは………………………… 302
B. 構音障害のメカニズムと特徴 ………… 305
　1. 弛緩性構音障害をきたす疾患……… 305
　2. 痙性構音障害をきたす疾患………… 307
　3. 失調性構音障害をきたす疾患……… 309
　4. 運動低下性構音障害をきたす疾患… 310
　5. 運動過多性構音障害をきたす疾患… 311
　6. 混合性構音障害をきたす疾患……… 312
C. 構音障害の検査と評価 ………………… 313
　1. 情報収集—必要な情報の種類と収集法… 313
　2. 発声発語器官の形態と機能の検査… 314
　3. 話し言葉の特徴と検査, 評価……… 316
D. 発話補助装置 …………………………… 317
　1. 補綴的手段の種類と適用基準, 訓練法… 317
　2. 代替コミュニケーションの種類と適用基
　　 準, 訓練法…………………………… 319
E. 発話の訓練 ……………………………… 320
　1. 構音訓練の実際……………………… 320
　2. プロソディの訓練…………………… 322

索引 ………………………………………………………………………………………… 325

◆コラム

ブローカ領域の発見………………………… 4	アルツハイマー病のワクチン療法………… 114
前頭葉の機能………………………………… 21	正常人が塩酸ドネペジルを服用したら…… 116
大脳基底核の障害と運動…………………… 22	HIV感染症…………………………………… 119
腰椎穿刺……………………………………… 26	変異型クロイツフェルト・ヤコブ病……… 120
中毒に関する情報源………………………… 78	聾の定義……………………………………… 257
痴呆と認知症………………………………… 107	環境音・非言語音…………………………… 262

◆NOTE

イオンチャンネル…………………………… 11	ジャクソン型痙攣…………………………… 166
大脳皮質の細胞構築………………………… 19	脊索腫………………………………………… 175
ブロードマンの皮質分類…………………… 19	語彙についての認知心理学的考え方……… 261
APOE ………………………………………… 111	単語表象モデル……………………………… 261
タウ蛋白……………………………………… 111	運動・動作・行為・行動…………………… 264
アミロイドβ42蛋白………………………… 111	脳梁性失行…………………………………… 268
レヴィ小体…………………………………… 115	交感性ディスプラキシー…………………… 268
クリューヴァー・ビューシー症候群……… 116	プロソディ…………………………………… 304
髄液漏………………………………………… 151	発語失行症…………………………………… 304
クッシング現象……………………………… 152	痙性構音障害の原因………………………… 308

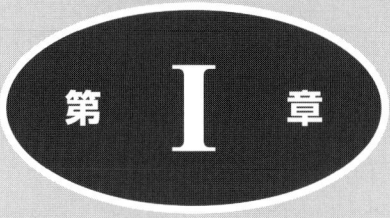

臨床神経学総論

A 臨床神経学とその関連領域

　臨床神経学とは，神経系に生ずる病態や疾患を扱う医学の一分野である．神経系と一口にいっても，臨床神経学で実際に扱われている臓器としては，文字どおりの単なる"神経"だけではなく，脳・脊髄とこれを取り囲む髄膜，頭蓋骨，脊柱，脳や脊髄に出入りする末梢神経，感覚器の一部，自律神経，そして骨格筋が含まれている．これらの器官や組織に生ずる病態や疾患は，すべて臨床神経学の対象であり，身体のほとんどあらゆる部分に及んでいる．すなわち，臨床神経学においては，常に人体の全身を観察対象として捉えることを念頭におかなくてはならない．

　臨床神経学は，大きくその内科的側面と外科的側面に二分され，それぞれ神経内科学(neurology)，および脳神経外科学(neurosurgery)と呼ばれる独立した診療科を形成しているが，これは主として治療手段による違いであり，扱う疾患は大きく重複しているし，多くの疾患においては，それら2つの診療科が互いに協力して診療していくのが普通である．臨床神経学を考える上での大きな問題は，臨床神経学と精神医学との関係，特に神経内科と精神科(psychiatry)あるいは精神神経科(neuropsychiatry)との境界についての問題である．従来，脳・神経系の異常については，器質性(organic)疾患と非器質性(non-organic)疾患という二分法がなされ，前者は神経内科の扱う疾患，後者は精神科の扱う疾患とされてきた．すなわち，脳・神経系疾患は，構造的な変化を伴う疾患と，伴わない疾患とに分けられると考えるところから出発して，これら2つの診療科の守備範囲が区別されていたのである．しかし今日，これら2つの診療科の境界は，このような単純な二分法では律しきれない部分を含んでいる．例えば，従来から神経内科の扱う重要な疾患であるとされてきた片頭痛や緊張型頭痛では，構造的な変化を捉えることは困難であり，器質性疾患とは言い難い．一方，精神科の扱う代表的な疾患とされてきた統合失調症(精神分裂病)において，近年さまざまな構造的変化が見い出されるようになってきている．さらに，てんかんのごとく，精神科，神経内科，そして脳神経外科のいずれの診療科においても診療の対象とされている重要な疾患もある．これらのことから考えると，精神医学と臨床神経学の間に明確な境界線を引くことは不可能であるといえよう．特に，失語，失行，失認をはじめとする，いわゆる高次大脳機能障害は，従来から臨床神経学と精神医学との方面から研究がなされてきており，この点においても，これら2つの領域の間には，本質的な差はないものと考えるべきであろう．

　臨床神経学の一分野として重要なものに，神経放射線学(neuroradiology)がある．従来，放射線診断学を中心としてきたこの領域は，今日ではMRIや超音波診断など，放射線を使用しない画像技術が大きく発展し，診断技術として日常的に用いられるようになったため，神経画像法(neuro-imaging)と呼ばれることが多くなった．また，従来から，対象患者が乳児，幼児，または小児である場合には，小児科のバックグラウンドを有する医師がその診療にあたるのが普通であったが，この分野は今日，小児神経学(pediatric neurology)として独立してきている．

　基礎医学の領域において臨床神経学を支えている研究分野としては，神経解剖学(neuroanatomy)，神経化学(neurochemistry)，神経生理学(neurophysiology)，神経薬理学(neuropharmacology)，そして神経病理学(neuropathology)などがあり，それぞれ独立した研究分野を形成している．一方，近年その発展が著しい分子遺伝学(molecular genetics)や分子生物学(molecular biology)の研究は，臨床神経学の診療と研究の両面を支える大き

な柱となりつつある．特に，さまざまな疾患遺伝子の発見は，数多くの脳・神経系疾患の診断と治療に，大きく寄与している．また，免疫学の発展も，臨床神経学に対して大きく貢献しており，神経免疫学(neuroimmunology)という分野名が使われるほどにまでなっている．

臨床神経学が取り扱う疾患には感覚器疾患の一部が含まれているため，これらの疾患の診療においては，眼科，耳鼻咽喉科，皮膚科などとの関連が深いし，また，脊髄や末梢神経の疾患においては，整形外科とも極めて関係が深い．さらに，内科学一般の扱う循環器系や内分泌系の疾患も，臨床神経学と関係の深いものが多い．

B 臨床神経学の特徴

臨床医学の領域全体をみた時，他の領域と大きく異なる臨床神経学の特徴的な面は，解剖学の重要性である．これは，脳・神経系に備わる，解剖学的な機能局在(functional localization)という原則に由来している．脳も，神経も，そして筋肉も，これを形成する組織の成り立ちは均一であるが，その機能は部位によって大きく異なる．したがって，同じ疾患であってもそのおかす部位が異なれば，それによって生ずる症状は大きく異なってくる．例えば，脳梗塞という疾患1つをとってみても，左半球の外側面に起これば右片麻痺と失語症を生ずるが，右半球の同じような部位に起これば，左片麻痺は起こるが失語症は生じない，といった具合である．逆に，同じ部位に生ずる病変であれば，疾患が異なっていても，現れる症状は同じになる．例えば左半球外側面をおかして右片麻痺と失語症を生じるのは，脳梗塞だけではないのであって，脳腫瘍でも硬膜下血腫でも，あるいは脳膿瘍であっても，同じ症状が出現する．言い換えるなら，この機能局在という原則があるため，症状をよく観察すれば，病変がどこに存在するのかという病変の部位診断が可能となるということにもなる．この点が，他の臨床医学の分野ではみられない特徴の1つである．

このような解剖学的機能局在の原則から生まれる臨床神経学のもう1つの特徴は，診断の場における問診の重要性である．脳・神経系疾患の診断は，そのほぼ80％までが問診で成り立っている，といっても過言ではない．ほとんどの疾患の診断は，問診で得られる情報の正確さと詳細さによって左右される．逆に，問診が適切でないと，なかなか疾患の診断に至らないばかりか，とんでもない誤診を招くことにもなりかねない．特に，近年のように神経画像法によって器質性病変を容易に見い出すことができるようになると，しばしばその所見にとらわれてしまい，患者が訴えている症状のもとになった真の原因疾患を見逃してしまうことも少なくない．一方，頭痛やてんかんなどの診断では，問診以外に診断の手掛りとなるものは一切見い出せない場合もある．このように問診の重要性が極めて高いということは，臨床神経学の特徴の1つである．

C 神経症候学

　脳・神経系の疾患は，さまざまな機能障害を生ずるが，このうち自覚的な異常を症状(symptom)といい，診察によって現れてくる他覚的な異常所見を徴候(sign)という．これらの症状と徴候(signs and symptoms)から脳・神経系疾患の診断に至る推論の方法は，神経症候学(neurological semiology)と呼ばれてきた．このように，神経症候学は本来診断学としての役割を担っているものであったが，一方では，脳・神経系の機能局在を確認していくための研究方法としての役割を果たすものでもある．実際，歴史的にみると，その成立の最初の時点から，神経症候学には，これら2とおりの役割が同時に課せられていた．例えば，失語症という症候の原因病変が左大脳半球に存在するという事実が繰り返し観察されたことにより，失語症が存在するならば病変は左半球にある，という今日の症候学の常識が築き上げられたわけであり，また，運動野をおかす局所病変の部位とそれによって引き起こされる麻痺の分布との対応から，運動野ではその上方から下方にかけて，下肢，上肢，顔面という体部位局在(somatotopy)のあることが見い出されたわけであるが，これによって，右上肢と右顔面の麻痺が同時に生じた場合には，運動野の中～下方にかけての領域に病変があると診断できるようになったのである．したがって，神経症候学は，単に診断の役にたつというだけではなく，ヒトの脳・神経系の構造と機能の対応関係を解き明かしていくのにも，極めて有用性の高い研究領域なのである．

　ヒトの身体の構造と機能を知るためには，しばしば動物実験がなされるが，それは，ヒトの臓器と実験で用いられる動物の臓器には，その構造においても機能においても，それほど大きな違いはないという事実があるからである．しかしヒトの脳には，それ以外の動物にはないヒトに固有の能力が備わっており，それについて知るためには，動物実験はほとんど役にたたない．そのようなヒトの脳に固有の能力の典型が，言語能力である．言語活動を実現している脳の機構を研究しようとすれば，動物実験は無力であり，長い間にわたって神経症候学がそのための唯一の方法論であった．言語活動の脳機構の研究は，1861年，ポール・ブローカ(Paul Broca)による失語症例の剖検報告に始まるが，その後約1世紀の長きにわたり，生前の神経症候学的所見と，剖検によって得られた脳の病変部位との対比という方法しか実現できなかったため，適切なデータを得ることは必ずしも容易ではなかった．臨床所見が十分に取れていても剖検がなければ研究対象にはならなかった反面，たまたま剖検が得られた場合にも，症候学的所見が不十分であったり，症候学的所見が得られた時と剖検との間があまりにも時間的に離れていれば，やはり十分な研究の対象とはなり得ない．このような理由のため，言語活動の脳機構につい

コラム

ブローカ領域の発見

　1861年，フランスの外科医ポール・ブローカは，通称タン氏と呼ばれる患者を診察した．彼は右片麻痺を有し，言語の理解はかなり可能であったが，「タン」という発話以外に，言葉を喋ることができなかった．約1週間後に亡くなったタン氏の脳を剖検したところ，左前頭葉の後下部を中心とする古い脳梗塞巣が見い出された．ブローカはこの領域を発話を司る脳の領域であると推論したため，今日この領域はブローカ領域と呼ばれている．

て最初の100年間で得られた知見は，極めて限られていたのである．

しかし，1970年代に入り，X線CTスキャンが日常的に使用されるようになると，このような事情は一変し，さらにその後1980年代後半からMRIが普及するに至って，言語活動の脳機構に関する症候学的研究は，爆発的に大きく発展した．特にMRIで得られる脳病変の解剖学的な情報は極めて正確であり，場合によっては従来のような剖検で得られる情報を遥かに上回る精緻な画像解析までが可能となっている．このような画像技術の進歩により，高次大脳機能障害の症候学は，ヒトにおける言語活動の脳機構の研究方法としての意義を確立したのである．

D 病変の分布様式

脳・神経系の疾患は，病変の分布様式により，表I-1のように大別される．このような分布様式によって，その疾患の呈する症候学的な特徴が定まる．

単発性病変は，単一の病変からなるものであり，機能局在の原則にしたがって病変部位の機能によく対応した症候が出現する（図I-1）．多発性病変は，同じ性質の病変が複数個存在するものであり，数が少なければ，それぞれの病変部位の機能に対応した症候が加算された臨床症候を呈するが，病変の数が多くなると，新たな症候を生ずることもある（図I-2）．例えば，多発性脳梗塞では，病変数が少なければ単に複数の症候の組み合わせがみられるのみにとどまるが，数が多くなると，脳血管性認知症（痴呆）といった新たな症候を呈するに至る．多発性病変の中には，ほぼ同じ大きさの微小な病変が，同時に無数生ずるものがある（図I-3）．このようなものは播種性病変と呼ばれ，その症候学的特徴は，後述のびまん性病変の症候に似る．

びまん性病変は，均一な病変が広範囲に拡がるものであり，それによって生ずる症候は，機能局在の原則からは逸脱している（図I-4）．これに対し，同じように広範囲に拡がる病変でありながら，

表I-1　病変の分布様式による脳・神経疾患の分類

病変の分布様式	内容	疾患の例
単発性病変	単一の病変があるだけのもの	脳梗塞 脳腫瘍
多発性病変	複数の病変があるもの	多発性脳梗塞 転移性脳腫瘍
播種性病変	微小な病変が無数に存在するもの	急性播種性脳脊髄炎
びまん性病変	均一な病変が広範囲に拡がるもの	白質ジストロフィー 無酸素脳症
系統性病変	特定の系統を選択的におかすもの	パーキンソン（Parkinson）病 筋萎縮性側索硬化症
偽系統性病変	一見系統性病変のようにみえるが実際にはそうではないもの	亜急性脊髄連合変性症 マルキアファーヴァ・ビニャミ病

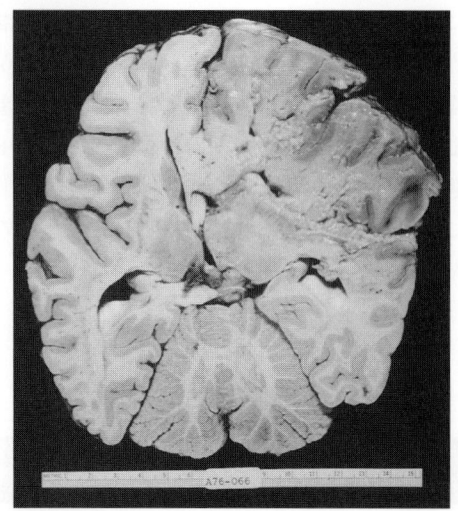

図Ⅰ-1 単発性病変 出血性脳梗塞.
〔岩田 誠：カラーアトラス神経病理 第2版, 平野朝雄(編著). 医学書院, 1988より引用〕

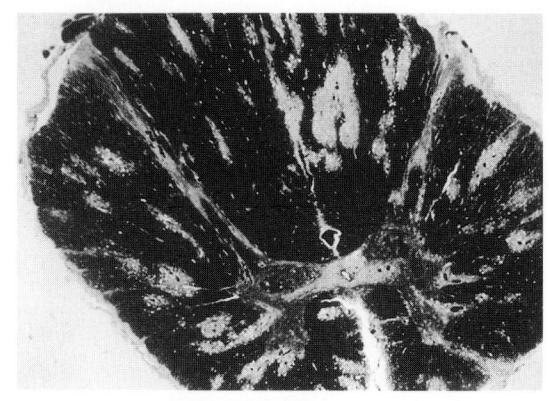

図Ⅰ-3 播種性病変 急性播種性脳脊髄炎.
〔岩田 誠：カラーアトラス神経病理 第2版, 平野朝雄(編著). 医学書院, 1988より引用〕

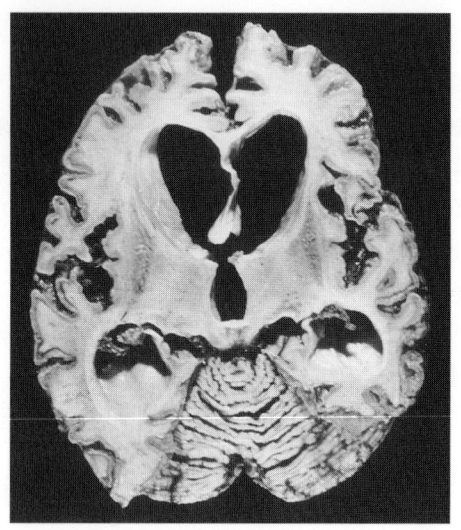

図Ⅰ-4 びまん性病変 無酸素脳症.
〔岩田 誠：カラーアトラス神経病理 第2版, 平野朝雄(編著). 医学書院, 1988より引用〕

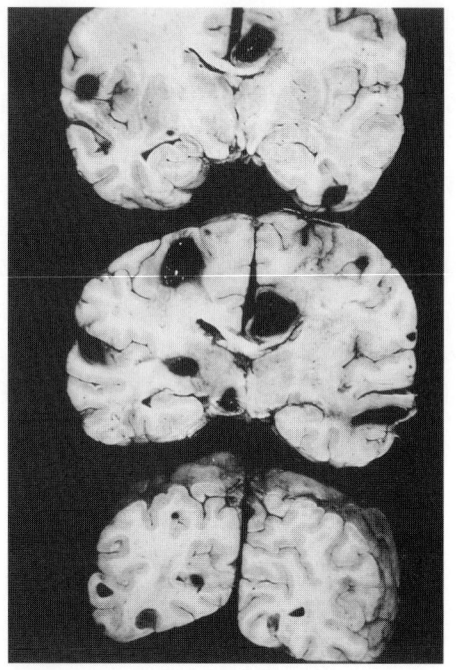

図Ⅰ-2 多発性病変 転移性脳腫瘍.
〔岩田 誠：カラーアトラス神経病理 第2版, 平野朝雄(編著). 医学書院, 1988より引用〕

系統性病変というものは，脳・神経系の特定の系統のみを選択的におかすため，機能局在の原則をよく反映した症候を呈する（図Ⅰ-5）．これに属する疾患の多くは，変性疾患と呼ばれるグループに属しており，系統変性疾患と呼ばれている．運動ニューロンのみをおかす筋萎縮性側索硬化症や，感覚神経のみをおかす家族性感覚性ニューロパチー，あるいは骨格筋のみをおかす進行性筋ジストロフィーなどは，その代表的なものである．偽系統性病変は，特定の部位を好んでおかすため，一見系統性病変であるかのようにみえる（図Ⅰ-6）．例えば，ビタミンB_{12}欠乏によって生ずる亜急性脊髄連合変性症では，上部胸髄の後索と側索

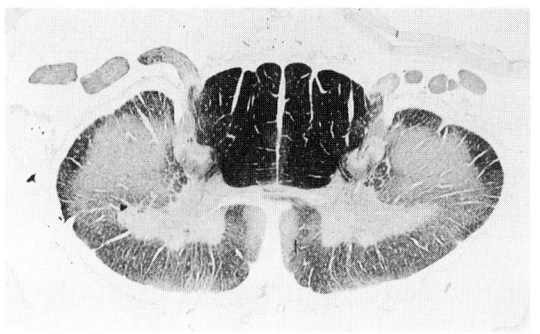

図Ⅰ-5 系統性病変 筋萎縮性側索硬化症（脊髄横断髄鞘染色）．

〔岩田 誠：カラーアトラス神経病理 第2版，平野朝雄（編著）．医学書院，1988より引用〕

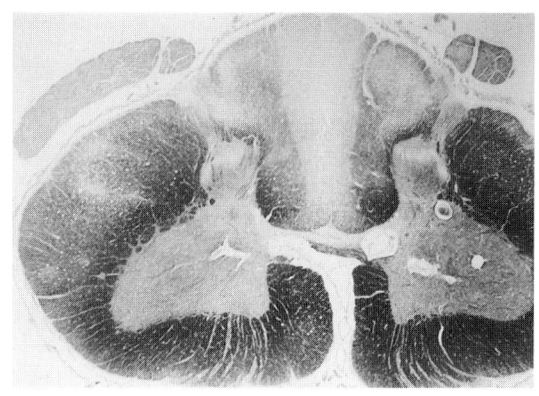

図Ⅰ-6 偽系統性病変 亜急性脊髄連合変性症（脊髄横断髄鞘染色）．

〔岩田 誠：カラーアトラス神経病理 第2版，平野朝雄（編著）．医学書院，1988より引用〕

が破壊されるため，頸髄部や腰髄部では，後索と側索が系統的におかされているかのようである．しかし，これは正確な意味での系統性病変ではなく，病変の好発部位が特定の領域であることによる現象である．また，慢性アルコール中毒性病変として知られるマルキアファーヴァ・ビニャミ（Marchiafava-Bignami）病による脳梁変性も，このような偽系統性病変の1つである．一般に，欠乏症や中毒性疾患では，このような分布様式をとることが多い．

E 臨床神経学を学ぶにあたって

臨床神経学を学ぶにあたっては，常に2つの側面に対して問題意識を持っていなくてはならない．その1つは前述のような病変の局在の問題であり，それによりどのような症候が出現するかを理解することである．それと同時に，第2の側面として，その病変を起こしている疾患に対してもまた，十分注意を払う必要がある．なぜならば，たとえ同一の症候を呈していても，原因疾患が異なれば治療法も異なり，経過も異なってくるからである．また，完成した時点においては同じ症候を呈していても，発病の様式には疾患ごとの特徴がある．その詳細な記述は次項以降に譲るが，脳・神経系疾患の呈する症候は，病変の局在と原因疾患の2つの要因によって決まるということを，忘れてはならない．

◆参考図書

1) Caplan LR : The Effective Clinical Neurologist. Blackwell, Cambridge, 1990〔木村 淳（監訳）：患者にやさしい神経内科医．メディカル・サイエンス・インターナショナル，1993〕
2) 岩田 誠：神経症候学を学ぶ人のために．医学書院，1994
3) Wilkinson IMS : Essential Neurology, 3rd Ed. Blackwell, Cambridge, 1999〔岩田 誠，岩田 淳（訳）：簡要神経学．メディカル・サイエンス・インターナショナル，2000〕

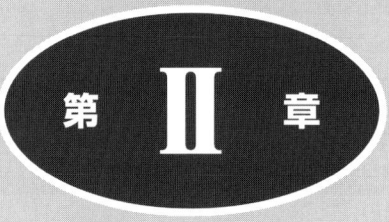

神経系の
構造・機能・病態

1 中枢神経系の構造・機能・病態

中枢神経系(central nervous system)は脳(brain)と脊髄(spinal cord)からなり,末梢神経系(脳に出入りする脳神経と脊髄に出入りする脊髄神経)から伝えられた外的・内的環境の情報を処理統合し,個体の維持・活動のために指令を与えている.

A 中枢神経系の構成要素

中枢神経系には,ニューロン(神経細胞,neuron)とグリア〔神経膠細胞,neuroglia(glia)〕の2種の細胞が存在する.このうち情報の伝達に直接に関わっているのがニューロンで,その環境を維持する役目を担う細胞がグリアである.

1 ニューロンの構造と特性

a ニューロンの形態

ニューロンの形態の特徴は,細胞体から多数の突起が出ている点である.突起のうち,通常は数本存在し,短くて樹木状に枝分かれの多いものを樹状突起(dendrite),1本の長く伸びた突起を軸索(axon)という(図Ⅱ-1).軸索はニューロンの活動(インパルス,impulse)を他のニューロンに伝える突起で,ミエリン(髄鞘,myelin)という鞘で覆われているものを有髄線維(myelinated fiber),髄鞘のないものを無髄線維(unmyelinated fiber)という.軸索は軸索側枝(axon collateral)と呼ばれる多数の枝に分かれていて,その末端は,軸索終末(axon terminal)あるいはブトン(bouton)と呼ばれる膨らみをなしている.軸索終末は他のニューロンに接触しており,この接合部をシナプス(synapse)という.細胞体と樹状突起には多数の神経終末がシナプス結合しており,ニューロンはこのシナプスで他のニューロンからの情報を受

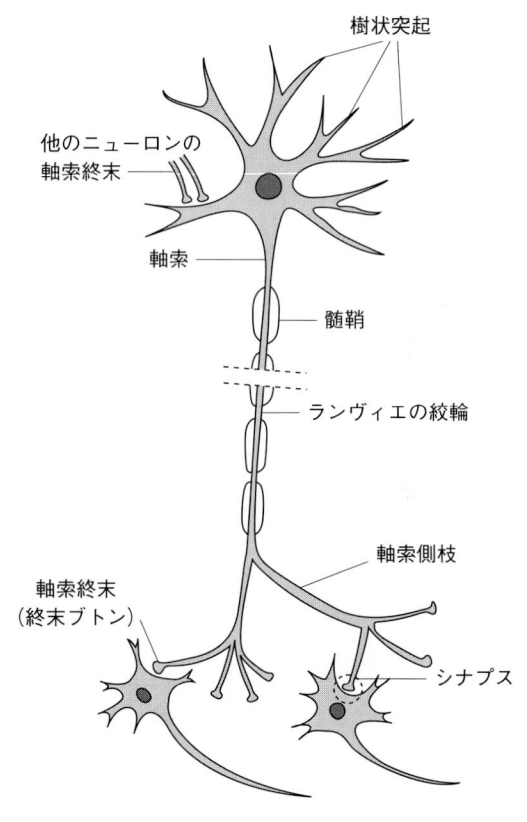

図Ⅱ-1 ニューロンの全体像

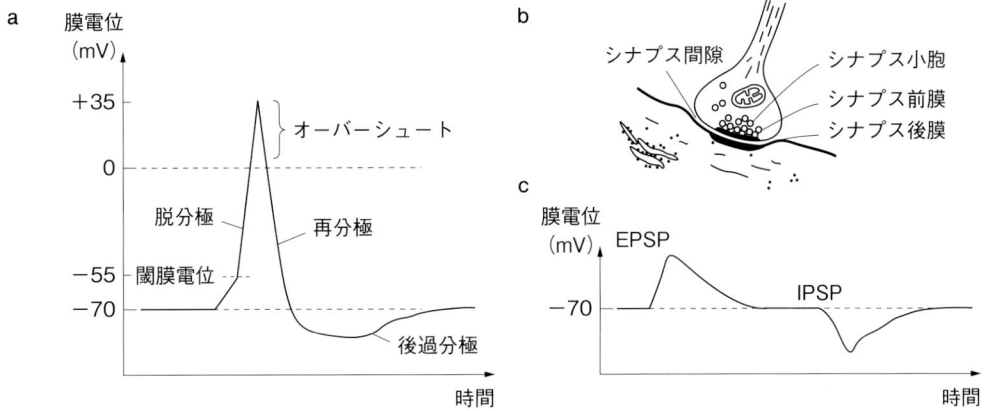

図Ⅱ-2 ニューロンの活動とシナプス
a. 活動電位, b. シナプスの模式図, c. シナプス後電位（EPSPとIPSP）.

けている．軸索と細胞体とのシナプス結合を軸索細胞体シナプス（axo-somatic synapse），樹状突起とのシナプスを軸索樹状突起シナプス（axo-dendritic synapse）という．以上がニューロンの形態の基本構造であるが，細胞体の大きさ，樹状突起の数や形状，軸索の長さや分岐様式などは細胞によってかなり異なっている．

b ニューロンの興奮と活動電位

細胞内部とそれを取り巻く細胞外液との間には，膜電位と呼ばれる電位差が存在する．膜電位の変化をその細胞内で伝播し，さらに他の細胞に伝えるように変化した細胞がニューロンである．静止状態のニューロンの膜電位（静止電位，resting potential）は−60〜−90 mVで，ニューロンの興奮は，陽性電位方向の膜電位の変化，すなわち脱分極（depolarization）を引き起こす．この脱分極がある一定値（閾膜電位）を超えると，膜電位は急速に約30 mVの陽性電位に達し，その後，ゆっくりと静止電位に戻る．この陽性電位が，活動電位（action potential）〔インパルスあるいはスパイク（spike）〕と呼ばれる（図Ⅱ-2a）．この脱分極性の変化は細胞内へのNa^+イオンの流入によって引き起こされ，その後K^+イオンの流出によって静止電位に復帰する（**NOTE 1**）．

c 神経伝導

インパルスが神経線維を伝わることを伝導（conduction）という．神経の伝導速度は神経線維の太さに依存し，太いものほど速い．有髄線維では髄鞘が絶縁性のため，イオンの出入りは髄鞘の間隙すなわちランヴィエの絞輪（node of Ranvier）でしか起こらない．よって興奮は絞輪から絞輪へ跳ぶように伝わっていくので，これは跳躍伝導と呼ばれる．このため，有髄線維の伝導速度は，無髄線維よりもはるかに速い．

d シナプス伝達

神経終末まで伝導されたインパルスはシナプスを介して他のニューロンに伝わる．シナプスは，

NOTE 1

イオンチャネル

細胞膜は親水基が外側，疎水基が内側の脂質二重層であり，細胞内外のイオンの濃度勾配を保つのに重要な役割を果たしている．膜内に点在する蛋白分子のうち，膜の内外にまたがって，イオンの通路をなしている蛋白分子をイオンチャネルといい，イオンの種類ごとに，例えば，Na^+イオンを選択的に通過させるものはNaチャンネルと呼ばれている．

軸索終末(シナプス前膜)が他のニューロン(シナプス後膜)に接合する場所であるが、細胞間に直接の結合はなく、両者の間にはシナプス間隙と呼ばれる隙間がある(図Ⅱ-2b).インパルスが軸索終末に到達すると、終末内のシナプス小胞の中に含まれている化学物質(神経伝達物質, neurotransmitter)がシナプス間隙に放出され、シナプス後側の細胞膜の受容体(レセプター, receptor)に作用し、イオンチャンネルが開閉することによってシナプス後電位という電位変化が起こり、シナプス後膜のニューロンの興奮または抑制を引き起こす.これをシナプス伝達(synaptic transmission)という(図Ⅱ-2c).興奮性のシナプスでは脱分極性のシナプス後電位(興奮性シナプス後電位, excitatory postsynaptic potential；EPSP), 抑制性のシナプスでは過分極性のシナプス後電位(抑制性シナプス後電位, inhibitory postsynaptic potential；IPSP)が発生する.EPSPかIPSPかのどちらが発生するかは伝達物質の種類、受容体、イオンチャンネルなどによって決まる.

e 神経回路網

ほとんどすべてのニューロンの軸索は多数の側枝を出して、さまざまな場所に投射して、多数のニューロンとシナプス結合をする(発散, divergence)(図Ⅱ-3a).また、反対に大部分のニューロンは多数のニューロンからシナプス性の入力を受けている(収束, convergence)(図Ⅱ-3b).中枢神経系内では、多数のニューロンがそれぞれ収束と発散によって、膨大な数の複雑な神経回路網を形成し、高次な神経機能が営まれているのである.実際の神経系では、ランダムな入出力が漠然となされているのではなく、ある領域のニューロンは特定の領域から入力を受け、ある特定の領域に出力するという対応関係があることが多い.このように入出力関係がはっきりしているものを伝導路(tract)といい、その主なものについては後に記載する.

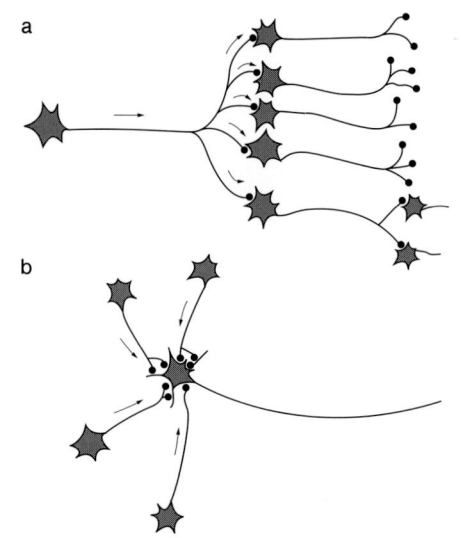

図Ⅱ-3 簡単な神経回路網の例
発散(a)と収束(b)を示す模式図.

f シナプスの可塑性

脳の中では莫大な数のニューロンが神経回路網を形成し、シナプス伝達により情報が処理されているが、これらは一定不変のものではなく、状況に応じて柔軟に情報処理が行われている.すなわち、シナプス伝達においては、ニューロンの活動が活発になれば伝達効率が上昇したり、またその逆のことも起こっており、これをシナプスの可塑性(synaptic plasticity)という.

この伝達効率の変化で、特によく知られているのが、シナプスの長期増強(long-term potentiation；LTP)と、長期抑圧(long-term depression；LTD)という現象である.LTPは、高頻度の刺激(テタヌス刺激)を与えると、シナプス後電位の振幅が増大し、それが長期間(数時間～数日)持続する現象で、特に海馬で起こることがよく知られており、記憶形成の基礎メカニズムであると考えられている.一方、LTDはその反対に、刺激後シナプスの伝達効率が長期にわたり抑制される現象で、特に小脳での運動学習のメカニズムと考えられている.

2 グリア

　神経系内のグリアは，ニューロンの支持機能，髄鞘の形成と維持，ニューロンの栄養補給と老廃物の除去，炎症時の貪食作用など，ニューロンの環境維持のためのさまざまな機能を果たしている．中枢神経系内のグリアは，星状膠細胞(astrocyte)，乏(稀)突起膠細胞(oligodendrocyte)，小膠細胞(microglia)の3種が区別される．

3 中枢神経系内部の構造

　中枢神経系内では，ニューロンの細胞体は集団で存在していることが多く，肉眼的には灰色がかってみえることから灰白質(gray matter)と呼ばれる．灰白質が表層にあって層状をなしているのが皮質(cortex)で，脳の深部にあって細胞体の集団が周囲の構造物から区別できる場合，それを(神経)核(nucleus)という．一方，神経線維の集団は白くみえるので，白質(white matter)という．特に神経線維群がまとまりをなして周囲から区別できるときに伝導路という場合がある．

B 中枢神経系の発生と区分

　脳と脊髄は外胚葉由来の1本の神経管(neural tube)から発生するため，成体になっても管状の構造が維持されている．

　脊髄は神経管の状態を最もよくとどめた形態をしており，その内部には中心管がある．脳は吻側の神経管が，局所的に膨らんだり，屈曲したりしてできる．最初は，神経管の吻側端に3個の膨らみができる．この膨らみを脳胞と呼び，吻側から，前脳胞，中脳胞，菱脳胞と呼ぶ(図Ⅱ-4a左)．続いて，前脳胞が間脳胞と左右に発達する終脳胞に，菱脳胞が後脳胞と髄脳胞に分化して五脳胞となり(図Ⅱ-4a右)，最終的には，終脳胞が終脳に，間脳胞が間脳に，中脳胞が中脳に，後脳胞が橋と小脳に，髄脳胞が延髄になる(表Ⅱ-1，図Ⅱ-4b)．終脳は左右に分かれて大きくなって大脳半球が形成されることになる．ヒトでは，終脳が著しく発達し，間脳と中脳を覆ってしまうため，外面から間脳と中脳の観察は困難である(図Ⅱ-4b右)．大脳とは正式には終脳のことであるが，終脳と間脳をさすこともある．中脳・橋・延髄を合わせて脳幹(brain stem)という．

　神経管内部の管腔も脳胞の発達とともに広くなって，脳室となる．終脳の内部には左右に分かれた側脳室，間脳の内部には第三脳室がある．中脳では中脳水道，菱脳の部分の腔所は第四脳室と呼ばれるが，これらの脳室は一続きのものである(表Ⅱ-1，図Ⅱ-4a)．

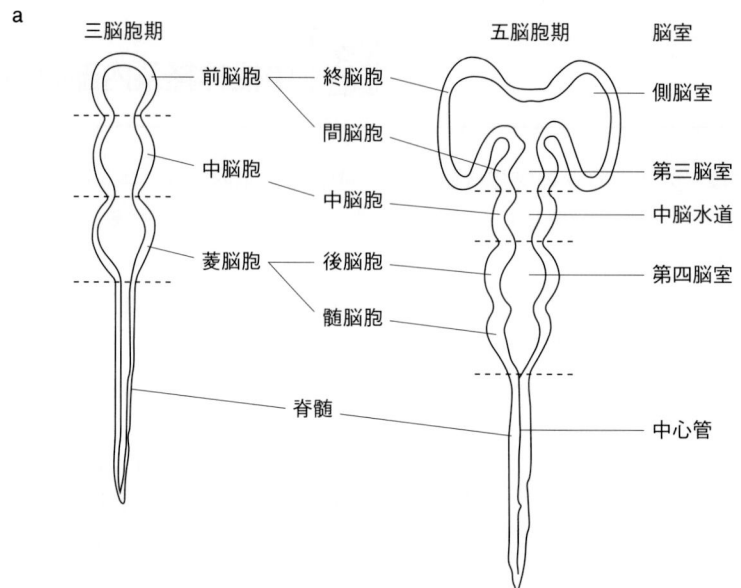

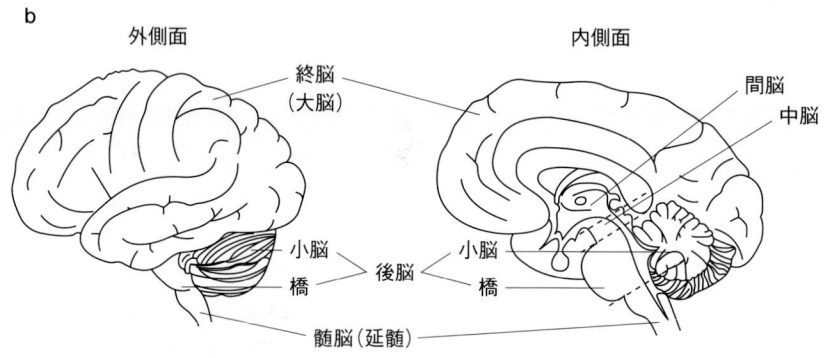

図Ⅱ-4 脳の発生と区分
a. 脳胞の分化, b. 脳の区分.

表Ⅱ-1 脳と脳室の区分

脳の区分	脳と対応する脳室の区分
前脳 prosencephalon ─┬─ 終脳（大脳） telencephalon（cerebrum）	──── 側脳室
└─ 間脳 diencephalon	──── 第三脳室
中脳 mesencephalon ── 中脳 mesencephalon（midbrain）	──── 中脳水道
菱脳 rhombencephalon ─┬─ 後脳 metencephalon ─┬─ 橋　pons	─┐
│ └─ 小脳 cerebellum	─┼─ 第四脳室
└─ 髄脳 myelencephalon ── 延髄 medulla oblongata	─┘

C 各部位の構造と機能

1 脊髄

　脊髄には頸部以下の身体の感覚入力を受け入れて，上位のニューロン(脳にあるニューロン群という意味)に情報を伝えるニューロン群や，骨格筋や内臓を支配する運動ニューロン群が存在している．この運動ニューロン群には大脳や脳幹などからの指令が伝わってくる．したがって脊髄には上行性，下行性の多数の線維群が存在している．

　脊髄の横断面をみると，脊髄の深部にニューロン群の細胞体がH型の灰白質を作り，その外周を白質が取り囲んでいる(図Ⅱ-5)．白質は，後索，側索，前索の3部に区分され，ここを上行性，下行性の線維群が走行する．灰白質の背側と腹側の部分のでっぱりをそれぞれ後角と前角と呼ぶ．運動ニューロンは前角にあってその軸索は脊髄神経の前根を通って筋を支配し，後角には後根を通ってきた感覚性の線維が入ってくる．感覚ニューロンの細胞体は後根に集合して，脊髄神経節という膨らみをなしている．胸髄には側角とよばれるでっぱりがあり，ここには交感神経の節前細胞が集まっている．

　脊髄には，感覚ニューロンと運動ニューロン，そしてその間の介在ニューロンとで引き起こされる速い反応(脊髄反射)があり，一種の生体の防御反応となっている(例えば，非常に熱いものに触れた時に指を引っ込めるなど)．(『2. 末梢神経系の構造・機能・病態』☞34頁参照)．

2 脳幹(延髄，橋，中脳)

　延髄(medulla oblongata)は脳幹の尾側部分で，脊髄から続いている．橋(pons)は背側の橋被蓋と腹側の橋底部とに区分される．中脳(midbrain)は最吻側にあり，背側から，中脳蓋，中脳被蓋，大脳脚の3部に分かれる(図Ⅱ-6)．

　脳幹の背側部(被蓋)には，脳神経の起始となる運動核や，脳神経からの感覚情報を受ける神経核が存在する．脳幹は上位の脳と脊髄・小脳の間にあり，よって脳幹にはそれらを結びつける上行性，下行性の線維群や，中継核が存在する．大脳皮質からの出力線維は中脳の大脳脚を通って下行し，橋では橋底部で橋縦束，延髄では腹側の延髄錐体となっている．大脳皮質からの線維の一部は，橋底部にある橋核や，延髄の下オリーブ核で中継されて反対側の小脳に向かう．中脳蓋には上丘と下丘と呼ばれるそれぞれ1対の高まりがあり，上丘

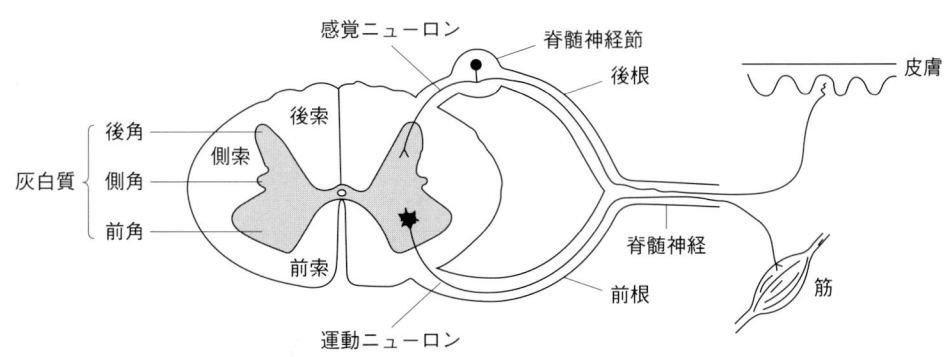

図Ⅱ-5　脊髄の内部構造

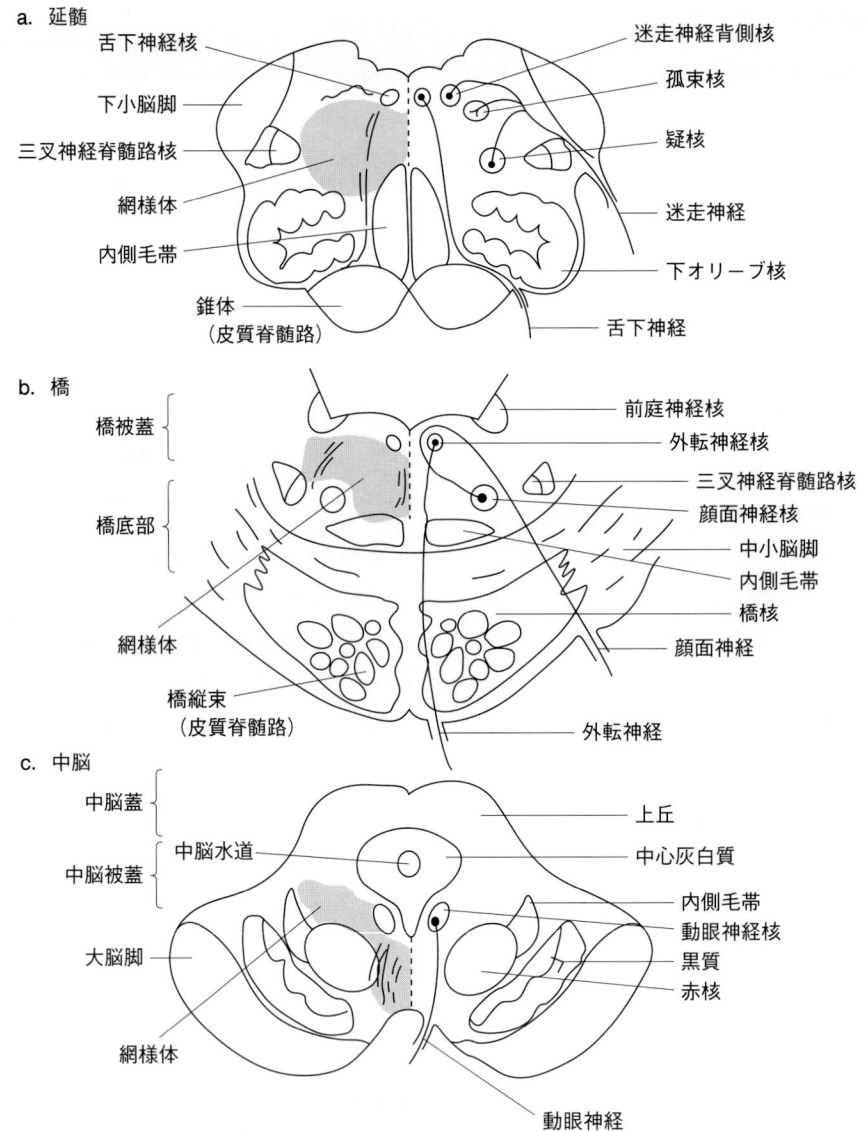

図Ⅱ-6　脳幹の内部構造
横断面のレベルによりその内部構造はかなり異なる．ここでは一部のみ示した．
a. 延髄（舌下神経核レベル），b. 橋（外転神経核レベル），c. 中脳（上丘レベル）．

は視覚反射の中枢として，視覚情報に応じた眼球や頸部の運動に関与している．下丘は聴覚の伝導路の中継点で，聴覚情報の処理に関わっている．

脳幹の中心部には，神経細胞と軸索が複雑に混じり合い，はっきりとした線維束や神経核をなさない部分があり，これを脳幹網様体という．ここにはあらゆる種類の感覚系の情報が入力しており，また出力も長い軸索を持つものが多く，上行性・下行性の線維を同時に出すものもある．脳幹網様体は，大脳皮質全体の活動レベルの調整に関わっており（上行性網様体賦活系），睡眠・意識レベルを制御している．

さらに，脳幹にはモノアミンを神経伝達物質として含有するニューロン群が存在している．セロトニンを持つ縫線核群（延髄から中脳まで存在），ドパミンを持つ黒質（中脳の大脳脚の背側に存

C 各部位の構造と機能　17

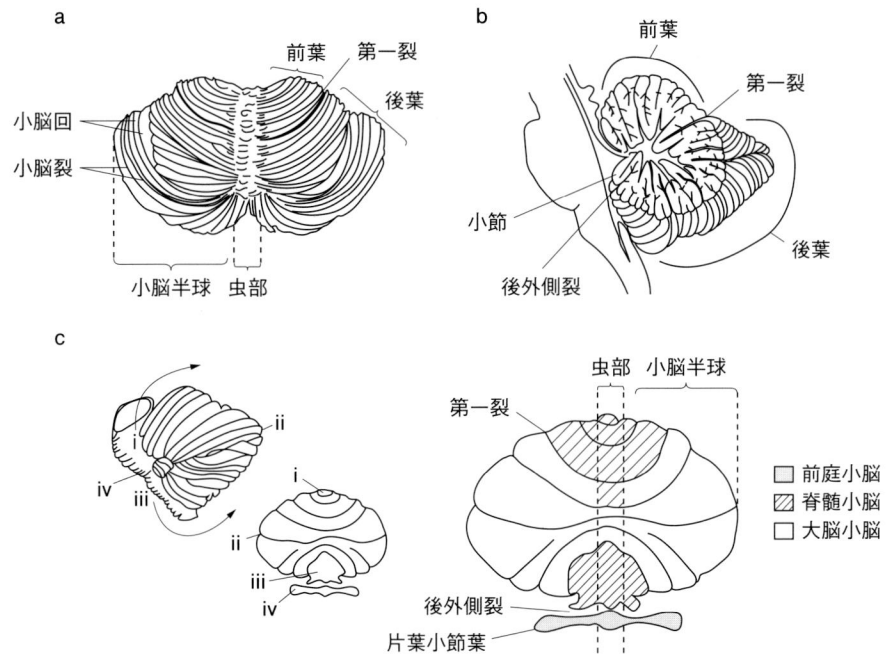

図Ⅱ-7 小脳の構造
a. 背側よりみた小脳，b. 小脳の正中矢状断，c. 小脳の展開図の作成と展開図上における小脳の機能区分．
（一方向からでは表し難い小脳の全体像を示すために，c図左のようにして小脳を展開した図が用いられる）

在），ノルアドレナリンを持つ青斑核（橋上端に存在）がよく知られており，これらは脳の広範囲にわたって投射していることから，気分の調節との関与や，精神科領域の病気との関連が指摘されている．

そのほか，脳幹には，呼吸，循環，消化，排尿といった自律神経反射の中枢が存在し，生命維持に重要な役割を果たしている．また，眼球運動，歩行運動，咀嚼運動などのパターン化された運動の発現やリズムを制御している．

3 小脳

小脳（cerebellum）は橋の背側に位置し，正中部の虫部（vermis）と，外側に大きくはり出した小脳半球（hemisphere）より構成される．小脳のニューロンは表層に集まり小脳皮質（cerebellar cortex）を形成し，皮質下に白質の小脳髄質がある．小脳は細かな横走する溝（小脳裂）によって小脳回に分けられるが，特に深い溝によって前葉，後葉，片葉小節葉に区分される（図Ⅱ-7）．機能的には，入力をどこから受けるかによって，前庭小脳，脊髄小脳，大脳小脳に区分できる．おおまかにいえば，平衡感覚と関係の深い前庭小脳は片葉小節葉，脊髄からの入力を受ける脊髄小脳は前葉と虫部，大脳皮質からの入力を受ける大脳小脳は主として半球部である（図Ⅱ-7c）．小脳に入ってきた入力は皮質から，髄質の中に埋もれている小脳核を中継して，主として視床を介して大脳皮質へ，ほかには脳幹や脊髄に出力される．

小脳は，いくつかの筋群の運動を同時に制御することで，円滑で正確な運動を可能にしており，また体の平衡の保持，姿勢の制御にも関わっている．小脳の機能をその入力と合わせて考えてみると，現在の頭の位置などの平衡感覚情報は前庭小脳に，筋や腱の現在の状態を伝える固有感覚は脊髄小脳に入り，大脳からの運動指令は脊髄の運動

ニューロンに行くと同時に大脳小脳に入っている．実際の運動中にこういった情報が逐次入ってきて処理されることにより，無意識に体の平衡・姿勢が保たれ，円滑な運動がなされているのである．よって小脳障害の時は協調の取れた運動ができず，ぎこちない動きを示すようになる（運動失調）．

4 間脳

視床(thalamus)，視床下部(hypothalamus)，腹側視床(ventral thalamus)，視床上部(epithalamus)からなる．特に視床と視床下部が重要である．

視床は第三脳室を挟んで存在する大きなニューロン群で，いくつかの神経核に分類されている．視床は，視床外からの入力を特定の大脳皮質領域へと中継し，またその大脳皮質から多数の投射を受けていることから，入力と大脳皮質との関係によって特殊核群（特殊感覚核，運動核，大脳辺縁系核），連合核群，非特殊核群に分類される（5. 大脳『c. 大脳皮質の機能局在』参照）．特殊感覚核は，嗅覚以外のすべての感覚情報を末梢から受けて，それぞれの大脳皮質の一次感覚野に，運動核は，小脳や大脳基底核からの情報を大脳皮質の運動関連領野に伝えている．大脳辺縁系核は，大脳辺縁系との関係が深い核群であり，連合核は，大脳皮質連合野に投射する核である．非特殊核は，大脳皮質の不特定な広い領域に投射している．

視床下部は第三脳室底の小さな領域であるが，体の恒常性の維持に関するさまざまな機能の制御を行っている．例えば，体温調節，摂食・摂水行動，代謝調節，睡眠・覚醒リズムの制御，生殖行動などである．これらの調節にあたっては，大脳辺縁系が深い関わりを持ち，自律神経系と下垂体を介した内分泌系によって発揮される．

視床上部には松果体があり，概日周期に関与するメラトニンを産生している．

5 大脳

大脳(cerebrum)は大脳縦裂という深い溝によって左右の大脳半球(cerebral hemisphere)に分けられていて，脳梁(corpus callosum)と呼ばれる白質によって結合されている．大脳半球の表層には神経細胞が集まり大脳皮質(cerebral cortex)をなし，深部には神経線維が集まって大脳髄質といわれる．大脳の表面には多数の溝（大脳溝, sulcus）があり，溝と溝の間の高まりを大脳回(gyrus)という．

a 大脳皮質の区分

大脳皮質の外側面は，中心溝(central sulcus)，外側溝(lateral sulcus)，頭頂後頭溝(parieto-occipital sulcus)，後頭前切痕(preoccipital notch)によって，前頭葉(frontal lobe)，頭頂葉 parietal lobe)，後頭葉(occipital lobe)，側頭葉(temporal lobe)の4つの大脳葉に区分される（図Ⅱ-8a）．内側面でも同様に区分できるが，脳梁の周囲にある発生学的に古い部分をまとめて，大脳辺縁系の皮質として別に区分する（図Ⅱ-8b）．

b 大脳皮質の層構造

大脳皮質はニューロンが大脳皮質表面に平行な細胞の層を形成している．一般には6層構造を持ち，表面から深部に向かって第Ⅰ層から第Ⅵ層に区分される（図Ⅱ-9, **NOTE 2**, **3**）．

c 大脳皮質の機能局在

大脳皮質の機能は一様ではなく，特定の場所に機能が局在している（図Ⅱ-10a）．随意運動の指令を出す運動野（ブロードマンの4野）は中心溝の前の中心前回(precentral gyrus)に，痛覚や触覚などの感覚を受ける体性感覚野（3, 1, 2野）は中心溝

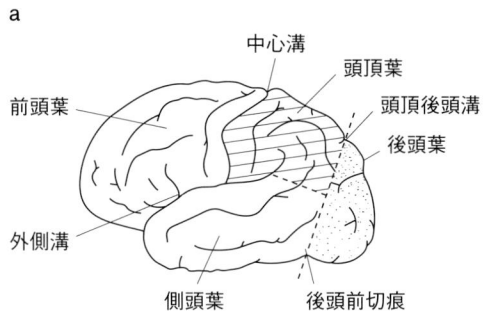

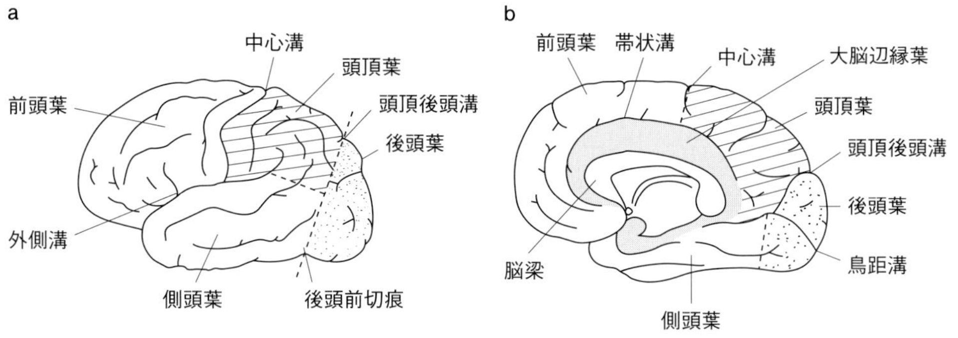

図Ⅱ-8 大脳葉
大脳外側面(a)と内側面(b)における大脳葉の区分.

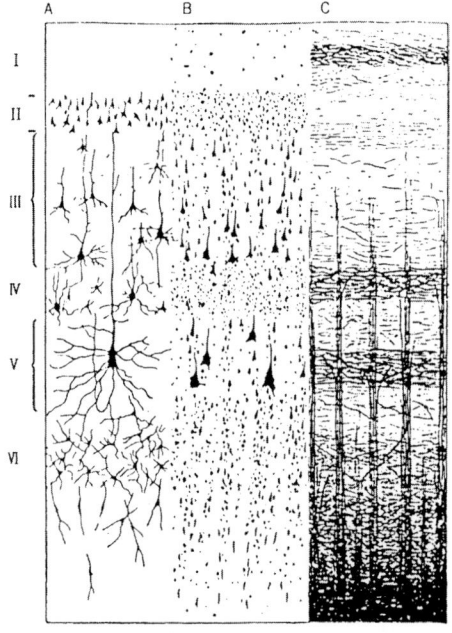

図Ⅱ-9 大脳皮質の層構造
6層構造をGolgi鍍銀法(A),Nisslの細胞体染色法(B),Weigertの髄鞘染色法(C)によって示してある.
第Ⅰ層(分子層),第Ⅱ層(外顆粒層),第Ⅲ層(外錐体細胞層),第Ⅳ層(内顆粒層),第Ⅴ層(内錐体細胞層),第Ⅵ層(多型細胞層).(Brodal A : Neurological anatomy in relation to clinical medicine, 1981を改変引用)

の後ろの中心後回(postcentral gyrus)にある.このどちらの領野にも体部位局在(somatotopy)があって,頭頂に近いところは下肢,下端部は顔面領域に関与している(図Ⅱ-11).身体の異なる部位に対応する皮質領域の大きさは,その運動の複雑さや感覚の鋭敏さに対応して相対的に広い領域

NOTE 2

大脳皮質の細胞構築

　個体発生学的に少なくとも一度はこの6層構造を取る皮質領域を,等皮質(同種皮質,isocortex),どの時期にも6層構造を取らないものを,不等皮質(異種皮質,allocortex)といって区分する.さらに等皮質は,6層構造が明らかな皮質領域の同型等皮質(homotypic isocortex)と不明瞭な領域の異型等皮質(heterotypic isocortex)とに分けられる.このほか,等皮質と不等皮質の移行型として中間皮質(mesocortex)を区分することもある.系統発生学的な観点から皮質を区分すると,原始皮質(archicortex),古皮質(paleocortex),新皮質(neocortex)になる.おおまかには,原始皮質は海馬体に,古皮質は嗅脳に,新皮質は大脳半球外側面全体と,内側面の大部分に相当する.個体発生学的な区分と比較すると,新皮質は等皮質に,原始皮質・古皮質は,不等皮質に対応する.

NOTE 3

ブロードマンの皮質分類

　細胞構築の差に基づいて皮質の領野を区分する試みはいくつかなされてきたが,このうちで最もよく使われるのがブロードマン(Brodmann)の皮質分類(1909)である.ブロードマンは大脳皮質を構造的に異なる52の領野に分け,番号をつけた.大脳皮質の領野を示すのにこの番号を用いることが多いので,本文中の領野の記載の際にその番号を入れておいた.

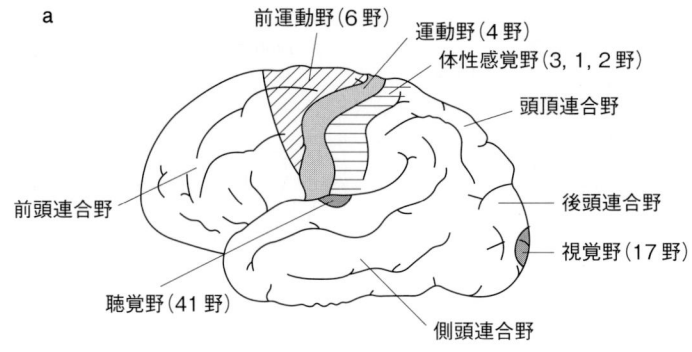

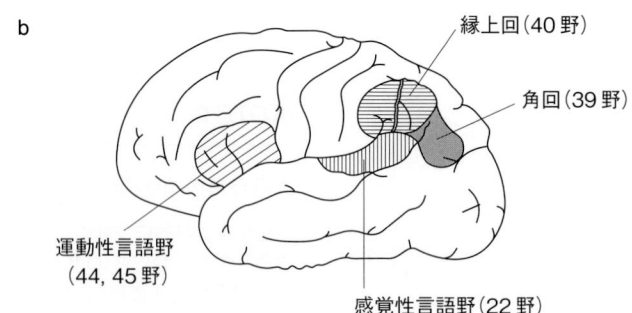

図Ⅱ-10 大脳皮質の機能局在
a. 大脳皮質外側面における機能局在と連合野, b. 言語に関する脳領野.

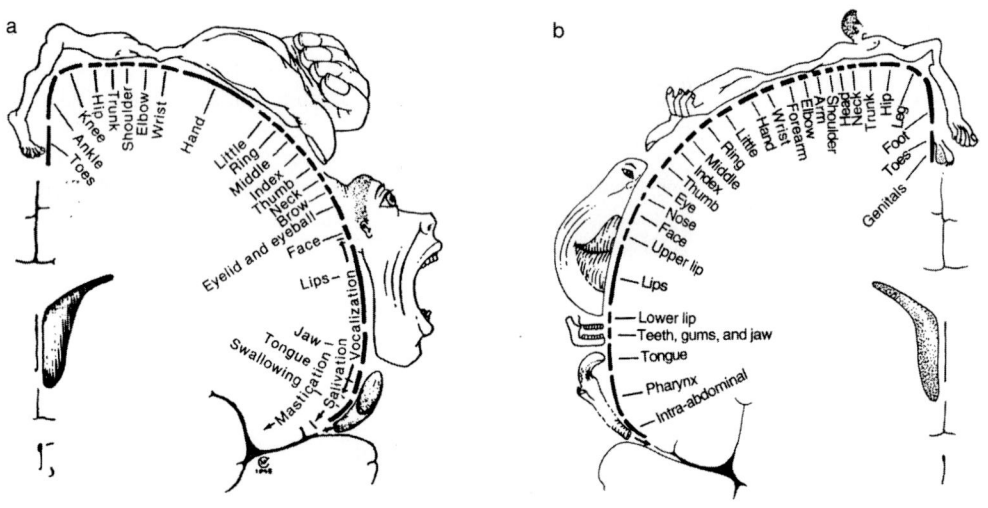

図Ⅱ-11 体部位局在
運動野(a)と体性感覚野(b)において, 人体の各部位がどこに対応するかを示す模式図. (The cerebral cortex of man by W. Penfield and T. Rasmussen. Copyright © 1950 by Macmillan Publishing Co., Inc., renewed 1978 by T. Rasmussen より引用)

を占めている. 視覚野は後頭葉の後端部(17野), 聴覚野は側頭葉の上部の横側頭回(41野)に存在している.

d 大脳連合野

運動野と感覚野に属さない領野を連合野という

(図Ⅱ-10a). 連合野は, 系統発生的には動物が高等になるほど広く, また個体発生的にもその完成が生後遅くまで続く領域で, 高次の脳機能を担っている. 中心溝より前の前頭葉に広がる前頭連合野と, 後ろの頭頂葉, 側頭葉, 後頭葉に広がる後連合野に分けられる. 前頭連合野は意図的な行動を起こすための手順を作ったり, 作業(作動)記憶(ワーキングメモリ, working memory；複雑な心理作業を行う際に, 必要な情報を能動的に保持する)に関与している. また優位半球(左右の大脳半球のうち, 特定の機能が一方の半球のみに偏在していることがあり, その側の半球を優位半球という)には言語活動を司る領野もある. 後連合野は, 視覚野, 聴覚野, 体性感覚野に近接して, それぞれの感覚をさらに高次の情報に処理する領野が存在し, また優位半球には言語野がある.

e 大脳皮質と言語

ヒトの90％以上が左半球に言語野が存在する(一部左利きの人で右に存在する場合がある). 前頭葉の下部には運動性言語野〔ブローカ(Broca)領野, 44, 45野〕があり(図Ⅱ-10b), ここの障害では発声の運動機能は正常にもかかわらず, 言葉を発することが困難な, 運動性失語(motor aphasia)が起こる. 側頭葉の後上部には感覚性言語野〔ウェルニッケ(Wernicke)領野, 22野〕があり, ここの障害では聴覚は正常だが, 話し言葉や, 書かれた言葉の意味が理解できなくなる感覚性失語(sensory aphasia)が起こる. 頭頂葉下部(角回；39野, 縁上回；40野)の障害では, 失読症(alexia)や失書症(agraphia)が起こる.

f 大脳辺縁系

大脳半球の内側面で, 間脳を取り囲むように連なる皮質の部位は, 系統発生学および個体発生学的に最も早く発生する部分で, 大脳辺縁葉と呼ばれ, 帯状回, 海馬などが含まれる(図Ⅱ-8b). さらに辺縁葉と密接な関連のある皮質下の神経核群(扁桃体, 視床下部など)と合わせて1つの機能系を形成しているので, 大脳辺縁系(limbic system)と呼ばれる. 大脳辺縁系は, 本能的欲求(個体と種族の維持のために不可欠な欲求. 食欲, 性欲など)とそれに伴う本能行動(摂食行動,性行動など)や, 快・不快, 怒り・恐れといった情動とそれによって引き起こされる情動行動(攻撃行動, 逃避行動など), 記憶などに関与している.

g 大脳基底核

大脳基底核(basal ganglia)は, 大脳半球の深部にあるいくつかのニューロン群の複合体である(図Ⅱ-12). 発生学的に, 尾状核, 被殻, 淡蒼球, 前障, 扁桃体を総称していたが, 機能的には, 扁桃体は大脳辺縁系に含めて考えられることが多く, 代わりに中脳の黒質や, 腹側視床にある視床下核を加えて大脳基底核系とする. 運動の調節に関わっているとされる.

コラム

前頭葉の機能

前頭葉はかつてはその機能に不明なところが多く, 動物実験で破壊によっても著明な行動障害がでなかったため, 沈黙野(silent area)といわれていた. 1940年ごろには精神病の治療として前頭連合野を他の領域から切り離す手術(前頭葉切断術, frontal lobotomy；ロボトミー)が盛んに行われた. このような患者では, 知能は低下しないが, 性格が変化し, 多幸的で楽観的になる. また注意力が散漫になり, 将来の計画性の欠如, 創造力の低下などが起こることが知られるようになり, 前頭葉の重要性が知られてきたのである. 現在ではPETやfMRIのような非侵襲的な方法で前頭葉の機能を明らかにする研究が盛んになされている.

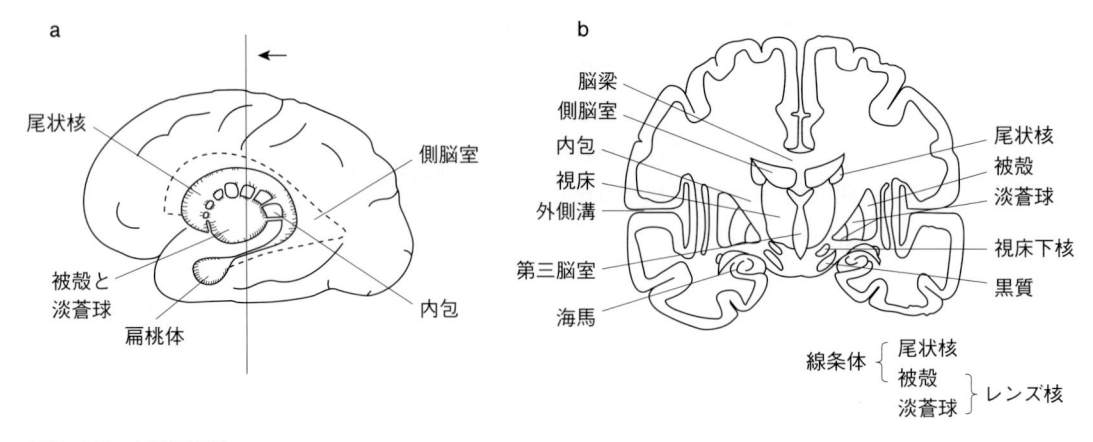

図Ⅱ-12 大脳基底核
a. 大脳基底核の全体像，b. aの矢印の線での大脳前額断面．

D 伝導路

　ここまでは簡単に脳の構造について触れたが，脳は，ある部分からある部分への投射によってその機能が発揮される．以下に，その投射神経線維群のまとまりである伝導路の代表的なものについて述べる．

1 皮質脊髄路

　皮質脊髄路(corticospinal tract)は，大脳皮質から脊髄の運動ニューロンへ運動指令を伝える伝導路である．大部分が中心前回の一次運動野から起こり，内包という線維群を経て，脳幹に入る．中脳の大脳脚，橋底部を通って延髄へ入り，錐体と呼ばれるまとまった線維群となる．このため，この経路は錐体路(pyramidal tract)とも呼ばれる．延髄と脊髄の境で約90％の線維が反体側へと交叉し(錐体交叉)，外側皮質脊髄路となって脊髄側索を下行し，交叉しない線維は前皮質脊髄路として脊髄前索を下行し，脊髄前角にある運動ニューロンに終止する(図Ⅱ-13)．脳幹を下行する途中で運動性の脳神経核にも枝を出し，これらは皮質

コラム

大脳基底核の障害と運動

　大脳基底核が運動機能の調節に関わっていることは，その障害によって現れる特徴的な臨床症状からよく知られてきた．特に有名なのは，黒質のドパミン含有細胞の変性によって起こるパーキンソン病で，運動減少と筋緊張の亢進をきたし，無動，動作緩慢，筋固縮，振戦，仮面様顔貌など特徴的な症状を呈する．反対に，尾状核・被殻の障害では，舞踏病と呼ばれる運動過多の状態の不随意運動が起こる．

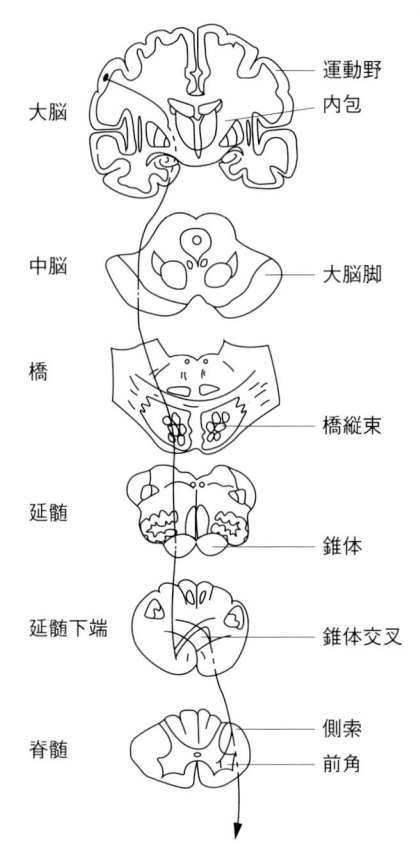

図Ⅱ-13 皮質脊髄路の模式図
ここでは，外側皮質脊髄路のみを示した．

核路(corticonuclear tract)，あるいは皮質球路(corticobulbar tract)と呼ばれる．

臨床的には皮質脊髄路を構成するニューロン（上位ニューロン），脊髄運動ニューロン（下位ニューロン）いずれの障害でも運動麻痺が起こるが，その症状の出方が違ってくる．上位ニューロンの障害では，筋緊張が増強し（痙性麻痺），腱反射の亢進が起こる．下位ニューロンの障害では，筋が弛緩し（弛緩性麻痺），筋の萎縮が著明にでる．また腱反射も減弱ないし消失する．

2 体性感覚路

温・痛覚を伝える前外側系(anterolateral system)（図Ⅱ-14a）と，触覚・固有覚（筋や関節の位置覚や運動覚）を伝える内側毛帯系(medial lemniscal system)（図Ⅱ-14b）の2経路ある．いずれも3個のニューロンの連鎖の系であり，一次ニューロンは脊髄後根神経節のニューロンで，二次ニューロンを経て，三次ニューロンが視床から大脳皮質の体性感覚野に投射する．前外側系では，二次ニューロンである脊髄後角のニューロンは，脊髄後根から入力を受けるとすぐに交叉して，対側の脊髄の前側索を通って上行し視床に入る（この経路を脊髄視床路という）．内側毛帯系では，一次ニューロンの線維は脊髄後索を，延髄の後索核まで上行する．後索核のうち，上肢からの線維は楔状束核，下肢からの線維は薄束核に終わる．二次ニューロンの後索核からの線維は，交叉して内側毛帯(medial lemniscus)という線維群となって視床に入る．これら体性感覚の経路においては，経路を通じて，体の部位に応じて規則的に線維が並んでいる（体部位局在，somatotopy）．

3 聴覚路

内耳には蝸牛管という渦巻き形の構造物があり，この中に聴覚の受容器であるコルチ器が入っている．蝸牛管にあるらせん神経節の末梢に向かう突起がコルチ器からの情報を受け，中枢に向かう突起がまとまって蝸牛神経となって脳幹の蝸牛神経核に終止する．この蝸牛神経核から大脳皮質一次聴覚野までは，多数のニューロンを経由する．図Ⅱ-15には主な経路のみを示したが，中継核も多く，さまざまな部位で交叉も起こり，交叉性の線維と非交叉性の線維が混じりあい，かなり複雑である．まず，蝸牛神経核群からの線維の一部は同側を上行し，残りは反対側に向かう．この途中で台形体核，上オリーブ核という核で中継される線維もある．この後は外側毛帯というまとまった線維群を形成して上行し，下丘に入る．その途中で外側毛帯核で中継されるものや，下丘で対側に行く線維もある．下丘からの線維は視床の内側膝

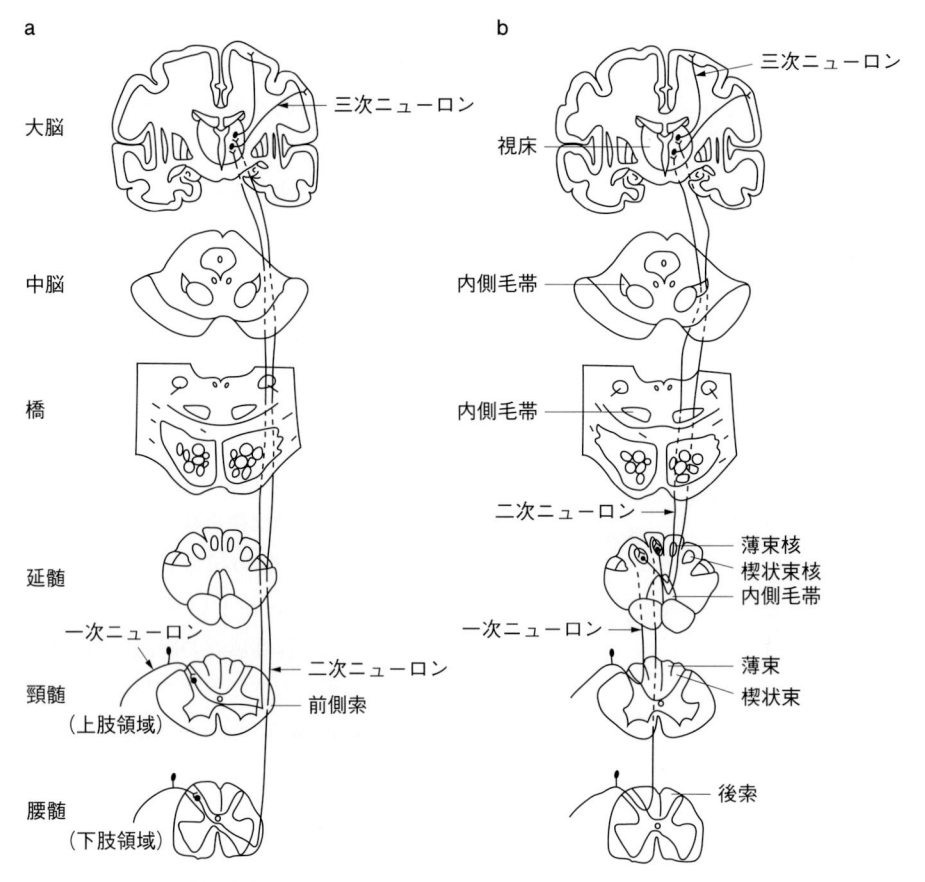

図Ⅱ-14　体性感覚の伝導路の模式図
a. 前外側系，b. 内側毛帯系．

状体に入り，ここから大脳皮質の聴覚野に終止する．聴覚路には，経路を通じて音階局在性（tonotopy）が存在している（『2. 末梢神経系の構造・機能・病態』☞32頁参照）．

4　視覚の伝導路

　網膜の光受容器細胞で受けた視覚刺激は，網膜内の介在細胞を経て神経節細胞にシナプス結合する．この細胞の軸索が集まって視神経となる．視神経は視交叉，視索を経て外側膝状体で二次ニューロンになり，視放線を形成して大脳皮質視覚野（17野）に向かう（図Ⅱ-16）．
　耳側の視野からの情報を受ける側の軸索は交叉

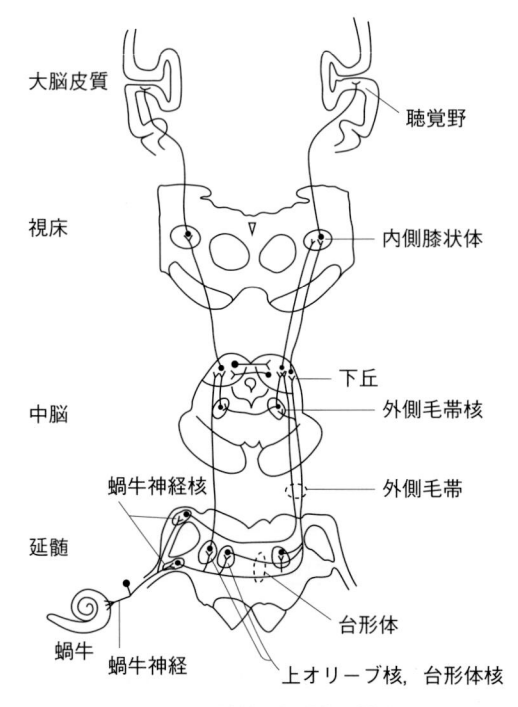

図Ⅱ-15　聴覚の伝導路の模式図

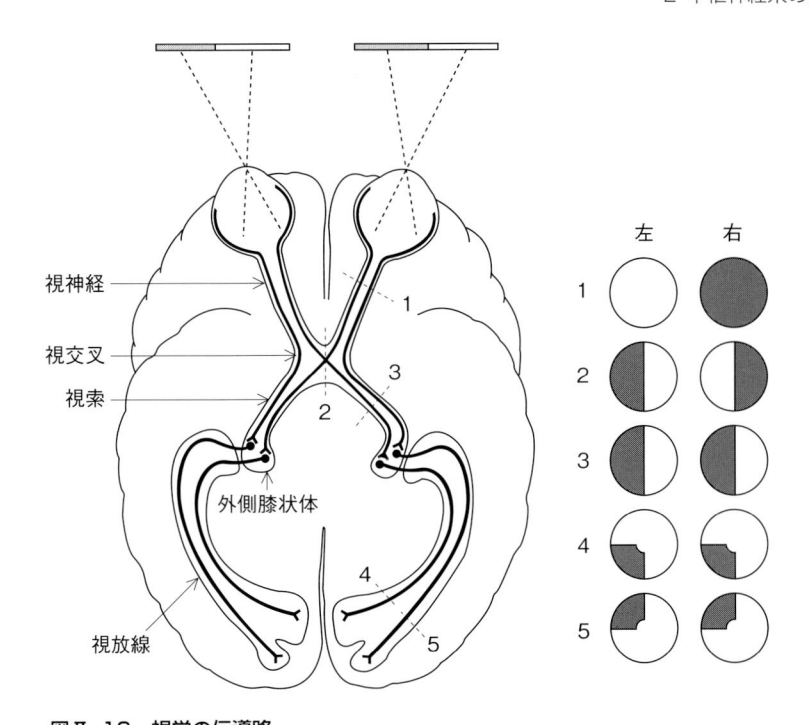

図Ⅱ-16　視覚の伝導路
図左の1〜5の部位が損傷を受けると，図右のような視野の欠損が起こる．

して反対側の，鼻側の視野からのものは交叉せずに同側の外側膝状体に向かうため，結局，反対側の視野の情報が大脳皮質視覚野に入ることになる（図Ⅱ-16）．視放線においては視野の上方のものは下方に，視野の下方のものは上方に存在している．つまり，視覚路には網膜部位局在（retinotopy）が存在する．図Ⅱ-16には，それぞれのどの部位で視覚路が障害されると，どういう視野障害が現れるか示してある．

E　中枢神経系の外部環境

1　髄膜

　脳と脊髄は，表層から硬膜（dura mater），くも膜（arachnoidea），軟膜（pia mater）という3枚の膜に覆われている．この3枚の膜を総称して髄膜（meninges）という．軟膜とくも膜の間がくも膜下腔（subarachnoid space）で，脳脊髄液（cerebrospinal fluid）で満たされており，脳や脊髄を出入りする血管が存在する．

2　脳脊髄液

　脳脊髄液は，脳室壁の脈絡叢という毛細血管に

富む組織で産生され，各脳室内に分泌される．脳室内からは第四脳室の孔を通ってくも膜下腔にでて，脳と脊髄を取り囲む．脳脊髄液はくも膜顆粒といわれる突起を通って硬膜静脈洞に入り血液の中に戻っていく．この流れの通過障害が起こると水頭症と呼ばれる脳脊髄液の貯留が起こる．

◆参考図書

1) Carpenter MB（著），嶋井和世，他（訳）：カーペンター CORE TEXT 神経解剖学，第4版．廣川書店，1996
2) FitzGerald MJT（著），井出千束，他（訳）：フィッツジェラルド神経解剖学．西村書店，1999
3) Crossman AR，他（著），野村 嶬，他（訳）：神経解剖カラーテキスト．医学書院，2002

コラム

腰椎穿刺

　各種の神経疾患時には脳脊髄液にそれぞれ特異的な変化が起こるので，診断の補助的検査として，腰椎部のくも膜下腔から脳脊髄液を採取する．

2 末梢神経系の構造・機能・病態

神経系を中枢性と末梢性に分類すると，脳と脊髄が中枢神経系，中枢神経系からでてくる神経線維が末梢神経系である．脳からでてくる末梢神経を脳神経，脊髄からの場合を脊髄神経と呼ぶ．

A 末梢神経の構造

1 脳神経

脳神経は12対あり（図Ⅱ-17），第1脳神経（嗅神経，Ⅰ），第2脳神経（視神経，Ⅱ），第3脳神経（動眼神経，Ⅲ），第4脳神経（滑車神経，Ⅳ），第5脳神経（三叉神経，Ⅴ）第6脳神経（外転神経，Ⅵ），第7脳神経（顔面神経，Ⅶ），第8脳神経（内耳神経，Ⅷ），第9脳神経（舌咽神経，Ⅸ），第10脳神経（迷走神経，Ⅹ），第11脳神経（副神経，Ⅺ），第12脳神経（舌下神経，Ⅻ）である．

脳神経について，それぞれの主な作用を以下に概説し，一覧表としても示す（表Ⅱ-2）．

a 嗅神経と嗅覚（図Ⅱ-18）

匂いを鼻で嗅ぎ分けることができるのは，鼻腔の天井にあたる上鼻道に匂いを感知する嗅細胞が存在し，嗅細胞から嗅神経（Ⅰ），脳内の嗅覚野へとつながっているからである．

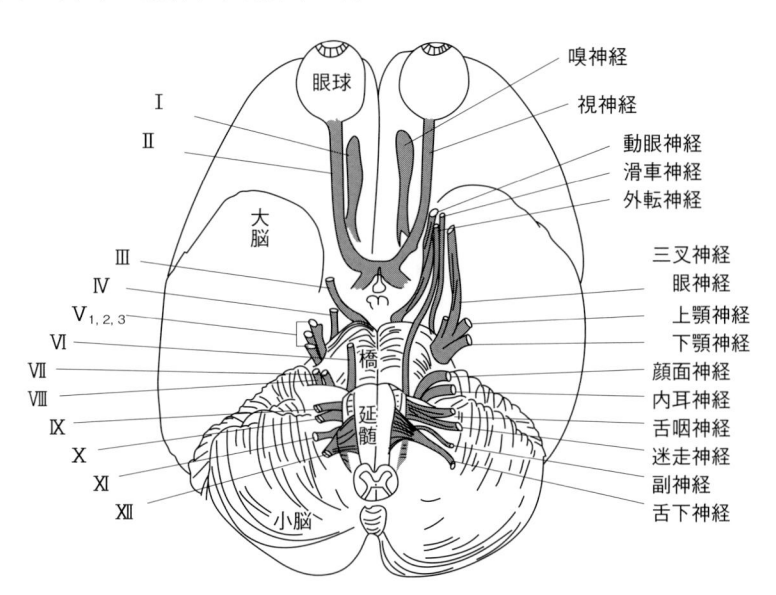

図Ⅱ-17 12対の脳神経　大脳・小脳を底部からみる．

表Ⅱ-2 脳神経の主な作用

脳神経	運動神経作用 (支配する骨格筋)	知覚神経作用(知覚受容器)	副交感神経作用
Ⅰ. 嗅神経		嗅覚(嗅細胞)	
Ⅱ. 視神経		視覚(眼球網膜)	
Ⅲ. 動眼神経	眼球運動(外眼筋)		縮瞳(瞳孔括約筋)
Ⅳ. 滑車神経	眼球運動(外眼筋)		
Ⅴ. 三叉神経			
V₁　眼神経		顔面上部の一般知覚 眼球結膜の一般知覚	
V₂　上顎神経		顔面中部の一般知覚	
V₃　下顎神経	咀嚼運動 (咬筋, 側頭筋, 翼突筋)	顔面下部の一般知覚 舌前2/3の一般知覚	
Ⅵ. 外転神経	眼球運動(外眼筋)		
Ⅶ. 顔面神経	顔面の表情, 構音(表情筋) 鼓膜の張力(アブミ骨筋)	舌前2/3の味覚	涙腺の分泌 舌下腺, 顎下腺の分泌
Ⅷ. 内耳神経			
蝸牛神経		聴覚(蝸牛管のコルチ器)	
前庭神経		平衡覚(半規管の有毛細胞)	
Ⅸ. 舌咽神経	嚥下運動, 構音 (咽・喉頭の諸筋)	舌後1/3の味覚, 一般知覚 咽・喉頭の粘膜の一般知覚	耳下腺の分泌
Ⅹ. 迷走神経	嚥下運動, 構音 (咽・喉頭の諸筋)	咽・喉頭の粘膜の一般知覚	胸部内臓の調整(心拍数など) 腹部内臓の調整(消化管運動, 消化腺分泌など)
反回神経	発声(発声の諸筋)		
Ⅺ. 副神経	首, 肩の運動 (僧帽筋, 胸鎖乳突筋)		
Ⅻ. 舌下神経	舌の運動, 構音(舌筋)		

b 視神経と視覚

物を見てそれと認識することができるのは,対象物からの反射光が眼球のレンズを通過後,眼球の内面を包む網膜に入光し光を感知する細胞,網膜内の細胞から視神経(Ⅱ),脳内の視覚野へとつながっているからである(図Ⅱ-18).

c 動眼,滑車,外転神経と眼球運動

物をじっと見つめることができるのは,対象物の方向へと眼球が動くからである.眼球の外面には6種類の筋肉(上・下・内・外側直筋,上・下斜筋)が付着し,これらの外眼筋が巧みに収縮することによって眼球は思う方向へと動く.外眼筋を支配している運動神経は動眼神経(Ⅲ),滑車神経(Ⅳ),外転神経(Ⅵ)である(図Ⅱ-18).

d 三叉神経と顔面の知覚,咀嚼運動

皮膚には外的刺激を感知する知覚受容器があり知覚神経とつながっている.皮膚の知覚には,温かい,痛い,触っていると感じる一般知覚,すなわち,温覚,痛覚,触覚に対するそれぞれの知覚

受容器がある．顔面皮膚の知覚受容器を支配する知覚神経は三叉神経（V）である．三叉神経は頭蓋内において3つに分岐し第1枝を眼神経（V_1），第2枝を上顎神経（V_2），第3枝を下顎神経（V_3）と呼び，それぞれ眼窩上孔，眼窩下孔，オトガイ孔を通って顔面の特定領域の皮膚を支配する（図II-19a, b）．なお，眼球表面は皮膚に相当する結膜に覆われている．結膜の知覚受容器は眼神経（V_1）が支配する．下顎神経（V_3）は知覚神経であると同時に食物を咀嚼する運動に関わる運動神経も含み，咀嚼筋を支配する．咀嚼筋には咬筋，側頭筋，内側翼突筋，外側翼突筋がある（図II-19b, c）．咀嚼筋はあくまでも噛む，すなわち下顎を上げる動作に関与する．

e 顔面神経と表情筋

顔面で豊かな表情を演出することができるのは表情筋の巧みな動作による．表情筋には以下に示す筋肉が含まれる．額にしわを寄せたり眉を挙げたりする前頭筋，目をしかと閉じるには眼球周囲をとりまく眼輪筋，口を閉じるには口の周囲をと

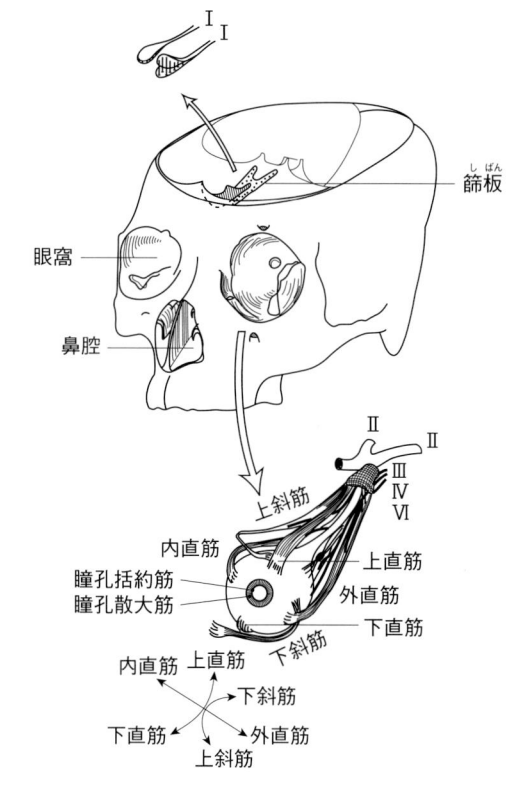

図II-18 嗅神経（I），視神経（II），動眼神経（III），滑車神経（IV），外転神経（VI）

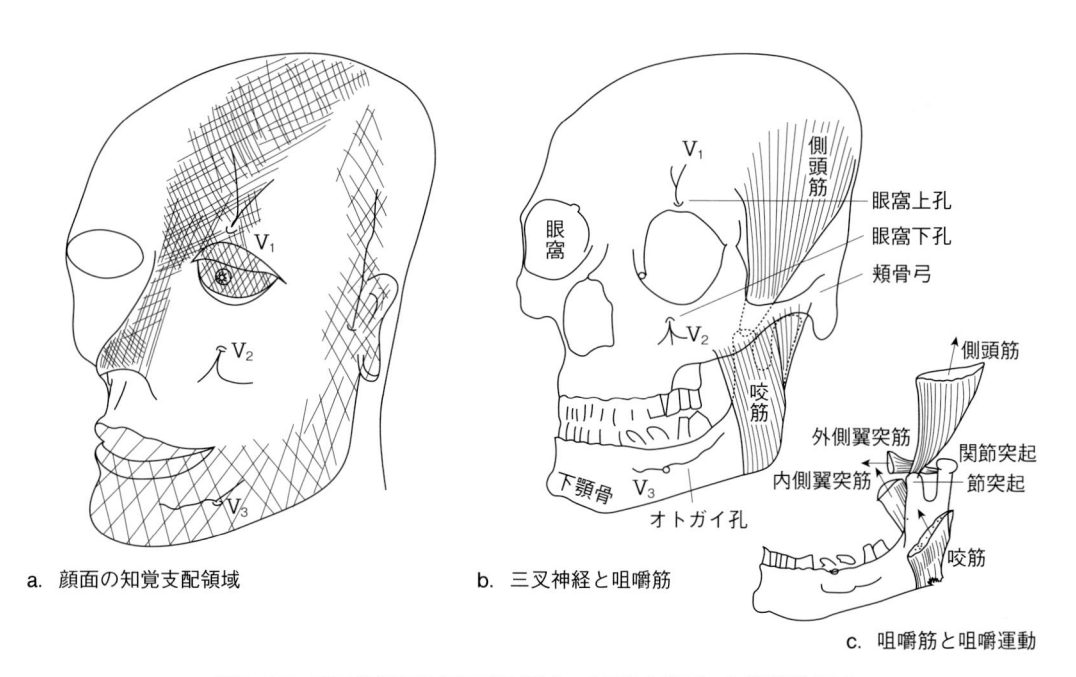

a. 顔面の知覚支配領域　　b. 三叉神経と咀嚼筋　　c. 咀嚼筋と咀嚼運動

図II-19　三叉神経（V）の眼神経（V_1），上顎神経（V_2），下顎神経（V_3）

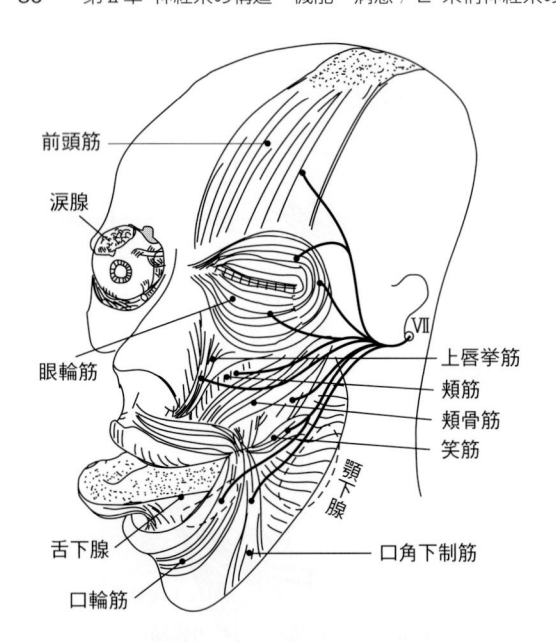

図Ⅱ-20 顔面神経（Ⅶ）と，表情筋，舌下腺，顎下腺
耳の前方に存在する耳下腺を除去した．

りまく口輪筋がある．頬を膨らませたり，口笛を吹くような動作，歯をニッと示すような動作はすべて口の周辺にある頬骨筋，頬筋，上唇挙筋，笑筋，口角下制筋などの働きによる．表情筋はすべて顔面神経（Ⅶ）が支配する（図Ⅱ-20）．

f 三叉，顔面，舌咽神経と舌の知覚，舌下神経と舌の運動

舌の表面（舌背）は食物を敏感に感じる知覚受容器が豊富に存在する．このうち味覚受容器は舌前2/3においては顔面神経（Ⅶ）が，舌後1/3は舌咽神経（Ⅸ）が支配する．味覚以外の一般知覚（温覚，痛覚，触覚）の受容器は舌の前と後ろとでは異なり，三叉神経の下顎神経（V₃）と舌咽神経（Ⅸ）がそれぞれ支配する（図Ⅱ-21a）．

舌の運動は舌筋による．舌筋は下顎骨から起こるオトガイ舌筋，舌骨（下顎骨とのどぼとけとの中間に位置している）から起こる舌骨舌筋，側頭骨からの茎突舌筋などから構成され，すべて舌下神経（Ⅻ）の支配を受ける（図Ⅱ-21b）．舌筋はあ

a. 舌の知覚

b. 舌筋（Ⅻの支配）

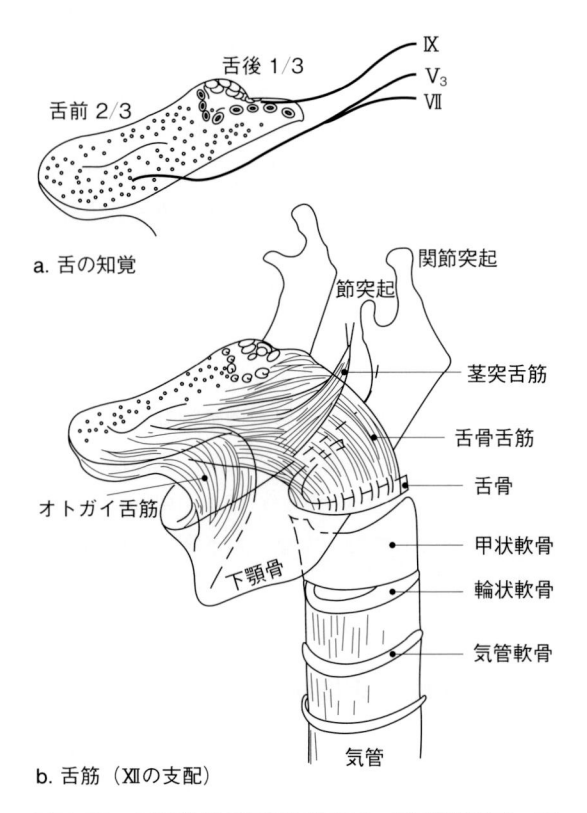

図Ⅱ-21 三叉神経の下顎神経（V₃），顔面神経（Ⅶ），舌咽神経（Ⅸ），舌下神経（Ⅻ）

くまでも舌を前へ出す動作に関わるので，舌の運動が停止している時には舌筋の大半は塊として喉の奥のほうで丸まっている．

g 舌咽，迷走神経と嚥下運動

食物を飲み込む動作を嚥下運動という．まず舌筋を上顎につける動作によって食物を喉の奥へと押しやる．それと同時に咽頭や喉頭の諸筋肉を滑らかに収縮させて食物を食道へとさらに押し込む（図Ⅱ-22a, b）．咽頭・喉頭の諸筋肉は舌咽神経（Ⅸ）と迷走神経（Ⅹ）によって支配される．なお，食物がのどの奥を通過する時には，喉頭蓋が反射的に気管の入り口を塞ぐ．そのため，食物は気管に入らない．

咽頭・喉頭の粘膜にも知覚受容器が存在し，舌咽神経（Ⅸ）と迷走神経（Ⅹ）の支配を受ける．

A 末梢神経の構造　31

a. 咽頭，喉頭，気管，食道

b. 舌咽神経（Ⅸ），迷走神経（Ⅹ）と反回神経

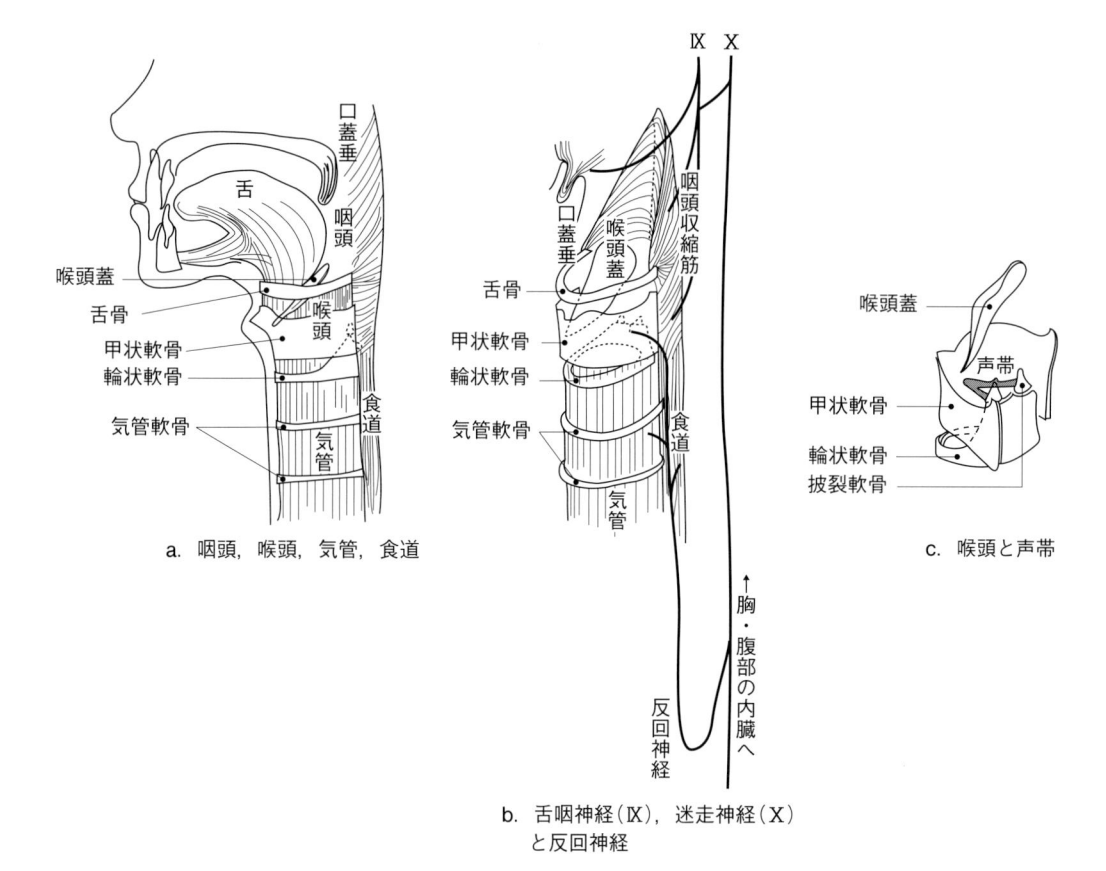

c. 喉頭と声帯

図Ⅱ-22　舌咽神経（Ⅸ），迷走神経（Ⅹ），反回神経

h 反回神経と発声，顔面，舌咽，迷走，舌下神経と構音

　喉頭は俗にのどぼとけといわれるところにあたり，甲状軟骨，輪状軟骨，披裂軟骨などの軟骨によって構成される．喉頭に発声装置がある（図Ⅱ-22c）．振動の主体は声帯といわれる2枚の帯状のリードである．声帯を含めて発声装置はすべて筋肉で構成される．発声に関する筋肉はすべて迷走神経（Ⅹ）が支配し，その分枝の1つである反回神経が主となる．

　発生した音を形にする（これを構音という）のは口腔や咽頭・喉頭の壁を動かす筋肉である．発声した音が伝わる順は喉頭，咽頭，舌，頰，唇であり，筋肉では喉頭・咽頭の諸筋，舌筋，表情筋の順である．喉頭・咽頭の諸筋を支配する舌咽神経（Ⅸ）と迷走神経（Ⅹ），舌筋への舌下神経（Ⅻ），表情筋への顔面神経（Ⅶ）が構音に関与する．

i 動眼，顔面，舌咽，迷走神経と自律神経作用

　眼球の瞳孔周囲をとりまく瞳孔括約筋が収縮すると瞳孔は縮む，これを縮瞳という．瞳孔括約筋は動眼神経（Ⅲ）が副交感神経として支配する（図Ⅱ-18）．反対に瞳孔が開く場合を散瞳といい，瞳孔散大筋が作用し交感神経が支配する．

　涙腺は眼球の上外側にある（図Ⅱ-20）．唾液を分泌する腺として耳の前には耳下腺，下顎の裏側には顎下腺，舌の裏には舌下腺がある（図Ⅱ-20）．涙腺，顎下腺，舌下腺は顔面神経（Ⅶ），耳下腺は舌咽神経（Ⅸ）の支配を受ける．これら脳神経が副

交感神経として作用して，涙を分泌させたり，唾液の分泌を高めたりする．

　心臓や気管・肺などの胸部内臓や食道・胃・小腸，肝臓・膵臓，腎臓，脾臓などの腹部内臓は迷走神経（X）から副交感神経としての支配を受け，それぞれの作用を発揮する（図Ⅱ-22b）．心臓の心拍数を下げる，消化液の分泌を高める，消化管運動を高めるなどである．一方，これらの臓器は交感神経の支配も受け，心拍数を上げる，消化液の分泌を抑える，消化管運動を低下させるなどの拮抗作用が起こる．

j 内耳神経と聴覚，平衡覚

　音は耳から入って鼓膜を振動させ，鼓膜に連結している3つの耳小骨（つち骨，きぬた骨，あぶみ骨）によって増幅される．増幅された振動は続いて蝸牛管内を満たす液（リンパ）を振動させ波動を生じる．固有の波動をコルチ器が感知する．コルチ器は蝸牛管内をらせんを描きながら配列しており，ピアノの鍵盤にたとえられる（図Ⅱ-23）．コルチ器は毛を持った細胞（有毛細胞）と毛に接する蓋膜によって構成されている．有毛細胞は音の知覚受容器であり，蝸牛神経，脳内の聴覚野へとつながっている．

　蝸牛管と連結しているのが3本の半規管である．半規管内も蝸牛管と同様のリンパで満たされており，身体の動きによってリンパに流れが生じる．半規管にも有毛細胞があり，その流れを感知し，前庭神経，脳内の平衡感覚を司る部位へとつながる．このように半規管の有毛細胞は身体のバランスに関与する知覚受容器である．

k 副神経と肩，首の運動

　肩をすぼめる動作は僧帽筋，首を横に傾ける動作は胸鎖乳突筋による．これらの筋肉は副神経（XI）の支配を受ける．

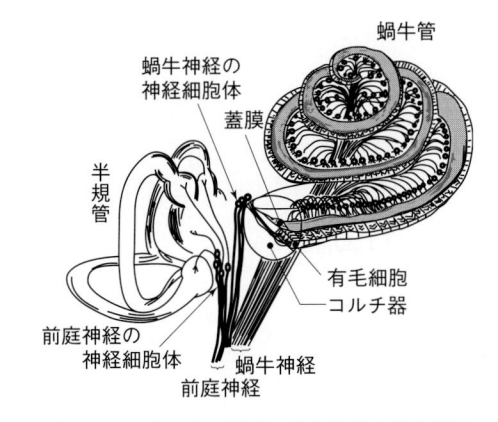

図Ⅱ-23　内耳神経（Ⅷ）の蝸牛神経と前庭神経

2 脊髄神経

　背中の中央には椎骨が積み重なった脊柱がある．椎骨は頸部，胸部，腰部，仙骨部に区分され，それぞれ7つの頸椎，12胸椎，5腰椎，5仙椎からなる（図Ⅱ-24a, b）．椎骨に大きく孔があり，この椎孔が上下に積み重なって脊柱管となる．脊柱管の中に脊髄が縦走する（図Ⅱ-24c）．脊髄から脊髄神経が対になって左右へ横走している．脊髄神経は8対の頸神経，12胸神経，5腰神経，5仙骨神経がある（図Ⅱ-24b）．脊髄神経は上下2つの椎骨の間からそれぞれでていて，脊髄神経と椎骨の数は合致する．ただし，頭骨と第1頸椎との間から第1頸神経が，また，第7頸椎と第1胸椎の間から第8頸神経が出るので頸神経は合計8対となる．脊髄の下端はほぼ第1腰椎の高さに終わるため，これ以降のレベルから出る脊髄神経は馬の尾のように束なり，馬尾神経とも呼ばれる．

　頸神経は首と上肢の皮膚や筋肉を支配し，腰神経と仙骨神経は下肢を支配する（図Ⅱ-24a）．胸神経は肋骨下縁に沿って走り肋間神経となる（図Ⅱ-24c）．

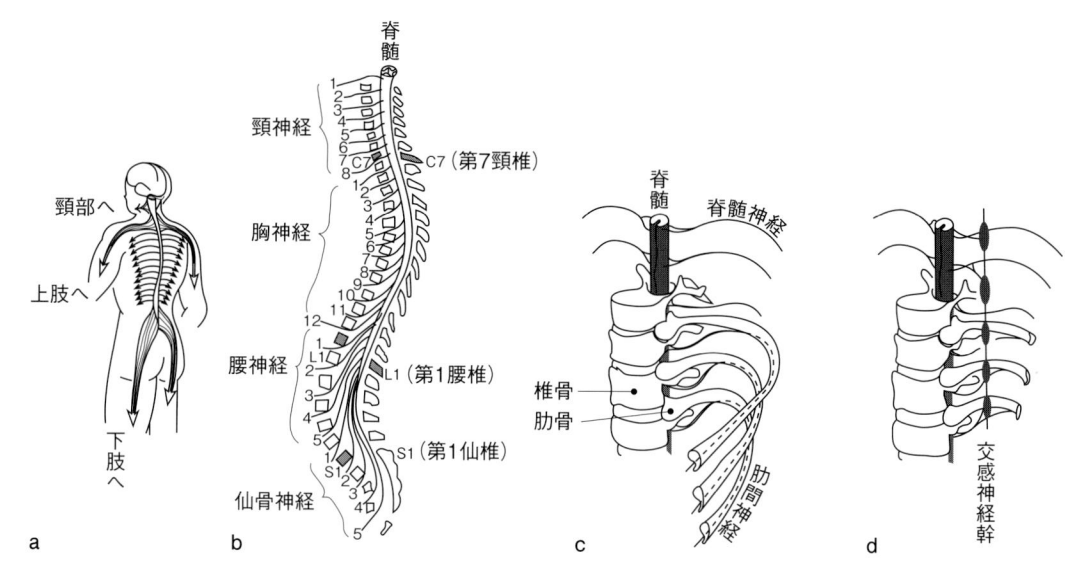

図Ⅱ-24　脊髄と脊髄神経

3 自律神経と自律神経機構

　脊柱に沿って交感神経幹が縦走する（図Ⅱ-24d）．交感神経と相反する作用を行うのは副交感神経であり，両者の神経は1つの臓器を同時に支配する（図Ⅱ-25）．頭部における交感神経作用は交感神経幹の最上位の上頸神経節からでる神経が担当する．頭頸部の副交感神経作用は動眼神経，顔面神経，舌咽神経，迷走神経に含まれる（1. 脳神経『i. 動眼，顔面，舌咽，迷走神経と自律神経作用』☞31頁参照）．両者の神経によって瞳孔の大きさ，涙の分泌，唾液の分泌などの調整をする．胸部と腹部内臓の調整は迷走神経と交感神経幹からの神経が関与する．膀胱，直腸，男性生殖器，子宮など骨盤内臓における副交感神経作用は仙骨内臓神経が受け持ち，排尿，排便，生殖活動に交感神経幹からの神経とともに関与する．

　なお，交感神経作用とは戦いの時に働く作用，副交感神経作用とは安息時に働く作用と理解してもよい．

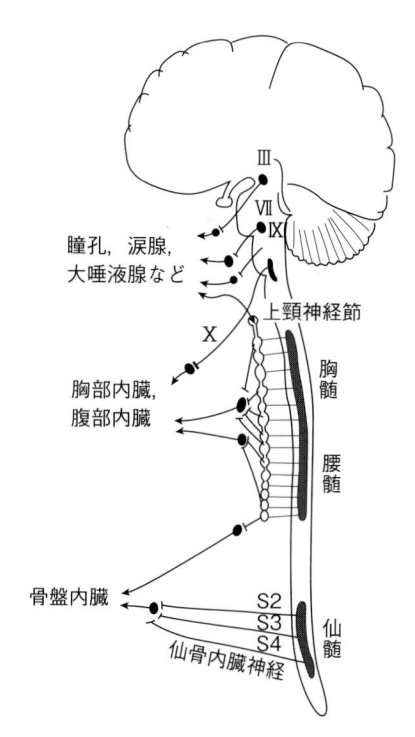

図Ⅱ-25　自律神経の分布
副交感神経として動眼神経（Ⅲ），顔面神経（Ⅶ），舌咽神経（Ⅸ），迷走神経（Ⅹ），仙骨内臓神経．交感神経は胸・腰髄および交感神経幹が関与する．

B 末梢神経の微細構造と機能

末梢神経の一般的な微細構造と機能を脊髄神経を例にして説明する．その内容は脳神経の場合にもそのまま当てはまる．

1 有髄神経と無髄神経

図Ⅱ-26は脊髄を中心とした脊髄神経の立体模式図である．脊髄から前根と後根の2本の神経がでてやがて合流し，1本の脊髄神経となる．後根の一部は膨らみ，脊髄神経節をなす．脊髄の中央部は蝶が羽を広げたような形状をした灰白質，その周囲は白いので白質と呼ばれる．灰白質に神経細胞そのもの（神経細胞体という）が存在する．脊髄神経節や交感神経幹にも神経細胞体が集合している．神経細胞はとげのような樹状突起を無数に出している．神経細胞体からは樹状突起とは別に1本の長い神経突起（軸索ともいう）が伸びる．神経細胞体と神経突起を合わせてニューロンと呼ぶ．図Ⅱ-26は脊髄の灰白質，脊髄神経節，交感神経幹からのニューロンの連結状態を表している．

図Ⅱ-27は脊髄神経における運動神経と知覚神経を表している．脊髄灰白質の前方（前角という）に運動神経細胞があり，知覚神経細胞は脊髄神経節にある．知覚神経細胞のニューロンは脊髄において別のニューロンを介して運動神経細胞と接している．運動神経細胞も知覚神経細胞もともに軸索はシュワン（Schwann）細胞によって覆われている．この場合シュワン細胞はぐるぐると幾重にも軸索を取り囲み，髄鞘（ミエリン）を形成しているので有髄神経という．

図Ⅱ-28は交感神経細胞と交感神経幹との関係

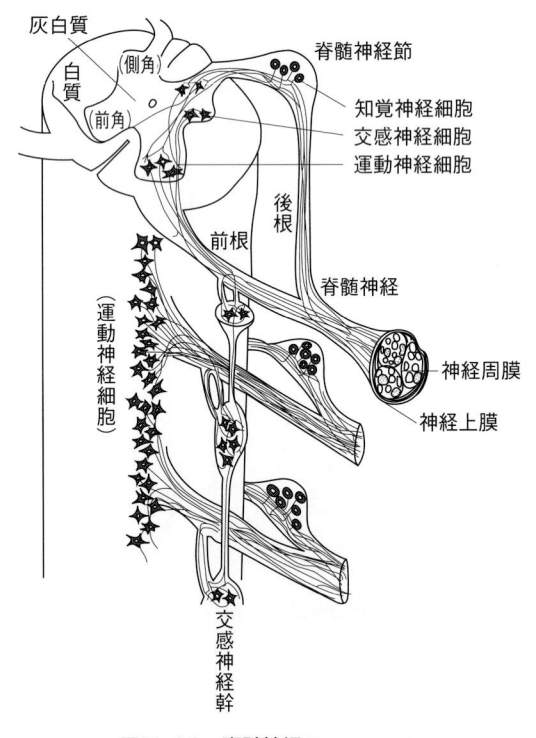

図Ⅱ-26 脊髄神経のニューロン

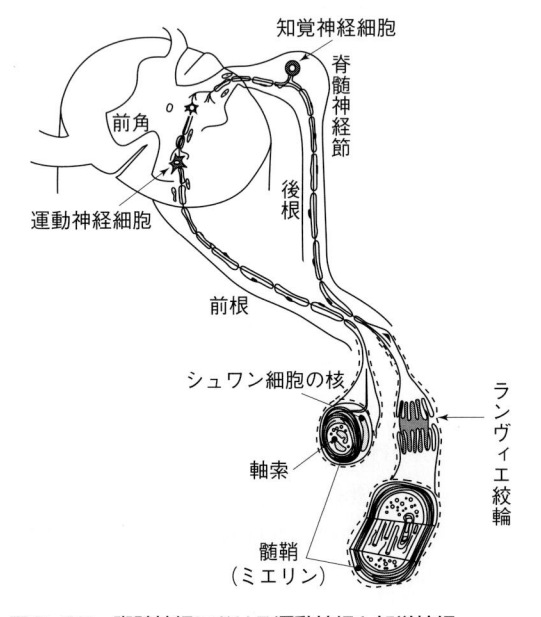

図Ⅱ-27 脊髄神経における運動神経と知覚神経
（ともに有髄神経）

を描いている．交感神経細胞は脊髄における灰白質の外側（側角という）に分布し，側角からの神経突起は有髄神経として交感神経幹へ進む．交感神経幹の神経細胞からの軸索は数本集まり1つのシュワン細胞に埋めこまれた状態にある．しかし，シュワン細胞は髄鞘を形成しないので無髄神経である．交感神経幹にたどり着くまでの有髄神経を節前線維といい，交感神経幹以降は節後線維という．交感神経ばかりではなく，副交感神経においても節前と節後線維の形状は有髄神経と無髄神経とに区分できる．

もう一度図Ⅱ-26をみると，前根と後根が合わさった後の脊髄神経は多数の神経線維が神経周膜や神経上膜によって束ねられていることがわかる．脊髄神経は運動神経，知覚神経，自律神経の3種類の神経が混在している．また，シュワン細胞の髄鞘の状態により有髄神経と無髄神経が混在しているともいえる．

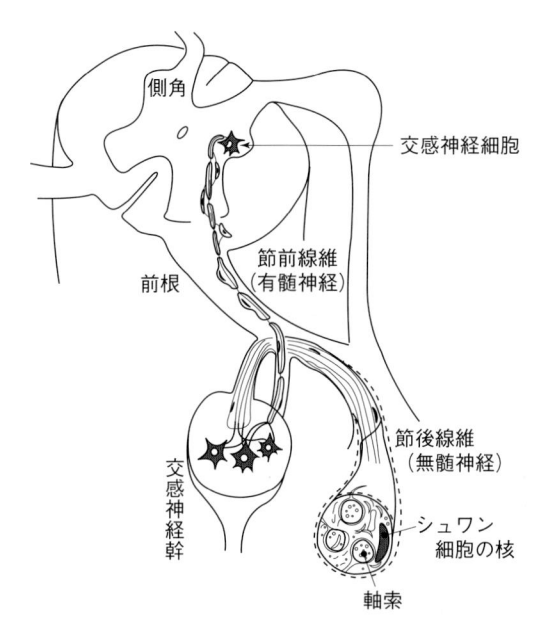

図Ⅱ-28 **脊髄神経における交感神経**（有髄神経と無髄神経）

2 インパルスの伝達とシナプス機構

神経線維は電気的興奮（インパルス）を一方向にのみ伝達する，いわば，電線である．有髄神経はシュワン細胞どうしが一定の間隔をあけて並んでいる（図Ⅱ-27）．軸索が露出している部分をランヴィエ絞輪といい，インパルスは絞輪を次々と飛ぶように伝わる．これを跳躍伝導という．無髄神経でのインパルスの伝達はシュワン細胞に包まれた軸索上を飛ぶことなく伝わるので有髄神経に比べてはるかに遅い．

ニューロンの末端には神経伝達物質を含んだ顆粒が豊富に存在する．インパルスがニューロンの末端へ伝達されると軸索終末から神経伝達物質が放出される．軸索終末に接する次のニューロン，または，次の効果器において神経伝達物質はその受容体（レセプター）に結合して反応が生じる．このように神経伝達物質の放出と受容の関係が成り立つ伝達機構をシナプスあるいはシナプス結合という．シナプス結合の例は，以下の項目『3．求心路』，『4．遠心路』で記載した末梢感覚器と知覚神経，知覚神経の神経終末と次のニューロン，運動神経と自律神経における神経筋接合部，自律神経の神経終末と腺細胞の間においてみられる．

3 求心路：末梢感覚器と神経終末

脊髄神経節の知覚神経細胞は，例えば皮膚に分布する感覚受容器から発したインパルスを受け取り，脊髄内で次のニューロンへとシナプスにより興奮を伝達する．末梢感覚器から脊髄内の神経終末へのインパルスの伝導経路を求心路という（図Ⅱ-29）．末梢感覚器として皮膚表皮下にはマイスナー（Meissner）触覚小体，ファーター・パチニ

(Vater-Pacini)小体など，骨格筋内には筋紡錘，骨格筋の両端にある腱の中には腱紡錘がある．

4 遠心路：運動終板，神経筋接合部の機構

　運動神経は脊髄の前角にある神経細胞体から始まり，神経突起は骨格筋内まで長く伸び，神経の末端が膨らんで運動終板となって終わる．インパルスは運動神経細胞体から運動終板へと一方向性に伝達される．運動終板は神経伝達物質としてアセチルコリンを多量に含む．インパルスの刺激によって放出されたアセチルコリンは筋肉の表面にあるアセチルコリンレセプターに結合して筋膜を興奮させ，筋肉内における骨格筋線維の収縮機構の第一歩を踏み出す．運動終板は1本の骨格筋線維につき1個あって，骨格筋線維の中央部に存在する．

　交感神経は脊髄の側角にある神経細胞体から始まり，交感神経幹でニューロンを変えた後，新たな神経突起として脊髄神経内を走行し，血管壁の平滑筋，毛を立たせる作用をなす立毛筋，汗を分泌する汗腺などを支配する．交感神経の神経終末は数珠玉のように何個にも膨らみ，膨大部には神経伝達物質としてアドレナリンを含む．一般に，

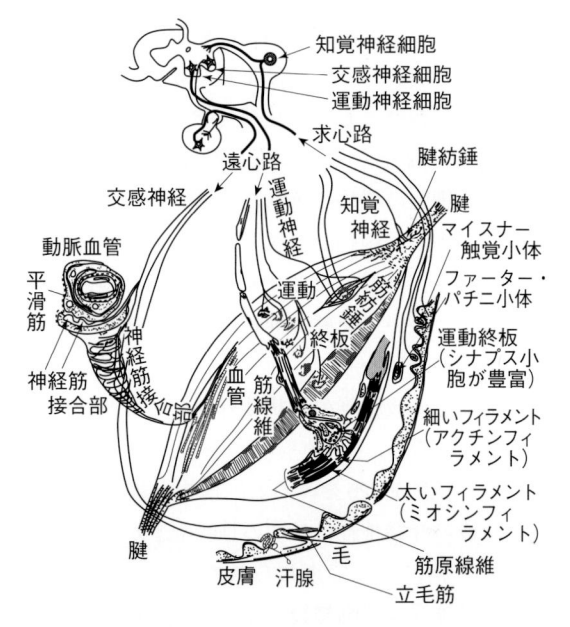

図Ⅱ-29　脊髄における求心路と遠心路（皮膚と骨格筋を例にして）

神経終末と筋肉が接してシナプス結合を形成する部位を神経筋接合部という．自律神経の神経筋接合部は運動神経の運動終板とは形態，シナプスの内容において上述のように異なる．

　神経細胞体から神経終末に向けてのインパルスの伝導経路を遠心路という（図Ⅱ-29）．運動神経や自律神経において当てはまる．

C 末梢神経の病態

　ニューロンが障害されてインパルスが伝達されなくなると運動神経作用，知覚神経作用，自律神経作用が停止する．これを麻痺という．ニューロンばかりではなく，軸索を取り囲むシュワン細胞の髄鞘が壊れ，脱髄状態になるとインパルスの伝達に支障をきたすのでやはり麻痺する．しかし，

神経細胞体が直接損傷されない限り末梢神経は再生能力が高く，再生軸索が盛んに発芽・伸長し，元の機能を回復するまでになる．末梢神経の再生過程を図Ⅱ-30に示す．傷害を受けた末梢側の軸索は中枢との連絡が途絶えるのでワーラー(Waller)変性に陥る（図Ⅱ-30b）．しかし，軸索を

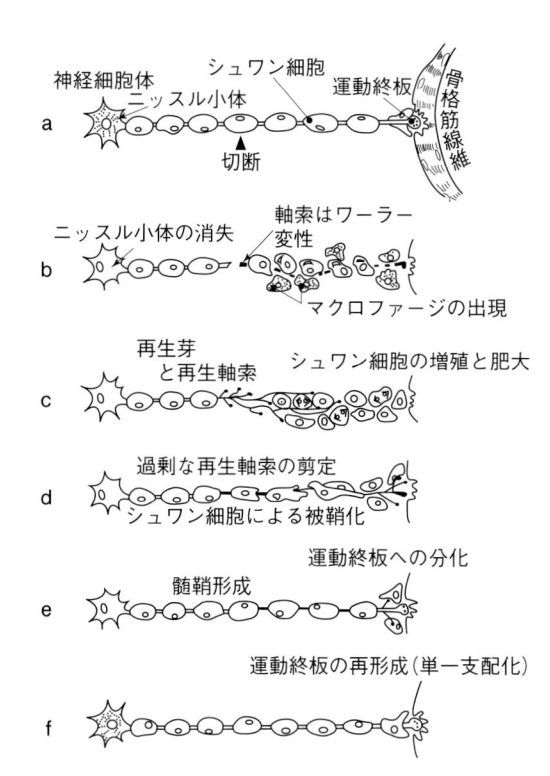

図II-30 末梢神経の再生過程

- a: 神経細胞体／ニッスル小体／シュワン細胞／運動終板／骨格筋線維／切断
- b: ニッスル小体の消失／軸索はワーラー変性／マクロファージの出現
- c: 再生芽と再生軸索／シュワン細胞の増殖と肥大
- d: 過剰な再生軸索の剪定／シュワン細胞による被鞘化
- e: 髄鞘形成／運動終板への分化
- f: 運動終板の再形成(単一支配化)

取り巻いていたシュワン細胞は生存し続けるので環境を整えて再生軸索を迎え入れる(図II-30c〜e).中枢神経においてはこのような環境を整える機構が作動しにくいので再生は困難であると考えられている.

1 末梢神経麻痺

a 運動麻痺と知覚麻痺

運動神経や骨格筋が損傷されると運動麻痺をきたす.さらに,運動神経細胞を支配する中枢神経系の連絡経路が損傷されても運動麻痺をきたす.同様に,知覚受容器や知覚神経ばかりではなく,さらに,知覚神経の中枢内の経路が損傷されても知覚麻痺をきたす.このように,運動麻痺と知覚麻痺においては単に末梢神経が損傷されるだけでなく,中枢神経系との連絡路も麻痺に関与する.中枢神経では末梢神経と違って機能の回復はかなり難しくなる.

b 自律神経障害

自律神経が損傷されると自律神経失調症状が出現する.脳神経の損傷によって瞳孔や涙腺,唾液腺,心拍数,消化器機能などに乱れが生じる.排尿,排便,生殖機能など骨盤内臓においては仙骨内臓神経が損傷される場合ばかりではなく,それよりも上位レベルの脊髄が損傷されても自律神経失調症状が出現する.

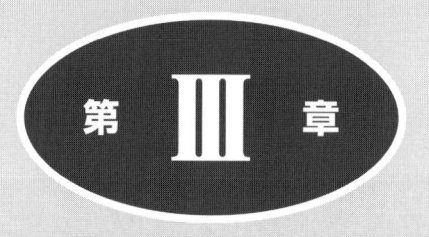

第III章 臨床神経学各論

1 臨床神経学の診断と検査

1）神経内科診断の実際と神経機能検査法

言語聴覚士としての診断や日常業務に直接役立つような重要な神経内科的診断の要点について以下に述べる．まず神経内科的診察法のポイントについて述べ，次いで神経機能検査について概説する．

A 神経学的診察法と鑑別診断のポイント（表Ⅲ-1〜6, 図Ⅲ-1〜3）

　神経内科の臨床診断は，症状の時間的推移と病変の空間的広がりを突き詰めることでかなり正確に行える．はじめから血液検査や画像データのみに頼った診療はしばしば病態の誤解やひいては誤診につながる恐れがあるので，これらはあくまでも補助検査であることを銘記することが重要である．

　　病歴　→　症状の時間経過
　　診察　→　病変の空間的広がり

　診断過程における上記のような役割分担を考えれば，病歴聴取が診断作業の半分にあたるほど重要であることがわかる．主訴（chief complaint）を中心に，それがいつから，どのように始まり，どのように推移していったかを時間経過を追って，その程度の変化や空間的広がりについても詳しく聴取する．主訴の経時的変化に応じて，

　　突然発症・次第に軽快
　　　　→　脳血管障害，循環障害
　　急性発症・発熱
　　　　→　感染症（脳炎，髄膜炎，脳膿瘍）
　　潜行発症・進行性
　　　　→　変性疾患，脳腫瘍，老化性疾患
　　再発と寛解・症状蓄積
　　　　→　脱髄性疾患（多発性硬化症；MS）
　　同一症状・再発
　　　　→　機能性疾患（てんかん，片頭痛）

といった病態を想定する．また主症状や随伴症状ばかりでなく陰性症状も確認，記載する．このためには主症状を呈しうる種々の疾患とその臨床症状の特徴を知っておく必要がある．さらに病歴は本人以外の家族その他からも聴取し病歴の客観性を確保することが重要．家族歴，既往歴の重要性はいうまでもない．

表Ⅲ-1　筋萎縮のパターンからみた鑑別診断

一般原則：近位筋障害優位	筋原性疾患（筋ジストロフィー症，多発筋炎など）
遠位筋障害優位	神経原性疾患（多発ニューロパチー，筋萎縮性側索硬化症など）
例外：近位筋障害優位の神経原性疾患	クーゲルベルク・ベランダー（Kugelberg-Welander）病，ケネディ・オルター・スン（Kennedy-Alter-Sung）病
遠位筋障害優位の筋原性疾患	筋強直性ジストロフィー症，遠位型ミオパチー

表Ⅲ-2 筋トーヌス異常からみた診断

筋トーヌス亢進 → 痙縮 → 錐体路障害 → 筋萎縮性側索硬化症，変形性頸椎症，ヒトTリンパ球向性ウイルス脊髄症など
　　　　　　 ↘ 強剛（固縮） → 錐体外路障害
　　　　　　　　　　　　　　　　├ 歯車様 → パーキンソン（Parkinson）病
　　　　　　　　　　　　　　　　└ 鉛管様 → パーキンソン病類縁疾患（進行性核上性麻痺，皮質基底核変性症，線条体黒質変性症）
筋トーヌス低下 ───────────────→ 末梢神経障害，筋疾患，小脳失調症など

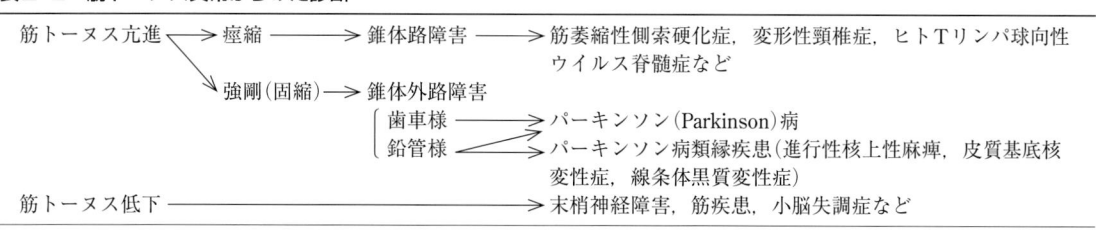

表Ⅲ-3 振戦のパターンからみた鑑別診断

静止時振戦（resting tremor）	丸薬丸め振戦，4〜8Hz	パーキンソン病	L-ドパ，抗コリン薬
姿勢時振戦（postural tremor）	6〜10Hz	本態性振戦，老人性振戦	β遮断薬
企図振戦（intention tremor）	測定異常の表現	脊髄小脳変性症	甲状腺刺激ホルモン放出ホルモン製剤
羽ばたき振戦（flapping tremor）	固定姿勢保持困難	ウィルソン（Wilson）病，肝性昏睡，ジフェニルヒダントイン中毒	D-ペニシラミン，塩酸トリエンチンほか
中毒性振戦（toxic tremor）	微細指振戦	バセドウ（Basedow）病，尿毒症，アルコール性	原疾患治療により軽快

表Ⅲ-4 歩行のパターンからみた鑑別診断

歩行障害のパターン	症候名	特徴と病態	鑑別疾患例
片麻痺歩行	hemiplegic gait	分回し歩行	脳梗塞，脳出血
対麻痺歩行	paraplegic gait	はさみ脚歩行（scissors gait）	痙性対麻痺，ヒトTリンパ球向性ウイルス脊髄症
小脳失調性歩行	ataxic gait	wide based，drunken，tandem gait不可	脊髄小脳変性症，小脳炎後遺症
脊髄失調性歩行	tabetic gait	バタンと踵打つ，Romberg(+)，洗面現象(+)	脊髄癆，フリートライヒ（Friedreich）失調症
鶏歩	steppage gait	drop foot	腓骨神経麻痺，ポリオ
動揺歩行	waddling gait	腰ふり，モンローウォーク	進行性筋ジストロフィー
パーキンソン歩行	Pakinsonian gait	前傾小歩，すくみ足（frozen）加速（festination），突進（propulsion）	パーキンソン病
小刻み歩行	marche à petits pas	小歩すり足，上半身正常	ラクナ梗塞，血管性パーキンソニズム
跛行	limping	片足引きずる	片足麻痺，変形，疼痛
間欠性跛行	intermittent claudication	┌ 血管性，下肢動脈拍動減弱	閉塞性動脈硬化症，バージャー（Buerger）病
		└ 脊髄性，下肢筋力低下，腱反射亢進 馬尾性，中年男性，前屈位で症状改善	脊髄動脈硬化症，前脊髄動脈症候群，腰部脊柱管狭窄症
奇怪歩行	grotesque gait	奇妙な動きを伴う	ハンチントン（Huntington）舞踏病，アテトーゼ
ヒステリー性歩行	hysterical gait	失立，失歩，誇張，ケガせず	ヒステリー

表Ⅲ-5 下肢筋脱力の鑑別診断

症候	障害部位	歩行	鑑別疾患
ガワーズ徴候（つかまり立ち）	下肢近位筋障害	動揺歩行	筋ジストロフィー症，多発筋炎など〔デュシェンヌ（Duchenne型）〕
爪先立ち　不可	下肢遠位筋障害（腓腹筋脱力）		多発ニューロパチー，遠位型ミオパチー（三好型）
踵立ち　不可	下肢遠位筋障害（前頸骨筋脱力）	鶏歩	多発ニューロパチー，腓骨神経麻痺（片側）

表Ⅲ-6　構音障害(dysarthria)からみた鑑別疾患

構音	使用筋	障害部位	鑑別疾患
パ行(口唇音)	口輪筋	顔面神経，顔面筋	Bell麻痺，顔面肩甲上腕型筋ジストロフィー
ラ行(舌音)	舌筋	舌下神経，舌筋	脊髄小脳変性症，球麻痺による舌萎縮
ガ行(咽頭音)	咽頭筋	舌咽神経，咽頭筋	咽頭麻痺，球麻痺，鼻声

その他：言語緩慢〜パーキンソン病；易疲労性〜重症筋無力症；仮性球麻痺〜脳卒中，筋萎縮性側索硬化症；嗄声〜喉頭麻痺；失声〜声帯麻痺，失語症(aphasia)と混同しないこと．

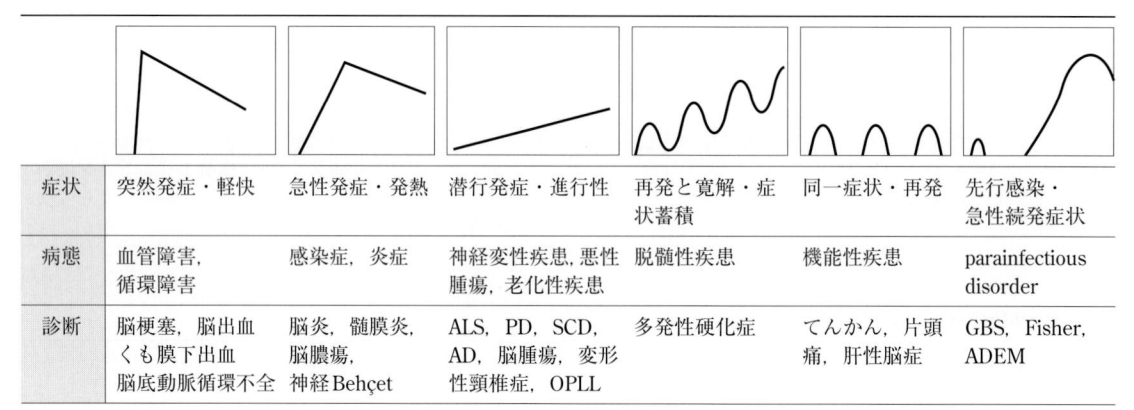

症状	突然発症・軽快	急性発症・発熱	潜行発症・進行性	再発と寛解・症状蓄積	同一症状・再発	先行感染・急性続発症状
病態	血管障害，循環障害	感染症，炎症	神経変性疾患，悪性腫瘍，老化性疾患	脱髄性疾患	機能性疾患	parainfectious disorder
診断	脳梗塞，脳出血，くも膜下出血，脳底動脈循環不全	脳炎，髄膜炎，脳膿瘍，神経Behçet	ALS, PD, SCD, AD, 脳腫瘍，変形性頸椎症，OPLL	多発性硬化症	てんかん，片頭痛，肝性脳症	GBS, Fisher, ADEM

ALS：筋萎縮性側索硬化症，PD：パーキンソン病，SCD：脊髄小脳変性症，AD：アルツハイマー(Alzheimer)病，OPLL：後縦靱帯骨化症，GBS：ギラン・バレー(Guillain-Barré)症候群，ADEM：急性散在性脳脊髄炎

図Ⅲ-1　臨床症状の変化からみた鑑別診断

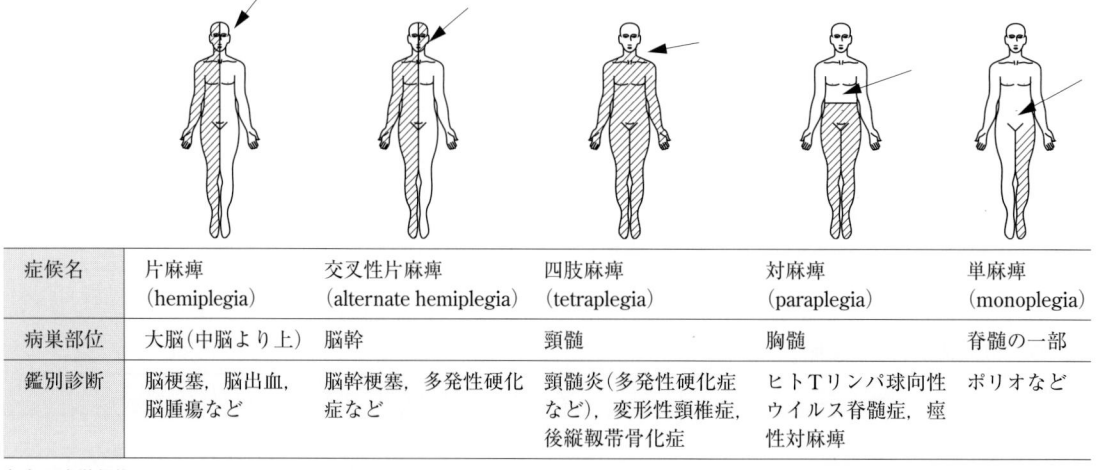

症候名	片麻痺(hemiplegia)	交叉性片麻痺(alternate hemiplegia)	四肢麻痺(tetraplegia)	対麻痺(paraplegia)	単麻痺(monoplegia)
病巣部位	大脳(中脳より上)	脳幹	頸髄	胸髄	脊髄の一部
鑑別診断	脳梗塞，脳出血，脳腫瘍など	脳幹梗塞，多発性硬化症など	頸髄炎(多発性硬化症など)，変形性頸椎症，後縦靱帯骨化症	ヒトTリンパ球向性ウイルス脊髄症，痙性対麻痺	ポリオなど

矢印が病巣部位

図Ⅲ-2　運動麻痺のパターンからみた病巣診断

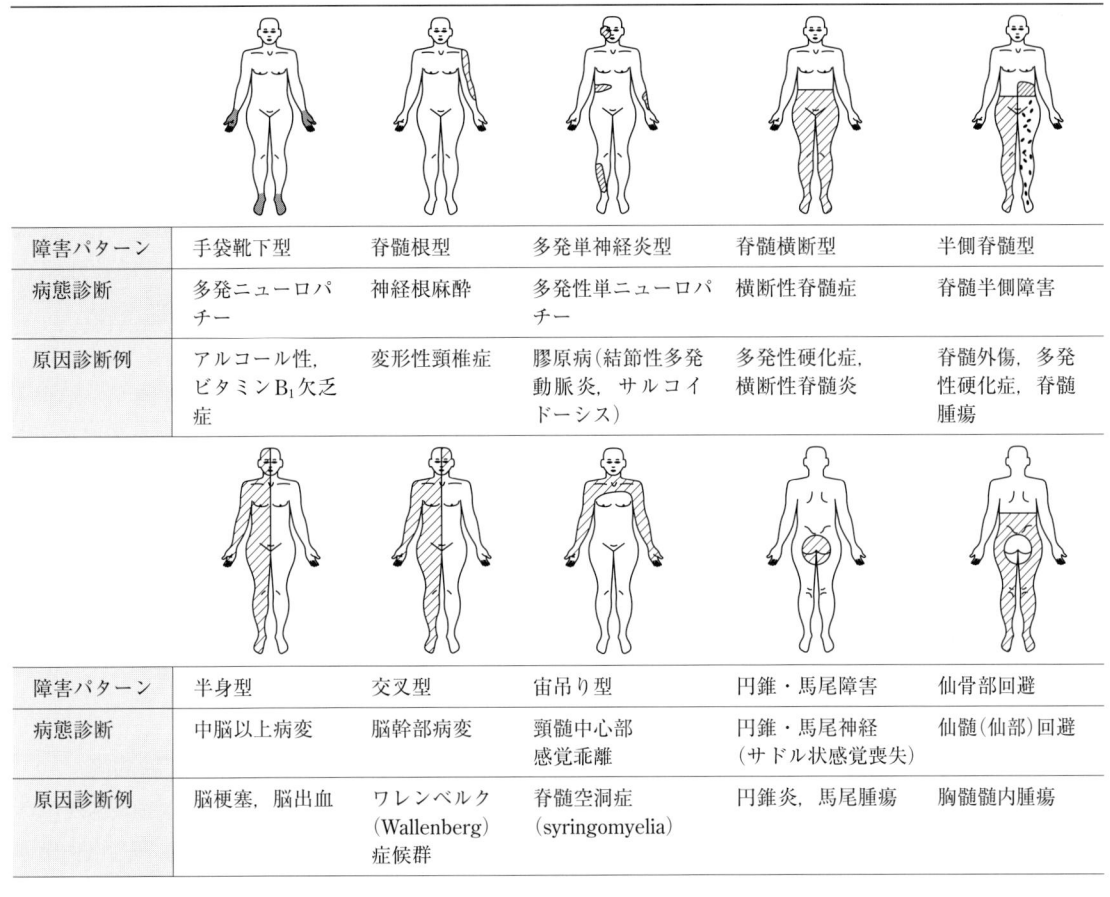

障害パターン	手袋靴下型	脊髄根型	多発単神経炎型	脊髄横断型	半側脊髄型
病態診断	多発ニューロパチー	神経根麻痺	多発性単ニューロパチー	横断性脊髄症	脊髄半側障害
原因診断例	アルコール性，ビタミンB_1欠乏症	変形性頸椎症	膠原病（結節性多発動脈炎，サルコイドーシス）	多発性硬化症，横断性脊髄炎	脊髄外傷，多発性硬化症，脊髄腫瘍

障害パターン	半身型	交叉型	宙吊り型	円錐・馬尾障害	仙骨部回避
病態診断	中脳以上病変	脳幹部病変	頸髄中心部感覚乖離	円錐・馬尾神経（サドル状感覚喪失）	仙髄（仙部）回避
原因診断例	脳梗塞，脳出血	ワレンベルク（Wallenberg）症候群	脊髄空洞症（syringomyelia）	円錐炎，馬尾腫瘍	胸髄髄内腫瘍

図Ⅲ-3 知覚障害の分布からみた病態診断

B 診察の手順

以下に外来での簡易診察のスクリーニング的手順を示す．

1）病歴を聴取しながら，患者の表情や会話，精神状態その他を観察

病歴聴取の段階から診察は始まっている．大脳高次機能に障害がありそうなら，発語（fluency, articulation, paraphasia など），物品呼称（naming），復唱（short & long sentences）などは簡単にみておく．必要に応じて，理学的診察後に簡易痴呆（認知症）検査や詳しい高次脳機能検査などを行う．

2）一般内科的所見

まず椅子に座って対座した状態で，最低限の内科的診察を行う．一般的には眼瞼および眼球結膜の観察から始める．次いで両手首で脈を観察する（速度，不整，左右差）．聴診器を用いた胸腹部の聴診や血圧測定などは最後に再びまとめて行う．

1 脳神経の観察

1）嗅神経は通常問診で代用可

異常の疑われる場合は患者を閉眼させ，紙巻タバコ，香水，樟脳などを鼻先に近づけ当てさせる．鼻孔の左右別に検査する．

2）視力と視野

視力は問題がなければ問診のみ，または簡易視力表を利用する．極度に低下している場合は光覚，手動弁，指数弁で判定．簡単な色覚弁別能もチェックしておく．

3）ペンライトで瞳孔検査

明所および暗所で瞳孔形，不同の有無，対光，調節反射を検査．脱髄性疾患（MS）でみられるような片眼視力低下の患者では交互対光反射試験（swing flash-light test）を行い，マーカス・ガン（Marcus-Gunn）瞳孔の有無も調べる．シャイ・ドレーガー（Shy-Drager）症候群でみられる交代性ホルネル（Horner）症候群や，アーガイル・ロバートソン（Argyll Robertson）瞳孔，アディー（Adie）瞳孔，中脳病変でみられる瞳孔偏倚（corectopia），意識障害時の瞳孔動揺（hippus）などに注意する．

4）直像鏡で眼底検査

忘れないようにこの時点で観察したほうがよいが，後回しでもよい．眼底検査は通常散瞳せずに行うが，場合によりミドリン2〜3滴を点眼し15〜20分後に観察する．ただし緑内障の場合は禁忌．

5）眼瞼・眼球運動・眼振の観察

部屋を明るくし，まず，眼瞼下垂や眼裂狭小の有無を観察．内眼角付近の黄色腫（xanthoma）にも注意する．次いで検者の指先などを視標として，左右上下にゆっくり動かして追従させ，pursuit eye movement（追従眼球運動）を観察する．これがsmoothか，saccadicかを観察する．

眼振は眼前約60 cm前で視標を左右方向に約30°動かして視標を静止した状態で観察する．極位眼振は正常人でもみられるのであまり角度を大きくしないことがコツ．続いて視運動性眼振（optokinetic nystagmus；OKN）も検査する．

重症筋無力症（myasthenia gravis；MG）を疑ったら，上方の持続固視による眼瞼下垂や外眼筋麻痺の増悪など易疲労性の有無もチェックする．また進行性核上性麻痺（progressive supranuclear palsy；PSP）を疑ったら，固視させたまま頭部を上下左右に他動的に動かし，人形の眼現象を確認する（supranuclear palsyであることの確認）．開散麻痺（divergence palsy）や，内側縦束（MLF）症候群，橋側方注視中枢（PPRF）障害にも注意する．

6）三叉神経運動枝支配筋および顔面筋

まず開口させてみる．三叉神経運動枝に支配される外翼突筋は下顎を前方反対側に押し出す働きがあるので，これが麻痺していると開口により下顎は麻痺側に偏倚する．

口角引きでは，前頸部の広頸筋（platysma）の収縮も見逃さずに観察する．球麻痺では口膨らませができなくなる．前額皺の著明な左右差や兎眼は末梢性顔面神経麻痺を示唆し，瞬目ごとの頬やオトガイの連合運動はaberrant innervationによるもので陳旧性末梢性顔面神経麻痺を示唆している．

7）聴力・顔面表在覚

聴力は，音叉を鳴らして聴力の左右差，ウェーバー（Weber）検査，リンネ（Rinne）試験を行う．

顔面表在覚は，筆で前額から頬，オトガイにかけてチェックする．下顎角の部分は頸髄C2レベルであり，三叉神経支配でないことはヒステリーの鑑別にも有用．左右差や眼球運動障害のある場合は眼科用ガラス棒やティッシュペーパーこよりを用いて角膜反射を行うが，この時に対側の眼瞼

および下顎の動きも注意して観察する.

8) 舌と口腔内の観察

まず提舌させ舌の位置や舌表面(粘膜や味蕾)の観察から始める. 一側舌下神経麻痺では提舌により舌は麻痺側に偏倚する. 舌萎縮や線維束性収縮(fasciculation)の有無などをみる. 次に舌圧子と懐中電灯をとり, 発声時の軟口蓋・咽頭後壁の動きについて, 口蓋垂(uvula)挙上やカーテン徴候などに注意して観察する. 続いて舌圧子や綿棒を用いて嘔吐反射, 軟口蓋反射の有無や左右差をみる. 筋強直性ジストロフィー(myotonic dystrophy)では, 舌に舌圧子をあててその上を叩打し, 筋強直症(myotony)現象を確認する.

味覚は通常問診で代用するが, 自覚症状のある場合や末梢性顔面神経麻痺では精査が必要となる. 舌の前2/3の味覚は, 顔面神経枝の鼓索神経(chorda tympani)で支配され, 後1/3は舌咽神経支配であることを認識.

9) 副神経支配筋

頸部回転や前屈・肩挙上をさせ, 胸鎖乳突筋・僧帽筋・前頸筋の脱力, 萎縮や筋力左右差を観察する.

2 四肢・体幹の観察

初診の場合, これから先はできるだけ患者を裸にして調べる. これを怠ると筋萎縮, 筋線維束攣縮, 皮疹, 四肢変形などを見落としやすいばかりでなく腱反射の評価を誤る原因にもなる.

1) 上肢の観察

まず手掌を上にして両膝の上にのせてリラックスさせ, 安静時振戦の有無を観察する. 次いで手背を上にして両手を前方に突き出し, 姿勢時振戦の有無を観察する. ピアノ演奏様指(piano playing finger)があれば, 脊髄後索障害を考える. 両手を前胸部にかざすと微細な振戦も検出できる. 不随意運動がある場合は分布, 頻度, 速度, 方向性, 規則性などを記載する.

筋力に関しては, 特に訴えのない場合は上肢バレー(Barre)試験と握力のみですませてもよいが, 障害が疑われる場合は詳しく検査する. 上肢徒手筋力検査は, はじめは抵抗を与えず重力に抗する運動をさせて左右を比較し, さらに抵抗を加えて検査する.

2) 上肢の協調運動検査(前腕回内外, 指鼻試験)

まず患者に前腕を回内外してもらいリズムや巧緻性をみる. 指鼻試験は開眼と閉眼の両方で調べたほうがよい. 指鼻指試験は視標である検者の指の位置を変えて行う. 測定異常(dysmetria)の評価には脱力や深部覚障害の有無と程度を考慮する. 協調運動障害は, 坐位よりも臥位のほうが検出しやすいので, 疑いがあれば後で臥位になった時にもう一度検査する. また, 小脳症状や不随意運動を示す患者では, できるだけカルテに文字や渦巻きを書いてもらう.

3) 患者を立たせて, 起立歩行検査を行う

患者の転倒防止に配慮する.

ほぼルーチンに	必要に応じ
自然歩行, 継ぎ足歩行, ロンベルク姿位(開, 閉眼), マンの姿勢, 片足立ち	上肢懸振性, Pulsion, しゃがみ立ち(ガワーズ徴候), つま先・踵歩き, 閉瞼足踏み検査

(自然歩行では, arm swingや姿勢にも注意する)

4) そのままベッドで仰臥位に

この際できるだけ衣服を脱いでもらい, 脱衣やベッド上への移動動作を観察する. 必要に応じて頭落下試験(head drop test), 項部硬直(neck stiffness, ☞64頁, 図III-23参照), 頸部回旋時の抵抗, ケルニッヒ(Kernig)徴候(☞64頁, 図III-24参照), ラゼーグ(Lasègue)徴候, 過伸展性の有無を調べる.

5) 下肢の観察

まず仰臥位での姿位異常，特に下肢外旋位，内反尖足，足関節異常の有無などをみる．下肢の筋トーヌスの観察は，まず伸展している下肢の片膝後部を急速に持ち上げて，膝関節の屈曲程度を観察する．トーヌスが亢進していれば，自然な膝関節屈曲がみられず，下肢は伸展したまま挙上する．次いで足首を持って下肢を片方ずつ他動的に屈曲させて，トーヌスの性質〔痙縮性か強剛（固縮）性〕を観察する．

下肢バレー試験は，患者を腹臥位にして行う．ごく軽度の錐体路性麻痺では手を離した瞬間に患側肢が下垂してすぐ戻る．次いで患者を仰臥位に戻し，下肢の徒手筋力検査を行う．錐体路性麻痺では上肢とは逆に屈筋群の筋力がより低下し，相対的に下肢は伸展傾向を示し，筋疾患では腸腰筋などの近位筋優位の脱力となる．多発ニューロパチーでは，足関節の底背屈に制限がみられる．

6) ハンマーを取って顔面・四肢の腱反射

ハンマーは手首のスナップを利かせて，シャープに叩く．腱反射（tendon reflex）は，顔面から順序よく上肢，下肢と所見を取っていく．反射の正確な判定には，反射が最も誘発されやすい肢位で行うことが重要である．

下顎反射（jaw jerk），頭後屈反射（head retraction reflex）は坐位のほうが検出しやすく，膝蓋腱反射はベッド縁に腰掛けて足を垂らした姿勢，アキレス腱反射はベッド縁から足を出すような膝立ち姿勢のほうが確実に左右差を判定できる．しかし通常は仰臥位のほうが顔面から上肢下肢と順序に一括して検査できるので仰臥位のままでもよい．

7) 皮膚知覚検査

ここで顔面から上肢，体幹，下肢にかけて一括して知覚検査を行ってもよい．まず表在覚（superficial sensation）として，筆でlight touchをみて，次いで針やコロで痛覚，続いて温冷水試験管を用いて温覚をみる．胸髄髄内病変が疑われる時はsacral sparingの有無もみておく．次に深部覚（deep sensation）として音叉による振動覚，位置覚，爪床圧迫痛などを判定する．

知覚障害の分布は，髄節性か末梢神経支配領域性か，手袋靴下（glove-stoking）型かなど病変の性質が推定できるように注意して所見を取る．左右差や，遠位近位の差，体軸上下の差，限局性などをポイントにして所見を取るとよい．また記載は10点満点中の何点かなど定量的表現を心掛ける．

8) 皮膚表在反射と病的反射

腹壁，挙睾筋反射にはルーレットを使用する（針を使うと皮膚を傷つけやすい）．何度もやるとでにくくなるので最初の観察が重要．脊髄円錐部や馬尾障害が疑われる時は肛門反射（anal reflex）も調べる．

病的反射は，口とがらし（snout），ホフマン反射，トレムナー反射，ワルテンベルク反射，バビンスキー反射，チャドック反射はルーチンでみておくが，上肢ではトレムナーとワルテンベルクは省略できる．必要に応じて，吸引反射（sucking reflex）や強制把握反射（forced grasping），掌オトガイ反射（palmo-mental reflex），逆チャドックも追加する．病的反射の検査は初め鈍的な物で行う．加重現象があるので反復して行い，それでも誘発されない時は鋭的な物で行う．皮膚刺激はハンマーの柄や車のキー，虫ピン，爪楊枝などで行う．

9) 一般内科所見のまとめと診察所見の総括

ここまでの診察過程の中で骨格異常，筋萎縮，筋線維束攣縮，皮疹，皮膚の色調，乾湿，四肢末端の性状，局所症状（頸部運動の制限または痛み，しびれの随伴，三叉神経，大後頭神経圧痛の有無，関節の炎症，運動痛，脊椎叩打痛など）の有無，リンパ節腫脹などをチェックしておく．

最後に聴診器を取り，胸腹部の打聴診，頸部血管雑音の聴診，血圧（必要により左右差，臥位と

表Ⅲ-7 神経内科的検査法の特徴と有用な疾患

神経内科の検査法と治療処置	特徴	有用な疾患
神経心理検査	大脳の認知機能変化により特定の大脳病巣を推定できる	痴呆(認知症)疾患,脳卒中,変性疾患
頭部CTとMRI,MRA	脳と脳血管の構造変化がわかる	脳卒中,脊髄小脳変性症,痴呆(認知症)疾患
SPECTとPET	脳血流や脳代謝が詳細に定量できる	脳卒中,痴呆(認知症)疾患,変性疾患,脳腫瘍
fMRIとMEG	大脳の機能局在について分解能よく特定できる	失語症,脳卒中,脳腫瘍,変性疾患
MRS	脳構成物質のバランス変化がわかる	脳腫瘍,脳膿瘍,多発性硬化症,脳卒中
脳波	脳細胞の活動性がわかる	てんかん,意識障害,脳卒中
筋電図・電気生理学的検査	筋肉や末梢神経の電気的活動により神経筋疾患の鑑別に重要	筋ジストロフィー,末梢神経障害,多発筋炎
誘発電位(SEP, MEP, ABR, VEP)	刺激による誘発電位を用いて脳脊髄の機能を調べる	脊髄障害,脳幹部梗塞,多発性硬化症,変性疾患
腰椎穿刺	脳脊髄液によりさまざまな疾患の診断と鑑別に重要	髄膜炎,脳炎,多発性硬化症,痴呆(認知症)疾患
筋生検	筋肉染色により神経筋疾患の鑑別に重要	筋ジストロフィー,末梢神経障害,多発筋炎,筋萎縮性側索硬化症
神経生検	神経染色により末梢神経疾患の鑑別に重要	末梢神経障害
テンシロンテスト	テンシロン負荷により重症筋無力症の診断に不可欠	重症筋無力症,眼瞼下垂,ミトコンドリア脳筋症
重心動揺計	ふらつきの診断と小脳性,脊髄性の鑑別にも重要	脊髄小脳変性症,フリートライヒ失調症,ふらつき
自律神経機能検査	膀胱機能や発汗試験,瞳孔テストなど自律神経を総合的に評価	脊髄小脳変性症,シャイ・ドレーガー症候群,パーキンソン病
頸部血管エコーと脳血流ドップラー法	頸動脈の構造と血流を測定	脳梗塞,頸部動脈硬化症
筋CTと筋エコー	筋萎縮の部位と程度について評価できる	筋萎縮性側索硬化症,筋炎,筋ジストロフィー,末梢神経障害
好気性運動負荷試験	エルゴメーターにより筋肉のミトコンドリア機能を推定できる	ミトコンドリア脳筋症
阻血下前腕運動負荷試験	阻血下運動負荷により筋肉の嫌気性糖代謝障害の有無判定	糖原病
髄液細胞診	髄液内の細胞染色によりさまざまな病態が推定できる	脳炎,癌性髄膜炎,神経ベーチェット病,くも膜下出血
遺伝子診断	病気の診断をDNAレベルで確定できる	脊髄小脳変性症,ハンチントン病,遺伝性神経疾患
脳血管撮影法	脳血管の異常について詳細に検討できる	脳卒中,脳腫瘍
脳血管内治療法	脳血管病変をカテーテルを用いて治療する	脳卒中
脊髄造影法	脊髄腔内の病変を造影剤を用いて間接的に明らかにする	脊髄腫瘍,脊髄ヘルニア
スパイロメーター,呼吸機能	呼吸機能障害の病態と程度を把握する	筋萎縮性側索硬化症,筋ジストロフィー,重症筋無力症

立位)を測定する.

上記診察を通して得られた所見を再度病歴と照らし合わせ,病巣診断と原因診断,および補助検査の項目を検討する.

C 神経機能検査法

神経機能検査法にはさまざまな種類があり，検査法により診察によって疑われた病変や病態がより詳細に明らかになる．表Ⅲ-7に検査法別の各神経疾患における有用性について一括して掲載しておくので，言語聴覚士としての日常業務に役立てていただきたい．

2）補助検査法：画像診断・筋電図検査

A 画像診断

1 画像診断の進歩

　神経系に限らず画像診断では病変の部位・性質・障害程度の診断が可能である．古くから放射線を利用した画像診断が行われてきたが，近年では磁気や超音波を利用したさまざまな方法が用いられるようになった．さらにコンピュータの発達で，二次元，三次元画像，さらには形態的特徴による診断だけではなく脳組織内物質の性状や量を測定できるようになった．

2 頭部画像診断の手法

　頭部画像診断の手法には以下のものがある．

a X線を用いるもの

　① 単純X線写真
　② 脳血管造影法（アンギオグラフィー，angiography），DSA（digital subtraction angiography）
　③ X線CT，三次元CT（3D-CT）アンギオグラフィー

b 磁気を用いるもの

　① 磁気共鳴画像（magnetic resonance imaging；MRI）
　② MRアンギオグラフィー（magnetic resonance angiography；MRA）
　③ 核磁気共鳴スペクロスコピー（magnetic resonance spectroscopy；MRS）

c 放射性同位元素を用いるもの

　① SPECT（single photon emission CT）
　② PET（positron emission tomography）

d 超音波を用いるもの

　① 頸動脈エコー
　② 経頭蓋ドップラー

3 各種画像診断法の特徴

　病態を理解して各種画像診断法を選択，解釈する必要がある．

a X線単純撮影

　神経疾患の診断では頭蓋骨や脊椎骨の構造が複雑なため，その読影には習熟を要する．また，CTを含めX線を使用するものは，その曝露，特に妊産婦への照射には注意が払われる必要がある．頭蓋骨単純撮影では頭蓋骨骨折，異常石灰化，異常化骨，骨破壊，指圧痕（頭蓋内圧亢進）などが，脊椎単純撮影では変形性脊椎症（脊椎の変形），脊椎

破壊，圧迫骨折などが診断できる．

b 血管撮影

脳の血管異常の診断には必要な検査であるが，侵襲のある検査で事故も起こりうることから，近年MRアンギオグラフィーや，3D-CTアンギオグラフィーに変わられつつある．したがって適応は手術を行う上でどのような術式を取るかなど，脳外科的手術を前提にして行われることが多い．施行上の注意点としては，造影剤を使用することにある．ヨード造影剤では，ショックに注意する必要があり，近年頻用されている非イオン性造影剤でも検査終了後の夜間に血圧低下など遅発性ショックがあるので，インフォームドコンセントが前提条件になることを知っておく必要がある．

c CT

頭の周囲から回転撮影を行って，X線吸収値の相違から脳組織像をコンピュータで再構成して断層像を得たものである．現在は，画像の精度などからMRIのほうに重点がおかれているが，撮像速度が速いので，救急疾患で被検者が安静を保てない場合にも撮像できること，脳出血などの出血性疾患の検出性に優れることが利点である．3D-CTアンギオグラフィーでは，脳内の血管，特に動脈瘤の検出に有用である．やはり，X線被曝や，造影剤を使用する場合の注意が必要である．

d MRI

磁気を利用して，水素原子を共鳴させ，その状態を画像化したもので，撮像方法の工夫によっていろいろな画像が撮れ，その撮像方法により，T1やT2強調画像（T1, T2 weighted image），プロトン強調画像，拡散強調画像（diffusion weighted image ; DWI）などと称される．図Ⅲ-4に正常MRIと解剖学的対応を示す．CTに比べMRIが優れている点は，MRIでは自由に撮像方向を設定できるので，さまざまな方向の断層像が得られ，病変部位の広がりを容易に確認できること，放射線被曝がないことが挙げられる．また，MRアンギオグラフィーでは血管だけを画像化することができること（図Ⅲ-5），さらに，MRSという検査も行われるようになって，核磁気共鳴により脳組織内物質の性状や量を測定できる．注意点として，磁場の中で撮像するので，心臓のペースメーカーなど電子機器や金属が体内にある場合，また金属を含んだ刺青に対してもほぼ禁忌の検査であると思っておいたほうがよい．

e SPECTとPET

放射性同位元素（アイソトープ）を用いた検査を核医学的検査という．SPECTとPETという検査が実際に行われている．SPECTやPETは，脳血流，脳代謝のほかに，神経伝達物質の量やその受容体を画像化することができる．神経組織は形態異常が出現する以前に機能的な異常がみられるので，脳血流，脳酸素代謝率などは脳機能を鋭敏に反映するため核医学的検査では脳の機能的な異常をMRIやCTよりも早期に発見できる．問題は，アイソトープを使うため，その管理が繁雑となる点である．特にPETではサイクロトロンという設備が必要で，わが国でも稼動数はそう多くなく，一般臨床では^{123}I-IMPなどのラジオアイソトープを用いたSPECTによる脳血流測定が行われている．注意点としては，いずれもアイソトープを用いるので，胃透視と同じくらいのレベルの放射線被曝をすることを知っておくべきである．

f 頸動脈超音波検査

頸動脈を中心に超音波エコーにより動静脈の血流・性状を調べる検査である．頭蓋内の血管も特殊な装置（経頭蓋超音波ドップラー装置）を用い調べることが可能となっており，脳血管障害急性期

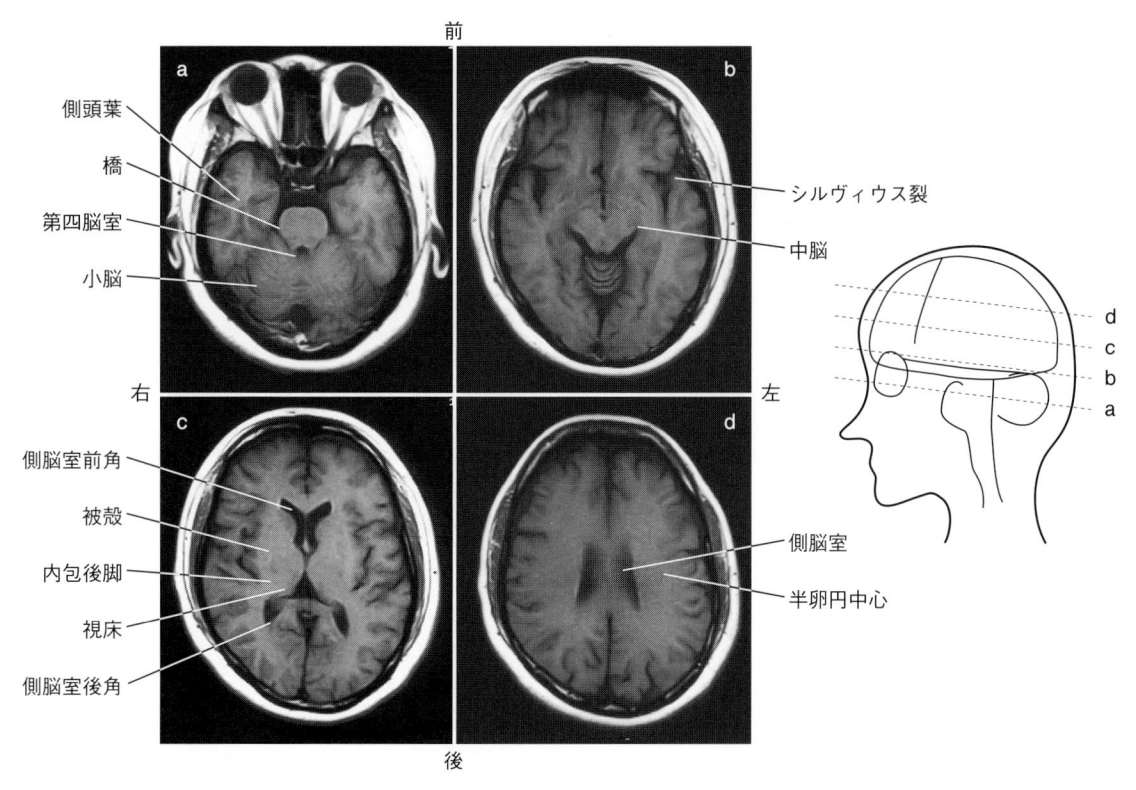

図Ⅲ-4　正常頭部MRIと解剖学的対応（T1強調画像）
a. 脳幹のうち橋，側頭葉，小脳が描出される．
b. aより上部の画像．中脳，シルヴィウス裂がみられる
c. 被殻の内側には内包（錐体路）が走行する．さらにその内側に視床がみられる．
d. 側脳室の外側には放線冠と呼ばれる錐体路線維が走行し，これは半卵円中心といわれる．

検査として必須のものとなりつつある．

4 臨床応用

臨床の場で画像診断は脳血管障害，頭部外傷や脳腫瘍の診断，あるいは治療経過判定にも多く用いられるが，ここでは言語聴覚士が主に遭遇するであろう疾患について，重点的に述べる．

a 脳血管障害

1）虚血性疾患

病理学的には脳梗塞と称される疾患である．X線CTの画像では発症直後の虚血巣の異常所見は捉えられないことが多い．発症後おおむね6時間を過ぎてから，虚血巣は低吸収域として黒く描出される（図Ⅲ-6）．発症後1〜3週の間は血液脳関門の破綻のため，ヨード造影剤による信号増強効果が白くみられる．ラクナ梗塞といわれる小梗塞などでは低解像度のため，その一部しか描出されないので，MRIによる精査が必要である．

MRIでは虚血巣の検出精度が高く，T2強調画像では白く，T1強調画像では黒く描出される（図Ⅲ-7）．しかし，一般のMRIでも超急性期ではその異常の検出はやはり不可能であり，発症後3〜6時間後に初めてT2強調画像上に変化を捉えうる．MRIの拡散強調画像（DWI）では早期に虚血を検出することができ白い画像で写る（図Ⅲ-8）．治療にあたっては，虚血部の血流分布をみて機能

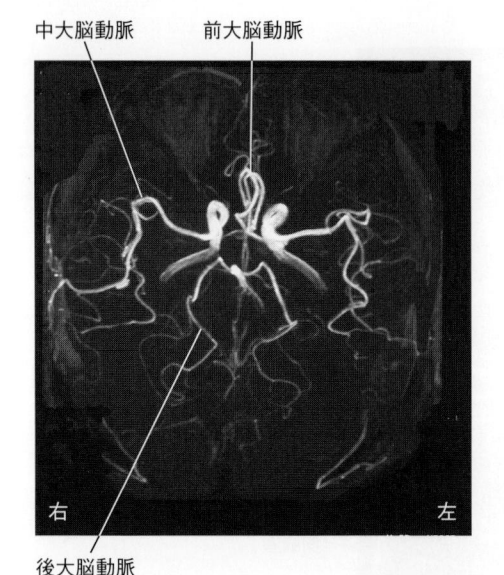

図Ⅲ-5 MRアンギオグラフィーによる血管画像
頭部を下方(足)よりみた血管像.

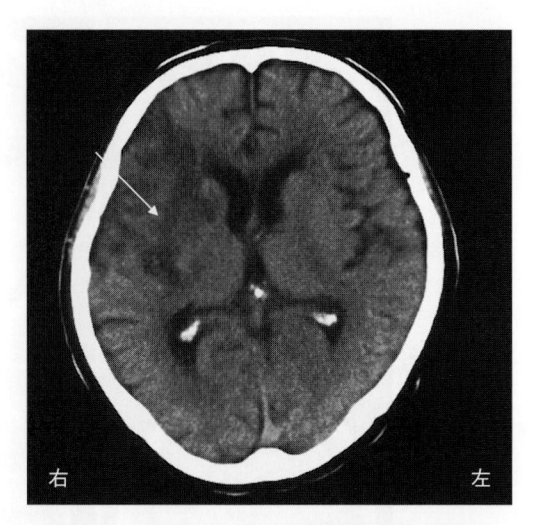

図Ⅲ-6 X線CTによる虚血巣(脳梗塞)の画像

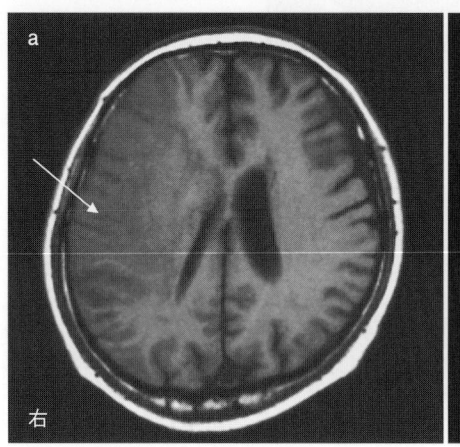

図Ⅲ-7 MRIによる虚血巣の画像
a. T1強調画像. b. T2強調画像.

予後を知ることも大切であり,前述したように,SPECTが広く臨床応用されている(図Ⅲ-9).

2) 出血性疾患

CT上,頭蓋内脳出血(高血圧性脳出血)の血腫は発症直後から高吸収域として白く認められ,血腫が消退するのに伴い,血腫の周囲の高吸収域から低吸収域(黒)に変わっていく(図Ⅲ-10).手術適応などから,脳出血は視床,被殻,混合型,皮質下,小脳,橋出血に分類される.くも膜下出血も脳実質外の脳槽に高吸収域が検出され容易に診断できる(図Ⅲ-11).

b 変性疾患

これらの疾患群は何らかの代謝や遺伝子の異常が基礎となって発症するものと考えられているがいまだ原因不明な部分が多く,慢性進行性で,言

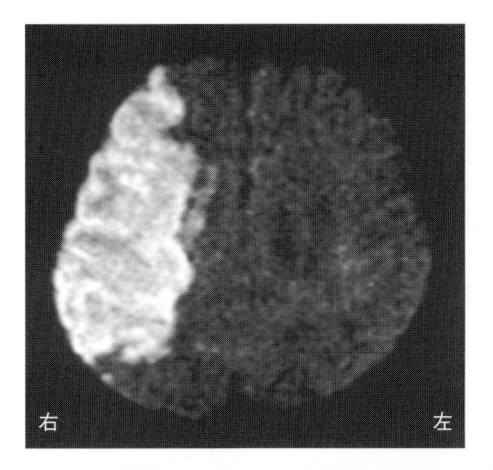

図Ⅲ-8 MRI拡散強調画像による虚血巣(脳梗塞)の画像

語・記憶に関する障害を持つ疾患が多いので，言語聴覚士にとって重要な疾患といってよい．これらの疾患では，CTでは解像力が低いことから特異的な所見は少ない．側脳室の拡大や小脳の萎縮などの情報のみである．多くの疾患ではMRIによる診断法が適応となる．いずれにせよ画像診断はその病態診断よりも正確な診断，鑑別診断のための補助診断法である．

1) アルツハイマー(Alzheimer)病

アルツハイマー病では，海馬を含む側頭葉の萎縮をみることが多い(図Ⅲ-12)．特に冠状断層像で記憶障害に関連している海馬の萎縮を評価することができる．脳血流や代謝の変化よりも早期に

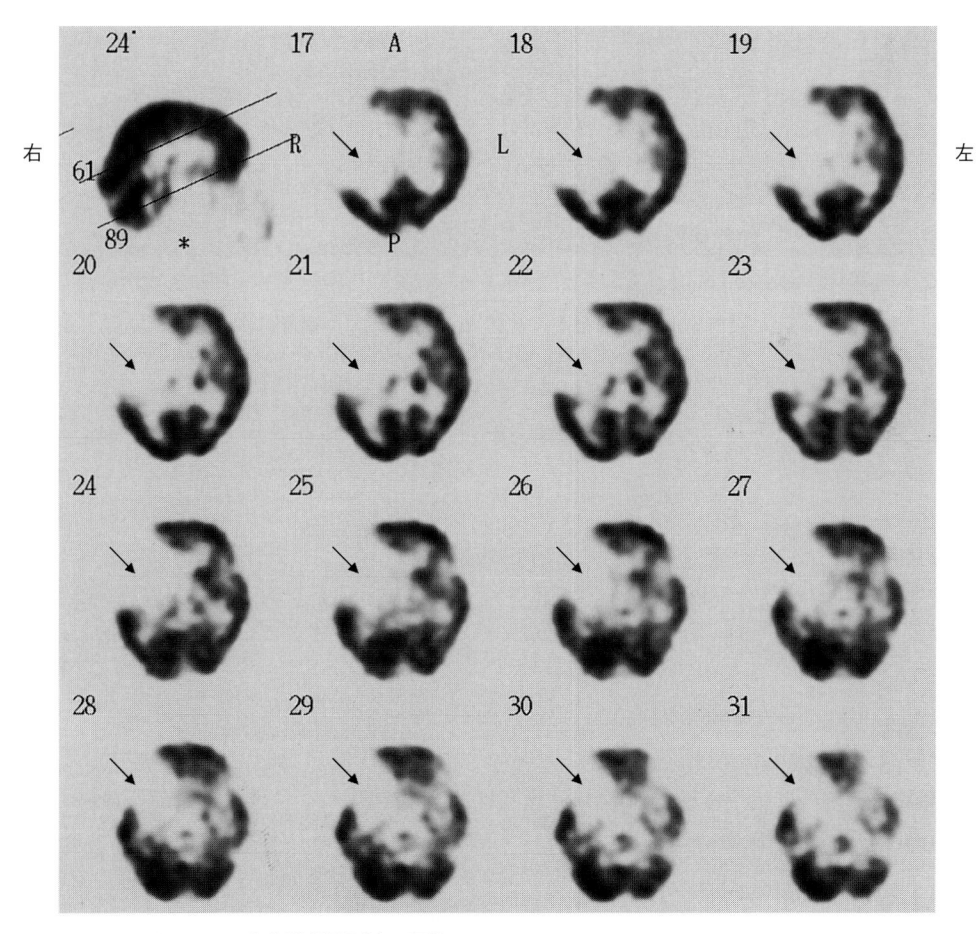

図Ⅲ-9 SPECTによる虚血巣(脳梗塞)の画像
脳実質の形に伴って黒くみえる部位が血流のみられる部位である．白く抜けた部位(→)は脳虚血により血流が低下あるいは消失した部分(中大脳動脈域)である．

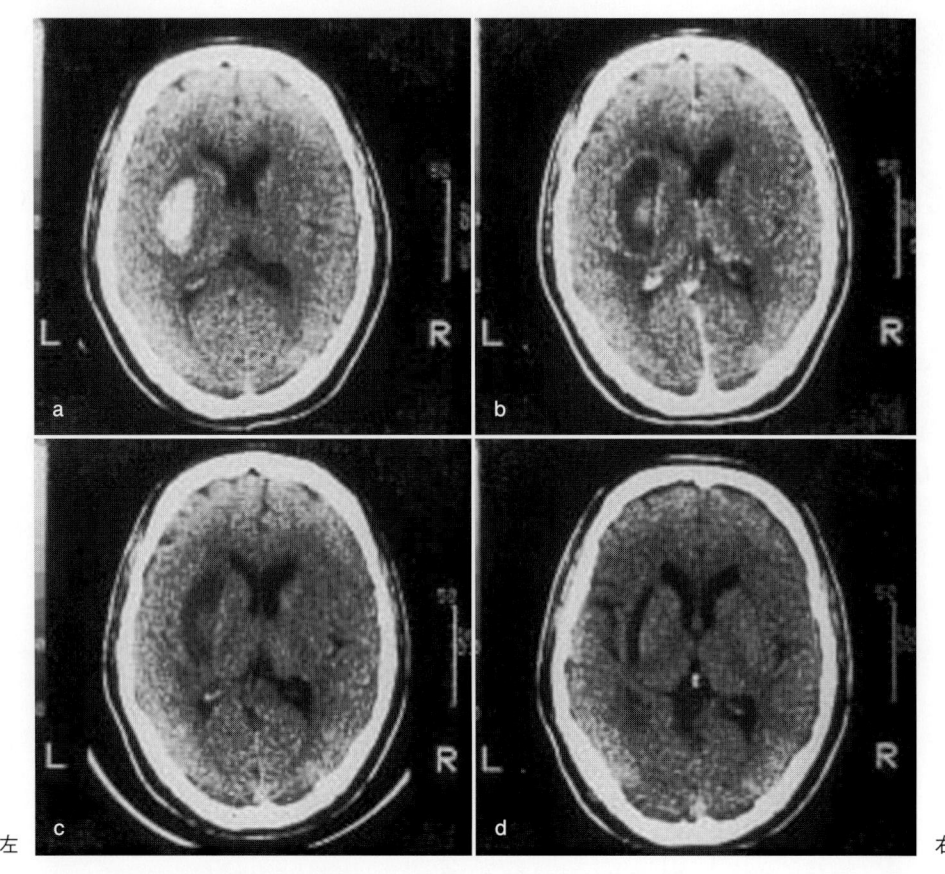

図Ⅲ-10 CTによる頭蓋内出血の画像
aにみられる白い部分(高吸収域)は(被殻)出血を表す．b，cとなるにつれ血腫が吸収されていき，dにみられるように時間が経過するとスリット状の黒い部分(低吸収域)となる．脳出血の患者のCTでこのような黒い細長いスリット状のものがみられる場合，古い脳出血があったと推測できる．

出現するので，早期診断に有用である．

2) ピック(Pick)病

前頭葉や側頭葉に限局性の大脳皮質萎縮を生じる．最近は前頭側頭葉型認知症(痴呆)との異同が問題となっている．

3) ハンチントン(Huntington)舞踏病

CTでも尾状核頭部の萎縮が容易にみられる(図Ⅲ-13)．MRIではT2強調画像で淡蒼球に線状の低信号域がみられる．

4) 脊髄小脳変性症

CTでも小脳の萎縮は明らかに検出できるが，MRIの矢状断で脳幹部を撮像すると，脳幹部，特に橋の萎縮の程度や小脳虫部の萎縮も明瞭にわかる(図Ⅲ-14)．オリーブ橋小脳萎縮症と皮質小脳萎縮症は，前者が橋を含む脳幹部に萎縮がみられるのに対し，後者は小脳のみの萎縮がみられる．

5) パーキンソン(Parkinson)病

著しい所見がないのがかえって特徴といえる．最近，SPECTでドパミン作動性神経の脱落を画像化できるようになったが，まだ研究段階であり，むしろ，パーキンソニズムを呈する疾患に特徴的な所見がみられることが多く，それらとの鑑別に有用である．

(1)脳血管性パーキンソニズム：大脳基底核や

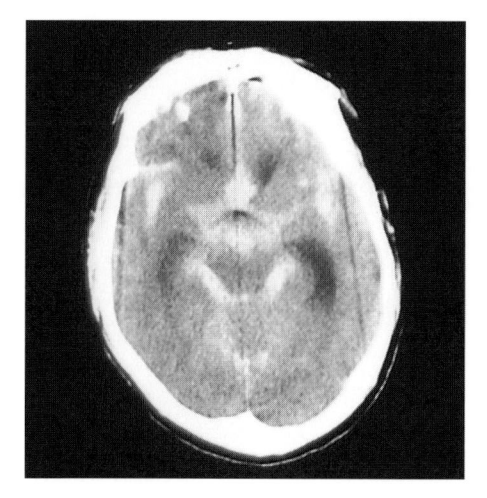

図Ⅲ-11 くも膜下出血
脳幹の周囲など脳槽といわれる部位の高吸収域(白い部分)がくも膜下出血である.

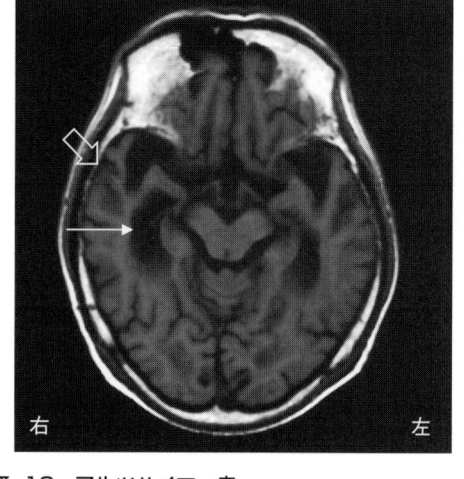

図Ⅲ-12 アルツハイマー病
側頭葉の萎縮(⇨),海馬の萎縮(→)がみられる.

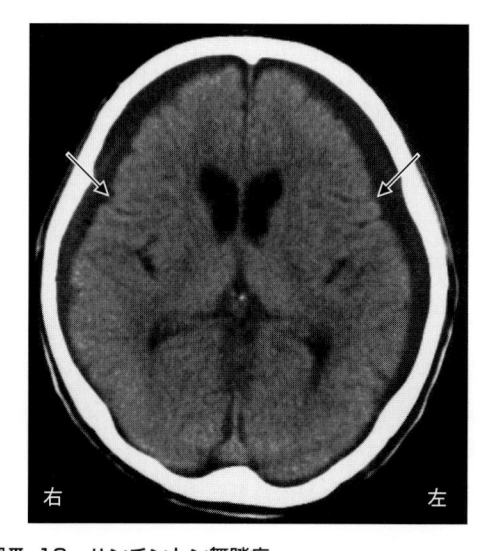

図Ⅲ-13 ハンチントン舞踏病
尾状核の萎縮に伴う側脳室前角の長方形化(図Ⅲ-4c参照)と繰り返す転倒による慢性硬膜下水腫(→)がみられる.

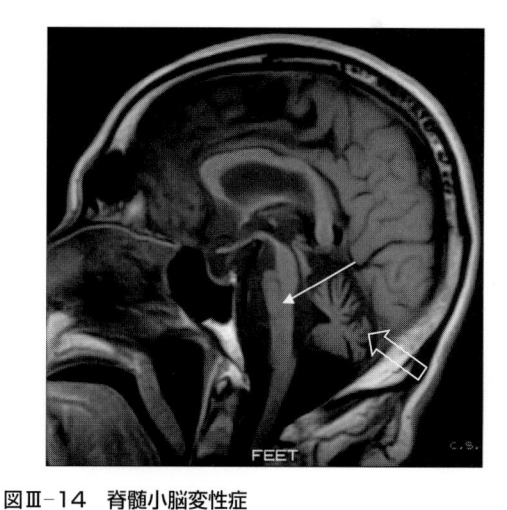

図Ⅲ-14 脊髄小脳変性症
小脳(⇨),脳幹(橋)(→)の萎縮が著明なオリーブ・橋・小脳萎縮症のMRIを示す.

前頭葉深部白質にT2強調画像で高信号域が多発していることが多い.

(2)多系統萎縮症(線条体黒質変性症):線条体黒質変性症では被殻に高・低信号域の混ざったT2強調画像がみられる.

(3)進行性核上性麻痺:中脳の萎縮が著明である.軸断層像で中脳被蓋が凹み,鳥のくちばしのように尖ってみえる.

C 代謝性疾患

1) ウィルソン(Wilson)病

銅代謝異常により,大脳基底核,角膜,肝臓などに銅が沈着する疾患であるが,MRIでは淡蒼

球の変性がみられる．

2) ウェルニッケ(Wernicke)脳症

ビタミンB_1欠乏により，脳エネルギー代謝障害が生じ，眼球運動障害，運動失調，意識障害や記憶障害を生じる疾患であり，大酒家や悪阻のひどい妊婦などにみられる．MRIでは中脳から間脳にかけての病変がT2強調画像で高信号域としてみられる．乳頭体や中脳水道周囲灰白質の病変が特徴的である．

d 脱髄性疾患

1) 多発性硬化症

髄鞘(ミエリン)が破壊されて生じる脱髄巣(プラーク)はT2強調画像により感度が高く検出される．脱髄巣は脳内や脊髄にみられT2強調画像で高信号域を呈する(図Ⅲ-15)．脱髄巣のT2強調画像での高信号域は症状の経過とともに消失することも多いが，ガドリニウムによる造影検査も含め，急性期治療の必要性，治療効果などが的確に把握できる．似たような所見を呈する疾患に神経ベーチェット(Behçet病)があり注意が必要である．

e 感染症

単純ヘルペス脳炎による側頭・後頭葉の病変

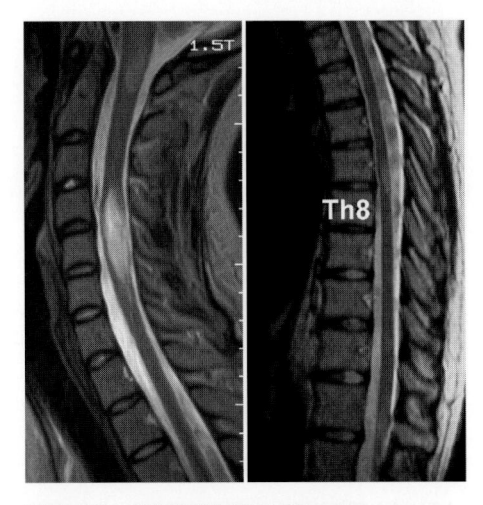

図Ⅲ-15 多発性硬化症のプラーク
脊髄内にみえる高信号(白い部分)が脱髄巣(プラーク)である

は，CTでもみられるが，MRIではより明瞭に検出でき，単純ヘルペス脳炎の早期診断に有用である．

f 脊髄・脊椎疾患

従来，脊髄・脊椎疾患の画像診断はX線単純撮影とミエログラフィーで行われていたが，MRIによって非侵襲的に脊髄，脊椎，椎間板などを描出できるようになった．脊髄腫瘍，変形性脊椎症，椎間板ヘルニアなどの診断に有用である．

B 脳波

1 はじめに

脳波は脳細胞の活動電位のある部位(電極)における総和である．一般に国際10-20法(図Ⅲ-16)という方法により頭皮上に16～20個ほどの電極を置き，そこから得られた電位を脳波計で増幅して脳波を得る．

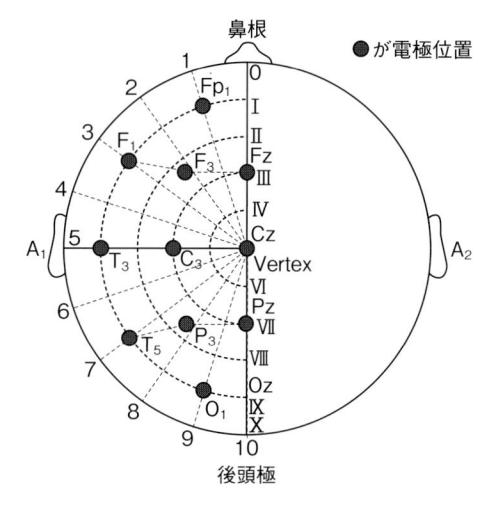

図Ⅲ-16 国際10-20法

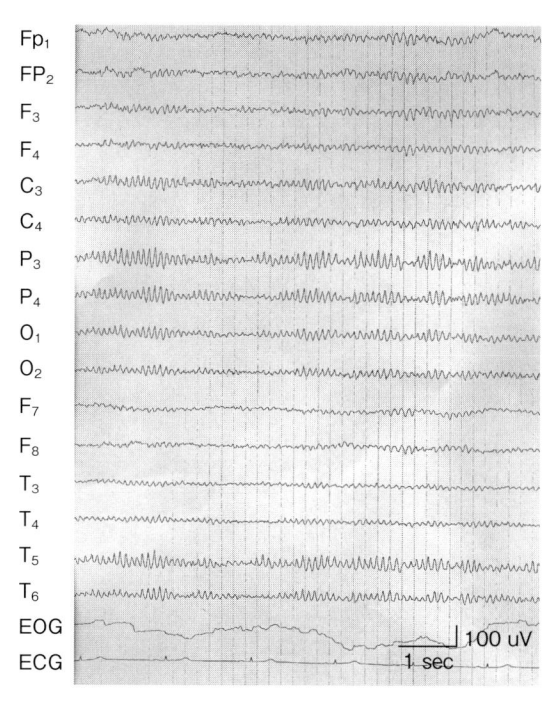

図Ⅲ-17 正常脳波

2 背景脳波と誘発脳波

a 背景脳波

1) 正常脳波

健常成人覚醒脳波は9～10 Hz中心のα波(8～13 Hz)を主として,それに速い成分のβ波(14～25 Hz)を混じる.左右対称性であり,後頭部優位にみられる.α波は常に振幅が大きくなったり,小さくなったりしている(図Ⅲ-17).

正常脳波を読む時,心掛けるべきことは,人工的な雑音(artifact)が混入していないか,脳波記録時覚醒状態であったかあるいは睡眠傾向にあったか,年齢はどうかなどである.

脳波は年齢とともに変化し,老年になると,α波の徐波(θ波)化,徐波の増加,速波の増加が起こるとされる.また,睡眠による脳波変化を知っておくことも大切で,入眠期にはα波(8～13 Hz)が少なくなり,θ波(4～7 Hz)が混入し,軽睡眠期には頭頂葉中心に3～5 Hzの高振幅の瘤波(hump)や14 Hzの紡錘波がみられる.睡眠が深くなるにつれ,4 Hz未満のδ波が多くなってくる.また,逆説睡眠期にはポリグラフでみると脳波は入眠ないし軽睡眠期の波形をとり,オトガイ筋の筋電図は消失,眼球には急速眼球運動(rapid eye movement ; REM)がみられることからREM睡眠ともいわれる.

2) 脳波賦活法

以下に記す脳波賦活法により異常脳波をきわだたせ,検出しやすくできる.

(1) 過呼吸賦活

過呼吸により脳波の振幅が増大し,徐波化が顕著になることをbuild upという.若年者,特に女性では正常でも軽度に認められることはあるが,著明な場合には異常と考える.過呼吸により動脈血CO_2分圧($Paco_2$)が低下し,その結果,脳血管が収縮して脳虚血を生じるためと推測されている.

(2) 光賦活

てんかん患者の中には光刺激により発作性放電を示し,時にてんかん発作を生じるものもある.脳波計測中に光刺激を行うと光駆動(photic driving ; PS)がみられる.光駆動は健常者においてもみられることがあり,頭頂・後頭部に出現しやす

く，光刺激の周波数あるいはその倍数に一致した尖った波がみられる．ポケモンてんかんで有名になった光刺激によるてんかん発作が誘発されることもあり，光線過敏性発作と呼ぶ．ミオクローヌスも光刺激により誘発されることがある．

(3) 睡眠賦活

てんかん性脳波などの異常脳波は睡眠時に出現しやすいところから，脳波の睡眠による賦活も行われる．薬物による睡眠誘発を行うことがある．

3) 異常脳波

(1) 基礎律動波の変化

速波化：基礎律動波がα波でなくβ波などの速波に置き換わった状態で，一般には抗不安薬や睡眠導入薬などの向精神薬服薬時，まれに甲状腺機能亢進症などの内分泌異常の際にみられる．

徐波化：4 Hz未満のδ波と4～7 Hzのθ波が増加している場合を徐波化という．成人において，安静時にδ波を認めれば異常で，θ波が多少混入することはあってもほとんどがα波であるのが正常である．意識障害，認知症性疾患や代謝障害などで徐波化が観察される．脳血管障害など局在性の病巣が存在する場合，その部に一致して徐波化がみられる場合もある．顕著な場合左右差が出現する．

(2) 発作性波

異常突発波は基礎波に突発性に現れる異常波で棘波(spike)，徐波(slow wave)，両者の結合した棘徐波結合(spike and slow wave complex)などがある．棘波が多発する時にはmultiple spike，それに徐波を伴う時にはmultiple spike and slow wave complexなどと呼ぶ．突発性異常波も全誘導にほぼ同期してみられる場合がある．

棘波や棘徐波結合はてんかんでみられることが最も多い．脳血管障害や脳腫瘍でも皮質に近い場合にみられることがあり，痙攣発作の発生源となることがある．

徐波も発作性にみられる時はてんかんが最も多い．部分てんかんでは左右差がみられたり全汎性

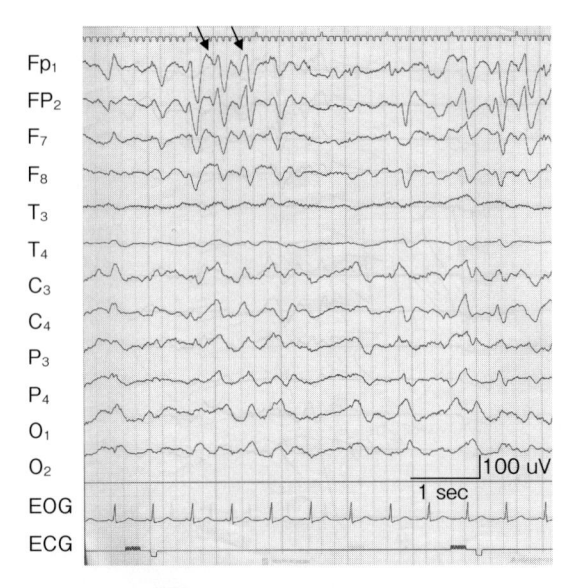

図Ⅲ-18 三相波

前頭部に〔図〕に示す三相(変極点が3つ)波がみられる．肝性脳症に代表される代謝性の脳症で認められるのがこの波である．

に全誘導にみられたりする．

(3) 特殊な異常波

三相波：陰性-陽性-陰性の三相よりなる波が徐波化した基礎波の上に単発あるいは連続してみられる(図Ⅲ-18)．前頭葉優位であり，肝脳疾患にみられることが最も多いが時には他の代謝性中枢神経疾患でみられることもある．

周期性同期放電(periodic synchronous discharge；PSD)：発作性放電が一定の周期をもって出現するものを周期性同期放電という．認知症，ミオクローヌス，錐体路障害などを呈するクロイツフェルト・ヤコブ(Creutzfeldt-Jakob)病，単純ヘルペスウイルスによって生じる単純ヘルペス脳炎，亜急性硬化性全脳炎や無酸素脳症でも観察される(図Ⅲ-19)．

(4) 誘発脳波(誘発電位，evoked potential)

体性感覚，視覚，聴覚などを刺激し大脳の反応を加算することによりそれぞれ特有の誘発電位，すなわち体性感覚誘発電位(somatosensory evoked potential；SEP)，視覚誘発電位(visual

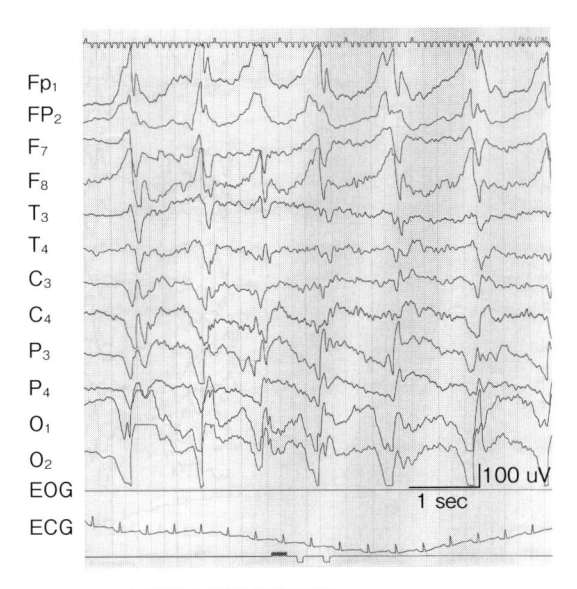

2）補助検査法：画像診断・筋電図検査／C 筋電図　59

図Ⅲ-19　周期性同期放電（PSD）
あたかも心電図のように約1秒間隔で鋭い棘波が複合してみられる．すべての誘導でこれがみられるのが周期性同期性放電の特徴で，クロイツフェルト・ヤコブ病でこれがみられるのは，有名な事実である．

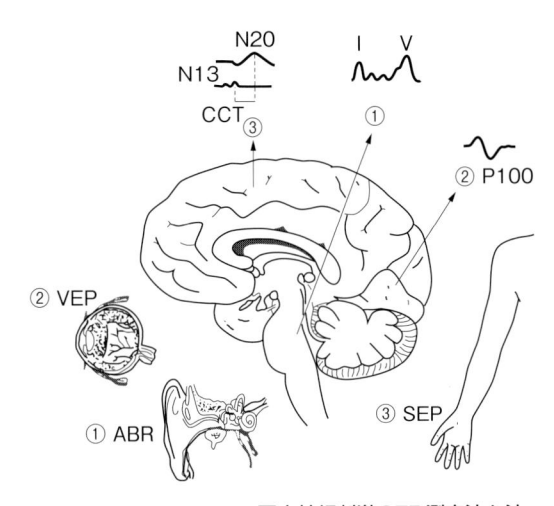

図Ⅲ-20　ABR, VEP, 正中神経刺激SEP測定法と波形の模式図
各種感覚刺激により，多様な誘発脳波が出現する．この誘発脳波の異常により，各経路の障害，異常が客観的に推定できる．

evoked potential；VEP），脳幹聴覚誘発電位（brain-stem auditory evoked potential；BAEP）が得られる（図Ⅲ-20）．

VEPではP100が後頭葉皮質の反応，BAEPではそれぞれⅠ波が聴神経，Ⅱ波が蝸牛核，Ⅲ波が上オリーブ核，Ⅳ波が外側毛帯，Ⅴ波が下丘とされ，脳幹の反応をみることができる（auditory brain-stem evoked response；ABRともいう）．

体感覚経路，知覚経路，聴覚路などに異常が出現するとそれぞれSEP，VEP，ABRの各構成波形の潜時振幅などに異常がみられ診断の参考となる．特に多発性硬化症では相当する症状がなくてもP100の遅れや振幅の低下などがみられ，隠れた障害を見い出すことがある．逆にヒステリーでは症状があっても誘発電位は正常で，診断に役立つ．

C 筋電図

骨格筋線維は脊髄前角からの下位運動ニューロンによって支配されており，下位運動ニューロンの興奮は末梢運動神経を伝わり，神経筋接合部を経て筋収縮を生じさせる．

筋電図（electromyography；EMG）は筋活動電位を記録したもので，通常，針電極を筋腹に刺入して記録する．その主な目的は，筋自体に病変がある筋原性病変であるのか，下位運動ニューロン障害である神経原性病変があるかを鑑別することである．

1 記録方法

　針電極には同心電極という外筒の中に，さらに針が入った特別な針が使われる．この構造のため針の刺入にあたっては普通の筋肉注射などより強い痛みを伴うことを知っておくべきである．針を筋肉に刺入した際に生じる電位を刺入電位というが，この時，異常放電がでないかをみる．その後筋を無収縮の状態として，安静時放電の有無を観察する．次に，筋を最大に収縮させて，活動電位の重畳，すなわち干渉波の状態をみる．最後に軽い収縮を行わせて，電位を1つひとつ分離し，その振幅，持続などを記録する．

2 筋電位波形とその異常

a 刺入時電位

　通常，針電極の筋腹への刺入により，持続100 msec，振幅1～3 mVの多相性の刺入電位が出現する．筋強直性ジストロフィーでは，ミオトニア放電と呼ばれる，特殊な自発放電が数秒間持続する．その音をスピーカーから再生すると，最初高音で次第に低音になる"急降下爆撃音"あるいは"モーターサイクル音"と呼ばれる音が聞こえる．

b 安静時放電

　正常では安静時には放電は認められない．神経原性の障害があると，線維自発(fibrillation)電位，線維束自発(fasciculation)電位，陽性鋭波(positive sharp wave)などと称される自発放電がみられる．線維自発電位は小さな二～三相性の電位が持続約0.5～2 msec，振幅約0.05 mVで規則的(1～3回/秒)に出現するものである．線維束自発電位はそれより高電位で多相性の放電で，不規則かつ孤発性に出現する．陽性鋭波は単相性の自発放電で，振幅，頻度は線維自発電位と同様である．これらの異常放電は，多発性筋炎など一部の筋原性疾患の際にも認められることもある．

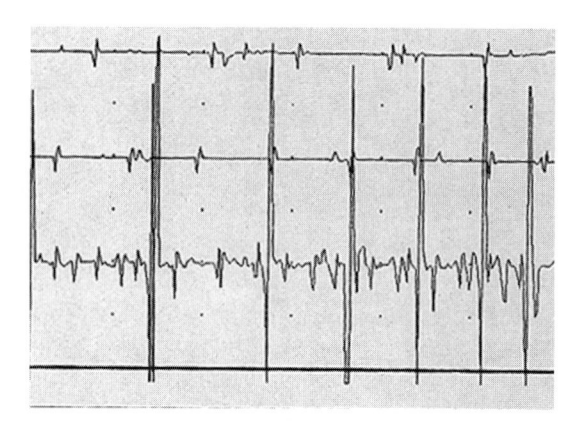

図Ⅲ-21　筋電図の神経原性変化
干渉波形がみられず櫛の歯がこぼれたような高い波だけ残る波形となる．

c 随意収縮時放電

　筋を収縮させた際の放電である．正常の運動単位電位は通常二～三相性で，持続時間は6～12 msec，振幅は0.5～4 mVである．神経原性障害があると，振幅が5 mV以上の高振幅で持続が12 msec以上の幅広で多相性の電位となる．最大収縮をさせても干渉波形が出現しにくく，櫛の歯がこぼれたような波形が得られる(図Ⅲ-21)．一方，筋原性障害時には，振幅は0.5 mV以下ではあるが，そのほかはおおむね正常と同じで持続の短い多相性電位が得られ，筋の最大収縮で容易に干渉波形が出現する(図Ⅲ-22)．

d 神経伝導速度

　神経伝導速度(nerve conduction velocity；NCV)は末梢神経を2か所で刺激し，それぞれの刺激で誘発される電位の立ち上がりに潜時を求め，2点間の距離を潜時で除すことにより求められる．運動神経あるいは知覚神経伝導速度としてレポート

正常

神経原性変化

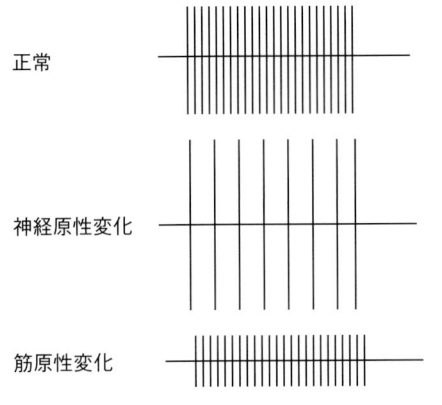

筋原性変化

図Ⅲ-22　各種の随意収縮筋電図

され，その速度は正常者では上肢の運動神経が50 m/秒，知覚神経が55 m/秒以上である．下肢では上肢より若干遅く，運動神経・知覚神経ともに40 m/秒以上が正常である．一般的に上肢では正中神経，尺骨神経，下肢では後脛骨神経，腓骨神経(運動)，腓腹神経(知覚)の測定が行われる．

　糖尿病による末梢神経障害などの診断に広く使用されるが，障害程度・部位の検出のみならず軸索障害が強いか脱髄障害かなどの鑑別も可能である．

2 主要な神経症候

1）炎症性疾患

　神経系の炎症性疾患はウイルスや細菌の侵襲による障害と膠原病や血管炎，ある種のアレルギー，または免疫異常を介した神経障害に大別される（表Ⅲ-8）．多発性硬化症やギラン・バレー（Guillain-Barre）症候群などは後者の代表的疾患であるが，それぞれ『5）脱髄疾患（☞99頁）』，『7）末梢神経障害（☞122頁）』の項で記述されており，本項では髄膜炎や脳炎など，感染性疾患を中心に述べる．

A 感染性疾患総論

1 髄膜炎と脳炎

　髄膜炎と脳炎は代表的な炎症性神経疾患である．これらの診断は炎症の主座が髄膜であるか，脳実質であるかによるが，髄膜炎でも病気によっては髄膜から脳組織まで炎症が波及し，また，この逆に脳炎が主体ではあるが髄膜炎を合併することも少なくない．

2 髄膜炎，脳炎の発症様式

　急性発症を認める場合は頭痛などの自覚症状も含め，炎症症状や髄膜刺激症状，意識障害，痙攣発作などの神経症状も激しい．多くの急性脳炎，髄膜炎は発症から数日，少なくとも1週間以内に症状が完成するが，急性脳炎では時に昏睡状態となる．一方，亜急性発症を示す結核性髄膜炎や真菌性髄膜炎では頭痛や発熱は軽い場合もあり，数週間にわたり症状は進行する．さらに進行性多巣性白質脳症などの遅発性ウイルス感染症や免疫不全患者における持続性ウイルス感染症では，徐々に症状が出現し慢性経過をとる．これらの疾患では記銘力障害や運動麻痺，不随意運動が主要症状であることも多い．感染後脳炎の場合は麻疹，風疹などの発疹性ウイルス感染症（先行感染）が回復した後で脳炎を発症する．

3 臨床症状

　発熱，倦怠感など全身の炎症症状に加え，頭痛，悪心，嘔吐や項部硬直などの髄膜刺激症状を呈する．脳実質に炎症がみられる時は意識障害や片麻痺，失語症など局在性の神経症状を呈する．しかし，高齢者や免疫不全などにより生体の免疫反応が伴わないと頭痛や髄膜刺激症状を欠くこともある．

a 全身症状

　髄膜脳炎では発熱とさまざまな程度の頭痛を訴

表Ⅲ-8 炎症性神経疾患

感染性，傍感染性疾患
1. ウイルス感染症
    a. 急性ウイルス性脳炎，髄膜炎
       (1) RNAウイルス感染症：フラビウイルス(日本脳炎など)，エンテロウイルス(ポリオウイルスによる脊髄炎，コクサッキー，エコーウイルスによる髄膜炎)，ムンプスウイルス(髄膜炎)，麻疹ウイルス(脳炎)，風疹ウイルス(脳炎)，インフルエンザウイルス(脳炎，脳症)
       (2) DNAウイルス感染症：単純ヘルペスウイルス(脳炎，脊髄炎)，水痘，帯状疱疹ウイルス(脳炎，髄膜炎)，EBウイルス(脳炎)，サイトメガロウイルス(脳炎)
    b. 感染後脳炎，急性散在性脳脊髄炎
    c. レトロウイルス感染症：HTLV-1関連脊髄症，エイズ脳症
    d. 遅発性ウイルス感染症：進行性多巣性白質脳症，亜急性硬化性全脳炎
2. 無菌性髄膜炎
3. 細菌感染症
    a. 急性化膿性髄膜炎
    b. 脳膿瘍
    c. 結核性髄膜炎
4. スピロヘータ感染症：神経梅毒，ライム病
5. 真菌感染症：クリプトコッカス，カンジダ
6. 原虫・寄生虫感染症：マラリア，トキソプラズマ，アメーバ，日本住血吸虫，嚢虫，肺吸虫，広東住血吸虫
7. プリオン病

膠原病，血管炎，膠原病類似疾患に伴う神経障害
1. 中枢神経ループス
2. 抗リン脂質抗体症候群
3. シェーグレン(Sjögren)症候群
4. 血管炎症候群
5. 神経ベーチェット(Behçet)病

える．さらに悪寒，倦怠感を伴うことが多く，細菌性髄膜炎などの重症で急激な感染ほどこの症状は強い．時に気道感染症状や，消化器症状，リンパ節腫大，皮疹など広範な全身症状を伴う．また，頭頸部諸組織から神経系に炎症が波及した場合は初発部位の疼痛や発赤腫脹を認める．

b 髄膜刺激症状(図Ⅲ-23, 24)

髄膜の炎症に伴う頸筋の緊張による項部硬直や大腿屈筋の攣縮によるケルニッヒ(Kernig)徴候など髄膜刺激症状を呈するが，診断には非常に重要である．

c 意識障害

髄膜のみに炎症が限局している時は，意識障害はないかあっても軽い．しかし，結核性髄膜炎で は脳底髄膜炎をきたしやすく脳幹障害や意識障害を認める．急性脳炎の場合はしばしば意識障害をきたす．ヘルペス脳炎は側頭葉から大脳辺縁系に好発し意識の変容や低下をきたすことが多い．慢性脳炎では意識障害は病初期には軽くむしろ認知症などの症状が出現する．

d 痙攣発作

脳内の広範な炎症や占拠性の病変では痙攣発作を認め，時に痙攣重積状態や持続性部分痙攣がみられる．急性脳炎では頻度が高い．

e 大脳局在徴候

広範な炎症を伴い意識障害の強い急性脳炎の場合は，局在徴候を呈することは少ない．しかし，側頭葉に好発するヘルペス脳炎では片麻痺，失語

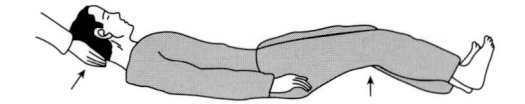

図Ⅲ-23 項部硬直

仰臥位の患者の枕をはずし，検者の両手で被検者の頭部全体を支え前屈させる．項部硬直のない場合には抵抗なく頭部は挙上できるが，髄膜刺激症状がある時は板状の抵抗を感じ前屈できない．しかし，左右方向への回旋や後屈ではこの抵抗は弱い．パーキンソン症状でみられる頸部の筋強剛ではどの方向にも強い抵抗を示す．また，下肢を伸展した仰臥位の患者の頸部を強く前屈させると自動的に膝関節が屈曲するが，これも1つの髄膜刺激徴候である〔ブルジンスキー(Brudzinski)徴候〕．

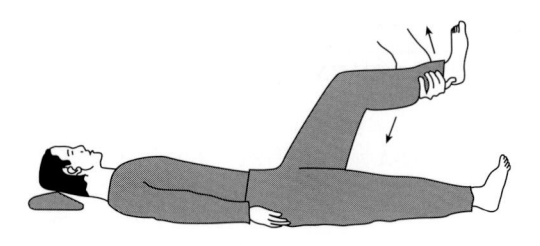

図Ⅲ-24 ケルニッヒ徴候

ケルニッヒ徴候をみる方法として臥位の患者の片方の下肢を膝関節を下に押しながら徐々に挙上する手技が一般的である．通常，股関節はほぼ90°近くまで屈曲可能であるが，髄膜刺激症状があると下肢挙上の途中で抵抗がみられ，膝関節が自動的に屈曲する．これは大腿屈筋群の攣縮に起因するといわれ，ラゼーグ(Lasègue)徴候(坐骨神経痛により下肢の伸展ができない)とは異なり必ずしも痛みを伴わない．しかし，強制的な膝関節の伸展により腰部から大腿にかけて付加的な痛みを訴え，意識障害のある場合でも顔をしかめることがある．さらに高齢者や体の固い人では膝関節の十分な伸展ができないこともある．ケルニッヒ徴候の原法では足を前方に投げ出して坐位をとった被検者の膝が自動的に屈曲する所見や座位で頸部を被動的に前屈した時，被検者の膝が屈曲することを陽性としブルジンスキー徴候と同様の現象をみている．

症，記銘力障害などを認め，これらの症状は脳炎回復後も残存する．また，血管炎に伴う虚血性病変や，結核腫などの腫瘍性病変では失語症，片麻痺などの局在徴候がみられる．

f 脳幹，小脳症状

脳底髄膜炎や脳幹脳炎，小脳炎では，動眼神経麻痺や外転神経麻痺，顔面神経麻痺，球麻痺などの脳神経症状を認める．また，眼振，失調や振戦などを伴う．

g 錐体路徴候

一般に髄膜炎では腱反射は出現しにくいといわれるが，脳炎では種々のレベルで錐体路を障害することもあり，腱反射の亢進や病的反射を認める．

h 脳ヘルニアと水頭症

炎症に伴う脳浮腫は，時に中心性経テント切痕ヘルニア，小脳扁桃ヘルニアを引き起こし，意識レベルの悪化，脳神経麻痺，錐体路障害，血圧低下，呼吸異常などを認める．慢性期にはくも膜癒着などによる髄液通過吸収障害の結果，水頭症となり慢性進行性の神経症状を呈する．

4 検査所見

a 髄液検査

脳脊髄液は脳脊髄に接し，かつ血液脳関門で体組織より隔絶された髄腔内に存在しているため神経組織の障害を反映する．一般検査として髄液細胞数，糖，蛋白などが測定される．また，髄液より起因病原体を検索することが可能であり，神経感染症の確定診断には不可欠である．参考までに各髄膜炎の髄液所見の要点を表Ⅲ-9に示す．しかし，髄膜脳炎では頭蓋内圧は亢進し，髄液検査は脳ヘルニアを誘発する恐れがある．このため髄液検査に先だって脳幹の圧迫徴候やうっ血乳頭の有無について診察し，また，可能であれば脳CTを実施して他疾患の除外とともに脳浮腫の程度や病変の局在の評価をする．

表Ⅲ-9　髄膜炎の髄液検査

検査項目 (正常値)	髄液細胞 (＜5/μl：すべてL)		糖 (血糖の60〜80%)	蛋白 (＜40 mg/dl)	その他
ウイルス性髄膜炎	L	+〜++	→	↑	PCRによる各種ウイルスの核酸診断
化膿性髄膜炎	N	+++	↓↓↓	↑↑	グラム染色，イムノクロマト法，ラテックス凝集法による細菌検出
結核性髄膜炎	N, L	+〜++	↓↓	↑	PCRによる結核菌核酸診断
真菌性髄膜炎	N, L	+〜++	↓〜↓↓	↑	墨汁染色，ラテックス凝集法によるクリプトコッカスの検出
癌性髄膜炎	L	+	↓〜↓↓	↑	遊離腫瘍細胞(印環細胞)
無菌性髄膜炎	L	+〜++	→または↓	↑	

(L：リンパ球，N：好中球)

b 画像診断

脳MRIやCTは炎症性病変の描出と周囲の浮腫の観察が可能で，感染症や脱髄疾患の診断には非常に有用である．MRIは感度もよく必須の検査法といえる．特にFLAIR法や拡散法は早期病変の検出に有用である．髄膜炎のみでは特定の所見は少ないが，脳浮腫による脳室や脳溝の狭小化や炎症部位の髄膜造影を認めることがある．単一光子放射型コンピュータ断層撮影法は病変や周囲の血流の変化が放射性同位元素の集積に反映され，間接的に病巣を把握できる．

B 感染性，傍感染性疾患

1 ウイルス感染症

a 急性ウイルス性脳炎，髄膜炎

ウイルス性髄膜炎は急性経過をとり，頭痛・発熱に加え，髄膜刺激症状や，時には軽い意識障害を認めるが，未治療でも障害を残さず回復することが多い．重度の意識障害や他の神経症状を呈する場合は脳炎を疑う．

1) 急性ウイルス性髄膜炎

エンテロウイルス(エコーウイルス，コクサッキーウイルス)，ヘルペスウイルス(単純ヘルペス，帯状疱疹ウイルスなど)，発疹性ウイルス(風疹，麻疹，ムンプス)などによる急性髄膜炎が多い．一般に予後は良好である．エンテロウイルスは夏から秋にかけて気道分泌物や便を介して感染する．不顕性感染も多いが感冒様症状を呈し，時に髄膜炎を合併する．また，発疹性ウイルスは小児では時に脳炎を合併し重篤となることがある．

2) 単純ヘルペスウイルス脳炎

非流行性脳炎の中では頻度が高い．以前は致死率も高かったが，抗ウイルス薬（アシクロビル，ビダラビン）が開発され早期治療で改善例が増加した．発熱，頭痛，痙攣発作に加え，失語症，片麻痺などの神経局在徴候や意識障害を呈する．重症例では失語症，健忘症候群，人格変化が後遺症として残る．病理学的には大脳辺縁系から側頭葉に好発する急性壊死性脳炎である．三叉神経節や脊髄神経節にウイルスが長期間潜伏し，何らかの誘因により活性化する．活性化後は上行性に末梢神経や三叉神経，嗅球などをさかのぼり中枢神経に達し脳炎を発症する．単純ヘルペスウイルス1型（口唇ヘルペスが多い）と2型（外陰部ヘルペスが多い）があるが，脳炎は主に1型が原因であり，髄膜炎，脊髄炎は2型もありうる．脳CT，MRIにより側頭葉から大脳辺縁系の異常がみつかる（図Ⅲ-25）．脳波では周期性片側性てんかん型放電を示す．

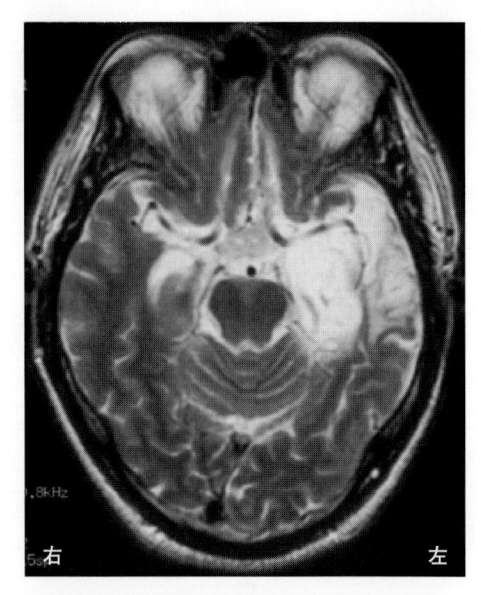

図Ⅲ-25　単純ヘルペスウイルス脳炎のMRI
左側頭葉に限局した病変を認める．

3) その他

日本脳炎，急性灰白髄炎，狂犬病，小児のウイルス感染に伴う急性脳症などがみられる．

b 急性散在性脳脊髄炎（感染後脳炎）

急性散在性脳脊髄炎は急性経過で広範な散在性の炎症性病変を神経系にきたす．ウイルス感染後，またはワクチン接種後に一定の期間（多くは数日から数週）をおいて発症するが，原因不明も多い．その他，急性小脳失調症，脳幹脳炎，急性横断性脊髄炎などの類縁，ないしは一部は重複する疾患がある．主な症状として発熱，頭痛，嘔吐，全身倦怠感に加え，髄膜刺激症状，意識障害，痙攣，脳神経麻痺，小脳失調，四肢麻痺，膀胱直腸障害，末梢神経障害など多彩な神経症状を呈する．脳MRIでは大脳白質，脳幹，脊髄に散在性病変を認める．急性期治療としてステロイド投与を行う．一般に急性期の重症さに比べ予後はよい．しかし，広範で重篤な場合，精神活動の障害，麻痺などの後遺症を残すことがある．

c レトロウイルス感染症

1) ヒト免疫不全ウイルス（human immunodeficiency virus；HIV）による神経合併症

HIV感染に伴う神経合併症はどの時期にも高頻度に発症し，エイズ患者の30〜60％に認められる．日和見感染（トキソプラズマ，結核，クリプトコッカス，ポリオーマウイルス，単純ヘルペスウイルスなど）やリンパ腫などの悪性腫瘍に加え，エイズ脳症が主な神経合併症である．HIVの脳内感染を示す重症型をエイズ脳症と呼んでいる．日和見感染や悪性腫瘍の合併がない場合でも進行性の脳障害をきたし，亜急性の認知症，性格変化，失調，運動麻痺，振戦などを呈する．

d 遅発性ウイルス感染症

長い潜伏期があり発症後は漸次悪化し慢性経過をたどる脳炎を遅発性ウイルス感染症という．

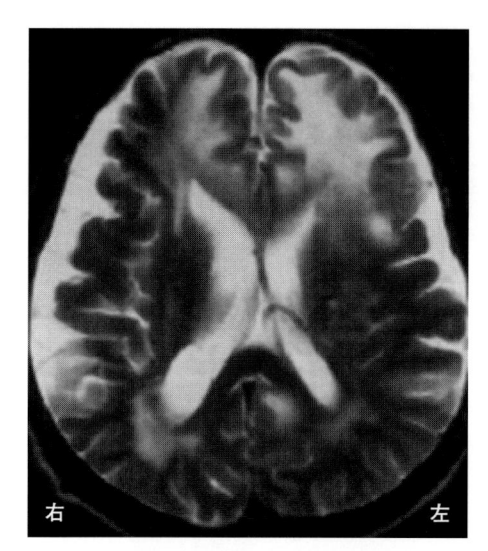

図Ⅲ-26 エイズでの進行性多巣性白質脳症
両側前頭葉白質，側脳室周辺に広範な多巣性の病変を認める．

1）進行性多巣性白質脳症（図Ⅲ-26）

ポリオーマウイルス（ヒトでは成人に達するまでに不顕性感染が成立）のオリゴデンドロサイト内の持続感染により，多巣性の白質病変をきたす．エイズ，ホジキン（Hodgkin）病，白血病など免疫不全状態が基礎疾患にあると発病する．認知症，精神症状，片麻痺などが急速に進展し，通常6か月以内に死亡する．

2）亜急性硬化性全脳炎

麻疹ウイルスの脳内持続感染が病気の本質である．分離された麻疹ウイルス株は遊離ウイルスを産生しない神経細胞依存性の強い不完全ウイルスと考えられる．麻疹感染後，数年間の潜伏期をおき，学童期に好発（麻疹患者100万人に2～6例）する．臨床経過は1期（知能障害）から2期（痙攣，運動障害），3期（昏睡，後弓反張），4期（無言，脳皮質機能喪失）に分類される．経過は数か月から数年であるが，まれに改善例がある．脳波では周期性同期性高振幅徐波が特徴的である．

2 無菌性髄膜炎

起因病原体が明らかにできない場合は無菌性髄膜炎と診断する．ウイルス性髄膜炎や不完全に治療した細菌性髄膜炎，真菌性髄膜炎，膠原病に合併する髄膜炎，原田病など自己免疫疾患に伴う髄膜炎が可能性として考慮される．

3 細菌感染症

a 急性化膿性髄膜炎

急性化膿性髄膜炎では髄膜刺激症状とともに急激で激しい頭痛を認める．発症数時間から少なくとも数日以内に症状が完成し，重症例では意識障害や痙攣発作を認める．さらに悪寒，倦怠感を伴うことが多く，重症で急激な感染ほどこの症状は強い．気道感染症状や消化器症状，皮疹など全身症状を伴う．敗血症性ショックなど急激な経過をとるため，診断，治療には緊急を要する疾患である．起因菌の頻度は年齢により異なってくる（成人—肺炎球菌，若年—髄膜炎菌，肺炎球菌，乳幼児—インフルエンザ桿菌，新生児—大腸菌）．グラム染色や細菌培養，感受性試験の結果がでるまでは高頻度の起因菌に対応した髄液移行の良好な抗菌薬を使用する．

b 脳膿瘍（図Ⅲ-27）

脳膿瘍は脳の局在性占拠性病変であり，頭蓋（副鼻腔，乳様突起など）からの直接感染と肺疾患（気管支拡張症，肺膿瘍など），心疾患，扁桃腺炎などからの血行感染による．脳内に被膜を有する壊死巣と周囲の強い浮腫により容易に頭蓋内圧は亢進し，頭痛，発熱，神経局在徴候（脳膿瘍の三徴）を呈する．さらに髄膜刺激症状や傾眠から昏睡ま

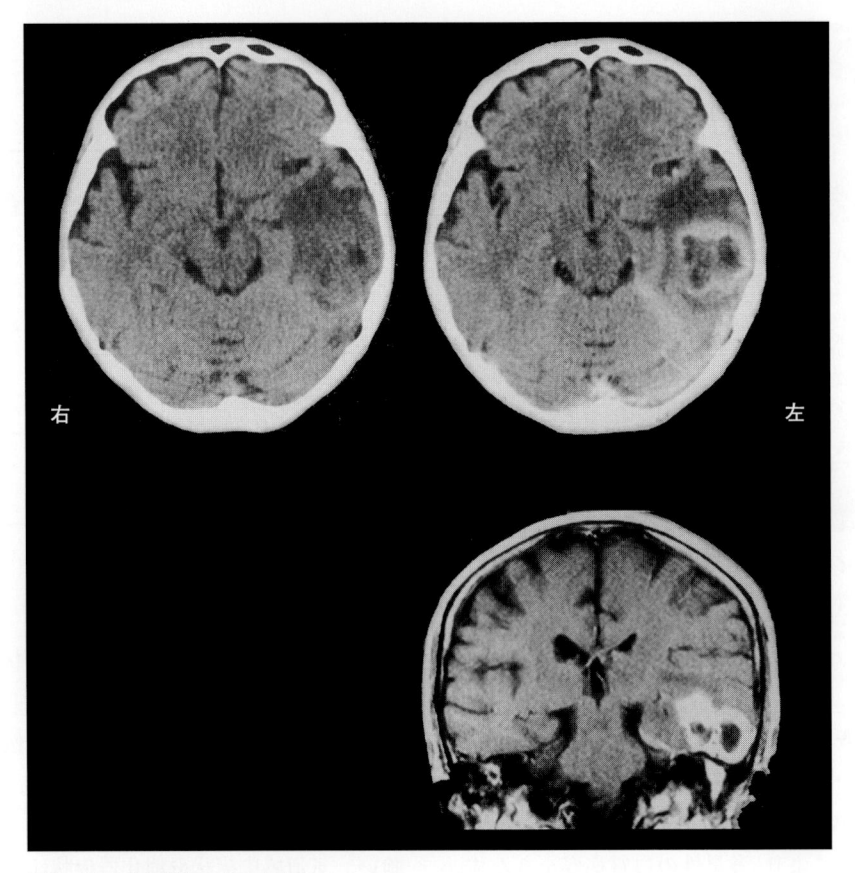

図Ⅲ-27 脳膿瘍のCTとMRI
慢性中耳炎から波及した左側頭葉の脳膿瘍を示す．脳CT(上図)では膿瘍中心部は低吸収域であり，造影(上図右)により多房性の辺縁の造影がみられる．その周囲は浮腫による低吸収域が広がりシルヴィウス裂は圧排されて消失している．前額断MRI(ガドリニウム造影)では側頭葉底部からやはり多房性の造影がみられ，小脳テントと錐体の造影がみられ，炎症の広がりを示唆する．

で種々の程度の意識障害をきたす．時に精神症状やせん妄が認められる．前頭葉膿瘍は人格の変化や意欲の低下をきたし，優位半球の前頭葉，側頭葉では失語症がみられ，側頭葉，頭頂葉，後頭葉では同名半盲が，皮質運動野や感覚野に近い前頭葉，頭頂葉では運動障害や感覚障害，小脳膿瘍は失調症状や眼振を認める．髄液検査は脳ヘルニアの誘因となるため禁忌である．脳CTやMRIでは円形の病巣が描出される．治療は抗菌薬がまず投与される．抗菌薬治療に反応が不良である場合や巨大である場合，脳室に近接し脳室穿破の恐れがある場合は外科的治療を選択する．

c その他の細菌による神経系感染症

破傷風，リステリア症，結核性髄膜炎などがある．

4 スペロヘータによる感染

a 神経梅毒

神経梅毒には髄膜血管梅毒(梅毒性髄膜炎)，進行麻痺，脊髄癆の3型がある．髄膜血管梅毒は髄膜血管の炎症が主体であり，髄液細胞，蛋白の上

昇，髄膜刺激症状，血管炎による脳梗塞を認める．進行麻痺は進行性の認知症と精神症状，振戦，痙攣，腱反射亢進などを呈する．バビンスキー(Babinski)反射陰性のことが多い．脊髄癆は後根，脊髄後索の障害が主体であり，視神経萎縮，アーガイル・ロバートソン(Argyll Robertson)瞳孔(縮瞳し対光反射消失，輻輳反射は保たれる)，腱反射の減弱ないし消失，電撃様疼痛，位置覚障害による関節障害〔シャルコー(Charcot)関節〕がみられる．

b ライム病

シカ，キツネ，イヌなどに寄生するマダニに咬まれることでダニ血中のボレリア抗原(スピロヘータ)が感染する．感染直後に倦怠感，発熱などの感冒様症状や皮疹を認め，その後，慢性関節炎，髄膜脳炎，多発神経炎，脊髄炎がみられる．

5 真菌感染症

a クリプトコッカス髄膜炎

亜急性，ないし慢性に進行する髄膜炎である．エイズの日和見感染としても増加している．診断は髄液墨汁染色による芽胞の検出が簡便で確実である(図Ⅲ-28)．宿主の免疫能により寛解，再発を繰り返すことがある．

b カンジダ髄膜炎

クリプトコッカス髄膜炎と同様に免疫不全状態で感染しやすい．

6 原虫・寄生虫による感染

トキソプラズマ，アメーバ，種々の寄生虫が髄膜炎，脳炎をきたすことがある．

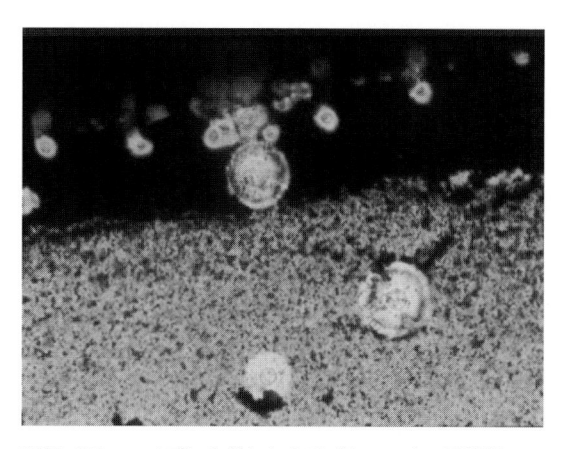

図Ⅲ-28 エイズに合併したクリプトコッカス髄膜炎の髄液墨汁染色
円形の墨汁に染まらないクリプトコッカスの芽胞が明瞭に検出される．

7 プリオン病

以前は遅発性ウイルス感染症と考えられていたが，現在はプリオン(核酸を持たない蛋白)により伝播することが証明されている．神経細胞膜糖蛋白であるプリオン蛋白の，不溶性で蛋白分解酵素抵抗性である構造異性体の脳内蓄積が原因と考えられている．

a クロイツフェルト・ヤコブ病

中年以降に発症する．急激に進行する認知症，四肢振戦，硬直，ミオクローヌス，意識障害を認め死に至る．病理所見では神経細胞の脱落とアストログリアの増生を認め，その形態から海綿状脳症と診断される．脳波では周期性同期放電を示し，画像診断では急速に進行する脳萎縮が確認される．孤発例に加え下垂体製剤の使用，硬膜(脳外科用)移植での発症，医療関係者での発症が報告されている．最近では牛のプリオン病である狂牛病からヒトへの感染の可能性が考えられる異型クロイツフェルト・ヤコブ病が英国を中心に報告され，社会問題化している．

b ゲルストマン・ストロイスラー・シャインカー（Gerstmann-Sträussler-Scheinker）症候群

神経変性疾患（認知症，パーキンソン症候群，脊髄小脳変性症など）に類似の臨床病型をとる海綿状脳症が報告され，プリオンが原因と考えられている．

C 膠原病，血管炎，膠原病類似疾患に伴う中枢神経障害

膠原病は自己免疫疾患の代表的なものであるが，その障害は筋，関節などの運動器，皮膚，分泌腺，造血組織など広範囲にわたる．神経組織もその例外にもれず種々の障害を伴う．その病因としてエフェクター細胞や自己抗体が介在する免疫学的機序と，血管炎や血栓形成による虚血性神経障害が考えられる．

1 中枢神経ループス

全身性エリテマトーデスで中枢神経障害を合併するか，神経症状が前面にでる場合を中枢神経ループスという．症状として精神症状の頻度が高く，痙攣，錐体路障害，脳神経症状，末梢神経障害などが続く．自己抗体による神経障害や，血管炎や血栓を介する虚血性障害などが推定される．診断に寄与する補助診断法はそれほど多くないが，脳CTやMRIでは脳萎縮や，局所性，びまん性病変が大脳白質や灰白質にみられる．これらは局所的な浮腫とも考えられ消失することも多い．

2 抗リン脂質抗体症候群と虚血性神経障害

最近，抗カルジオリピン抗体などの抗リン脂質抗体陽性例では動静脈血栓症，流産，血小板減少症をきたすことが明らかとなり抗リン脂質抗体症候群と総称されている．神経合併症では脳血管障害が多く，意識障害，痙攣，精神症状，片麻痺などがみられ，全身性エリテマトーデスで抗リン脂質抗体陽性の場合，中枢神経ループスとの異同が問題となる．

3 シェーグレン症候群

シェーグレン（Sjögren）症候群では口腔内乾燥症と乾燥性角結膜炎が主要な症候である．関節リウマチ，全身性エリテマトーデス，甲状腺炎など他の自己免疫疾患と合併することも多い．中枢神経合併症として，視神経障害，静脈洞血栓症，無菌性髄膜炎，脊髄炎などが知られている．

4 血管炎症候群

血管の炎症を主体とし全身の多彩な臓器障害をきたす疾患を，血管炎症候群と称している．虚血性神経障害を呈するが，障害血管の太さにより，末梢神経障害から脳血管障害まで幅広く認められる．臨床症状と障害血管の分布により高安動脈炎（大動脈炎症候群），側頭動脈炎，結節性多発動脈

炎，アレルギー性肉芽腫性血管炎，ウェゲナー(Wegener)肉芽腫症，全身性エリテマトーデスや関節リウマチなどに伴う壊死性血管炎に分類される．

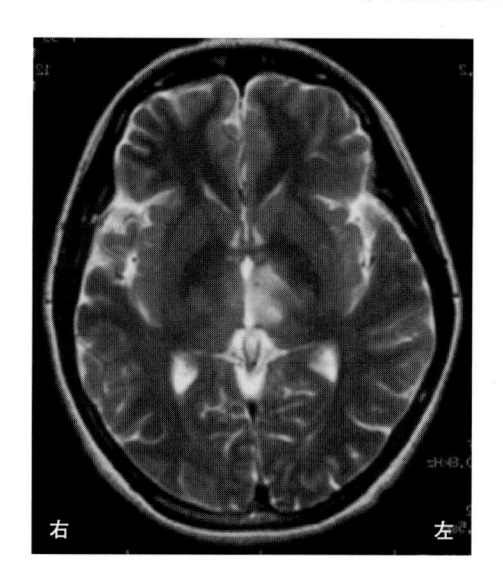

図Ⅲ-29 神経ベーチェット病のMRI
右半身のしびれと意識障害で発症したが，左の視床から内包にかけてT2強調像を認める．

5 神経ベーチェット病(図Ⅲ-29)

再発性のブドウ膜炎，粘膜アフタ，陰部潰瘍，結節性紅斑を認める難治性の疾患である．HLA-B51の頻度が高く，また，アジアのシルクロード沿いの国に多発する．神経障害をきたす神経ベーチェット病では大脳や脳幹障害が多く，意識障害，認知症，運動麻痺などを呈する．

◆参考図書

1) 高須俊明，他：最新内科学大系第67巻 神経感染症と脱髄疾患．中山書店，1996
2) 特集 神経系の感染症：日内会誌85：653-751, 1996
3) 青木 眞：中枢神経系感染症．レジデントのための感染症診断マニュアル．p154，医学書院，2000

2) 中毒性疾患

神経は，その重量が体重の1/40であるが酵素消費量や糖消費量は1/4〜1/5と大きな割合を占めるため，障害因子の障害を受けやすい臓器であり，神経系は中毒の重要な検知器の役割を果たしている．

中枢神経系には血液脳関門(blood brain barrier)があり，毒物を進入させない機能を果たしている．一方，末梢神経であるが，運動神経にはその起始細胞が前角，すなわち関門のある中枢神経内に存在するのに対し，後根神経節には関門がない．このため，中毒では感覚性ニューロパチーの頻度が高くなる．

A 金属中毒

主な金属中毒を表Ⅲ-10に示す．以下に，後遺症として残る症状をあげる．

a ヒ素

多発ニューロパチー，知能低下，視神経萎縮，脊髄障害．

b マンガン

パーキンソニズム，姿勢異常を主とするジストニー．

c タリウム

舞踏病，ミオクローヌス．

表Ⅲ-10 重金属による神経障害

	意識障害	器質性脳障害	痙攣	不随意運動	パーキンソニズム	小脳症状	視力障害	脊髄障害	末梢神経障害	その他
鉛	++	+	+				+	+	++	腎障害
水銀	+	+	+	+		++	++		++	腎障害 ミオクローヌス
ヒ素	+	+	+				+	+	++	肝・腎障害
タリウム	+	+		+			+		++	脱毛
マンガン		+			++					ジストニー

(水野美邦：神経内科ハンドブック 第3版. 医学書院, 2003より引用)

d 鉛

運動優位の多発ニューロパチー．橈骨神経麻痺による垂れ手はよく知られている．ほかに脳神経麻痺，軽い認知症．

e 水銀

易刺激性，感情動揺，不眠，痙攣，視力障害，視神経萎縮，求心性視野狭窄，眼振，小脳失調，難聴，四肢末梢のしびれ（ピリピリ感），知能低下〔ハンター・ラッセル（Hunter-Russell）症候群〕．

B 有機物質

神経系に毒性を持つ有機物質は少なくない．誤飲でも生ずるが揮発性のものが多く，肺から吸収されて中毒を起こすことが少なくない．また，農薬などは自殺目的による服用も少なくない．意識障害，器質性脳障害，痙攣，末梢神経障害を起こすものが多い（表Ⅲ-11）．

a トルエン

有機溶剤として広く用いられている．

1) 臨床症状

多幸感，めまい，失調，錯乱，幻覚，せん妄，意識障害を呈する．慢性中毒では小脳失調，視神経萎縮，多発ニューロパチーなどを起こす．

2) 治療

特に有効なものはない．多発ニューロパチーの予後はよい．

b ベンゼン

トルエン，n-ヘキサンに比し毒性が強い．

1) 臨床症状

多幸感，気分の高揚の後，耳鳴り，めまい，頭痛，嘔気，嘔吐，運動失調，痙攣，意識障害が起こる．慢性中毒では，錐体路徴候，小脳失調，球後視神経炎，多発ニューロパチーの像を呈する．

2) 治療

経口的急性中毒では胃洗浄，慢性例では葉酸，ビタミンB_6を投与する．

c エタノール

1) 臨床症候

アルコール中毒者にみられる神経症状で，アルコールの毒性，または随伴する栄養障害に基づく症状と，アルコールの中毒による禁断症状とに大別される．

(1) 急性中毒

酩酊状態をすぎると，意識障害，昏睡，呼吸抑制から死に至ることがある（表Ⅲ-12）．

(2) 毒性または栄養障害，代謝異常による障害

① ウェルニッケ・コルサコフ（Wernicke-Korsakoff）症候群：ビタミンB_1欠乏による．急性に，意識障害，外眼筋麻痺，小脳失調を呈し，多発ニューロパチーの合併が多い．中脳水道周囲白質，乳頭体，第三脳室に面する視床亜核に点状出血を伴う不完全壊死巣を示す．

② マルキアファーヴァ・ビニャミ（Marchiafava-

表Ⅲ-11 有機物質による神経障害

	意識障害	器質性脳障害	痙攣	小脳症状	視力障害	脊髄障害	末梢神経障害	その他
n-ヘキサン							+	
トルエン	+	+		+	+		+	
ベンゼン	+		+	+	+	+	+	骨髄抑制，錐体路徴候
テルペンチン	+	+	+	+	+			腎障害
メチルブチルケトン							+	
臭化メチル	+	+	+	+	+			ミオクローヌス
エタノール	+	+	+	+	+		+	ミオパチー
メタノール		+			+			
エチレングリコール	+	+	+					腎障害
ガソリン	+	+	+	+				
ケロケン	+		+					
アクリルアミド				+			+	
ヒドラジン	+	+	+					
有機塩素	+	+	+	+			+	振戦
有機リン	+	+				+	+	神経ブロック
TOCP	+	+				+	+	
一酸化炭素	+	+						ジスキネジー，ジストニー
二硫化炭素	+	+			+		+	パーキンソニズム，貧血
シアン化合物	+	+	+					
酸化エチレン		+					+	

(水野美邦：神経内科ハンドブック 第3版．医学書院，2003より引用)

表Ⅲ-12 酩酊度判定基準

弱酩酊度：顔面紅潮，軽度の血圧上昇，人によってはほとんど無症状
　　　　　（血中アルコール濃度0.5～1.0％）
軽度酩酊：抑制がとれ，陽気多弁となる．
　　　　　（血中アルコール濃度1.0～1.5％）
中等度酩酊：興奮症状に麻痺症状が加わる．言語がやや不明瞭で運動失調を認める．気分は動揺しやすく刺激性となる．
　　　　　（血中アルコール濃度1.5～2.5％）
強度酩酊：麻痺症状が主となり，悪心・嘔吐，意識混濁，歩行困難となる．
　　　　　（血中アルコール濃度2.5～3.5％）
泥　　酔：意識消失，反射消失，呼吸は浅く緩徐で，放置すればそのまま死亡する．
　　　　　（血中アルコール濃度3.5～4.5％）

(行岡哲男：飲酒．綜合臨牀Vol.37増刊号，1998より引用)

Bignami)症候群：脳梁前半の脱髄を主とし，認知症を呈する．

③ アルコール性小脳萎縮：前葉限局の萎縮が特徴で，歩行失調を示し，指鼻試験や回内回外運動は正常であることが特徴．

④ central pontine myelinolysis：随伴する低ナトリウム血症または肝障害による症状．

⑤ 視神経萎縮：慢性進行性の両側視力低下，中心暗点を主とする．アルコールの毒性もしくはBグループビタミン欠乏による．

⑥ アルコール性ミエロパチー：まれ．下肢優位の錐体路徴候を主とし，深部感覚低下が加わることもある．

⑦ 多発ニューロパチー：Bグループビタミン欠乏による感覚優位の混合型多発性ニューロパ

チー.

⑧ミオパチー：最も劇症では，急性の筋崩壊（rhabdomyolysis）が起こり，筋の激痛，クレアチンホスフォキナーゼ（CK）の著明な上昇，ミオグロビン尿症，腎不全を伴う．次に重症なのは，栄養不良に基づく低カリウム性ミオパチーと考えられる．急性ないし亜急性の近位筋優位の筋力低下と血清CK値の上昇がある．近位筋優位の筋力低下と筋萎縮を示す無痛性ミオパチーで多発ニューロパチーを伴うことが多い慢性経過を呈する場合もある．

(3) アルコール離脱に伴う障害

①振戦：手指の比較的速い（6〜8 c/s）姿勢振戦で，随意運動で増強し，一晩の飲酒中断でみられ，飲酒により軽減する．

②幻覚：飲酒中断12〜24時間後に現れる幻視や幻聴．

③痙攣：飲酒中断後12〜24時間をピークとしてみられる大発作型の痙攣．

④振戦せん妄：飲酒中断後，24時間以内から96時間後までみられる錯乱，興奮，幻覚，振戦，不眠，発熱，頻脈，著明な発汗などで，適切な治療を行わないと死亡率が高い．

2) 治療

急性中毒で昏睡の場合は，気道確保と5%ブドウ糖の点滴．毒性または栄養障害による障害には，飲酒の中止と，Bグループビタミンの投与，栄養状態の改善．離脱症状には補液，電解質異常の補正，Bグループビタミンの大量静注．②せん妄状態には大量の鎮静薬．離脱に伴う痙攣は治療の必要がない．

幻覚や幻聴はブチロフェノン系薬剤の投与．

d 有機リン

1) 臨床症候

主作用は，コリンエステラーゼ阻害作用で，ニコチン性，ムスカリン性両受容体の刺激症状を呈する．

急性中毒では嘔気，嘔吐，腹痛，下痢，発汗，唾液分泌亢進，縮瞳，筋攣縮，興奮，錯乱，意識障害，筋力低下，呼吸麻痺．12〜24時間の無症状期の後，下肢のしびれ，感覚異常，筋力低下に始まる運動優位の混合型ニューロパチーが急速に進行するがその後徐々に改善する．深部反射亢進，クローヌス，バビンスキー（Babinski）徴候など脊髄障害を示す徴候は後遺症として残る．

2) 治療

①胃洗浄，②アスピリン大量投与，③大量の補液，全身管理，④PAM（palidoxime chloride），⑤重篤例には血漿吸着療法．

e 一酸化炭素（表Ⅲ-13）

1) 臨床症候

ヘモグロビンと結合して酸素の運搬を阻害するほか，チトクロームによる電子伝達を抑制して組織呼吸も阻害する．

頭痛，めまい，嘔気，嘔吐のみで，新鮮な空気のもとへ運べば後遺症を残さない．重篤な曝露で，救出が遅れると意識回復後も，健忘，失外套症候群，認知症，失行，失認，固縮，アテトーゼ，ジストニー，腱反射亢進など種々の後遺症を残す．また，意識障害回復の1〜3週間後再び意識混濁，健忘症候群をきたす間欠型がわずかだが存在する．

2) 治療

①意識清明な場合，新鮮な空気に触れさせる．②中等度以上は酸素吸入，必要に応じ挿管補助呼吸．③重篤例は高圧酸素療法と脳浮腫に対するグリセオール®，ステロイドなどの使用．

表Ⅲ-13　血中CO-Hb濃度と症状

血中CO-Hb濃度	吸入気中CO濃度(％)	症状
0～10	～0.005	なし
10～20	0.005～0.01	軽度頭痛, 軽度運動時の息ぎれ
20～30	0.01～0.02	拍動性頭痛, 情緒不安定化
30～40	0.02～0.03	強度頭痛, 判断力低下, 嘔気, 視力障害
40～50	0.03～0.05	錯乱, 幻覚, 発汗, 運動失調
50～60	0.05～0.08	昏睡, 痙攣, 血圧低下傾向
60～70	0.08～0.12	深昏睡, ショック, 失禁, 浅呼吸
70～	0.12～	瞳孔拡大, 重度ショック, 心肺停止

（成松英智, 他：一酸化炭素中毒. 綜合臨牀Vol.51増刊号, 748, 2002より引用）

C 薬物中毒

表Ⅲ-14, 15を参照のこと.

a 抗精神病薬（major tranquilizers）

1) 急性ジスキネジー

(1) 臨床症候

　持続性不随意収縮によるジストニーを主とする. oculogyric crisis, 眼瞼痙攣, 開口困難, しかめ面, 挺舌, 舌捻転, 咽頭・喉頭筋スパスムスによる構音障害, 嚥下障害, 斜頸, opisthotonus, 体幹捻転, 手足のアテトーゼなどを示す. 投与開始後12時間～5日間に起こることが多く, 抗精神病薬が線条体ドパミン受容体を遮断し, フィードバックで黒質線条体ドパミンニューロンの活動が増し, 抗精神病薬の消退に伴って空いてきたドパミン受容体を刺激することが原因と考えられているが, ドパミン受容体のsupersensitivityも一部関与していると思われる.

(2) 治療

　抗コリン薬または抗ヒスタミン薬.

2) パーキンソニズム

(1) 臨床症候

　固縮, 無動, パーキンソン様歩行, 姿勢時振戦. 線条体ドパミン受容体の持続的ブロックが原因.

(2) 治療

　① 抗精神病薬の減量, ② ベンザマイド誘導体またはチオリダジンへの変更, ③ 抗コリン薬の併用.

3) 悪性症候群

(1) 臨床症候

　急性発症, 発汗亢進, 頻脈, 血圧動揺, 著明な固縮, 無動, 高熱, 意識障害, 血清CK上昇. 抗精神病薬の増量, 非経口的投与などにより, 線条体および視床下部におけるカテコラミン受容体の高度のブロックが原因と考えられている. 重症例では横紋筋融解症によるミオグロビン尿症のため, 急性腎不全を起こしたり, 組織凝固因子の血流の流入による播種性血管内凝固（DIC）症候群を起こすことがある.

表Ⅲ-14 器質性脳機能障害を起こす可能性のある薬剤

1. 化学療法薬：サイクロセリン，イソニアジド，ナリジクス酸，メトロニダゾール
2. 抗がん薬：メトトレキサート，カルモフール，テガフール，シスプラチン，カルボプラチン，プロカルバジン
3. 消炎鎮痛薬：サリチル酸，ペンタゾシン
4. 循環系薬剤：ジギタリス，リドカイン，βブロッカー，塩酸クロニジン
5. 消化器系薬剤：次硝酸ビスマス
6. 抗パーキンソン薬：レボドパ，抗コリン薬，ブロモクリプチン，塩酸アマンタジン
7. 脳刺激薬：アンフェタミン，メチルフェニデート，エフェドリン
8. 抗うつ薬：三環系および四環系抗うつ薬，リチウム薬
9. 抗痙攣薬：ダイアモックス，ジフェニルヒダントイン
10. その他：鉄剤

(水野美邦：神経内科ハンドブック 第3版. 医学書院, 2003より引用)

(2) 治療

① 大量輸液，② 体外よりのクーリング，③ 抗精神病薬中止，④ ダントロレンナトリウムの点滴，⑤ ブロモクリプチンの経管投与，⑥ 急性腎不全では血液透析，⑦ DICの治療．

4) アカシジア

(1) 臨床症候

じっとしていることができず動き回り，腰かけた場合も足を絶えず組み直したりし，高度の不安，緊張感，不快感がある．発症機序はmesocortical dopamine系におけるドパミンニューロンの活動亢進が考えられている．

(2) 治療

① 抗精神病薬減量，② 抗コリン薬併用．

5) 遅発性ジスキネジー

(1) 臨床症候

抗精神病薬3か月以上の連用で生じ，長く放置すると抗精神病薬を中止しても消えないことがある．顔面特に口周囲，舌の比較的滑らかな不随意運動や体幹四肢に舞踏運動．線条体ドパミン受容体のsupersensitivityが第1の原因と考えられている．

表Ⅲ-15 パーキンソニズムを起こす可能性のある薬剤

1. 抗がん薬：5-FU
2. 循環系薬剤：レセルピン，α-メチルドパ，
3. 消化系薬剤：メトクロプラミド，スルピリド，クレボプリド
4. 抗精神病薬：フェノチアジン，ブチロフェノン，ベンザミド誘導体

(水野美邦：神経内科ハンドブック 第3版. 医学書院, 2003より引用)

(2) 治療

抗精神病薬の減量ないし中止．

b リチウム薬

1) 臨床症候

うつ病の治療薬の1つ．

① 脳症（記銘力低下，集中力低下，失見当識，錯乱，意識障害など），② 錐体路症候（不随意運動，ミオクローヌスが主．まれにパーキンソニズム），③ 小脳失調，④ 末梢神経障害，⑤ 悪性症候群様脳症．①〜④で治療すれば可逆的だが，⑤では小脳失調，不随意運動，知能低下など後遺症を残す．

2) 治療

① リチウム薬中止，② 大量輸液，③ マンニトールまたはグリセオール点滴による高浸透圧利尿，④ 重症例には持続的（12〜16時間）血液透析，⑤ 悪性症候群では，さらにダントロレンナトリウムの点滴．

c フェニトイン

1) 臨床症候

(1) 神経症状

血中濃度と比較的よく相関し，眼振，失調性歩行，意識障害を起こす．

(2) アレルギー性機序による副作用

歯肉増殖，リンパ節腫脹，骨髄抑制，全身性エ

リテマトーデス(SLE)様症状.
(3) 代謝障害による症状
葉酸欠乏による多発ニューロパチー.

2) 治療

神経症候で減量, アレルギー性副作用に対しては服薬中止. 多発ニューロパチーでは葉酸の投与.

D 生物毒素

a 破傷風

1) 臨床症候

創傷部位より侵入した破傷風菌の害毒素が中枢神経に達し, 脊髄脳幹の抑制性神経伝達を阻害する. 感染後, 5～10日で発症. trismus(牙関緊急)後, 顔面筋, 頸筋, 体幹, 四肢全身の筋緊張, 外界からの刺激により強い痙攣発作や後方反張など. 顔面は痙笑(risus sardonicus), 嚥下困難, 構音障害を伴い, 死因は窒息, 肺炎, 視床下部の交感神経障害による循環不全. 高度縮瞳が多い.

診断は外傷と特徴的な症候から臨床的に診断する.

2) 治療

抗破傷風ヒト免疫グロブリンの筋注. 創傷部位の切開排膿と付近へ少量の抗毒素の筋注. ペニシリンG, またはアンピシリンの投与.

患者は暗い静かな部屋で, 刺激を避ける. ジアゼパムの静注. 改善がない場合, 人工呼吸下に神経筋遮断薬の投与を行う.

3) 予防

創傷部位の洗浄と辺縁の切除. 予防注射を受けていないか不明の者は, 抗破傷風ヒト免疫グロブリンの筋注. 最終接種から5年以上経過している時は破傷風トキソイドの筋注.

b ボツリヌス中毒

1) 臨床症状

嫌気性グラム陽性桿菌であるボツリヌス菌産生の外毒素による神経筋接合部の伝達障害(シナプス前部でアセチルコリンの遊離を遮断する)による.

汚染された食物摂取後12～36時間以内に, 嘔気, 嘔吐, 下痢, 腹痛などの食中毒症状で発症し, 複視, 眼瞼下垂, 外眼筋麻痺, 嚥下障害, 四肢近位筋脱力へと進行. 瞳孔散大, 対光反射消失. 診断は, 臨床的に判断する. 確定には患者血清また

コラム 中毒に関する情報源

急性中毒を疑い, 対処に困ったときは日本中毒情報センターに連絡するとよい. 24時間体制で診療情報の提供を行っている.
(財)日本中毒情報センター
中毒110番(ダイヤルQ2, 情報料:1件につき315円)

大　阪:0990-50-2499(365日24時間)
つくば:0990-52-9899(365日9～21時)
医療機関専用有料電話(情報料:1件につき2,000円)
大　阪:072-726-9923(365日24時間)
つくば:029-851-9999(365日9～21時)

は食物の一部をマウスに注射し症状が発現するかどうかをみる.

2) 治療

胃洗浄下剤投与. A, B, E3型に有効な抗血清の静注. 塩酸グアニジンの経口投与, 人工呼吸管理.

C フグ中毒

1) 臨床症候

フグの肝臓, 胆囊, 卵巣に含まれるテトロドトキシンはナトリウムチャンネルを抑制し神経筋接合部の伝達をブロックし, 脱力, 筋力低下, 運動麻痺, 呼吸筋麻痺を起こす. 初期に口唇, 舌, 手指のしびれ感など.

2) 治療

呼吸管理と全身管理.

◆参考図書

1) 豊倉康夫(編):神経内科学書. 朝倉書店, 1988
2) 水野美邦:神経内科ハンドブック 第3版. 医学書院, 2003
3) 行岡哲男:飲酒. 綜合臨牀Vol.37増刊号, 1998
4) 成松英智, 他:一酸化炭素中毒. 綜合臨牀Vol.51増刊号, 748, 2002
5) 青木茂樹:脳脊髄MRIマニュアル. 中外医学社, 1995

3）脳血管障害

A 概念と疫学

　脳血管障害とは脳の血管に一次的な原因があって虚血や出血を生じることにより脳組織が障害される疾患の総称である．米国国立神経疾患・脳卒中研究所(NINDS)による脳血管障害分類第Ⅲ版(NINDS-Ⅲ)にしたがえば，脳血管障害は臨床病態により(1)無症候性，(2)局所性脳機能不全，(3)血管性認知症(痴呆)，(4)高血圧性脳症に分類される(表Ⅲ-16)．このうち急激に脳の局所症状を呈する病態を脳卒中(stroke)と総称する．脳卒中の3大病型には脳梗塞，脳出血，くも膜下出血がある．

　無症候性脳血管障害は，厚生省循環器病委託研究班(当時)が作成した診断基準によれば，(1)血管性の脳実質病巣による神経症候〔反射の左右差，脳血管認知症(痴呆)を含む〕がない，(2)一過性脳虚血発作(transient ischemic attack；TIA)を含む脳卒中の既往がない，(3)画像診断(CT, MRIなど)で血管性脳実質病変(梗塞巣，出血巣など)の存在が確認される，という3条件を満足する病態と定義される．また，無症候性脳血管障害としては無症候性脳梗塞のほかに，無症候性頸動脈狭窄や未破裂脳動脈瘤などが挙げられる．局所性脳機能不全は可逆的なTIAと不可逆的な脳卒中に分類される．血管性認知症(痴呆)とは脳血管障害に起因する認知症(痴呆)のことである．高血圧性脳症は急激に著しく血圧が上昇し，頭蓋内圧亢進症状，痙攣，意識障害などが出現する病態である．

　脳卒中はすべての先進国で死因の3位までに入っている頻度の高い疾患であり，死亡または介助を要する転帰不良の患者数では最多の疾患であ

表Ⅲ-16　米国国立神経疾患・脳卒中研究所による脳血管障害の分類第Ⅲ版

Ⅰ．臨床病態 　A．無症候性 　B．局所性脳機能不全 　　1．一過性脳虚血発作 　　　a．頸動脈系 　　　b．椎骨脳底動脈系 　　　c．両動脈系 　　　d．動脈系不明 　　　e．TIAの疑い 　　2．脳卒中 　　　a．経過 　　　　1）改善型 　　　　2）悪化型 　　　　3）安定型 　　　b．脳卒中の病型 　　　　1）脳出血 　　　　2）くも膜下出血	3）脳動静脈奇形に伴う 　　　　　　頭蓋内出血 　　　　4）脳梗塞 　　　　　a）発生機序 　　　　　　(1)血栓性 　　　　　　(2)塞栓性 　　　　　　(3)血行力学性 　　　　　b）臨床概念 　　　　　　(1)アテローム血栓性 　　　　　　(2)心原性塞栓性 　　　　　　(3)ラクナ 　　　　　　(4)その他 　　　　　c）部位による症候 　　　　　　(1)内頸動脈 　　　　　　(2)中大脳動脈 　　　　　　(3)前大脳動脈	(4)椎骨脳底動脈系 　　　　　　　(a)椎骨動脈 　　　　　　　(b)脳底動脈 　　　　　　　(c)後大脳動脈 　C．血管性認知症(痴呆) 　D．高血圧性脳症 Ⅱ．病理 　A．心臓と血管の病理的変化 　　1．動脈 　　2．静脈 　　3．毛細血管 　B．脳および脊髄の病理的変化 　　1．梗塞 　　2．出血 　　3．虚血性神経細胞死 　　4．虚血性白質脳症

(NINDS-Ⅲ，1990年より抜粋)

る．日本では年間50万人もが新たに脳卒中を発症しており，このうち75%，すなわち40万人弱が脳梗塞であると推計され，これは心筋梗塞の約4倍に相当する．残りの25%を出血性脳卒中が占めており，このうち15%強が脳出血であり，10%弱がくも膜下出血である．脳出血は血圧管理の進歩により減少しているが，くも膜下出血は時代的変遷があまりみられない．2000（平成12）年度から開始された介護医療の対象となる患者の約30%を脳卒中患者が占め，全国の長期入院患者の30%以上は脳卒中患者であるといわれている．脳卒中，特に脳梗塞は高齢になるほど発症率が増加するので，高齢社会の到来により脳卒中患者は増加し続けており，現在でも180万人の脳卒中患者がいるが，2020年には現在の2倍近い300万人以上に増加してしまうであろうと予測されている．このように，脳卒中は疫学的にみても，臨床的にも，最も重要な内科疾患の1つであるといえる．

もやもや病は，ウィリス（Willis）動脈輪を形成する脳主幹動脈に進行性の狭窄や閉塞を生じ，側副血行路が二次的に発達して脳血管撮影上もやもやした網状の異常血管像を呈し，ウィリス動脈輪閉塞症として厚生労働省特定疾患に指定されているまれな疾患であり，海外でもmoyamoya diseaseと呼ばれ，虚血と出血のいずれもが生じうる．若年型では虚血発作が圧倒的に多いが，成人型では虚血と出血が同程度に生じる．日本人を含むアジア人に多く，白人に少ない．特定疾患医療費受給者は6,000人であり，発症年齢の分布は5歳前後にピークがあり，30〜40歳に2番目のピークがある二峰性を示す．

脳梗塞の大多数は血栓による脳動脈の閉塞により生じるが，まれに血栓による脳静脈の閉塞により生じる場合もある．脳静脈血栓症は上矢状洞・横静脈洞・海綿静脈洞などの静脈洞，上矢状洞などに流入する脳表静脈，ガレン（Galen）静脈や内大脳静脈などの深部静脈に単独または複数の血栓症を生じ，多彩な神経症状が出現する．

高血圧性脳症は著明な血圧上昇により頭痛，意識障害，痙攣，視力障害などの脳症状を呈し，局所徴候を伴わず，降圧治療により症状は消失し，器質的あるいは代謝性疾患では説明できず，速やかに降圧療法を行う適応のある救急疾患である．

B 原因

1 脳梗塞

NINDS-Ⅲでは臨床カテゴリーによりアテローム血栓性・心原性・ラクナ・その他に分類している（表Ⅲ-17）．アテローム血栓性脳梗塞は高血圧，糖尿病，高脂血症，喫煙が危険因子となり，頭蓋外や頭蓋内の主幹動脈の動脈硬化による閉塞や狭窄に起因する脳梗塞である．心原性脳塞栓症は心房細動，弁膜症，人工弁置換，心筋症，心筋梗塞，洞不全症候群，卵円孔開存などの心疾患が原因となり，左房，左室，深部静脈（奇異性塞栓）に形成される血栓に起因する脳梗塞である．ラクナ梗塞は高血圧による穿通枝の細動脈硬化に起因する直径15 mm以下の深部小梗塞である．その他の脳梗塞の原因には血液凝固異常〔多血症，血小板増多症，DIC（播種性血管内凝固）症候群，先天性血栓性素因，抗リン脂質抗体症候群など〕，動脈硬化以外の血管壁の異常（血管炎，動脈解離，線維

表III-17 脳梗塞の臨床カテゴリーによる分類

病型	アテローム血栓性	心原性	ラクナ	その他
原因	大血管の粥状硬化	心内塞栓源	穿通枝の細動脈硬化	血液凝固異常 血管壁の異常 血管攣縮など
危険因子	高血圧, 糖尿病 高脂血症, 喫煙	心房細動, 左室血栓 急性心筋梗塞 人工弁置換など	高血圧, 糖尿病 高脂血症, 喫煙	抗リン脂質抗体 先天性血栓性素因 血管炎症候群など
梗塞の特徴	皮質梗塞または皮質下の15 mm以上の梗塞が多いが, 皮質下小梗塞もありうる	皮質梗塞または皮質下の15 mm以上の梗塞が多いが, 皮質下小梗塞もありうる	皮質下の15 mm以下の梗塞	部位も大きさもさまざま
血管病変	大血管の閉塞または50％以上の狭窄	大血管病変なし	大血管病変なし	血管炎 血管攣縮 動脈解離
神経症状				
意識障害	あり	多い	なし	あり
半球徴候	あり	多い	なし	あり
皮質徴候	あり	多い	なし	あり
ラクナ症候群	あり	少ない	必ずあり	あり
治療	抗血小板療法	抗凝固療法	抗血小板療法	抗血小板療法 または抗凝固療法

筋性形成異常症など), 血管攣縮(くも膜下出血, 片頭痛, 薬物中毒など)などがある.

2 一過性脳虚血発作(TIA)

　TIAは24時間以内に消失する局所脳虚血症状と定義され, 脳梗塞の前兆として重要な病態である. TIAの多くは持続時間が1時間以内であり, 典型的な症例の持続時間は2〜15分である. TIAの20〜40％は脳梗塞に移行し, 発作後5年間の脳梗塞発症率は年間6％前後, 最初の1年間が最も高く12％前後と報告されている. TIAの大多数は頸部や頭蓋内の主幹動脈の粥腫斑(プラーク)に形成された血栓の剝離による微小塞栓に由来する. このほかに, 心原性脳塞栓症, 血行動態の異常, 血液凝固異常, 動脈硬化以外の血管壁の異常, 血管攣縮など脳梗塞の原因となる病態はすべてTIAの原因になる.

3 脳出血

　脳出血は高血圧による穿通枝の血管壊死に起因する小動脈瘤が破綻して生じるため, 高血圧性脳出血とも呼ばれることが多いが, 海外では原発性脳出血と総称されるように, 高血圧による小血管病変以外に, 血液疾患(血小板減少症, 血友病, 白血病など), 薬剤(抗血小板薬, 抗凝固薬, 血栓溶解薬), 脳腫瘍, 血管奇形, 脳アミロイド血管症(cerebral amyloid angiopathy)が原因となる.

4 くも膜下出血(SAH)

　脳と頭蓋骨の間には外側から硬膜, くも膜, 軟膜という3種類の膜が存在するが, くも膜下出血(subarachnoid hemorrhage ; SAH)とはくも膜より内側で脳表より外側に出血することである.

SAHは頭部外傷でも生じるが，外傷性のSAHは脳卒中の病型としてのSAHからは除外される．SAHは中・高年では脳動脈瘤，若年では動静脈奇形（arteriovenous malformation；AVM）の破綻が原因となる．脳動脈瘤は嚢状と紡錘状があるが，破綻しやすいのは嚢状であり，ウィリス動脈輪の前半部，特に前交通動脈，内頸動脈・後交通動脈分岐部，中大脳動脈分岐部に好発し，後半部では脳底動脈先端部に多い．嚢状動脈瘤では病理学的に中膜や内弾性板に欠損がみられるが，先天性の素因に後天性の要因が加わって生じると推測されている．紡錘状動脈瘤は動脈硬化が原因となり，このほかに細菌性（感染性心内膜炎），解離性，外傷性動脈瘤もSAHの原因となる．脳血管奇形は胎生期の異常により生じる先天奇形であり，毛細管拡張，静脈瘤，海綿状血管腫，AVM，静脈性血管腫に分類されるが，SAHの原因としてはAVMが重要であり，海綿状血管腫は主として脳出血の原因となる．

5 もやもや病

原因不明の疾患である．血管炎や自己免疫など後天説が有力であるが，原因は解明されていない．大多数は孤発例であるが，家族内発症が10％前後にみられ，遺伝的素因の関与も指摘されている．

6 脳静脈血栓症（CVT）

脳静脈血栓症（cerebral venous thrombosis；CVT）の原因は感染性，非感染性，特発性に分類される．感染性は局所性と全身性があり，局所性の感染症としては感染性外傷，膿瘍や髄膜炎などの頭蓋内感染症，中耳炎・扁桃腺炎・副鼻腔炎などの隣接組織の感染症が挙げられる．全身性の感染症としては敗血症や心内膜炎のほか，ウイルス・真菌・寄生虫感染症が報告されている．非感染性の原因も局所性と非局所性がある．局所的な原因としては頭部外傷，手術，脳血管障害，脳腫瘍，脳奇形が挙げられる．全身的な原因としては手術，妊娠・出産，経口避妊薬，心疾患，悪性腫瘍，血液疾患，血液凝固異常症，高度の脱水，自己免疫疾患，肝疾患などが挙げられる．20～30％は原因不明である．

7 血管性認知症（痴呆）

血管性認知症（痴呆）は，NINDS-AIREN国際ワークショップの診断基準によれば，(1)認知症（痴呆）がある，(2)病歴，臨床所見，画像診断から脳血管障害がある，(3)両者の関連がある，と定義され，原因により(1)多発梗塞性認知症（痴呆），(2)認知症（痴呆）の成立に重要な領域の単発梗塞による認知症（痴呆），(3)小血管病変による梗塞に伴う認知症（痴呆）〔ビンスワンガー（Binswanger）病を含む〕，(4)低灌流によるもの（低血圧・心停止によるもの，傍側脳室白質を含む境界領域の限局性虚血によるものを含む），(5)脳出血による認知症（痴呆），(6)その他に分類されている．

ビンスワンガー病（進行性皮質下性動脈硬化性脳症）は高齢者において高血圧による髄質動脈の細動脈硬化により大脳白質のびまん性の虚血性脱髄病変と多発性深部小梗塞を生じ，進行性認知症（痴呆）と軽症脳卒中を反復する病態である．

8 高血圧性脳症

正常な脳には血圧の変化に対して脳血流を一定に保つ自動調節能があるが，この調節能の作動範囲には限界があり，血圧が調節能の上限以上に上昇すると脳血流は血圧依存性に増加してしまう．これはbreak through現象と呼ばれ，高血圧性脳症はbreak through現象による脳血流の増加に伴う血管透過性の亢進，血液脳関門の破綻，脳浮腫

に起因すると考えられている．基礎疾患としては本態性高血圧，腎性高血圧，悪性高血圧，褐色細胞腫，子癇，クッシング（Cushing）症候群，結節性多発動脈炎などが挙げられる．

C 神経症候

1 脳梗塞

NINDS-Ⅲ（表Ⅲ-16）では脳卒中を発症様式（temporal profile）により悪化型，安定型，改善型に分類しているが，アテローム血栓性脳梗塞では進行性脳卒中（progressing stroke）を呈しやすいので悪化型が多く，心原性脳塞栓症は突発完成型と呼ばれ，安定型が多いが，大梗塞により悪化型を示す症例と超早期再開通により劇的に軽快するspectacular shrinking deficitと呼ばれる改善型を示す症例がある．ラクナ梗塞の大部分は安定型または改善型を示す．

アテローム血栓性脳梗塞や心原性脳塞栓症では主幹動脈やその分枝を閉塞させるため大脳皮質徴候や大脳半球徴候を呈しやすい（表Ⅲ-17）．皮質症候群として，内頸動脈系梗塞では失語，失行，失認，同名半盲，共同偏視などの大脳皮質・半球症状がみられ，さらに優位半球ではゲルストマン（Gerstmann）症候群（左右失認，手指失認，失計算），劣位半球では視空間失認などを呈する．大脳半球症候群では皮質徴候とともに顔面を含む反対側の片麻痺と感覚鈍麻を伴う．また，内頸動脈閉塞症では眼動脈分岐部より近位で閉塞すると同側の視力障害を伴い，前大脳動脈閉塞症では運動領野の傍正中部のみに梗塞を生じるため下肢の単麻痺を呈する．

椎骨脳底動脈系梗塞では後頭葉，視床，側頭葉内側（辺縁葉），小脳，脳幹の各症候群を示す．後大脳動脈閉塞症では後頭葉梗塞により黄斑回避を伴った同名半盲，両側の閉塞症では皮質盲を呈し，塞栓症が多い．脳底動脈閉塞症では両側橋腹側梗塞による全遠心路遮断のためlocked-in（閉じ込め）症候群を呈し，椎骨動脈や後下小脳動脈の閉塞による延髄外側梗塞ではワレンベルク（Wallenberg）症候群を生じる．また，脳幹梗塞では同側の脳神経麻痺と対側の片麻痺を呈する特徴的な症候群がみられ，中脳梗塞では動眼神経交代性片麻痺〔ウェーバー（Weber）症候群〕，橋梗塞では顔面神経交代性片麻痺〔ミヤール・ギュブレ（Millard-Gubler）症候群〕，延髄内側梗塞では舌下神経交代性片麻痺〔ジャクソン（Jackson）症候群〕を呈する．脳幹梗塞では種々の異常眼球運動が出現するのも特徴で，内側縦束（MLF）症候群，one and a half症候群，パリノー（Parinaud）症候群，対側を向く共同偏視，斜偏視（skew deviation）などがみられる．

ラクナ梗塞では皮質徴候や半球徴候はみられず，皮質下の要素的な症候を呈するが，いわゆるラクナ症候群としてはpure motor hemiparesis（感覚障害を伴わない片麻痺），pure sensory stroke（片麻痺を伴わない半身感覚障害），ataxic hemiparesis（片麻痺と同側の運動失調），dysarthria clumsy hand syndrome（構音障害と一側の手の巧緻運動障害），sensorimotor stroke（片麻痺と同側の感覚障害）が知られている（表Ⅲ-17）．また，多発性ラクナ梗塞では仮（偽）性球麻痺，血管性パーキンソニズム，皮質下性認知症（痴呆）を呈する．

2 一過性脳虚血発作(TIA)

TIAは表Ⅲ-18に掲げたような局所的神経症状が急激に出現し，24時間以内に完全に消失する．出現しうる神経症状は内頸動脈系と椎骨脳底動脈系で異なる．神経症状は局所的な欠落症状でなければならず，全脳虚血による意識消失発作やてんかんによる痙攣発作は除外され，めまいのみでは特異性に乏しいので，診断できない．典型的な微小塞栓性TIAの持続時間は2～15分であり，心原性TIAや血行動態性TIAは持続時間がこれより長い傾向がある．発作が頻発し，持続時間が徐々に長くなる場合をcrescendo TIAといい，脳梗塞へ移行する危険性が高い．

3 脳出血

日中活動時，血圧が上昇しやすい状況下で発症することが多く，頭蓋内圧上昇による頭痛，悪心，嘔吐を呈しやすく，血腫の増大により神経症状が徐々に進行し，意識障害が出現することが多いが，小出血の場合にはこのような典型的症状を示しにくく，臨床症状のみから脳梗塞と鑑別するのは困難である．

被殻出血では片麻痺，半身感覚障害，水平共同偏視，視床出血では片麻痺，半身の感覚障害・疼痛(視床痛)，下方共同偏視，橋出血では四肢麻痺，pinpoint pupil(両側の著明な縮瞳)，ocular bobbing(下向きの垂直性眼振)，小脳出血では回転性めまい，嘔吐，後頭部痛，失立失歩，小脳失調，皮質下出血では種々の皮質症状や半球症状を生じる(表Ⅲ-19)．大出血や脳幹出血では種々の程度の意識障害，異常呼吸〔チェーン・ストークス(Cheyne-Stokes)呼吸，中枢性過呼吸，群発呼吸，吸気性無呼吸など〕，脳ヘルニア徴候(鉤ヘルニアによる動眼神経麻痺など)を伴う．

表Ⅲ-18 一過性脳虚血発作(TIAの診断基準)

1. 左内頸動脈系TIA
 以下のような症状の1つ以上が突然生じ，2分以内に極期に達する．
 (1) 運動障害(右上下肢と右顔面の一方または両者の脱力，麻痺，巧緻運動障害，構音障害)．
 (2) 左眼の視力消失(一過性黒内障)，または，まれには右視野の欠損(同名半盲)．
 (3) 感覚障害(右上肢，右下肢，右顔面のいずれかまたはすべての感覚鈍麻またはしびれ)．
 (4) 失語(言語障害)．
2. 右内頸動脈系TIA
 反対側に同様な症状を生じるが，失語は右半球が優位な場合しか生じない．
3. 椎骨脳底動脈系TIA
 次のような症状が突然生じ，2分以内に極期に達する．
 (1) 左側，右側，両側の上肢，下肢，顔面のさまざまな組み合わせの運動障害(脱力，麻痺，巧緻運動障害)．
 (2) 左側，右側，両側の感覚障害(感覚脱失，感覚鈍麻，しびれ)．
 (3) 一側または両眼視野の欠損．
 (4) 失調，回転性めまい，平衡障害，複視，嚥下障害，構音障害は特徴的ではあるが，これらの症状が単独で生じた場合にはTIAとはみなさない．これらの2つ以上の組み合わせ，(1)～(3)との組み合わせで生じた場合．

(NINDS-Ⅲ, 1990年)

4 くも膜下出血(SAH)

これまでに経験したことのないような激しい頭痛(first ever headache)が特徴であり，項部硬直やケルニッヒ(Kernig)徴候などの髄膜刺激症状がみられる(☞64頁参照)．中年以後に初めて生じた，このような頭痛はまず第一にくも膜下出血を鑑別する必要がある．頭蓋内圧亢進や水頭症の程度に応じて意識障害が進行する．局所脳症状は通常みられないが，動脈瘤や血腫が局所的に進展したり，破裂を生じた数日後から血管攣縮により脳梗塞を併発すると局所症状を生じうる．例えば，内頸動脈・後交通動脈分岐部動脈瘤では動眼神経麻痺，前交通動脈瘤では精神症状，中大脳動脈瘤では片麻痺がみられることがある．また，警告徴

表Ⅲ-19 脳出血部位と臨床徴候

症候＼部位	被殻出血	視床出血	皮質下出血	小脳出血	橋出血
意識障害	大血腫の場合(+)	大血腫の場合(+)	大血腫の場合(+)	大血腫の場合(+)	(++)
麻痺	片麻痺	片麻痺	部位により片麻痺	(−)	四肢麻痺
知覚障害	(+)	(++)	部位により(+)	(−)	(+)
眼症状					
瞳孔					
大きさ	正常（脳ヘルニアで病側大）	縮小（時に不同）病側小	正常（脳ヘルニアで病側大）	縮小傾向	縮小(pin point)
対光反射	(+)	(−)	(+)	(+)	(+)
眼球位置	共同偏視（病巣側）	下方共同偏視	共同偏視（病巣側）	共同偏視（反対側）水平眼振	正中固定　水平眼振　ocular bobbing
その他	同名半盲		後頭葉：同名半盲　左前側頭葉：失語　頭頂葉：失認，失行	めまい，頭痛，嘔吐　病側上下肢失調　歩行不能	過高熱　脳神経麻痺

（小川　彰，他：脳出血．最新内科学大系第66巻．p129，中山書店，東京，1996より引用）

候として本格的な出血の前に，CTで検出するのが困難なほどの小出血により数時間で軽快してしまう頭痛が起こることがあるが，頭痛消退後も症状は完全には消失せず，後頭部の頭重感が残存して持続することが多い．表Ⅲ-20に脳動脈瘤破裂によるくも膜下出血の重症度を示す．

5 もやもや病

脳灌流圧低下による種々の脳虚血症状が出現し，多くはTIAであるが，虚血が長時間持続すると脳梗塞に至る場合がある．啼泣，過換気，吹奏楽器の演奏などで高酸素血症となるため脳血管が収縮することにより誘発される．もやもや病は小児に生じる急性片麻痺（acute infantile hemiplegia）の重要な原因疾患である．脳出血は脆弱な異常血管網が血行力学的な負荷により破綻して生じると考えられ，脳室近傍に生じやすく，しばしば脳室穿破を伴い，脳室内出血のみの場合もある．脳出血は再発しやすく，予後不良の要因となる．小児や若年成人で過換気による脳虚血症状を反復している場合には本症を疑う必要があり，確定診断には脳血管撮影を行う．脳梗塞や脳萎縮がみられる幼小児では発達遅滞が生じうる．虚血型もやもや病では外科的血行再建術による予後の改善効果が期待される．出血型もやもや病は再発しやすく，虚血型もやもや病より予後不良の傾向がある．

6 脳静脈血栓症（CVT）

発症様式は極めて多様であり，急性，亜急性，慢性がそれぞれ30％，50％，20％前後と報告されており，いずれの経過もとりうるのが特徴であるといえる．神経症状も極めて多彩であるが，おおまかに頭蓋内圧亢進症状，局所神経症状，海綿静脈洞症候群，亜急性脳症，まれな神経症状の5群に分類される．

頭蓋内圧亢進症状としては頭痛，乳頭浮腫，外

表Ⅲ-20　Hunt and Hessのくも膜下出血重症度分類

grade 0	未破裂動脈瘤
grade 1	無症状か，最小限の頭痛および軽度の項部硬直をみる
grade 2	中等度から重篤な頭痛，項部硬直をみるが，脳神経麻痺以外の神経学的失調はみられない
grade 3	傾眠状態，錯乱状態，または軽度の巣症状を示すもの
grade 4	昏迷状態で中等度から重篤な片麻痺があり，早期除脳硬直および自律神経障害を伴うこともある
grade 5	深昏睡状態で除脳硬直を示し，瀕死の様相を示すもの

転神経麻痺がみられ，良性頭蓋内圧亢進症(偽脳腫瘍)の主要な原因疾患となる．片麻痺などの局所神経症状は75％にみられ，痙攣や意識障害を伴うことが多い．

　上矢状洞血栓症は非感染性が多く，痙攣が先行することも多く，頭蓋内圧亢進症状とともに片麻痺，下肢の単麻痺，対麻痺，半盲，失語などの局所神経症状がみられる．

　横静脈洞血栓症やS状静脈洞血栓症は成人の中耳炎や乳様突起炎に合併することが多く，頭蓋内圧亢進症状が主体であり，局所症状は出現しにくいが，小脳の出血性梗塞を生じると失調や歩行障害などの小脳症状が出現し，頸静脈孔の圧迫症状として下位脳神経麻痺症状がみられる場合がある．

　海綿静脈洞血栓症では動眼神経，滑車神経，外転神経麻痺による眼球運動障害，眼瞼下垂，散瞳や三叉神経第一枝の障害による顔面の感覚障害といった海綿静脈洞症候群，眼瞼や眼球の浮腫がみられる．

　亜急性脳症は全身衰弱，悪性疾患，心疾患を伴った幼児や高齢者に生じやすく，脳静脈血栓症は末期症状として生じ，局所神経症状や頭蓋内圧亢進を伴わず，傾眠から昏睡に及ぶさまざまな程度の意識障害を呈する．

　まれな神経症状として興奮，無欲，不安，抑うつなどの精神症状がみられることがある．

　全身症状としては感染性CVTでは発熱がみられるが，非感染性CVTでは発熱などの全身症状は乏しい．

　急性，亜急性，慢性に発症した局所神経症状に加えて頭蓋内圧亢進症状を伴い，CTやMRIで動脈の支配領域に一致しない梗塞巣で，特に出血性，両側性，多発性の場合には脳静脈血栓症が強く疑われ，MRA(MRアンギオグラフィー)や血管撮影で脳静脈や静脈洞の閉塞を認めれば診断は確実となる．かつては死亡率50％の予後不良な疾患とされていたが，診断技術の進歩，抗菌薬の開発，抗凝固療法の普及により最近の報告になるほど死亡率は低下し，最近では6％という報告もみられる．死因は脳病変自身，重篤な出血性梗塞，敗血症・重症の痙攣・肺塞栓症などの合併症による．

7　血管性認知症(痴呆)

　表Ⅲ-21に米国精神医学会の「精神疾患の診断と統計マニュアル　改定第4版(DSM-Ⅳ)」による脳血管性認知症(痴呆)の診断基準を示す．ビンスワンガー病では脳卒中発作が目だたないか，あっても軽症であり，進行性認知症(痴呆)が前景に立つのが特徴である．ビンスワンガー病と同様な画像所見と進行性認知症(痴呆)を呈するが，もっと若年で発症する常染色体優性遺伝疾患としてcerebral autosomal dominant arteriopathy with subcortical infarcts and leukoencephalopathy(CADASIL，カダシル；皮質下梗塞と白質脳症を伴った常染色体優性遺伝性脳血管病)がある．

8　高血圧性脳症

　収縮期血圧が200 mmHg以上の急激な血圧上昇に伴って頭痛，吐気・嘔吐，視力障害などの頭蓋内圧亢進症状が出現し，精神症状，痙攣，意識障

表Ⅲ-21　脳血管性痴呆の診断基準

A. 以下の2項目によって特徴づけられる複数の認知機能障害が進展する
　1) 記憶障害(新しい情報の学習の障害と，既に学習していた情報の想起の障害)
　2) 次の認知機能の障害が一つ以上ある
　　a. 失語(言語の障害)
　　b. 失行(運動機能は障害されていないのに，運動行為が障害される)
　　c. 失認(感覚機能が障害されていないのに，対象物の見分けができない)
　　d. 統括・遂行する能力の障害(例えば立案，組織化，配列，描象の能力)
B. 上記の基準A. 1)，2)のそれぞれが原因となって，社会的活動あるいは職業的な活動に重要な障害を引き起こし，病前の機能レベルから有意に低下する
C. 認知機能障害に病因的に関連があると判断される脳血管性疾患(例：大脳皮質と皮質下白質を含むような多発梗塞)を示す局所神経症状*や検査データの異常がある(*例：腱反射亢進，Babinski徴候，仮性球麻痺，歩行障害，四肢筋力低下)
D. 上記の障害は，意識障害(せん妄)の期間中だけに出現するものではない(すなわち，意識清明時にも出現する―著者注)

(DSM-Ⅳ，1994より引用)

害に進展し，眼底では乳頭浮腫と出血や白斑などの高血圧性変化を認める．神経所見としてはびまん性に深部腱反射の亢進がみられるが，局所神経徴候は例外的である．降圧治療により神経症状は2～3日以内，長くても7日以内に回復する．降圧治療が行われなければ症状は進行し，死に至る場合もある．

◆参考図書

1) 内山真一郎：脳血管障害．黒川　清，他(編)：内科学，2分冊版Ⅱ，p1636，文光堂，1999
2) 山口武典，他：脳卒中学．医学書院，1998
3) 内山真一郎：脳血管障害．井上哲文，他(編)：内科臨床リファレンスブック，疾患編Ⅰ，最新内科学大系，p18，中山書店，1998
4) 内山真一郎：脳血管障害の診断基準・病型分類・重症度．特集：内科疾患の診断基準・病型分類・重症度．内科 85：1510-1515，2000
5) 内山真一郎：脳卒中(Brain Attack)の治療とケア．医学芸術社，2003
6) 児玉南海雄，他：モヤモヤ病．井村裕夫，他(編)：脳血管障害，最新内科学大系66，p197，中山書店，1996
7) 神田　直：高血圧性脳症．荒木淑郎，他(編)：脳血管障害，最新内科学大系66巻，p175，中山書店，1996

4）変性疾患

変性疾患とは特別の誘因がなく，ある特定の神経細胞群が緩徐に変性していく疾患の総称である．遺伝性を示す疾患群が多いが原因は不明である．本項では，パーキンソン(Parkinson)病をはじめとするパーキンソニズムをきたす疾患，脊髄小脳変性症，運動ニューロン疾患を取り上げ，アルツハイマー(Alzheimer)型認知症(痴呆)などの認知症を主とする変性疾患は別項〔『6）痴呆(認知症)』（☞107頁参照）〕で記述する．

A パーキンソニズムをきたす疾患

1 パーキンソニズム

パーキンソン病の症状は，4つの主要徴候で特徴づけられる．① 安静時振戦(resting tremor)，② 固縮(rigidity)，③ 無動(akinesia)〔または寡動・動作緩慢(bradykinesia)〕，④ 姿勢反射障害(impaired posture maintaining)である．これらの運動症状の複合をパーキンソニズムと総称する．パーキンソニズムを呈する疾患は，大きく本態性（パーキンソン病）と二次性（症候性）パーキンソニズムの2つに分けることができる（表Ⅲ-22）．パーキンソニズムの中で最も多いのがパーキンソン病であり，パーキンソニズムの85～90％を占める．

a 振戦

振戦とは身体のある部位が一定のリズムをもって律動的に反復する不随意運動の1つである．パーキンソン病でみられる振戦の周期は4～5 c/sで，安静時に主として四肢の遠位部，特に手指に

表Ⅲ-22 パーキンソニズムをきたす主な疾患，原因

A. 本態性
　パーキンソン病
B. 症候性
　1. 変性疾患
　　1) 進行性核上性麻痺
　　2) 線条体黒質変性症
　　3) シャイ・ドレーガー(Shy-Drager)症候群
　　4) 大脳皮質基底核変性症
　　5) オリーブ橋小脳萎縮症
　　6) ハンチントン(Huntington)舞踏病（固縮型）
　　7) びまん性レヴィ(Lewy)小体病
　　8) アルツハイマー病
　2. 非変性疾患
　　1) 血管性パーキンソニズム
　　2) 薬物性パーキンソニズム
　　　　ブチロフェノン系薬剤
　　　　フェノチアジン系薬剤
　　　　ベンズアミド誘導体の一部など
　　3) 脳炎後パーキンソニズム
　　4) 正常圧水頭症
　　5) 中毒性パーキンソニズム
　　　　マンガン，一酸化炭素など
　　6) プリオン病
　　7) 神経梅毒
　　8) 外傷性パーキンソニズム
　　9) 脳腫瘍
　　10) ウィルソン(Wilson)病

みられることが多い．母指と示指を伸展対立させたパーキンソン病の手に振戦が生じると，これらの指の腹を摺り合わせるような運動となり，あたかも"丸薬をまるめる(pill-rolling tremor)"ような動きとなる．振戦は随意動作時や姿勢保持によって減弱または消失し，暗算負荷のような精神的緊張や，歩行によって増強するのが特徴である．振戦は上下肢のほか，頸・顎・舌にも認められることがある．

b 固縮

筋緊張とは検者が被検者の関節を被動的に動かした時に感じられる抵抗である．パーキンソン病の筋緊張は，肘や手首において関節屈伸運動に対しガタガタとした断続的な抵抗を感じる固縮が特徴的で，歯車様固縮(cog-wheel rigidity)と呼ばれる．固縮は四肢以外にも頸部，体幹にみられる．

c 無動

無動とは動作が遅くなり，動作の開始までの時間がかかり，自発性の動作が低下する現象である．無動は歩行，寝返りや起き上がりなどの動作のほか体幹などの体のいろいろな部位にみられ，さまざまな症状を発現する．顔の表情は乏しくなり，顔面筋の固縮も加わり仮面様顔貌(mask-like face)となる．話し方は単調で抑揚がなくなり，はっきりと発音ができなくなったり，音節がはっきりせず単語がつながってしまう．

d 姿勢反射障害

姿勢反射は押し試験(push test)で評価できる．立位で患者の肩口に手を軽くあてて，急に強く前や後ろに押した時，健常者では姿勢保持反応が生じ倒れることはなく，容易に体を立て直すことができる．しかし，高度に進行したパーキンソン病ではわずかな外力でも容易に倒れてしまう．中等度に進行した患者では突進現象(pulsion phenomenon)がみられる．すなわち体の傾いた方向に足を出し，止まらなくなりついには倒れてしまう．パーキンソン病患者の姿勢や歩行は特徴的であり，立位では体幹は前屈・前傾させ，小さな歩幅で歩き，罹患側の上肢の振りが少なくなる(パーキンソン歩行，Parkinsonian gait)．体全体の速度は遅いが，歩きは小走り(festination)になったり，前方突進(propulsion)になることがある．

2 パーキンソン病

a 定義

安静時振戦，固縮，無動，姿勢反射障害を主症状とする中高年に好発する神経変性疾患である．病理学的には黒質線条体ドパミン性神経細胞の変性ならびにレヴィ小体(Lewy body)の出現が特徴である．

b 病理

中脳黒質緻密層の神経細胞の変性が最も顕著で，メラトニン含有のドパミン作動性ニューロンの変性脱落を認める．エオジン好染の細胞内封入体であるレヴィ小体が出現する．青斑核にも同様な所見が認められる．

c 病態

黒質緻密層の神経細胞は軸索を線条体に送っている．パーキンソン病ではその変性脱落によって黒質線条体ドパミン系(nigrostriatal dopaminergic system)の障害が起こる．線条体におけるドパミン欠乏がパーキンソン病の多くの症状に関連する．

d 発症機序

黒質細胞の変性機序は不明である．MPTP（1-methyl-4-phenyl-1, 2, 3, 6-tetrahydropyridine）は，麻薬の代謝産物であり，これを注射した人にパーキンソニズムが多発したことから神経毒としてのMPTPが注目された．環境因子や酸化的ストレスの関与などが考えられるが，一次的な原因は不明である．一部の家族性パーキンソン病ではα-シヌクレイン（α-synuclein）遺伝子，パーキン（Parkin）遺伝子などの遺伝子異常が関与している．

e 疫学

通常孤発性である．本邦における有病率は人口10万人に対し110人程度である．近年，高齢者人口の増加によって，有病率がやや増加した．変性疾患の中でアルツハイマー病に次いで多い疾患である．

f 症状

初発年齢は50歳代前半〜60歳代前半が最も多いが，20〜80歳代まで広い範囲の発症がある．初発症状としては振戦が最も多く，70％にみられる．振戦や歯車様固縮はしばしば一側性に始まるが，症状の進行とともに両側性となる．しかし，病初期からの左右差が認められる．一側性に数年の経過で進行することもある．運動麻痺がないのに速い運動ができない無動も特徴的な症状である．声が小さく単調となり，字が小さくなる（小字症, micrographia）．姿勢反射障害に伴い歩き出すと次第に小走りになったり，前方突進に移行する．姿勢は特徴的な前屈姿勢となる．進行すると体幹の動きが鈍くなり，寝返りをうったり，歩行時に方向を変えたりするのが困難になる．自動運動の減少により，歩行時の腕の振りの消失，まばたきの減少，仮面様顔貌，流涎などが出現する．

自律神経障害がしばしば認められ，便秘や低血圧を認めることが多い．

歩行の特徴はパーキンソン歩行に加え，すくみ足歩行（frozen gait）がみられる．これは歩行開始や方向転換時に足が床に貼りついたように動かなくなる現象である．パーキンソン病では無動による著しい運動障害があるにもかかわらず，"火事だ"との叫びで走り出したりする奇妙な現象がみられることがあり矛盾性運動（kinésie paradoxale）と呼ばれる．

精神症状としては20％に知的機能の低下が合併するが，高齢者のことが多く，中心症状となることはない．自発性の低下した精神緩慢（bradyphrenia）により質問に対する反応が遅くなるが記憶障害はない．十分な時間をかければ正しい解答を引き出すことができる．認知症に幻視などの精神症状を伴う場合は，びまん性レヴィ小体病〔レヴィ小体型認知症（diffuse Lewy body disease）〕が疑われる．

g 治療

治療の原則は薬物治療であるが，症例によっては外科的治療が行われることがある．

1）薬物治療

パーキンソン病の治療に使用されている主な薬剤を表Ⅲ-23にまとめた．薬物治療の実際は個々の患者により，また病期により異なる．治療の目標は日常生活の自立である．

脳内で減少したドパミンを補うためのドパミン補充療法が確立されている．ドパミン系の作用を増強する効果がある薬剤として，そのほかドパミン受容体を直接刺激するドパミンアゴニスト，ドパミンの分解酵素阻害薬（モノアミン酸化酵素B阻害薬）などがある．抗コリン薬は，線条体アセチルコリン受容体をブロックすることによって，アセチルコリンとドパミンの不均衡を修正し，抗パーキンソン作用を発揮する．アマンタジンは，

表Ⅲ-23　主な抗パーキンソン病薬

1. ドパミン含有製剤：ドパミンの補充
   - L-ドパ（レボドパ）単剤
   - 脱炭酸酵素阻害剤配合のレボドパ製剤
     カルビドパ，ベンセラジド配合薬
2. アセチルコリン作動薬：線条体内アセチルコリン／ドパミン不均衡の修正
   - 抗コリン薬
     トリヘキシフェニジルなど
3. ドパミン受容体刺激薬：ドパミン受容体に結合しドパミン作用を現す
   - 麦角アルカロイド系
     ブロモクリプチン，ペルゴリド，カベルゴリン
   - 非麦角アルカロイド系
     タリペキソール
4. ドパミン放出促進薬：神経終末からのドパミン遊離促進
     アマンタジン
5. モノアミン酸化酵素B阻害薬：脳内ドパミン代謝を抑制
     セレギリン
6. ノルアドレナリン補充薬：ノルアドレナリンの前駆物質の補給
     ドロキシドパ

線条体ドパミンニューロンの神経終末からのドパミン放出促進作用がある．

L-ドパ（レボドパ）は，脳内に入り芳香族アミノ酸脱炭酸酵素の作用でドパミンに変わり，減少しているドパミンを補い抗パーキンソン病効果をもたらす．末梢性ドパ脱炭酸酵素阻害薬配合剤は，L-ドパからドパミンへの代謝をブロックするが，血液脳関門を通過しないので，脳内でのドパミンへの代謝は阻害しない．このため末梢でのドパミン代謝が抑制されるため，L-ドパの必要量が少なくすみ，消化器系の副作用は少ない．

L-ドパの長期服用による問題点として，ジスキネジー（dyskinesia）に代表されるドパ誘発性不随意運動や症状の日内変動がある．L-ドパの薬効時間が短縮して服薬2〜3時間すると急に症状が再現したり（すり減り現象，wearing-off phenomenon），服用時間とは関係なく症状が急に悪くなる（オンオフ現象，on-off phenomenon）ことがある．ドパミンアゴニストを使用したり，消化管からの吸収を促進させる方策を考える．

2）外科的治療

薬物治療で症状が軽減しない場合にのみ行われる場合がある．定位視床Vim核破壊術（thalamotomy）は振戦に，定位淡蒼球内節破壊術（pallidotomy）はL-ドパ誘発性ジスキネジー，無動や固縮が強い場合に対し施行される．視床Vim核刺激，淡蒼球内節刺激も行われることがある．

h 予後

L-ドパ治療の導入後，予後は改善され，生命予後は一般人口の90％以上となり，天寿を全うできる場合が増えている．薬物療法によって10年以上自立した生活を送ることも可能である．

3 進行性核上性麻痺

進行性核上性麻痺（progressive supranuclear palsy）は，進行性の核上性眼球運動麻痺（注視麻痺），項部ジストニー，偽性球麻痺，認知症を呈する．有病率は人口10万人当たり5〜10人である．孤発性で発症は60歳代が多く，初発症状は歩行障害，頻回の転倒，眼症状（物が見づらい），性格変化，記銘力低下であることが多い．体幹に固縮が強く四肢には比較的軽い．認知症の程度は軽く，忘れっぽさや思考の緩徐化，情動・性格の変化などが特徴で，皮質下認知症（subcortical dementia）と呼ばれる．転倒を繰り返し，外傷や骨折を負うことも多い．偽性球麻痺による嚥下障害によって誤嚥を起こすことが多い．病理学的には，黒質，歯状核，赤核，淡蒼球，視床下核で神経細胞脱落，グリオーシスがみられ中脳・橋被蓋の萎縮，脳幹，皮質下核の神経原線維変化（neurofibrillary tangle）が特徴的である．生化学的にはタウ蛋白の蓄積を認める．画像上，第三脳室の拡大や中脳被蓋部の萎縮を認める．

治療はパーキンソン病に準じた薬物治療を行うが，反応は悪い．

4 多系統萎縮症(MSA)

線条体黒質変性症(striatonigral degeneration ; SND), シャイ・ドレーガー(Shy-Drager)症候群, オリーブ橋小脳萎縮症(olivopontocerebellar atrophy ; OPCA)は病変分布に共通する部分が多く, 3者を独立した疾患とは考え難いことから病理学的には一括して多系統萎縮症(multiple system atrophy ; MSA)と呼ぶ. MSAの病理学的特徴はオリゴデンドロサイト内嗜銀性封入体(glial cytoplasmic inclusion)である. MSAはパーキンソニズムの10％を占める.

a 線条体黒質変性症

固縮を主体とする緩徐進行性のパーキンソニズムを呈する. 孤発性で, 発症年齢はパーキンソン病とほぼ同じである. 歩行障害で発症することが多く, 緩徐進行性に両側同時ないし一側性の筋固縮・無動で発症する. 典型的な安静時振戦の出現は少ないが, 姿勢時振戦が認められることがある. 自律神経症状, 錐体路症状, 小脳症状を認めることがある. 自律神経症状としては起立性低血圧, 神経因性膀胱, 発汗異常, 陰萎などを認める. 声門外転障害に伴う吸気性喘鳴(inspiratory stridor)がみられ, 睡眠障害や時に突然死の原因となることもある. 声門外転障害はSNDに限らず他のMSAにおいてもみられる. SNDはパーキンソン病との鑑別が困難なことがあるが, L-ドパの効果が十分でないことで鑑別ができる. 病理学的には著しい線条体(被殻)の萎縮, 神経細胞変性, 褐色色素沈着と黒質の変性を認める.

パーキンソン病に準じた薬物治療を行うが治療に対する反応は悪い. 自律神経症状に対する治療も行われる.

5 大脳皮質基底核変性症

大脳皮質基底核変性症(corticobasal degeneration)は孤発性で, 50～60歳代で発症する. 初発症状は麻痺を伴わない運動拙劣, 肢節運動失行が特徴的である. 他人の手徴候(alien hand sign)や拮抗失行がみられることもまれではない. 経過中, 認知症, 眼球運動障害, ジストニー肢位などを認め, 症状には左右差がみられる. ミオクローヌスなどの不随意運動も認められることがある. 経過中, 多彩な症状とともにパーキンソニズムが加わる. 病理学的には大脳皮質, 線条体(尾状核・被殻)・淡蒼球, 視床, 黒質, 小脳歯状核などの神経細胞脱落, グリオーシスがみられる. まれな疾患であり, 進行性核上性麻痺よりも頻度は少ない.

治療はパーキンソン病に準じて行うが, 治療に対する反応は悪い.

6 その他のパーキンソニズムをきたす疾患

パーキンソニズムをきたす疾患として変性疾患以外のものでは, 血管性パーキンソニズム, 薬物性パーキンソニズム, 脳炎後パーキンソニズム, 正常圧水頭症などがある.

B 脊髄小脳変性症

　孤発性ないし家族性で緩徐に発症し，進行性に経過する原因不明の小脳失調症を総称して脊髄小脳変性症(spinocerebellar degeneration)という．症状の主体は小脳性の筋緊張低下，起立・歩行の失調，四肢協調運動障害，構音障害などである．病型により，錐体外路症状，自律神経症状，認知症，下位運動ニューロン障害，感覚障害などを伴うことがある．脊髄小脳変性症は大きく非遺伝性と遺伝性に分けられる(表Ⅲ-24)．有病率は人口10万人当たり10人程度であり，非遺伝性のものが60％，遺伝性のものが40％を占める．

表Ⅲ-24　脊髄小脳変性症の分類

A. 非遺伝性脊髄小脳変性症
　1. 多系統萎縮症(MSA)
　　1) オリーブ橋小脳萎縮症(OPCA)
　　2) 線条体黒質変性症(SND)
　　3) シャイ・ドレーガー症候群
　2. 皮質性小脳萎縮症
　3. 二次性小脳皮質萎縮症
　　1) アルコール性
　　2) 内分泌性
　　3) 薬剤性
　　4) 傍腫瘍性小脳萎縮症
B. 遺伝性脊髄小脳変性症
　1. 常染色体優性遺伝型小脳失調症
　　 spinocerebellar ataxia(SCA)*
　2. 歯状核赤核淡蒼球ルイ体萎縮症(DRPLA)
　3. フリートライヒ(Friedreich)病
　4. 遺伝性周期性失調症(hereditary episodic ataxia)
C. 家族性痙性対麻痺(familial spastic paraplegia)

*原因遺伝子によりSCA1～25に分類されている

1 非遺伝性脊髄小脳変性症

a オリーブ橋小脳萎縮症(OPCA)

　中年以降に発病し，進行性の小脳失調を呈し，オリーブ核，橋の灰白質，中小脳脚の変性，萎縮をきたす．脊髄小脳変性症の中で最も多く，全体の35％を占める．

1) 病理

　橋の横走線維・中小脳脚，下小脳脚，オリーブ核，小脳白質の変性と小脳皮質，橋核，オリーブ核の細胞変性が認められる．小脳皮質のプルキンエ(Purkinje)細胞の変性は上虫部に強い．被殻に細胞変性がみられ，黒質にも細胞変性・脱落，グリオーシスがある．胸髄側柱やオヌフ(Onuf)核の神経細胞も脱落する．脊髄錐体路の変性が軽度認められる．

2) 症状

　初期には起立・歩行の失調が主体で，進行とともに四肢の協調運動障害，眼振，不明瞭発語(slurred speech)，断綴性発語(scanning speech)といった構音障害などが加わる．5年以内に錐体外路症状が加わることが多く，進行とともに小脳症状は目だたなくなる．錐体外路症状は，筋固縮，動作緩慢などのパーキンソニズムを呈する．起立性低血圧や尿失禁などの自律神経症状や腱反射亢進，バビンスキー(Babinski)徴候陽性など錐体路徴候を伴うこともある．

3) 検査所見

　CT・MRIでは，小脳は虫部，半球とも萎縮し，第四脳室の拡大，橋の萎縮がみられる(図Ⅲ-30)．

b 皮質性小脳萎縮症(CCA)

　皮質性小脳萎縮症(cortical cerebellar atrophy；CCA)は中年以降に発症し，小脳失調を主症状とし，病理学的に小脳皮質と下オリーブ核の変性を主病変とする．脊髄小脳変性症の15％を占める．

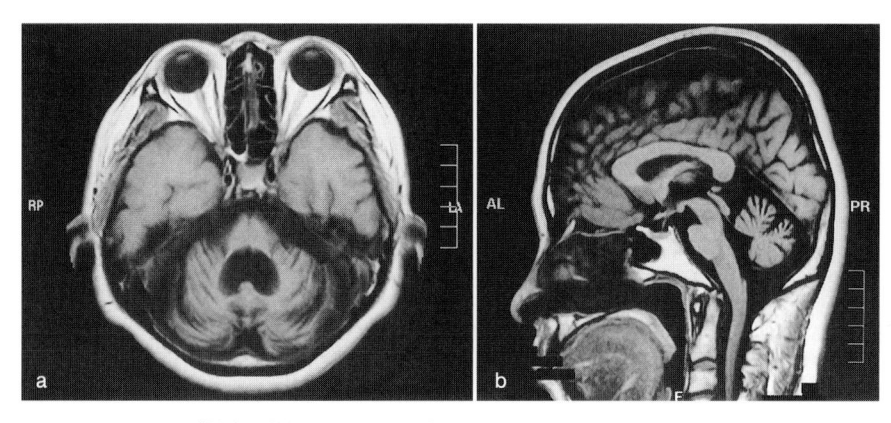

図Ⅲ-30　オリーブ橋小脳萎縮症における頭部MRI
a．軸状断（T1強調画像），b．矢状断（T1強調画像）．
小脳は虫部，半球ともに萎縮し，第四脳室の拡大，橋の萎縮がみられる．

1）病理

小脳皮質と下オリーブ核の萎縮が生じる．小脳皮質はプルキンエ細胞が脱落する．小脳上部虫部（前葉）に病変が著しい．

2）症状

初発症状は歩行障害や構音障害で，小脳症状のみで進行する．失調症状は起立・歩行障害が目だち，開脚歩行となり体幹が動揺して倒れやすい．

3）検査所見

CT・MRIで小脳皮質の萎縮（特に小脳虫部，小脳前葉に目だつ）を認める．第四脳室の拡大，橋・中脳の萎縮はない．

C 二次性小脳皮質萎縮症

アルコール，抗てんかん薬（フェニトイン），甲状腺機能低下，傍腫瘍性小脳変性症（paraneoplastic cerebellar degeneration）などに伴う小脳皮質萎縮症が含まれる．

2 遺伝性脊髄小脳変性症

近年，遺伝性脊髄小脳変性症は原因遺伝子の座ないしは遺伝子異常が明らかになり，従来の臨床病理学的分類とは別に遺伝子型によってspinocerebellar ataxia（SCA；脊髄小脳失調症）1, 2, 3, 4, 5, 6, 7のように命名されている．

常染色体優性遺伝疾患であるSCA 1, 2, 3, 6, 7, 17，歯状核赤核淡蒼球ルイ体萎縮症（dentato-rubro-pallido-luysian-atrophy；DRPLA）の原因遺伝子ではCAGもしくはCTGという3塩基の繰り返し（リピート）が正常に比べて異常伸長している．この結果，翻訳されてできている蛋白質においてポリグルタミンが病因に結び付いているものと考えられている．このポリグルタミン病の共通した特徴として，世代間促進現象（世代を経るごとに発症が若年化し重症化する傾向）が認められる．以下に代表的な疾患について簡単に述べる．

SCA 3〔マシャド・ジョセフ（Machado-Joseph）病；MJD/SCA3〕は世界的に最も頻度の高いもので，ジストニーのような錐体外路症状，眼瞼後退によるびっくり眼（bulging eye）をきたすのが特徴である．

SCA 6は日本においてMJD/SCA3とともに多く，病変部位がほぼ小脳に限局しているため小脳失調のみを呈するのが特徴である．

DRPLAは，日本には多く，欧米ではまれであることが知られている．20歳以下で発症するものはミオクローヌス，てんかん，知能低下が急速

に進行し，成人発症では小脳失調，舞踏アテトーゼに人格変化が加わる．

　常染色体劣性遺伝型脊髄小脳変性症は日本では頻度が少ない．フリートライヒ（Friedreich）病は，思春期以前に失調性歩行により発症し緩徐に進行する．足の変形（凹足，pes cavus），脊柱側彎といった骨格の変形も特徴的である．

C　運動ニューロン疾患

　運動ニューロン疾患（motor neuron disease）は，上位運動ニューロンと下位運動ニューロンの一方のみ，あるいは両者が選択的におかされる疾患の総称である．上位，下位運動ニューロンの両者がおかされるのが筋萎縮性側索硬化症であり，下位運動ニューロンのみがおかされるのが脊髄性進行性筋萎縮症である（表Ⅲ-25）．

1　筋萎縮性側索硬化症

a　定義

　筋萎縮性側索硬化症（amyotrophic lateral sclerosis；ALS）は中年以降に発症し，進行性に上位，下位運動ニューロンが変性脱落する疾患である．単にALSといった場合にはブニナ（Bunina）小体がみられる古典型ALS〔シャルコー（Charcot）病〕をさす．

b　疫学

　有病率は10万人に2～6人程度である．遺伝性のものは5～10％にみられる．男女比は2：1で男性に多い．

c　病理

　脊髄前角の大型神経細胞の脱落が著明である．ブニナ小体と呼ばれるエオジン好性の細胞内封入体がみられる．側索は主に太い神経線維がおかされ軸索も髄鞘も消失する．人工呼吸器を使用して10年以上生存したような特殊な例を除いて，脳幹の第Ⅲ，Ⅳ，Ⅵ神経核には変化がない．仙髄の

表Ⅲ-25　運動ニューロン疾患で生じる臨床像

下位運動ニューロンの障害	上位運動ニューロンの障害
1. 延髄支配筋の障害：球麻痺 　顔面筋下半部，口蓋，咽頭，喉頭の筋力低下，筋萎縮，線維束収縮（舌の筋で顕著）	1. 延髄支配筋の障害：偽性球麻痺 　顔面筋下半部，下顎，口蓋，咽頭，喉頭，舌の筋力低下，運動の緩徐，痙縮 　下顎反射亢進，強制笑い，強制泣き
2. 四肢筋と体幹筋の障害 　四肢，体幹の筋のどこかに筋力低下，筋萎縮，線維束収縮を生じる 　感覚障害はない 　小手筋がおかされることが多い	2. 四肢筋と体幹筋の障害 　筋力低下，痙縮，クローヌス，バビンスキー徴候を認める 　四肢のどこにでも生じるが，下肢がおかされることが多い 　膀胱直腸障害はない 　感覚障害はない

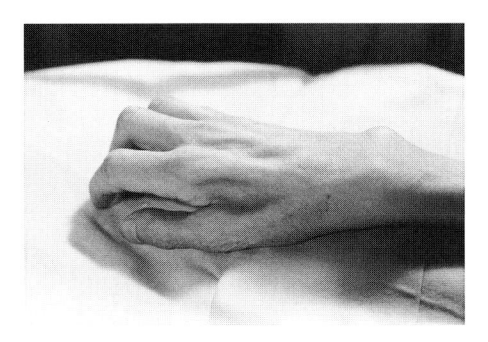

図Ⅲ-31　筋萎縮性側索硬化症における手指筋，骨間筋の萎縮
（岩田　誠先生提供）

オヌフ核にも変化はみられない．
　家族性ALSでは脊髄後索やクラーク柱，脊髄小脳路の変性もみられる．20％に第21染色体上のスーパーオキシドジスムターゼ1（Cu/Zn super-oxide dismutase 1 ; *SOD1*）遺伝子の点変異がみられる．

d 症状

　40〜60歳代に緩徐に発病する．初発症状として，ボタンをはめたりするような細かな動きが障害され，手指のこわばりや筋力低下として発症することが多い．上肢や肩甲帯にかけて線維束性収縮（fasciculation）が出現する．数週間後には反対側にも同様な症状が出現する．その後，手指や上肢の筋萎縮，上下肢の軽度の痙性，腱反射の亢進が加わり，バビンスキー徴候が認められる．母指球，小指球や筋骨間筋の萎縮が特徴的である（図Ⅲ-31）．手全体が扁平になる猿手（ape hand）や，指が中手・指節関節で屈曲位をとる鷲手（claw hand）を呈する．進行すると舌の萎縮（図Ⅲ-32）が明らかとなり，頸筋，咽頭・喉頭筋，さらに体幹や下肢が障害される．知能や眼球運動は障害されず，感覚障害，膀胱直腸障害，褥創は認められない．このほか進行様式はさまざまなかたちをとり，下肢や球麻痺症状で発症することがある．全身の随意筋の筋力低下や筋萎縮のため眼球を除いて自力で動かせなくなり呼吸も障害される．

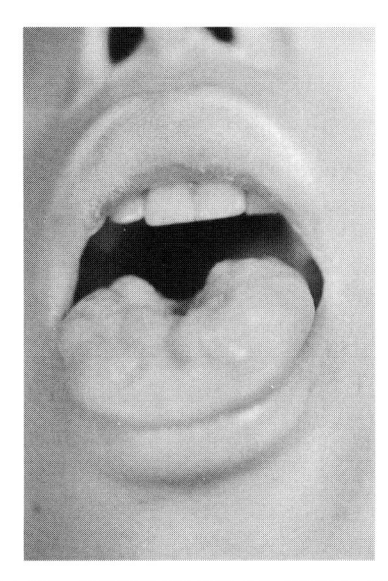

図Ⅲ-32　筋萎縮性側索硬化症における舌の萎縮
（岩田　誠先生提供）

e 検査所見

　針筋電図で，脱神経所見（安静時の線維性収縮電位，fibrillation potential）に加え，随意収縮時の運動単位電位の減少，高振幅電位，多相性で持続時間の長い電位が出現し，神経原性変化の特徴を示す．

f 治療・予後

　対症的治療が中心である．興奮性アミノ酸抑制効果のあるリルゾール（riluzole）は延命効果が期待される．嚥下障害に対しては，経鼻経管栄養や胃瘻の造設が必要である．呼吸筋麻痺に対しては補助呼吸を行わない限り平均3年で死亡する．球麻痺型では経過が速く，発病後1〜2年で死亡する．

2　脊髄性進行性筋萎縮症

　脊髄性進行性筋萎縮症（spinal progressive muscular atrophy ; SPMA）は常染色体劣性遺伝形式をとり，3型に分類される．Ⅰ型〔重症型，ウェル

ドニッヒ・ホフマン(Werdnig-Hoffmann)病〕, Ⅱ型(中間型), Ⅲ型〔軽症型, クーゲルベルク・ベランダー(Kugelberg-Welander)病〕がある. 原因遺伝子はいずれも第5染色体長腕にある.

ウェルドニッヒ・ホフマン病は, 生後6か月までに発症する重症型である. 脳幹・脊髄の下位運動ニューロンの変性・消失が高度である. 患児はぐにゃぐにゃ乳児(floppy infant)で, 腱反射の消失, 体幹・四肢近位筋優位の筋力低下を示す. 呼吸筋力が弱く, 1歳半までに死亡する.

クーゲルベルク・ベランダー病は幼児から思春期にかけて発症し, 四肢, 特に下肢筋位筋の筋力低下・筋萎縮が徐々に進行する. 30歳ごろまでに歩行不能になることが多いが, 生命予後はよい.

3 球脊髄性筋萎縮

球脊髄性筋萎縮(bulbospinal muscular atrophy, Kennedy-Alter-Sung disease)は伴性劣性遺伝で, 性染色体上に存在するアンドロゲン受容体遺伝子のexon 1にあるCAGリピートの異常伸張による. 発症年齢は30〜40歳代で, 下肢筋力低下で発症し, 球麻痺, 舌の萎縮が出現する. 姿勢時振戦, 女性化乳房, 不妊が認められる. 極めて緩徐に進行し60歳ごろまで日常生活は自立している. 病理学的には主病変は脊髄前角と脳幹運動神経核の下位運動ニューロンの高度の脱落である. ALSとは異なり残存ニューロンの変性像は乏しく, 上位運動ニューロンの障害もない.

◆参考図書
1) 岩田 誠:神経症候学を学ぶ人のために. 医学書院, 1994
2) 水野美邦, 栗原照幸(編):標準神経病学. 医学書院, 2000
3) Victor M, Ropper AH : Principles of Neurology, 7th ed. McGraw-Hill, New York, 2001

5）脱髄疾患

A 概念

　神経系の情報伝達は，神経線維を流れる電気シグナルによって行われている．神経線維には無髄神経と有髄神経があるが，有髄神経では，神経細胞の突起である軸索（axon）は，あたかも電線が絶縁体で被覆されているように，髄鞘形成細胞の細胞膜によって作られる髄鞘（ミエリン）で何層にも覆われている．髄鞘形成細胞は中枢神経系では乏（稀）突起膠細胞（oligodendroglia）であり，末梢神経系ではシュワン（Schwann）細胞である．髄鞘形成細胞が作る1つひとつの髄鞘の単位を髄節という．個々のシュワン細胞が形成する髄節は1つであるのに対し，乏突起膠細胞は数十本の突起を伸ばして多数の軸索に髄節を形成する．
　神経線維の電気シグナルは髄節と髄節の間のランヴィエ（Ranvier）絞輪を跳躍するようにして高速で伝導する（跳躍伝導）．髄鞘は絶縁体として働き，電気シグナルの伝播が円滑に行われるのを助けている．髄鞘が傷害されると，その部分で漏電

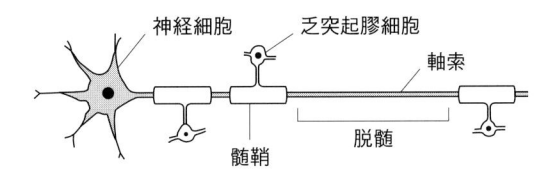

図Ⅲ-33　脱髄を伴う神経線維

が起こり，電気シグナルの減弱，伝達速度の遅延による多彩な神経症状を引き起こすこととなる（図Ⅲ-33）．このように髄鞘が変性・脱落する病的状態を脱髄（demyelination）というが，髄鞘が一次的に障害される原因不明の疾患群を総称して脱髄疾患（demyelinating disease）という．髄鞘形成細胞には髄鞘を再生する能力があるため，脱髄の原因が取り除かれれば神経症状は比較的よく回復する．これらの疾患群では原則として神経細胞や軸索は傷害されないが，脱髄が高度になると軸索障害が加わり，神経症状が遷延する．

B 分類

　脱髄疾患は大きく分けて中枢神経系と末梢神経系に分けられるが，通常，脱髄疾患というと中枢神経系のものをさす．さらに中枢神経系の脱髄疾患は炎症性・自己免疫性と，先天性代謝障害性に分けられる．

　炎症性・自己免疫性脱髄疾患とは，髄鞘が炎症や感染，自己免疫機序によって破壊される病態であり，多発性硬化症（multiple sclerosis；MS），急性散在性脳脊髄炎（acute disseminated encephalomyelitis；ADEM）などがその代表である．先天性

表Ⅲ-26 中枢神経系脱髄疾患の分類

1. 炎症性・自己免疫性
    1) 多発性硬化症（MS）
    2) 視神経脊髄炎〔デビック（Devic）病〕
    3) 同心円硬化症〔バロー（Baló）病〕
    4) 急性散在性脳脊髄炎（ADEM）
    5) 炎症性広汎硬化症〔シルダー（Schilder）病〕
    6) 急性出血性白質脳炎〔ハースト（Hurst）脳炎〕
2. 先天性代謝性
    1) 副腎白質ジストロフィー（ALD）
    2) 異染性白質ジストロフィー（MLD）
    3) クラッベ（Krabbe）病
    4) スダン好性白質ジストロフィー〔ペリツェウス・メルツバッハー（Pelizaeus-Merzbacher）病〕
    5) カナヴァン（Canavan）病
    6) アレキサンダー（Alexander）病
3. その他
    1) 亜急性硬化性全脳炎（SSPE）
    2) 進行性多巣性白質脳症（PML）
    3) 橋中心髄鞘崩壊症（CPM）
    4) マルキアファーヴァ・ビニャミ病
    5) ビンスワンガー病

代謝性脱髄疾患は，多くは遺伝性の代謝障害による髄鞘形成不全であり，副腎白質ジストロフィー（adrenoleukodystrophy；ALD）や異染性白質ジストロフィー（metachromatic leukodystrophy；MLD）が含まれる．その他，遅発性ウイルス感染症である進行性多巣性白質脳症（progressive multifocal leukoencephalopathy；PML），亜急性硬化性全脳炎（subacute sclerosing panencephalitis；SSPE），後天性の代謝障害による橋中心髄鞘崩壊症（central pontine myelinolysis；CPM），マルキアファーヴァ・ビニャミ（Marchiafava-Bignami）病，血管障害によって起こるビンスワンガー（Binswanger）病などが挙げられる（表Ⅲ-26）．

C 多発性硬化症

1 概念

多発性硬化症（MS）は，中枢神経系脱髄疾患の中で最も多いものである．主として若年成人をおかす疾患であり，大脳，小脳，脳幹，脊髄，視神経などの中枢神経組織に多巣性の脱髄病変が生じる．そして，これらの病変に基づく多彩な神経症状が再発と寛解を繰り返す．すなわち時間的・空間的に多発性の経過を示すことを特徴とする疾患である．

2 疫学

欧米に多くアジアに少ない疾患である．一般に緯度が高くなるほど有病率が高くなり，北ヨーロッパ，米国北部，カナダ，オーストラリア南部では有病率は人口10万人当たり50～80人であるが，米国南部やオーストラリア北部では10人以下と推定される．アジアやアフリカでは有病率はさらに低い．また，人種による感受性の差も明らかであり，白人に比べて東洋人では少なく，黒人には極めてまれである．

日本での有病率は10万人当たり3～5人程度とされている．初発年齢は30歳をピークとして，

約80%が15〜50歳の間に発症し，男性より女性に多い．

3 病因

MSの病因はいまだに不明であるが，遺伝的素因と環境因子の関与が明らかにされている．

欧米では家族内発症を示す家系が多数あるが，日本では家族内発症は極めてまれである．一卵性双生児の1人がMSを発症した場合にもう1人がMSになる確率は20〜40%であり，二卵性双生児における発症率よりもはるかに高い．発症に関与する遺伝子は複数あると考えられているが，MS患者では組織適合抗原(*HLA*)のHLA DRB1*1501遺伝子を持った人が多いことがわかっている．しかし，この*HLA*遺伝子を持っている人が必ずしもMSになるわけではない．日本人MSの*HLA*の検討では，視神経脊髄型MSでDPB1*0501の頻度が有意に高いことが報告されている．

また，思春期以前に過ごした地域によって発症率が異なることがわかっており，何らかの環境因子，中でもウイルスなどの感染因子への曝露が発症に関与していると考えられている．ヘルペス属ウイルスやレトロウイルスなど，今までに種々のウイルスとの関連が指摘されてきたが，いまだに特定のウイルスの関与は証明されていない．

したがって，「MSになりやすい体質の人が思春期以前にウイルスなどの何らかの環境因子に接触したことが引き金となって，異常な自己免疫応答が生じ，中枢神経組織に炎症性脱髄が起こることによってMSを発症する」と考えられている．中でも，現在考えられている病因論として最も有力なのは，分子相同仮説である．これは，中枢神経のミエリンに類似した分子構造を持つ何らかのウイルスへの感染によって活性化されたT細胞が，血管脳関門を通過して中枢神経組織に入り，誤って自己のミエリンを敵とみなして攻撃することによって炎症，脱髄を生じるという説である．

標的となる自己抗原としてはミエリン構成蛋白であるミエリン塩基性蛋白(myelin basic protein；MBP)やプロテオリピッド蛋白(proteolipid protein；PLP)などが注目されている．MSの動物モデルとされている実験的アレルギー性脳脊髄炎(experimental allergic encephalomyelitis；EAE)では，MBPやPLPとアジュバントで感作することによって中枢神経に脱髄を引き起こすことができる．また，EAEを発症した動物から採取したT細胞を他の動物に移入することでもEAEを誘導できることがわかっており，分子相同仮説を支持する．

4 病理

大脳，脳幹，小脳，脊髄などの白質および視神経にさまざまな大きさの脱髄巣が多巣性に認められる．大脳では特に側脳室周囲や脳梁に好発する．大きさは数mm〜数cmで周囲の正常組織との境界は明瞭である．急性期には髄鞘が崩壊するとともに貪食細胞や星状膠細胞が増生し，小血管周囲にリンパ球が浸潤する．脱髄巣は髄鞘染色で染色性の抜けた部分として明瞭に観察される．慢性期にはグリア細胞の増加のために脱髄巣は硬化する．MSとは，このように中枢神経組織に硬化性病変が多発することからつけられた病名であり，新旧さまざまな病巣が存在するのが特徴である．

5 病型分類

急速に神経症候が出現し，再発と寛解を繰り返す再発寛解型，再発寛解型で始まった後に6または12か月以上にわたって持続的進行を示す二次性進行型，初期から明らかな寛解がなく，長期にわたって持続的に進行する一次性進行型などがある．日本では大部分が再発寛解型である(図Ⅲ-34)．

また，病巣の分布から，脳にも病巣のある古典

1. 再発寛解型

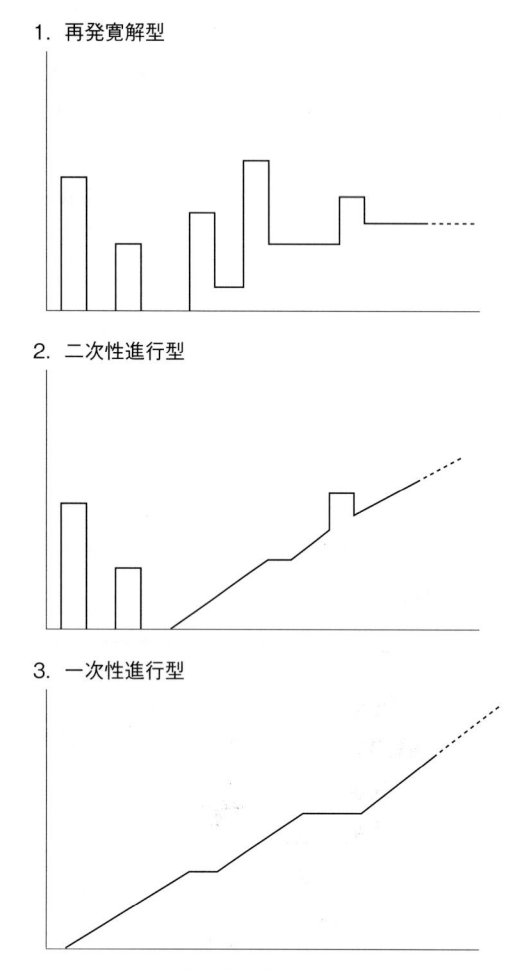

2. 二次性進行型

3. 一次性進行型

図Ⅲ-34　多発性硬化症の経過による分類

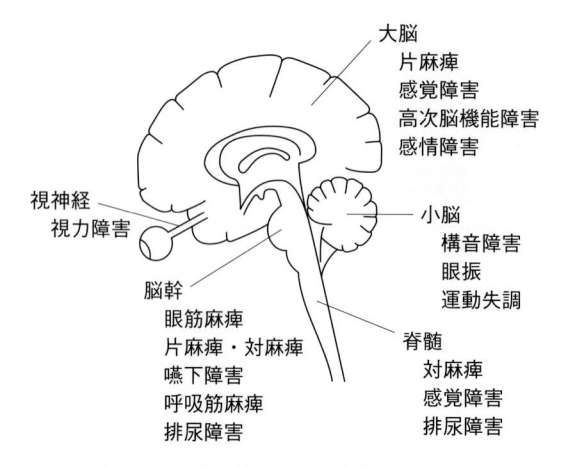

図Ⅲ-35　多発性硬化症の病巣と神経症候

（普通）型と，視神経と脊髄内に病変が限局した視神経脊髄型に分類される．日本を中心としたアジア諸国では視神経脊髄型の頻度が高いことが注目されている．

6 臨床症状

多くの症例が急性または亜急性に発症し，症状は1週間以内にピークに達する．過労，ストレスや感染が契機になることが多い．

初発症状としては視力障害が最も多く，上下肢の運動麻痺，四肢・体幹などのしびれ感や感覚鈍麻，歩行障害などがこれに次ぐ．その他，複視，運動失調，排尿障害，構音障害などが多くみられる．

全経過中にみられる神経症候としては，中枢神経障害に基づくあらゆる症状が出現しうる（図Ⅲ-35）．運動麻痺は脱髄巣の部位と大きさに応じて単麻痺，片麻痺，対麻痺，四肢麻痺などさまざまなかたちをとる．大脳病変による認知機能障害や感情障害も少なくない．日本人では視神経と脊髄病変に起因する症状がみられる頻度が高く，小脳症状が少ないことが知られている．体温が上昇した時に症状が悪化するウートホフ（Uhthoff）徴候，頸部を前屈した際に電撃痛が背中を下降するレルミット（Lhermitte）徴候や四肢の一部に起こる有痛性強直性痙攣（painful tonic seizure）はMSに特徴的な所見である．橋の内側縦束（MLF）の障害による核間性眼筋麻痺（側方注視時に一側眼の内転障害と外転眼の眼振がみられ，輻輳は保たれている）も比較的MSに特異的であり，両側性の核間性眼筋麻痺ではMSの可能性が高い．

通常，これらの症状は数週間程度で回復するが，その後再発を繰り返し，次第に回復が不完全になって種々の後遺症を残すことが多い．しかし，症状や臨床経過は患者ごとにまったく異なり，再発のほとんどない良性型も存在する．

7 検査所見

a 髄液

髄液検査では急性期に軽度の単核球増加（10〜50/mm^3）と蛋白増加（5〜100 mg/ml）がみられ，症状の寛解とともに正常化することが多い．髄液中のγ-グロブリン，特にIgGが増加することが多い．髄液の免疫電気泳動でγ-グロブリン領域にオリゴクローナルIgGバンドが検出されることがあり，MSに特徴的であるが，欧米のMSに比べて日本人MSでの検出率は低い．急性期には髄液中にミエリン塩基性蛋白（MBP）が出現することが多い．

b CT，MRI（図III-36）

頭部CTでは大脳白質，特に脳室周囲に大小さまざまな脱髄巣が斑状の低吸収域として認められる．脱髄病巣の検出にはMRIは特に有用であり，大脳，小脳，脳幹，脊髄，視神経においてT2強調画像で高信号域として描出される．臨床症状を呈さない潜在性病巣が検出されることも多い．ガドリニウム（Gd-DTPA）による造影T1強調画像では急性期の活動性病巣が明瞭に増強される．脳梁の病変や，脳幹の両側にまたがる病巣，長軸が側脳室から放射状に分布する病巣は比較的MSに特徴的である．脱髄が高度になると脳萎縮，脳梁萎縮をきたし，脳室が拡大する．

c 大脳誘発電位

臨床症状を呈さない時でも大脳誘発電位に異常がみられることがあり，潜在性の病変を検出できるため，診断困難な患者では特に有用である．
視覚誘発電位検査（VEP）は視神経の障害，体性感覚誘発電位検査（SEP）は体幹・四肢の感覚障害，聴性脳幹反応検査（ABR）は脳幹の障害を検出するのにそれぞれ用いられ，症状を呈さないMS患者でも半数近くに潜時の延長や正常波形の消失などの異常がみられる．

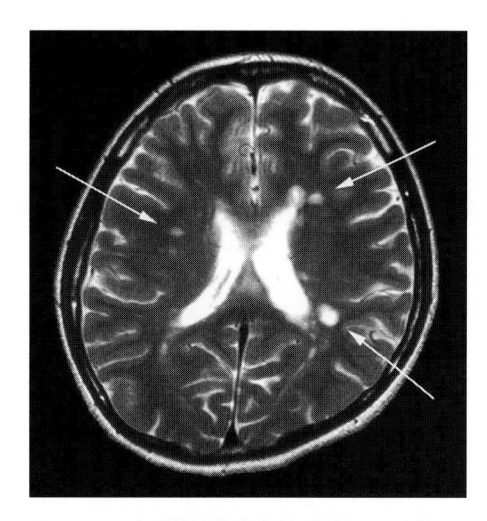

図III-36 多発性硬化症患者の頭部MRI画像（T2強調画像）
大脳深部白質，側脳室周囲に多巣性に大小の高信号域を認める．

8 診断

MSの診断には時間的空間的多発性を証明することが重要である．神経学的診察，MRI検査，電気生理学的検査などにより，中枢神経系に2つ以上の病巣があること（空間的多発性）が示され，症状の寛解，再発がある（時間的多発性）ことが証明され，さらに他の疾患を鑑別することで診断できる．
髄液検査でオリゴクローナルIgGバンドが検出されれば診断価値が高い．

9 治療

MSの治療は急性増悪期（再発時）の短期療法と，再発予防，進行抑制を目的とした長期治療に分けられる．

a 急性増悪期短期療法

急性増悪期には高用量のメチルプレドニゾロン静注療法，すなわちステロイドパルス療法が行われる．ステロイドパルス療法はMSの急性期増悪期間を短縮し，後遺症を軽減して回復の程度を高める効果があることが示されている．標準的にはメチルプレドニゾロンの点滴静注を3～5日間連続投与する．初回のステロイドパルス療法で改善開始がみられない場合，繰り返し施行することもある．また，点滴終了時に改善開始が不十分な場合は，引き続きプレドニゾロンの経口投与を開始し，2～3週間で漸減して終了する．長期投与による副作用としては，胃潰瘍や糖尿病，骨粗鬆症，肥満などが挙げられる．

ステロイドパルス療法に抵抗性の重症活動性症例では単純血漿交換療法や免疫吸着療法が行われる．

b 慢性期長期療法

インターフェロン(IFN)β1bはMSの再発率を有意に低下させ，MRIでの活動性病変を減少させる効果があることが示されている．MSの長期予後を改善する治療薬の中心的薬剤として使用されており，日本でも2000年に承認，発売された．副作用として発熱，頭痛，倦怠感などの感冒様症候群，発赤，痛み，しこりなどの注射部位反応，そのほかに，抑うつ状態，リンパ球減少，肝機能障害，痙性増大などが知られている．

アザチオプリンなどの免疫抑制剤を用いることもあるが，血液障害や悪性腫瘍の発生率増加などの副作用が問題となる．

痙性麻痺に対してはバクロフェンなどの抗痙縮剤，有痛性強直性痙攣に対してはカルバマゼピンなどが補助薬として用いられる．排尿障害の対策や，尿路感染症の予防，治療も重要である．

症状が安定期に入れば，麻痺や歩行障害に対してリハビリテーションによる機能回復訓練を行い，良性肢位の保持や拘縮の予防に努める．

10 予後

初発より1年以内に再発することが多いが，再発と寛解を繰り返しながら次第に後遺症を残すものや，二次性進行型に移行するもの，発症後15年以上経過してもほとんど神経障害がないものなど，経過は症例によってさまざまである．視神経炎については初発時には比較的回復が良好であるが，再発を繰り返すごとに視力障害が残存する．

MRIの普及により早期診断が可能となり，IFNβ1bなどの新しい治療法が早期から行われるようになったことで，全体的な予後は改善しつつある．

D 急性散在性脳脊髄炎

1 概念

急性散在性脳脊髄炎(ADEM)は脳，脊髄に散在性の炎症性脱髄性病変を生じる疾患であり，MSの類縁疾患とされる．ウイルス感染や予防接種の1～3週後に急性に発症する．MSと異なり，主として単相性の経過をとるが，まれに再発することがある．

2 分類

感染後ADEM，予防接種後ADEM，特発性ADEMに分類される．

中でも感染後ADEMの頻度が最も多い．先行感染としては，麻疹，風疹，水痘，流行性耳下腺炎，インフルエンザなどのウイルス感染症などが多い．予防接種後ADEMでは種痘，狂犬病，麻疹，日本脳炎，インフルエンザなどのワクチンが報告されている．

3 病因

ウイルス自体による神経組織への直接感染ではなく，ウイルスやワクチンの成分に対する自己免疫性，アレルギー性反応によって起こると考えられている．感染後ADEMではMSと同様に，分子相同性に基づく中枢神経系のミエリン抗原に対する自己免疫機序が最も疑われている．予防接種後ADEMの発症にはワクチンに混入している脳組織抗原などに対するアレルギーが原因と推定されている．

4 臨床症状

ウイルス感染，予防接種の数日～4週後に急性に発症する．初発症状は発熱など，全身倦怠感，頭痛，悪心，嘔吐である．項部硬直などの髄膜刺激症状，種々の程度の意識障害，眼球運動障害，視力障害，構音障害，失語，痙攣，片麻痺，対麻痺，感覚障害，小脳失調，排尿障害など，病変の分布によってあらゆる神経症状が急速に出現する．

急性期を過ぎると2～3週後に回復に向かう単相性の経過をとるものが多い．脱髄の程度により運動麻痺，感覚障害，排尿障害などの後遺症を残すことがある．

急性出血性白質脳炎（acute hemorrhagic leukoencephalitis；ハースト脳炎）は感染後ADEMの劇症型とされ，出血を伴う壊死性の白質脳炎を呈し，通常10日から2週間で死亡する．

5 検査所見

末梢血白血球増加，赤沈亢進，CRP上昇などの炎症反応を示す．脳脊髄液では，髄液圧は軽度上昇し，リンパ球主体の細胞増多，蛋白増多，IgG上昇が認められる．MRIではT2強調画像で大脳，脳幹，小脳，脊髄などの白質を中心に散在性の高信号域を認める．ガドリニウム（Gd-DTPA）による造影MRIで増強効果を認める．

6 治療

急性期には副腎皮質ステロイド投与が有効とされる．重症例ではステロイドパルス療法を行う．

病勢が落ち着けばリハビリテーションによる機能回復訓練を行う．褥創や尿路感染症などの合併症予防に留意する．

E 白質ジストロフィー

1 概念

　髄鞘，乏突起膠細胞の代謝系に影響を及ぼす遺伝子の異常により乏突起膠細胞の減少と広範な脱髄をきたす疾患を，白質ジストロフィーと総称する．それぞれの代謝異常や臨床的特徴により副腎白質ジストロフィー（ALD），異染性白質ジストロフィー，クラッベ（Krabbe）病などに分類される．多くが10歳までに発症し，男性に多く，家族内発症が多い．病理像は各病型によって異なるが，大脳および小脳の白質を広範におかし，病変と正常部との境界は不鮮明である．

a 副腎白質ジストロフィー

　伴性劣性遺伝で，発症は5～10歳に多い．ペルオキシゾームの極長鎖アシルCoAシンテターゼ（VLCS）の活性低下により，極長鎖脂肪酸が蓄積する．後頭葉を中心とした大脳白質のびまん性の脱髄がみられ，副腎皮質の萎縮を伴う．黒皮症，進行性の知能低下，歩行障害，視聴覚障害を認める．

b 異染性白質ジストロフィー

　常染色体劣性遺伝で男性に多い．主に幼小児に発症するが，成人発症例もみられる．アリルスルファターゼAの欠損によるスルファターゼの蓄積により，中枢神経，末梢神経の両方にびまん性の脱髄がみられる．精神運動機能低下，痙攣，小脳失調，痙性麻痺などを認める．

c クラッベ病

　常染色体劣性遺伝で通常3～9か月で発症する．ガラクトセレブロダイド-β-ガラクトシダーゼの欠損によってサイコシンが蓄積する．白質に高度の脱髄がみられ，脱髄病変にグロボイド細胞と呼ばれる多核の巨大細胞が出現する．精神運動機能低下，音・光過敏，痙攣などを認める．多くは2歳以内に死亡する．

6) 痴呆（認知症）

　痴呆（認知症）とは，一度獲得した脳の機能が，脳の損傷によって持続的な認知機能の障害をきたし，そのために患者の日常的あるいは社会的生活，対人関係が明らかに障害された状態をいう．

　脳疾患による精神症状としては，痴呆のほかに，意識障害（もうろう状態，せん妄），うつ状態など種々のタイプのものがみられる．痴呆は，脳の広い範囲に病変が及び，脳の機能が徐々に低下していく時にみられる．脳の機能が急激に低下すると意識障害となる．意識障害とは，外的刺激に対して正しい状況判断に基づいて反応できない状態であり，一般に意識水準の低下（意識混濁）と意識の変容に分けられる．

　痴呆との鑑別においては，せん妄・錯乱状態などの意識の変容が重要である．意識障害が軽度の場合には思考力・記憶力・見当識障害が主体の錯乱状態が，中等度以上では興奮・錯覚・幻覚が加わったせん妄が出現し，さらに悪化すると昏迷に陥る．せん妄や錯乱状態は痴呆と間違われやすいが，原疾患による身体・神経症候を伴い，迅速かつ適切な診断により治療可能なことが多く，痴呆との鑑別は臨床上重要である．痴呆は，神経症，精神病，うつ病，ストレスあるいは先天性の原因によって起こるものではない．

　最近では，高齢社会を迎えて痴呆老人が増加し，社会的問題となっている．全世界で2,500万人が罹患し，罹患率は65歳で3％，85歳以上で47％と報告されている．一方，本邦では，65歳以上の罹患率は10〜15％，85歳以上になると約50％に及ぶといわれ，厚生労働省の試算によると，2000年には156万人（65歳以上の高齢者の7.2％），2005年には189万人（同7.6％），2010年には226万人（同8.1％）まで増加するとされている．

　原因疾患別痴呆の割合は，欧米ではアルツハイマー（Alzheimer）病が最多で，本邦では脳血管障害の有病率が高いといわれてきたが，最近では本邦でもアルツハイマー病が脳血管性痴呆を抜いて優位となってきている．痴呆をきたす原因不明の神経変性疾患では，アルツハイマー病に次いでレヴィ（Lewy）小体型痴呆が2番目に多く，その他ピック（Pick）病や前頭・側頭型痴呆などがある．また，パーキンソン（Parkinson）病では，約20％の症例で痴呆がみられている．

コラム

痴呆と認知症

　2004年12月24日，厚生労働省老健局は「痴呆」という言葉が差別的という意見を踏まえて，「認知症」を使用する旨の通知を出した．表記改正に関しては賛否両論がある．

A 痴呆をきたす疾患の分類

1 変性疾患

(1) アルツハイマー病
(2) レヴィ小体型痴呆
(3) ピック病あるいは前頭・側頭型痴呆
(4) 非アルツハイマー型前頭葉性痴呆

2 続発性疾患

(1) 脳血管性痴呆

(2) 感染症による痴呆：エイズ脳症，進行麻痺，単純ヘルペス脳炎，クロイツフェルト・ヤコブ（Creutzfeldt-Jakob）病

(3) 栄養障害，代謝障害による痴呆：ウェルニッケ（Wernicke）脳症，ペラグラ脳症，ビタミンB_{12}欠乏症，その他〔低血糖，糖尿病，肝脳症，尿毒症性脳症，ミトコンドリア脳症，内分泌障害（甲状腺機能亢進症および低下症，副甲状腺機能亢進症，副腎不全，低ナトリウム血症，高ナトリウム血症）〕．

(4) 脳外科的疾患による痴呆：正常圧水頭症，慢性硬膜下血腫，ボクサー脳症

(5) 薬物による痴呆

B 変性疾患

1 アルツハイマー病

1907年にAlois Alzheimerが，記憶障害，失見当識で初発し，5年の経過で高度の痴呆を呈した51歳の女性を報告したのが最初である．以前は初老期（65歳未満）に発症した場合をアルツハイマー病，老年期（65歳以上）に発症した場合をアルツハイマー型老年痴呆と呼んだが，両者は病因論的に同一の疾患と考えられるので，現在ではアルツハイマー病と総称される．DSM-IV分類（表III-27）によるアルツハイマー病の定義は，記憶障害を主軸として，そのほかに失語（☞240頁参照），失行（☞264頁参照），失認（☞252頁参照），遂行（実行）機能の障害（☞200頁参照）が1つ以上みられ，社会的または職業的機能が著しく障害され，これらの症状が緩徐に進行し，かつ脳血管障害をはじめとする記憶や認知機能の障害を引き起こす他の疾患がみられない原因不明の疾患と要約される．痴呆では必ず記憶障害がみられるが，記憶障害のみがみられる場合は，痴呆ではなく健忘症候群と呼ばれる．しかし，最近，記憶障害のみを呈し，日常生活には支障をきたさない軽度認知障害（mild cognitive impairment；MCI）が問題になっている．MCIの約80％は将来アルツハイマー病に移行するといわれ，アルツハイマー病のごく初期の段階として捉えられている．アルツハイマー病は身体疾患によって生じるせん妄（表III-28）との鑑別が必要である．

表III-27 DSM-IV分類によるアルツハイマー病の定義

A. 多彩な認知障害の発現．それは以下の2つにより明らかにされる．
 1. 記憶障害（新しい情報を学習したり，以前に学習した情報を想起する能力の障害）
 2. 以下の認知障害のいずれか1つ（またはそれ以上）
    a. 失語
    b. 失行
    c. 失認
    d. 実行機能（計画をたてる，組織化する，順序立てる，抽象化する）の障害
B. 上記の認知障害は，その各々が，社会的または職業的機能の著しい障害を引き起こし，また，病前の機能水準からの著しい低下を示す．
C. 経過は，ゆるやかな発症と持続的な認知の低下により特徴づけられる．
D. Aの認知障害は以下のいずれによるものでもない．
 1. 記憶や認知に進行性の障害を引き起こす他の中枢神経系疾患（例：脳血管障害，パーキンソン病，ハンチントン病，硬膜下血腫，NPH，脳腫瘍）
 2. 痴呆を引き起こすことが知られている全身性疾患（例：甲状腺機能低下症，ビタミンB_{12}または葉酸欠乏症，ニコチン酸欠乏症，高Ca血症，神経梅毒，HIV感染症）
 3. 物質誘発性の疾患
E. その障害はせん妄の経過中にのみ現われるものではない．
F. その障害は他の第1軸の疾患では説明されない（例：うつ病，統合失調症）．

表III-28 身体疾患によるせん妄のDSM-IVの診断基準

A. 周囲を認識する清明度が低下する意識障害があり，注意を集中，維持，転換する能力の低下を伴う．
B. 記憶欠損，失見当識，言語障害などの認知機能の変化や知覚の障害が出現するが，これは痴呆によるものではない．
C. 症状は数時間から数日の短期間で出現し，1日の中でも動揺しやすい．
D. 病歴，身体所見，臨床検査所見から，症状が身体疾患の直接的結果によるという根拠がある．

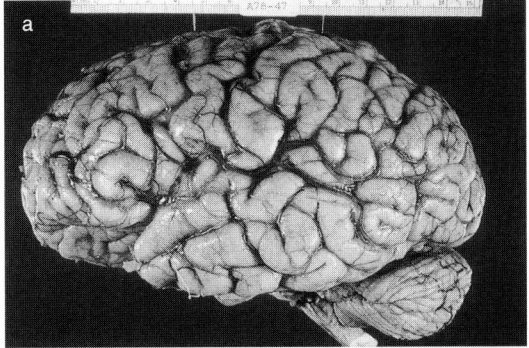

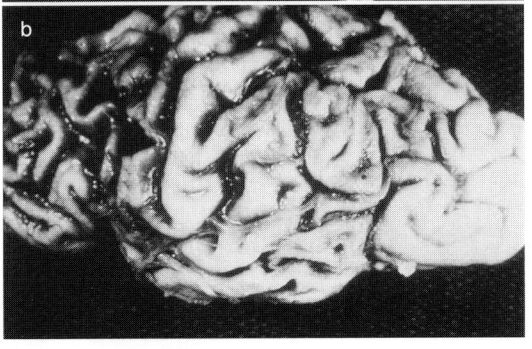

図III-37　肉眼的所見
a. 健常者の脳の外観（対照例）．
b. アルツハイマー病の脳．大脳全体の著明な脳萎縮がみられる．

a 病理・病態

　病理学的には，肉眼的にびまん性の大脳萎縮を認め，特に側頭葉，頭頂葉，前頭葉あるいは側頭頭頂後頭部の連合野において目だつが，後頭葉，運動野，感覚野は程度が軽い（図III-37）．また，マイネルト（Meynert）基底核（無名質）にも同様の所見を認める．マイネルト基底核はコリン作動性の神経核で，その神経線維は頭頂葉や前頭葉などの大脳皮質に広く投射しており，アルツハイマー病では同部位の神経細胞が著減し，アセチルコリンが低下している．組織学的には老人斑（図III-38）とアルツハイマー神経原線維（図III-39）が二大特徴である．

　アルツハイマー病の多くは孤発性であるが，まれに家族性のものが報告されている．早発型家族性アルツハイマー病の原因遺伝子としてアミロイド前駆体蛋白（APP：21番染色体上），プレセニリン-1（14番染色体上），プレセニリン-2（1番染色体上）の3つの遺伝子の変異が報告されているが極めて少数例である．一方，晩発型家族性アルツハイマー病と孤発性アルツハイマー病では多因子遺伝子が考えられており，その1つにアポリポ蛋白E（APOE）遺伝子多型（-2～4）（**NOTE 1**）が挙げられる．このうち-4はアルツハイマー病の危険因子とみなされている．

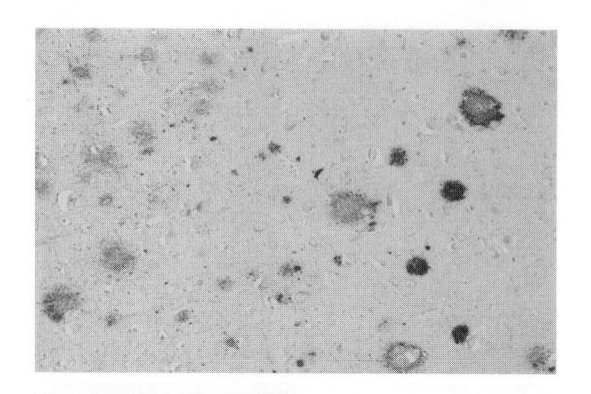

図Ⅲ-38 老人斑の光顕所見
多数のしみ状の老人斑が側頭葉の大脳皮質にみられる．β アミロイド蛋白による免疫染色．

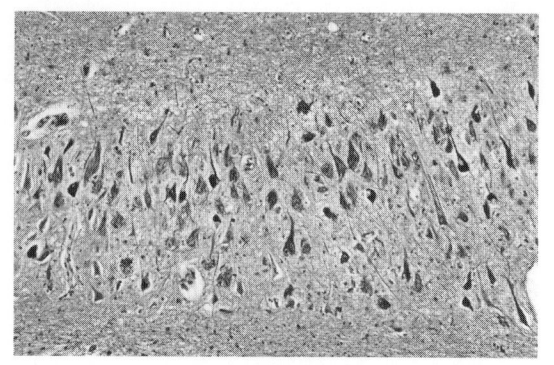

図Ⅲ-39 アルツハイマー神経原線維変化の光顕所見
多数のアルツハイマー神経原線維変化を起こした嗜銀性の神経細胞が海馬の錐体細胞層にみられる（鍍銀染色）．

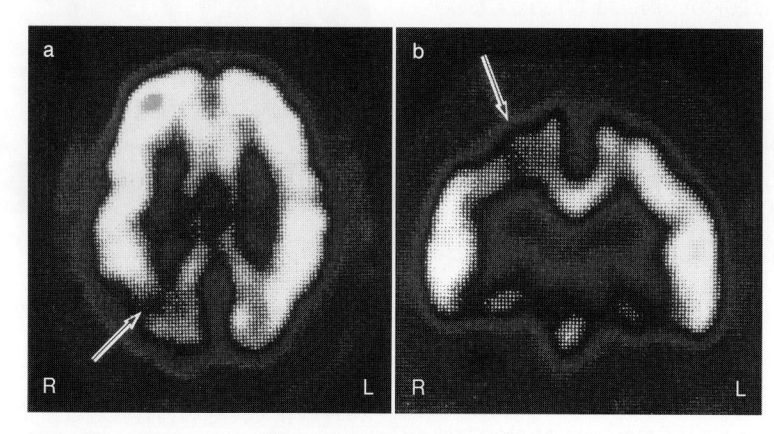

図Ⅲ-40 アルツハイマー病のSPECT所見
a. 右頭頂葉に血流の低下がみられる（矢印）（軸状断）．
b. 右頭頂葉に血流の低下がみられる（矢印）（冠状断）．

b 臨床症状

　記憶障害（健忘）が必ずみられる．アルツハイマー病の症状経過は第1期（初期）には，物忘れ（最近のことの記憶障害），意欲減退，自発性の低下，興味や関心の欠如，抑うつ状態などがみられ，第2期（中期）には進行した記憶障害（過去のことも忘れる），失見当識，失語，失行，失認，人物誤認，幻覚・妄想（物盗られ妄想・他人が侵入してくる妄想・嫉妬妄想），著明な人格変化，痙攣発作，姿勢異常，筋緊張異常，鏡現象（自分の顔がわからなくなり，鏡に向かって「お前は誰だ」と問う）などがみられ，第3期（末期）にはあらゆる精神機能の高度障害，失外套症候群，寝たきりとなる．

c 検査

　血清生化学検査には異常がみられず，CT，MRIも初期には脳萎縮は目だたない．SPECTおよびPETでは初期には頭頂葉の機能低下，言語障害や失行が生ずる時期では側頭葉の機能低下がみられる（図Ⅲ-40）．

　中後期にはCT，MRIで全般的脳萎縮，特に側頭葉の萎縮が著明で，海馬の萎縮がみられる（図Ⅲ-41）．脳波（EEG）は初期には基礎律動（α波）の徐波化，その後広汎性のθ，δ波などの徐波が混在し，時に発作波の出現がみられる．また，脳脊髄液ではタウ（リン酸化タウ）蛋白（**NOTE 2**）の上昇，アミロイドβ42蛋白（**NOTE 3**）の低下がみら

d 診断

　物忘れなどの臨床症状があった場合に，改訂長谷川式簡易知能検査（表Ⅲ-29）やmini-mental state examination test（MMSE）（表Ⅲ-30）などの簡易知能検査でおおかた痴呆の有無を判定する．これらのテストで，いずれも20点以下であれば，痴呆の可能性が高い．神経変性疾患による痴呆は，認知障害をきたす疾患を除外することによって診断される．特に老年期では脳血管性痴呆との鑑別が重要である．まず，頭部のMRIで脳腫瘍や脳梗塞などの器質的疾患を除外しなければならないが，特に重要なことは，代謝性疾患（甲状腺機能低下症や肝性脳症など），感染性疾患（梅毒など），非感染性疾患〔神経ベーチェット（Behçet）病，サルコイドーシス，SLEなど〕や正常圧水頭症，慢性硬膜下血腫などの治療可能な神経疾患を見逃さないことである．家族性の痴呆の場合には，家族性アルツハイマー病である可能性のほか，クロイツフェルト・ヤコブ病などのプリオン病である可能性があり，プリオン遺伝子の検索が必要である．アルツハイマー病の初期の段階では，MRIで著変のみられないことが多いが，病期の進行に伴って側頭葉の内側面，特に海馬などに脳萎縮が認められるようになる．最近では，アルツハイマー病の多くの症例で脳梗塞の併発が認められることが指摘されている．したがって，アルツハイマー病が考えられる症例で脳梗塞がみられたからといってアルツハイマー病を否定しないことが大事である．臨床症状とMRIでおおよそ診断がつくが，PETやSPECTで脳代謝あるいは脳血流の低下が頭頂葉や側頭葉でみられれば，ほぼ診断できる．最近，SPECTで三次元のSSP（stereotactic surface projection）の方法を用いると，最も早期に後部帯状回や楔前部の血流が低下することがわかってきた．また，前額断MRIで海馬の萎縮がみられない時期でも，マイネルト基底核が病初期から萎縮

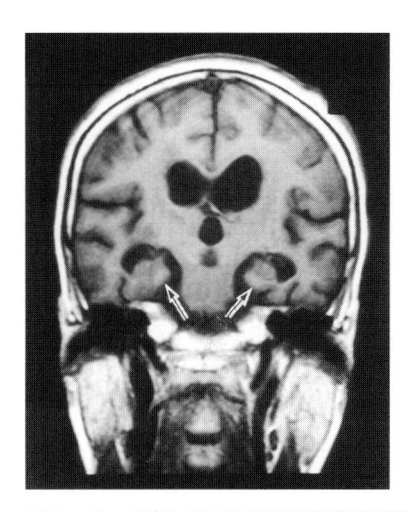

図Ⅲ-41　頭部MRI T1強調画像（冠状断）
両側海馬の萎縮が認められる（矢印）

NOTE 1

APOE

　APOEは肝臓およびグリア細胞〔末梢神経ではシュワン（Schwann）細胞，中枢神経では星状膠細胞〕で産生され，脂質と結合しコレステロールおよび中性脂肪の代謝に関与する．-2，-3，-4の3つの遺伝子がある．

NOTE 2

タウ蛋白

　胎児性蛋白で細胞内主要骨格蛋白系である微小管の構成蛋白の関連蛋白である．

NOTE 3

アミロイドβ42蛋白

　第21染色体上に存在し，βアミロイド前駆体蛋白から形成される．細胞から生理的に排出されるAβの90％以上はAβ40であり，Aβ42の占める割合はわずかであるが，アルツハイマー病脳にはAβ42が最初に沈着を開始する．家族性アルツハイマー病遺伝子変異により，選択的にAβ42の産生が増加する．

表Ⅲ-29　改訂　長谷川式簡易知能評価スケール(HDS-R)

(検査日： 　年　月　日)				(検査者： 　)
氏名：		生年月日： 　年　月　日		年齢： 　歳
性別：男／女	教育年数(年数で記入)：　　年		検査場所	
DIAG：		(備考)		

1	お歳はいくつですか？(2年までの誤差は正解)		0　1
2	今日は何年の何月何日ですか？　何曜日ですか？ (年月日，曜日が正解でそれぞれ1点ずつ)	年 月 日 曜日	0　1 0　1 0　1 0　1
3	私たちがいまいるところはどこですか？ (自発的にでれば2点，5秒おいて家ですか？　病院ですか？　施設ですか？　のなかから正しい選択をすれば1点)		0　1　2
4	これから言う3つの言葉を言ってみてください．あとでまた聞きますのでよく覚えておいてください． (以下の系列のいずれか1つで，採用した系列に○印をつけておく) 1：a)桜　b)猫　c)電車　　2：a)梅　b)犬　c)自動車		0　1 0　1 0　1
5	100から7を順番に引いてください．(100-7は？，それからまた7を引くと？と質問する．最初の答えが不正解の場合，打ち切る)	(93) (86)	0　1 0　1
6	私がこれから言う数字を逆から言ってください．(6-8-2，3-5-2-9を逆に言ってもらう，3桁逆唱に失敗したら，打ち切る)	2-8-6 9-2-5-3	0　1 0　1
7	先ほど覚えてもらった言葉をもう一度言ってみてください． (自発的に回答があれば各2点，もし回答がない場合以下のヒントを与え正解であれば1点) a)植物　b)動物　c)乗り物		a：0　1　2 b：0　1　2 c：0　1　2
8	これから5つの品物を見せます．それを隠しますのでなにがあったか言ってください． (時計，鍵，タバコ，ペン，硬貨など必ず相互に無関係なもの)		0　1　2 3　4　5
9	知っている野菜の名前をできるだけ多く言ってください．(答えた野菜の名前を右欄に記入する．途中で詰まり，約10秒間待ってもでない場合にはそこで打ち切る)　0～5＝0点，6＝1点，7＝2点，8＝3点，9＝4点，10＝5点		0　1　2 3　4　5
		合計得点	

しているとの報告がなされている．臨床的にアルツハイマー病が疑われても確診が困難な場合は，さらに脳脊髄液を検査し，タウ(リン酸化タウ)蛋白の上昇，アミロイドβ42蛋白の低下を補助診断に用いる．また，高次脳機能検査も有用である．

アルツハイマー病の鑑別として，せん妄も問題となる(表Ⅲ-31)．高齢者では，感染症，循環障害，薬物，脱水状態などに伴い，しばしばせん妄や軽度の意識障害がみられる．せん妄は注意力の鈍化・低下・変動によって特徴づけられる急性の錯乱状態で，しばしば感覚の誤認・思考障害・見当識障害・健忘などを伴う．夜間(夜間せん妄)や，高齢者では術後にみられることが多い(術後せん妄)．

e 治療

アルツハイマー病の薬物療法としては，コリン作動薬としてのアセチルコリンエステラーゼ阻害薬が主たる治療法で，本邦では塩酸ドネペジルの

表Ⅲ-30 mini-mental state examination test(MMSE)

判定日　　　　　　年　月　日	患者氏名
No.　見当識	配点
1　今日はいつですか？（年）（季節）（月）（日）（何時）	0, 1, 2, 3, 4, 5
2　ここはどこですか？（都道府県）（区・市）（病院）（何階）（何科）	0, 1, 2, 3, 4, 5
記　銘	
3　3つの物品名：1秒に1つ言う．それらを言った後で，患者にその3つを尋ねる．正答には各1点．それから，患者が3つ全てを学習するまで繰り返す．試行回数を記録する．はさみ，りんご，まくらなど	0, 1, 2, 3
注意と計算	
4　7の連続引き算，正答に各1点，5番目の答えまでで止める．または「ふじのやま」を逆に言う．	0, 1, 2, 3, 4, 5
再　生	
5　前に復唱した3物品を尋ねる．正答に各1点．	0, 1, 2, 3
言　語	
6　鉛筆と時計の呼称	0, 1, 2
7　復唱「だけど，やっぱり，でもはだめ」	0, 1
8　3段階の口命：右手で紙を取り，半分に折り床に置いてください	0, 1, 2, 3
9　読字：「目を閉じてください」	0, 1
10　文を書く　例：今日はよい天気です．など	0, 1
11　図形摸写（満点　30点）	0, 1
意識水準を連続線上で評価する　　　覚醒，傾眠，嗜眠，昏睡	合計＿＿＿＿＿

Decade norms on the MMS

age	Median score (range)	Upper quartile cut-off	Lowest quartile cut-off
40～49	30(28～30)	30	29
50～59	29(25～30)	30	28
60～69	29(25～30)	30	28
70～79	29(26～30)	30	28
80～89	27(24～30)	29	26

み発売されている．本剤はMMSEが10～26点の軽度～中等度のアルツハイマー病の症例に用いられることが多く，アルツハイマー病の症状進行を抑制する作用がみられる．アルツハイマー病の認知機能障害に対する塩酸ドネペジルの効果は病初期ほど有効であることから，軽度認知障害(mild cognitive impairment；MCI)の段階から投与を開始すれば，認知機能障害の進行を抑制さらには改善できる可能性がある．したがって，アルツハイマー病の早期診断および早期治療が，これまで以上に重要になる．最近では，MMSEが5～9点の高度に進行した痴呆患者にも，MMSEでの改善は認められないものの，意欲の改善や異常行動の改善などに塩酸ドネペジルの効果がみられると報告されている．塩酸ドネペジルの副作用は中枢性ならびに末梢性のアセチルコリン過剰によるもの

表Ⅲ-31 せん妄と痴呆の鑑別

	せん妄	痴呆
発症様式	比較的急激(数時間～数日) 症状が動揺性で日内変動あり 夜間に悪化	潜在性で症状が数か月～数年持続 動揺性は少なく慢性進行性
初期症状	注意集中困難や意識障害	注意力は通常正常
記憶障害	即時・近時記憶の障害	近時・遠隔記憶が主体
睡眠・覚醒リズム	障害,活動減少型では脳波の徐波化	よく保たれる.脳波徐波化は軽度
失見当識	時間・場所・人物が同等に障害	時間・場所・人物の順に障害
錯覚・幻覚	視覚性が多い	まれである
病識	初期から欠如	初期には保持していることが多い
薬剤の関与	多い	少ない

で,嘔気・軟便・下痢などの消化器症状と興奮などの精神症状が主たるものであるが,この場合は塩酸ドネペジルの減量を試みて,なお副作用が消失しない時は投薬を中止する.海外では,さらにアセチルコリンエステラーゼ阻害薬であるリバスティグミンやガランタミンが発売されており,両者とも効果がみられている.塩酸メマンチンはNMDA受容体の非競合的拮抗薬であるが,中等症および重症のアルツハイマー病に有効である.

以前,海外で使用されていたアセチルコリンエステラーゼ阻害薬のテトラヒドロアミノアクリジン(tetrahydroaminoacridine)は,肝障害の頻度が高く,現在ではあまり使用されなくなった.本邦でも,現在ガランタミンの臨床治験がなされている.以上の薬物のほか,抗炎症鎮痛薬(アスピリン,インドメタシンなど),女性ホルモン(アルツハイマー病は女性に多く,閉経後に増加する),ビタミンE(フリーラジカルの消去),イチョウの葉エキス(強力なフリーラジカル消去能,神経栄養因子様作用および抗炎症作用)などにも抗痴呆作用があるといわれるが,その効果に関しては賛否両論がある.

f 痴呆患者の介護の原則

(1)事実誤認への対応
　① 否定しない(言うことに逆らわない)
　② 話題(場面)を変える
　③ 相手の世界に合わせる
(2)失敗(問題)行動への対応
　① 叱らない,説得しない
　② 行動の意味を察する
　③ 欲求を満たし,目的に達する状況を作る
(3)自尊心を傷つけない
など.

コラム アルツハイマー病のワクチン療法

アミロイド前駆体の遺伝子異常(21番染色体上)を有する早発型家族性アルツハイマー病のトランスジェニックマウス(変異マウス)が作成され,アルツハイマー病の研究に使用されている.βアミロイド蛋白の抗体をトランスジェニックマウスに投与すると,老人斑の減少と学習記憶の改善がみられることから,ヒトでもβアミロイド蛋白によるワクチン療法がなされた.第一相試験では有意な結果が得られ,その効果が期待されたが,第二相試験で髄膜脳炎に類似する脳の炎症の副作用が認められたため,それ以降の治験実施は中止になっている.最近,副作用を回避するためβアミロイド蛋白(アミノ酸残基1～42)のより少ないアミノ酸残基に対する抗体(アミノ酸残基4～10)を用いてのワクチン療法の実験がマウスで行われた.その結果,βアミロイド蛋白の線維性凝集の抑制や場所の記憶障害を改善するなどの効果がみられ,さらには炎症反応を伴わないなどの利点もみられた.今後さらにヒトでのワクチン療法の治験が再度行われる可能性がある.

g 経過

進行性で経過はさまざまであるが，一般的に10〜15年の経過で呼吸器系の感染症などの合併症で死亡することが多い．

2 レヴィ小体型痴呆

痴呆症例の剖検で13〜26％を占め，その頻度はアルツハイマー病に次いで多い．レヴィ小体（**NOTE 4**）が大脳皮質および皮質下の神経細胞内にびまん性にみられる．

a 臨床症状

変動する認知機能障害，再発性幻覚，パーキンソニズムが三主徴である．

b 検査

PETあるいはSPECTで両側性側頭-頭頂-後頭連合皮質（視空間および視覚性構成障害に一致）および一次視覚領野の代謝あるいは血流が低下する．

c 治療

脳内のアセチルコリンの低下がアルツハイマー病よりもより高度であり，塩酸ドネペジルなどのアセチルコリンエステラーゼ阻害薬が奏効する．

3 ピック病あるいは前頭・側頭型痴呆

a 概念

1892年，ピックが最初に報告した疾患で，通常初老期（40〜60歳代）に発症する前頭・側頭型痴呆の代表的な疾患で，頭頂葉と側頭葉後部に病変を呈するアルツハイマー病が後方型痴呆と呼ばれるのに対して，前方型痴呆とも呼ばれる．

b 病理

前頭葉型，側頭葉型，前頭・側頭型に分類されるが，ほとんどは前頭・側頭型の限局性の葉性萎縮を示す（広義のピック病）．尾状核の萎縮がしばしばみられ，肉眼的には大脳運動野，上側頭回の後半および海馬は萎縮を免れる．

組織学的にピック嗜銀球が認められる．

c 症状

1）初期

人格変化（欲動的脱抑制，自発性減退），自発語減少，健忘失語（物品呼称のみが障害），語義失語（ネクタイ，メガネなどの単語の意味がわからなくなる）などの発語・言語障害（アルツハイマー病と異なり記憶障害や失見当識は目だたない）．

2）中期

人格変化の進行，行動変化（思考怠惰，無頓着，非協力的），常同行動，言語障害（常同的な言語の繰り返しである滞続言語），クリューヴァー・ビューシー（Kluever-Bucy）症候群（**NOTE 5**）．

3）末期

精神荒廃が著しく，無動，無言，寝たきり，植物状態．

NOTE 4

レヴィ小体

パーキンソン病に特徴的な好酸性の封入体で，黒質などの神経細胞体にみられる．

d 検査

CT, MRIで前頭葉, 側頭葉の萎縮(海馬は正常でありアルツハイマー病との鑑別になる)がみられる.

SPECT, PETは前頭葉, 側頭葉の血流あるいは代謝の低下を示す.

脳波は末期に至るまで正常範囲内, 末期になり徐波化がみられる.

e 診断

アルツハイマー病との鑑別が重要である. 人格の崩壊が強いこと, CT, MRIで前頭葉, 側頭葉の萎縮が特に高度であること, 運動皮質, 感覚皮質および上側頭回後部は萎縮を免れることが特徴である.

f 治療

特異的な治療法はなく, 対症療法や介護が中心である.

g 予後

徐々に進行し, 全経過2〜15年(平均6年)で, ほとんどが10年以内に死亡する.

4 非アルツハイマー型前頭葉性痴呆

SPECTで頭部の前半部に局所脳血流量の低下がみられる. 病理学的にはアルツハイマー病とピック病の中間に位置づけられる.

NOTE 5

クリューヴァー・ビューシー症候群

両側側頭葉前部の障害により生じる. 視覚性失認, 口運び傾向, 性的行動の亢進, 情動変化の減少などがみられる.

コラム　健常者が塩酸ドネペジルを服用したら

健常者が塩酸ドネペジルを服用すると, どのような効果がみられるだろうか?

米国で現役のパイロット18人(平均年齢52歳)を対象にした興味深い実験がある. パイロット18人を塩酸ドネペジル服用群と非服用群(偽薬群)に分けて, 30日間それぞれの治験薬を服用した後, 複雑な飛行のシミュレーションを行った. その結果, 複雑な飛行訓練において塩酸ドネペジル服用群が非服用群に比較して, 緊急事態の操作や着陸へのアプローチなどによい効果がみられた. この結果は, 物忘れの多い中高年や受験生など痴呆のみられない人々にも塩酸ドネペジル服用の希望を抱かせる可能性があり, 社会問題化の芽をはらんでいる.

C 続発性疾患

1 脳血管性痴呆

脳血管性痴呆はアルツハイマー病と並んで痴呆の原因として最も頻度が高く，脳血管病変（脳梗塞や脳出血），心停止による脳虚血や無酸素状態から生ずる痴呆である．脳血管性痴呆といえば脳の器質性病変，特に脳梗塞に伴う痴呆をさす．臨床的にアルツハイマー病と異なる症状および経過がみられる（表III-32）．

脳血管性痴呆には以下の病型がある．

(1) 灰白質と白質を含む多発性の大きな脳梗塞による痴呆．

(2) 脳の一部であるが，脳の機能に重要な作用をなしていると考えられている部位の病変によって起こる痴呆．

(3) 脳の小血管病変によって起こる皮質あるいは皮質下性（基底核や視床などの皮質下に存在する部位）の痴呆．特に多数の小梗塞が大脳半球の白質に存在し，白質のびまん性の脱髄病変（髄鞘の崩壊）を伴った場合はビンスワンガー（Binswanger）病と呼ばれる（痴呆は大脳半球の白質の病変によるものであり，皮質病変による痴呆とは異なる）．

(4) 心停止，重篤な低血圧あるいは分水界領域の限局性虚血によって二次的に起こった全般性脳虚血によるもの．

(5) 慢性硬膜下血腫，くも膜下出血の後遺症などによる出血性痴呆．

(6) 上記病変の混在や他の未知の要因によるもの．

a 診断

DSM-IV（表III-33），ハチンスキー（Hachinski）の虚血スコア（表III-34）などの診断基準がある．

アルツハイマー病とは以下の点で異なる．

(1) 臨床経過は階段状に悪化する．

(2) 認知機能に動揺性がみられる（脳梗塞を再発するたびに悪化）．

(3) 脳梗塞による痴呆は，まだら痴呆（記憶障害・意欲の低下は目だつが，判断力・抽象的思考力などは比較的保たれるといった不均等な認知障害）を特徴とする．

(4) 初期から歩行障害（小歩症やパーキンソニズム），排尿障害，偽性球麻痺（構音障害や嚥下障害など），感情失禁（強迫笑い・泣き）や抑うつなどがみられる．

(5) 高血圧，糖尿病，脳卒中の既往，動脈硬化症の所見などがみられることが多い．

表III-32 脳血管性痴呆とアルツハイマー病の鑑別

臨床的特徴	脳血管性痴呆	アルツハイマー病
年齢	老年期．50歳代より発症	老年後期．70歳前後より多い
性別	男性に多い	男女比1:3で女性に多い
経過	階段状増悪	緩徐進行性
痴呆	まだら痴呆	全般性痴呆
局所症状	局所神経症状（運動麻痺，感覚症状），巣症状を伴うことが多い	巣症状は少ない
好発症状	頭痛，めまい，しびれ，感情失禁	自覚症状は少ない
人格の保持	末期まで保持される	人格の崩壊著明
病識欠如	末期になって起こる	早期に起こる

表Ⅲ-33 DSM-Ⅳの血管性痴呆の診断基準

A. 以下の2項目によって特徴づけられる多発性の認知機能障害が進展する.
　(1) 記憶障害(新しい情報を学習したり,以前に学習した情報を想起する能力の障害)
　(2) 以下の認知機能の1つ(またはそれ以上).
　　(a) 失語(言語障害)
　　(b) 失行(運動機能が損なわれていないにも関わらず動作を遂行する能力の障害
　　(c) 失認(感覚機能が損なわれていないにも関わらず対象を認識または同定できないこと)
　　(d) 実行機能(すなわち,計画を立てる,組織化する,順序立てる,抽象化する)の障害
B. 基準(1)およびA(2)の認知欠損は,その各々が,社会的または職業的機能の著しい障害を引き起こし,病前の機能水準からの著しい低下を示す.
C. 局在性神経徴候や症状(例:腱反射亢進,伸展性足底反射,偽性球麻痺,歩行障害,一肢の筋力低下),または臨床検査の証拠がその障害に病因的関連を有すると判断される脳血管性疾患(例:皮質や皮質白質を含む多発梗塞)を示す.
D. その欠損は,せん妄の経過中にのみ現れるものではない.

表Ⅲ-34 ハチンスキーの虚血スコア

特徴	点数
急速に起こる	2
段階的悪化	1
動揺性の経過	2
夜間せん妄	1
人格保持	1
抑うつ	1
身体的訴え	1
感情失禁	1
高血圧の既往	1
脳卒中の既往	2
動脈硬化合併の証拠	1
局所神経症状	2
局所神経学的徴候	2

脳血管性痴呆の場合:7点以上,変性疾患の痴呆:4点以下.

b 治療

高血圧,糖尿病,高脂血症などの脳卒中の危険因子のコントロールや禁煙が重要である.アスピリンなどの抗血小板療法など再発防止に努める.対症療法として向精神薬や脳血管拡張薬などを投与する.

c 経過・予後

症例によって異なるが,痴呆は梗塞の再発作が起こるたびに階段状に悪化することが多い.
Ⅲ章.2『3)脳血管障害』(☞80頁)も参照のこと.

2 感染症による痴呆

a 脳症

エイズ患者の25～30％にみられ,初発症状になることも少なくない.早期に知的活動の遅鈍化,

その後,精神症状・知的機能の低下が進行するとともに,歩行障害,前頭葉症状,錐体路症状,錐体外路症状などが出現し,皮質下性痴呆の形をとる.

1) 検査

CTでは前頭葉萎縮(非特異的),MRIではT2強調画像で脳室周辺部のびまん性高信号域がみられる.PETでは初期は視床,基底核部の代謝亢進,進行とともに大脳皮質全体の代謝が低下する.

b 進行麻痺

梅毒の感染後10～20年の晩期髄膜脳炎で,精神,知能障害を主症状(前頭葉と側頭葉)とする.初期には不眠,不安,記憶障害,人格変化,痙攣,精神症状などの症状がみられ,麻痺期には失語,失認,失行などを伴う進行性の痴呆がみられる.

c 単純ヘルペス脳炎

初期には発熱,意識障害,痙攣発作,髄膜刺激

症状などがみられる．側頭葉内側面や前頭眼窩面が障害されやすく，後遺症として痴呆を呈することが少なくない．アシクロビルが有効な薬剤である．

d クロイツフェルト・ヤコブ病（CJD）

CJDは年間100万人に1人の割合で発生しており，その85％が孤発性で，残りは家族性である．病原体として，プリオン蛋白説が有力である．家族性の場合は，プリオン蛋白遺伝子分析で異常が認められる．孤発性CJDの発症年齢は16～82歳と多岐にわたるが，80％は50～80歳（60～64歳がピーク）である．臨床症状は，精神症状と行動異常を含む認知機能の障害（100％）およびミオクローヌス出現（約80％）が特徴的で，日単位あるいは週単位で比較的急速に増悪進行する．検査では，脳波上周期性同期放電（periodic synchronizing discharge；PSD）が約80％の症例でみられ，脳脊髄液では14-3-3蛋白陽性である．頭部CTやMRIでは，比較的早期から脳のびまん性萎縮が認められる．孤発性CJDの感染経路としては，一般的には汚染された血液，脳脊髄液および分泌物が，また医原性のものとしては脳外科的手術時の硬膜移植や屍体から得られた成長ホルモンの接種などが考えられている．

Ⅲ章.2『1）炎症性疾患』（☞62頁）も参照のこと．

3 栄養障害，代謝障害による痴呆

a ウェルニッケ脳症

ビタミンB_1欠乏が原因であるが，慢性アルコール中毒（ビタミンB_1の吸収が起こる），栄養障害，不適切な輸液などに合併する．病理学的には乳頭体，視床の背内側核，第三，四脳室および中脳水道周辺に病変がみられる．急性期には意識障害（せん妄），運動失調，眼球運動障害，末梢神経障害が起こる．慢性期には健忘，失見当識，作話などのコルサコフ（Korsakoff）症候群を示し，重症例や経過の長い例は痴呆に近い症状を呈する．早期にビタミンB_1を投与すれば意識障害，眼球運動障害は速やかに治癒するが，コルサコフ症候群になるとビタミンB_1を投与しても治らなくなる．

b ペラグラ脳症

ニコチン酸欠乏が原因で，アルコール依存者に多くみられる．皮膚炎（dermatitis），下痢（diarrhea），痴呆（dementia）の3Dが特徴である．

c ビタミンB_{12}欠乏症

胃切除，小腸切除などのためにビタミンB_{12}の

コラム　HIV感染症

最近，エイズ脳症が増加しており，初発症状になることも少なくない．先進国での感染は頭打ちとなりつつあるものの，日本では新規感染者が途上国並みに増加しており，早急に感染予防のための啓発活動が必要と思われる．従来は，HIVに感染してから数年～十数年でエイズを発症すると考えられていたが，1995年ごろから逆転写酵素阻害薬とプロテアーゼ阻害薬の併用療法によるhighly active anti-retroviral therapy（HAART）が可能となった．この治療によって予後が改善され，エイズによる死亡が著しく減少した．日本でもHAARTを受けている患者もいるが，感染を知らず，HAARTを受けていないためにエイズを発症してしまう患者が後を絶たないのが現状である．

吸収障害が続くと，亜急性脊髄連合変性症，末梢神経障害のほか，痴呆がみられることがある．病理学的には病巣は胸髄上部特に後索から始まり，特に髄鞘の崩壊が強い．

d その他

低血糖，糖尿病，肝脳症，尿毒症性脳症，ミトコンドリア脳症，内分泌障害（甲状腺機能亢進症および低下症，副甲状腺機能亢進症，副腎不全，低ナトリウム血症，高ナトリウム血症）など種々の原因によって起こる代謝障害がみられるが，これらの状態では意識障害，特にせん妄状態のことが多く，痴呆との鑑別が必要となる．

4 脳外科的疾患による痴呆

a 正常圧水頭症

歩行障害，痴呆，尿失禁を3主徴とする．CTでは脳室拡大と脳室周囲の低吸収域を示す．RI cisternographyでRIが脳室内に逆流し，24時間以上停滞するもの，あるいは48時間後でも傍矢状部にRIの集積がみられないもの．治療として，脳室腹腔短絡術あるいは脳室心耳短絡術を行う．

Ⅲ章.2『10) 水頭症』（☞157頁）も参照のこと．

b 慢性硬膜下血腫

転倒して頭部を打撲した後などに，硬膜下に徐々に血液が貯留し，脳を圧迫することにより，局所神経症状や痴呆を呈することがある．軽い外傷の後1～3か月後に発症する．CTで診断がつき，早期に血腫の除去をすれば完治する．

Ⅲ章.2『9) 外傷』（☞148頁）も参照のこと．

c ボクサー脳症

ボクシング選手のように頭部に繰り返し打撃が加えられると，数十年後に痴呆が出現する外傷性脳症をいう．

1) 臨床症状

痴呆（反応性の低下，無批判な態度，怠惰，精神活動の減退，性格変化），構音障害，パーキンソニズムを主徴とする錐体外路症状，小脳性運動失調症などがみられる．

2) 病理

アルツハイマー病でみられる神経原線維変化がみられるが，老人斑はみられない．

コラム　変異型クロイツフェルト・ヤコブ病（CJD）

最近，"狂牛病（牛の海綿状脳症）"から感染したと思われる変異型CJDが話題となっているが，変異型と孤発性CJDの臨床症状および検査データにはいくつかの差異が認められる．すなわち，変異型CJDでは，①発症年齢は40歳以下（平均29歳）がほとんどで孤発性よりも若年である，②罹病期間（平均12～14か月）は孤発性（平均4～5か月）に比較して長い，③臨床症状は精神症状（初期から行動異常，うつ症状，人格変化，記憶力障害など），感覚系の異常（異常感覚など），小脳失調の頻度が高い，④脳波上PSDが認められない，⑤全例プリオン蛋白遺伝子は正常で，コドン129はメチオニン/メチオニンのホモ接合体の形式をとり，病理学的にはびまん性のアミロイド斑（florid plaque）が認められる，などである．

CJDおよびそれに関連した伝播性海綿状脳症にはIDOX（4′-iodo-4′-deoxydoxorubicin）やcyclic tetrapyrroleなど薬剤の開発が進行中であるが，現在のところいまだ有効な治療法はない．

表Ⅲ-35 精神症状を悪化させる薬

1. 抗コリン作用を有する薬剤―記銘力低下,せん妄など
    抗コリン薬：塩酸トリヘキシフェニジル
    抗うつ薬：第1世代の抗うつ薬（塩酸アミトリプチリン）
    頻尿改善剤：塩酸オキシブチニンなど
    抗精神病薬：ハロペリドールなど
2. ドパミン系賦活薬―幻覚妄想,せん妄など
    パーキンソン病治療薬：レボドパ,塩酸アマンタジン,メシル酸ブロモクリプチン,メシル酸ペルゴリド,カベルゴリン
3. 抗不安薬・睡眠薬―記銘力低下,せん妄など
    すべてのベンゾジアゼピン系,非ベンゾジアゼピン系の薬剤
4. 脳循環代謝改善薬―うつ状態
    フルナリジンなどのCa拮抗薬
5. 消炎鎮痛解熱薬―抑うつ,錯乱,痙攣など
    インドメタシン,ペンタゾシンなど
6. 循環器用薬：フロセミド,レセルピン
7. ホルモン製剤―うつ,躁状態,不眠など
    副腎皮質ステロイドホルモン
8. 抗がん薬―脳症
    5-FU製剤,テガフール,カルモフール,メトトレキサート
9. 消化管用薬―せん妄,錯乱など
    H₂受容体遮断薬：シメチジン,ファモチジンなど

5 薬物による痴呆

せん妄を最も起こしやすい薬剤は,抗うつ薬（塩酸アミトリプチリン）と抗パーキンソン病薬（塩酸トリヘキシフェニジル）である．その他ベンゾジアゼピン系睡眠薬（トリアゾラム）,向精神薬（フェノチアジン系）,抗てんかん薬,抗がん薬（5-FUおよびその誘導体やメトトレキサートによる白質脳症）,インターフェロン,抗ウイルス薬（アシクロビル）などがある（表Ⅲ-35）．

Ⅲ章.2『2)中毒性疾患』（☞72頁）も参照のこと.

7）末梢神経障害

A 概念

　末梢神経には，シュワン（Schwann）細胞により構築される髄鞘を有する有髄神経と髄鞘を有しない無髄神経があり，12対の脳神経，31対の脊髄神経（運動神経，感覚神経），自律神経で構成される．末梢神経障害とは，脊髄神経根（前根および後根）や脳神経根から末梢に至るまでの神経線維（軸索および髄鞘）の障害で，筋力低下，感覚障害，腱反射低下・消失がみられる疾患の総称である．

B 分類

1 病変の主座による分類

　末梢神経障害はその病変の主座が末梢神経の構成要素のどこにあるかにより，神経細胞体障害（neuronopathy），軸索障害（axonopathy），髄鞘障害（myelinopathy）に大きく分けることができる．これらは，それぞれ特徴的な臨床症状と検査所見を示し，予後とも関連している（表Ⅲ-36）．

a 神経細胞体障害

　病変の主座が神経細胞体にある場合で，軸索は二次的に障害され軸索変性を示す．さらに軸索が変性するために髄鞘も断裂しやがて消失する．神経細胞体が障害されるので軸索の再生はみられない．代表的なものではがん性ニューロパチー，シェーグレン（Sjögren）症候群のニューロパチーなどが知られている．

b 軸索障害

　病変の主座が軸索にあり，神経細胞体は比較的保たれる場合である．髄鞘は二次的に崩壊する．これは，軸索流の障害が存在すると考えられ，中毒物質などの曝露によりエネルギー代謝が障害され軸索流の障害を介して軸索の遠位端から順次近位部に変性が進行する．中毒性ニューロパチー（n-ヘキサン，INH，アクリルアミド），代謝性ニューロパチー（ビタミンB_1・B_6欠乏症，ペラグラ，アルコール，尿毒症，糖尿病），虚血性ニューロパチー（血管炎，糖尿病）が含まれる．

c 髄鞘障害

　病変の主座が末梢神経の髄鞘やシュワン細胞に存在し，軸索と神経細胞体は比較的保存される．

表Ⅲ-36 病変の主座によるニューロパチー（末梢神経障害）の分類

分類	臨床的特徴	検査所見（腓腹神経生検）	臨床例
神経細胞体障害 (neuronopathy)	感覚系では顔面，体幹などの軸索長の短い神経も障害されることが多い．運動神経では線維束攣縮が出現し筋萎縮が高度．回復は悪い．	軸索変性（髄球の出現），有髄線維減少 神経伝導の遅延はないが感覚神経電位の振幅の低下消失 体性感覚誘発電位は誘発困難なことが多い	がん性ニューロパチー シェーグレン症候群のニューロパチー 急性自律性感覚性ニューロパチー ビタミンB_6過剰摂取 ポルフィリン症
軸索障害 (axonopathy)	感覚系では手袋靴下型の障害分布．血管炎などに基づくものでは多発性単神経炎を呈する．	軸索変性（髄球の出現） 大径線維を主とする有髄線維脱落 感覚神経電位の振幅の低下消失	中毒性ニューロパチー（アクリルアミド，二硫化炭素，n-ヘキサン，INH） 代謝性ニューロパチー（ビタミン欠乏，アルコール中毒，尿毒症，糖尿病） 虚血性ニューロパチー（血管炎，糖尿病） シャルコー・マリー・トゥース病の一部
髄鞘障害 (myelinopathy)	感覚系の障害は軽いことが多い．筋脱力に比べて筋萎縮は軽微．軸索障害が存在しなければ回復はよいことが多い．	節性脱髄（脱髄軸索の出現） onion-bulb形成 伝導ブロック，伝導遅延	ギラン・バレー症候群 慢性炎症性脱髄性ニューロパチー 鉛中毒，ジフテリア中毒 甲状腺機能低下症 異染性白質ジストロフィー シャルコー・マリー・トゥース病の一部

（祖父江元：病変の主座の違いによるニューロパチーの特徴とその発現メカニズム．日内会誌81：215-218，1992より一部改変引用）

髄鞘が崩壊しても軸索は保たれ，節性脱髄，onion-bulbが出現する．ギラン・バレー(Guillain-Barré)症候群，慢性炎症性脱髄性多発根ニューロパチー(chronic inflammatory demyelinating polyradiculoneuropathy；CIDP)，遺伝性ニューロパチーなどが含まれる．

2 障害される神経の分布による分類

障害された神経の分布により，単ニューロパチー(mononeuropathy)，多発性単ニューロパチー(multiple mononeuropathy)，多発性ニューロパチー(polyneuropathy)とに分けられる．

a 単ニューロパチー

単一の神経のみの障害で，その支配神経に筋萎縮，筋力低下，感覚障害を認める．原因として，圧迫などの絞扼(entrapment)，外傷，栄養血管の血栓，局所の炎症が挙げられる．

1) 上肢

- 橈骨神経麻痺：下垂手(wrist drop)—Saturday night palsy，bride groom's palsy
- 正中神経麻痺：母指，母指球，猿手(ape hand)，手根管症候群（絞扼性障害）
- 尺骨神経麻痺：小指，小指球，鷲爪手(claw hand)

2) 下肢

- 大腿神経麻痺(L_2-L_4)：大腿四頭筋，膝蓋腱反射消失
- 外側大腿皮神経麻痺：meralgia paresthetica
- 坐骨神経(L_4-S_3)：坐骨神経痛，ラゼーグ(Lasègue)徴候，アキレス腱反射消失
- 腓骨神経麻痺：下垂足，尖足(drop foot)

b 多発性単ニューロパチー

四肢の神経の単ニューロパチーが2つ以上多発

し，通常非対称性に分布する．結節性多発動脈炎，悪性関節リウマチ，全身性エリテマトーデス（SLE）などに伴う血管炎が代表的である．

c 多発性ニューロパチー

ニューロパチーの多くはこの分布を呈する．広範な神経障害により，左右対称性で四肢遠位優位の障害を認める．運動神経性ニューロパチー（motor neuropathy）あるいは感覚神経性ニューロパチー（sensory neuropathy），または両者の混在（sensory motor neuropathy），また自律神経障害の合併がみられる場合がある．筋力低下や筋萎縮などの運動障害は四肢遠位部より始まって近位部に進行する．感覚障害は遠位部優位で手袋靴下型の分布をとる．急性および慢性多発根神経炎，膠原病，悪性腫瘍，中毒，代謝性障害などに伴うニューロパチーがある．

3 発症様式による分類

発症，進行経過の長さにより，急性（数時間～数週），亜急性（数週～数か月），慢性（数か月～数年）に分類される．再発，寛解を繰り返すものもある．

急性；ギラン・バレー症候群，顔面神経麻痺（ベル麻痺），圧迫性．

慢性；代謝性（糖尿病・尿毒症），ビタミン欠乏症，中毒性，血管炎，悪性腫瘍，異常グロブリン血症，遺伝性運動感覚性ニューロパチー．

再発・寛解性；慢性炎症性脱髄性多発根神経炎，遺伝性圧脆弱性ニューロパチー．

4 症候による分類

末梢神経障害では，感覚障害が優位なもの，運動障害が優位なもの，両者が混在した混合性ニューロパチー，自律神経障害が強い自律神経性ニューロパチーなどに分類される．

a 感覚神経性ニューロパチー

感覚神経性ニューロパチーは，感覚障害優位のニューロパチーである．

（1）感覚障害優位：がん性ニューロパチー，尿毒症性ニューロパチー，家族性アミロイドニューロパチー，遺伝性感覚性ニューロパチー，ビンクリスチンによるニューロパチー，糖尿病性ニューロパチー．

（2）特に深部感覚障害が強いニューロパチー：デジュリーヌ・ソッタス（Dejerine-Sottas）病，がん性ニューロパチー，アルコール性ニューロパチー，糖尿病性ニューロパチー．

b 運動神経性ニューロパチー

運動神経性ニューロパチーは，運動障害優位のニューロパチーである．

ギラン・バレー症候群，慢性炎症性脱髄性多発根ニューロパチー（CIDP），シャルコー・マリー・トゥース（Charcot-Marie-Tooth）病（CMT），急性ポルフィリン症，鉛中毒．

c 自律神経性ニューロパチー

自律神経性ニューロパチー（autonomic neuropathy）は，末梢自律神経系の障害が主体のニューロパチーである．

糖尿病，家族性アミロイドニューロパチー，ファブリ（Fabry）病，急性特発性汎自律神経失調症．

C 臨床症状

ニューロパチーの神経症状を示す．

1 感覚神経障害

1）表在感覚障害
支配神経領域に一致した障害を呈する．多発性ニューロパチーでは左右対称的に遠位優位に程度が強くなり手袋靴下型の感覚鈍麻を認める．しびれや冷感・灼熱感・疼痛などの自覚症状や痛覚，温度覚，触覚などの感覚鈍麻(hypesthesia)，異常感覚(dysesthesia)，錯感覚(paresthesia)などを呈する．

2）深部感覚障害
末梢神経(後根神経節より末梢)と後索(後根神経節より中枢)の障害により起こりうる．振動覚，位置覚の障害〔ロンベルク(Romberg)徴候陽性，偽性アテトーゼ〕，失調症状を伴う．

3）神経痛(neuralgia)
特定の神経の激痛発作をきたす．三叉神経痛，肋間神経痛，坐骨神経痛，後頭神経痛，大腿神経痛など．

2 運動神経障害

1）運動麻痺
ニューロパチーでは，筋緊張が低下し弛緩性対麻痺（筋緊張の低下）を生じる．他動的に麻痺側を伸張した時，抵抗が低下した状態で観察される．単ニューロパチーではその支配神経に一致した筋力低下を生じ，多発性単ニューロパチーではそれらの組み合わせとなる．多発性ニューロパチーでは左右対称性で四肢遠位優位にびまん性の筋力低下を生じてくることが多い．上肢では握力が低下し垂れ手になったり，下肢は尖足や外反，内反になり歩行時，鶏歩(steppage gait)となりつまずきやすくなる．

2）筋萎縮
軸索障害が著明で，多発性ニューロパチーでは四肢遠位筋優位にびまん性に筋萎縮を生じる．単ニューロパチーでは支配筋に一致した限局性の筋萎縮を生じる．慢性の遺伝性ニューロパチーでは，下腿の筋萎縮のためコウノトリの足(stork leg)，逆シャンペンボトル様となる．

3）関節の変形
凹足(pes cavus)を呈することがしばしばある．

4）神経肥厚
神経が肥厚し触知されることがある．耳介後ろから側頸部にかけての大耳介神経，肘管の尺骨神経，浅腓骨神経などがある．

5）筋線維束性収縮
筋束レベルの不随意運動で四肢，舌に不規則で速い収縮がみられ持続は短く関節運動は伴わない．脊髄前角細胞障害で認めるが，ニューロパチーでもみられることがある．

3 腱反射低下・消失

ニューロパチーでは，腱反射は低下または消失することが多い．血管炎などの多発性単ニューロパチーでは，左右差がみられることもある．病態によっては，病初期は正常でも進行してはじめて

低下する症例もある．

4 自律神経症状

1）瞳孔障害
障害により異常な縮瞳，散瞳，瞳孔不同，対光反射消失などが起こる．

（1）アーガイル・ロバートソン(Argyll Robertson)瞳孔：縮瞳し対光反射は低下から消失するが近見反応は正常．

（2）アディー(Adie)瞳孔：散瞳し対光反射，近見反応は遅延．

2）起立性低血圧
立位になった時，収縮期血圧が30 mmHg以上低下する．自覚的には立ちくらみやめまい，眼前暗黒感がみられ，程度が強いと失神する．

3）発汗障害
交感神経障害で発汗の低下や無汗がみられる．

4）皮膚症状
難治性潰瘍，爪の脆弱化．

5）消化器症状
便秘や下痢，悪心，嘔吐，腹痛がみられる．

6）膀胱直腸障害
頻尿，尿失禁，排尿開始遅延，排尿時間延長，尿閉などさまざまな症状がある．ニューロパチーでは一般的には無緊張性膀胱が多く，尿意がわからず溢流性尿失禁を起こす．性機能障害ではインポテンスが起こる．

D 原因検索

ニューロパチーの原因は，多岐にわたり，多くの全身疾患に伴って出現する．治療に先だち，原因を明らかにするために内科的な幅広い検索が必要となる．表Ⅲ-37にニューロパチーの原因分類と鑑別診断のための主要検査を示す．

E ニューロパチーの臨床検査

1 神経伝導速度検査

神経伝導速度検査(nerve conduction velocity study)は，末梢神経の機能をみる検査で，運動神経伝導検査，感覚神経伝導検査の2種類がある．運動神経伝導検査は，運動神経の神経幹を皮膚上より近位部と遠位部の2点で別々に最大刺激を与えて刺激し末端の支配筋の筋腹より筋活動電位を

表Ⅲ-37 ニューロパチーの原因別分類と主要検査, 特徴

ニューロパチーの種類	疾患の特徴, 検査項目
急性および慢性多発性根神経炎	脳脊髄液の蛋白細胞解離（蛋白増加）
異常グロブリン血症, 骨髄腫に伴うニューロパチー	尿, 血液異常グロブリン, M蛋白 末梢血, 骨髄検査異常 骨X線検査にて骨硬化像, 骨融解像
クリオグロブリン血症に伴うニューロパチー	クリオグロブリン陽性
血管炎または膠原病に伴うニューロパチー 　結節性多発動脈炎	末梢神経, 筋, 腎, 皮膚, 腹腔動脈などにて血管炎の証明, 血液炎症所見（血沈, CRP陽性）
チャーグ・ストラウス症候群	喘息の先行, 好酸球増加, 血管炎の証明
関節リウマチ	RA陽性
全身性エリテマトーデス	抗核抗体陽性, LE細胞
シェーグレン症候群	抗SS-A, 抗SS-B抗体, シルマーテスト, 唾液腺造影
進行性全身性硬化症（PSS）	レイノー（Raynaud）現象, 皮膚硬化, 浮腫
混合性結合織疾患（MCTD）	抗RNP抗体
サルコイドーシスに伴うニューロパチー	血清ACE, リゾチーム高値, 胸X線にてBHL, サルコイド結節の証明
悪性腫瘍に伴うニューロパチー	ガリウムシンチ, 腫瘍マーカー, 胸腹部CT
代謝障害に伴うニューロパチー 　糖尿病	糖負荷試験, HbA_{1c}高値
甲状腺機能亢進症	T_3, T_4高値, TSH低値
甲状腺機能低下症	T_3, T_4低値, TSH高値
腎不全	BUN, Cr高値
栄養障害に伴うニューロパチー 　慢性アルコール中毒	アルコール歴, ビタミンB_1低値
低栄養	食事内容の分析, ビタミンB_1, B_6, B_{12}, E
悪性貧血（亜急性連合性脊髄変性症）	ビタミンB_{12}低値, シリング試験陽性
脚気	ビタミンB_1低値
遺伝性ニューロパチー 　家族性アミロイドーシス	トランスサイレチンのアミノ酸異常, DNA異常 末梢神経や直腸生検にてアミロイド沈着の証明
異染性白質ジストロフィー	アリルスルファターゼAの欠損
遺伝性運動・感覚性ニューロパチー	病歴, 家族歴, 臨床像の検討
遺伝性感覚性ニューロパチー	病歴, 家族歴, 臨床像の検討
ファブリ病	α-ガラクトシダーゼ欠損, 被角血管
レフスム病	フィタン酸増加
ポルフィリン症	アミノレブリン酸, ポルホビリノゲンの尿中排泄の増加
中毒性ニューロパチー 　重金属（ヒ素, タリウムなど）	尿, 毛髪などから検出
化学物質（アクリルアミド, 有機溶剤など）	曝露物質の化学物質
薬物（ビンクリスチン, イソニアジドなど）	薬物の検討
感染性ニューロパチー 　ライム病	ボレリア抗体
ハンセン病	らい菌の証明
エイズ（HIV感染症）	HIV抗体
梅毒	STS法, TPHA, FTA-ABS

導出し，潜時差で2点の距離を割り出して求める．感覚神経伝導検査は，順行性に遠位部，近位部の2点でそれぞれ感覚神経活動電位を導出する．2点間の距離を活動電位の立ち上がりの潜時差で割り伝導速度を出す．神経伝導検査では波形から，伝導速度，遠位潜時，M波振幅，波形の時間的分散，伝導ブロックの有無などを合わせて，末梢神経の脱髄性および軸索変性の鑑別を行う．

2 筋電図

　筋電図(electromyography；EMG)は，筋力低下や筋萎縮の原因が末梢神経障害なのか筋障害なのかの鑑別に有用である．神経原性においては病期や予後の診断が可能である．随意収縮時針筋電図は運動単位電位(motor unit potential；MUP)から構成される．神経原性変化では，運動単位の数が減少するので，出現するMUPの種類が減少して最大収縮でも干渉波に至らない．個々のMUPは初期には多巣性，慢性期には高振幅な巨大MUPとなる．筋原性変化では筋線維の変性萎縮が起こるのでいずれの運動単位にも支配下の筋線維が減少しMUPは低振幅となる．

3 神経生検

　通常腓腹神経で行う．軸索変性と脱髄がニューロパチーの病的過程であるが，個々の有髄神経の形態学的変化から判断が可能となる．また，各種血管炎では小血管が病変の主座となり小動脈周囲の血管に細胞浸潤，フィブリノイド変性，弾性板の破壊の有無をみる．アミロイドーシスではコンゴーレッド染色によるアミロイド沈着の有無により診断の確定となる．

4 髄液検査(蛋白細胞解離)

　末梢神経障害では脊髄神経根に障害が波及すると髄液蛋白の増加を認め診断的価値が生じる．細胞数は正常であるため蛋白細胞解離を示す．各種ニューロパチーで上昇を認めるが，特に，ギラン・バレー症候群では，蛋白細胞解離は診断基準の重要な項目に挙げられている．

5 画像診断

　骨格筋画像診断はCT，MRI検査を用いて，全身の筋萎縮の分布や炎症，脂肪変性の評価に有用である．MRI検査はT2強調画像で炎症性変化を高信号域として捉えることが可能である．腫大した神経幹をMRIで捉えることも可能である．

F 治療

1 原疾患の治療，除去

　ニューロパチーの治療において，原因が明らかであれば，その原因疾患の治療が優先される．炎症性，アレルギー性多発性ニューロパチーでは，抗炎症薬，抗アレルギー薬，免疫抑制薬の投与を行う．ギラン・バレー症候群は，末梢神経ミエリン抗原に対する自己抗体が認められ，血液浄化療法の有効性が証明されている．このため，第一選択として血液浄化療法が試みられる．発症2週間以内で比較的重症例（自力歩行困難，四肢麻痺，呼吸筋麻痺，球麻痺）が血液浄化療法の適応となる．CIDPも自己免疫機序を介すると考えられており，進行期または発病初期の例においてはステロイド大量療法や血液浄化療法などの積極的治療を行う．中毒性多発性ニューロパチーでは，中毒物の曝露または投与の中止をはかる．次に中毒物質の排泄促進に努める．代謝性多発性ニューロパチーでは，原因となった代謝異常の是正，欠乏栄養素の補給，代謝異常惹起因子の除去を行う．遺伝性ニューロパチーでは，遺伝的に規定された代謝異常の是正，欠損酵素の補充が望ましいが実際的には行われていない．

2 副腎皮質ホルモン

　ステロイドが適応となるニューロパチーを示す（表Ⅲ-38）．これらのニューロパチーでは，病因，病態，経過が異なっており，ステロイド治療に際しては，その他の治療との関係，経過をみて必要時に開始する．ステロイドの長期使用に際しては，感染症の誘発，糖尿病，消化性潰瘍，骨粗鬆症，

表Ⅲ-38　副腎皮質ステロイドが適応となりうる主なニューロパチー

1. 慢性炎症性脱髄性多発根ニューロパチー（CIDP）
2. 血管炎・膠原病に伴うニューロパチー
   ・結節性多発動脈炎（PN）
   ・チャーグ・ストラウス症候群
   ・全身性エリテマトーデス
   ・悪性関節リウマチ
   ・シェーグレン症候群
   ・ベーチェット（Behçet）症候群
3. M蛋白血症に伴うニューロパチー
   ・クロウ・深瀬症候群
   ・IgM・単クローン血症に伴うニューロパチー
   ・良性単クローン血症に伴うニューロパチー
   ・多発性骨髄腫
   ・悪性リンパ腫・白血病に伴うニューロパチー
4. サルコイドーシスに伴うニューロパチー

大腿骨頭壊死，高血圧症，白内障，緑内障，精神異常などの副作用がでやすいため十分注意が必要であり，H_2遮断薬，活性型ビタミンDや骨代謝改善薬を併用する．

3 免疫抑制薬

　ステロイドにて2～3週治療を続け効果が得られなければ，免疫抑制薬の投与を考慮する．一般に免疫抑制薬は，骨髄抑制や肝・腎障害など副作用が強く，また，効果が現れるのには時間を要する．

4 血液浄化療法

　CIDP，ギラン・バレー症候群などでは，病因として関与していると思われる血液中の異常自己抗体，補体，サイトカインなどを取り除く目的で血液浄化療法を行う．現在，血液浄化療法は，単

純血漿交換，免疫吸着療法，二重膜濾過法が広く実施されている．

5 γ-グロブリン大量療法

ギラン・バレー症候群，CIDPの炎症性ニューロパチーの場合，γ-グロブリン大量療法が有効である．γ-グロブリンの作用機序に関しては明らかではないが，直接，間接的に各種の免疫機能を調整しているとされる．

6 ビタミン剤，循環改善剤

原因の性質にかかわらず，一般的な薬物療法として，ビタミン剤，血管拡張薬の投与を行い，しびれや疼痛を伴うことも多いため対症療法として，抗てんかん薬，向精神薬，麻薬およびその類似薬，非麻薬性鎮痛薬，非ステロイド消炎剤，鎮痛補助薬，局所麻酔薬を投与する．

7 リハビリテーション

筋力回復目的，関節の拘縮・変形を予防するためリハビリテーションを行う．

筋力低下については関節の拘縮・変形に注意する．下肢では足関節の拘縮による内反尖足，上肢では中手指節関節の過伸展と近位および遠位指節間関節の屈曲などの拘縮に注意する．拘縮を予防し良肢位を保持するために，各種装具が使用される．運動療法として，萎縮筋の筋力回復を目的とする筋力増強訓練，拘縮と変形予防のために関節可動域訓練を行う．また，上肢遠位筋の筋力低下により手先の動作が困難となるため，上肢巧緻性の訓練，生活動作の簡素化・省力化の工夫などADL改善のため作業療法を施行する．

G 患者指導

温度覚，痛覚の障害が高度な場合，過度の温度刺激が加わってもそれを認知できないために，健常者では起こり得ないような条件下でも熱傷，火傷を受けやすいので暖房具などに注意させる．また，下肢遠位部などにわずかの外傷を受けても，痛みがないため外傷に気づかず，潰瘍形成に至る場合もあるので十分な注意を払わせ，1日1回は足を観察するようにする．深部感覚の障害が高度な場合，視覚の補助によって安定した下肢の運動を得るようにリハビリテーションを行う．痛み，しびれが高度な場合，鎮痛薬，抗痙攣薬，向精神薬などを用いるが，このような薬物治療はあくまでも補助療法であることを認識してもらう．潰瘍形成がみられる場合，局所の保存的治療，局所への物理的または化学的刺激の除去または軽減を行い，局所の安静保持，全身の栄養補給および栄養指導を行う．

H 各種ニューロパチー

1 アレルギー性炎症性ニューロパチー

a ギラン・バレー症候群

　ギラン・バレー症候群（GBS）は急性の多発神経炎で特徴的な臨床像を呈するが，病因はまだ不明である．上気道感染，胃腸炎などの先行感染を認め，1～3週間後に急性発症の四肢運動麻痺が出現する．神経障害は数日～2週でピークに達し，対称性の運動麻痺を主体とし感覚障害は一般に軽微である．脳神経障害として，顔面神経麻痺の頻度が高いが，球麻痺や眼球運動障害を認めることもある．腱反射は低下ないし消失し，顔面筋筋力低下，重症例では嚥下・咀嚼障害，呼吸筋麻痺を認める．発症1～2週間後ぐらいから，髄液で蛋白細胞解離を認める．通常予後は良好で，運動麻痺の進行は4週間以内にとどまり，進行停止後2～4週で回復が始まり，約2/3の症例は6か月以内にほぼ回復するとされる．しかし，一部は予後不良例もあり，呼吸筋麻痺をきたした場合，気管内挿管やレスピレータ管理，気管切開を必要とすることもある．発汗異常，頻脈，血圧上昇，排尿障害などの自律神経症状を認めることもある．

　GBSは急速に症状が進行することがあり，対応によって予後が変わることがあるので，呼吸筋麻痺や球麻痺などの症状の進行を見極め，症状が増悪する場合は，できるだけ早く，人工呼吸器による管理ができる施設に転送し，血液浄化療法の開始を考慮する必要がある．血液浄化療法は血漿交換，二重膜療法，免疫吸着療法などが施行されている．γ-グロブリン大量療法も施行され有効とされている．また，症状が軽く，筋力低下も軽度で回復傾向にある患者は経過観察だけでもよい場合もある．GBSの重症度分類を示す（表Ⅲ-39）．

表Ⅲ-39　Hughes重症度分類

0：	正常
1：	軽微な末梢神経障害があるが日常生活動作に支障なし
2：	日常生活動作に支障をきたすが，杖や介助なしに5m歩行可能
3：	杖，装具，介助により5m歩行可能
4：	ベッド上または車椅子（支持歩行は5m未満）
5：	人工呼吸装着状態
6：	死亡

　近年，急性期GBSの約60％の症例に抗ガングリオシド抗体が検出され，病態機序に関与しているとされる．ガングリオシドはシアル酸を糖鎖構造に含む糖脂質で，細胞膜表面に表現されており，神経系には他の臓器に比べて豊富に存在する．このガングリオシドに対する抗体が脱髄性ニューロパチーで検出されており，糖鎖構造の違いにより多くの分子種が存在する．現在，GM1，GM1b，GM2，GM3，GD1a，GalNAc-GD1a，GD1b，GD3，GT1b，GQ1bなどのガングリオシド抗体が測定されている．先行感染の病原体として，各種ウイルスや細菌が知られているが，特に，*Campylobacter jejuni*，cytomegalovirus（CMV），Epstein-Barr virus（EBウイルス），*Mycoplasma pneumoniae*が知られている．

　急性下痢症の起炎菌である*C. jejuni*は，患者の便から分離された菌体上に末梢神経構成成分であるガングリオシド様構造が存在することが確認されている．先行感染の病原体と末梢神経の構成成分との間に，抗原としての分子類似性があるため，感染が引き金となって自己の末梢神経の構成成分に対する異常な免疫反応が起こることが考えられ，病原体と交差抗原性を有する自己抗体が神経を障害する仮説が提唱されている．

b 慢性炎症性脱髄性多発根神経炎（CIDP）

1975年，DyckらはTABLE性あるいは再発性ニューロパチーを慢性炎症性脱髄性多発根ニューロパチー（CIDP）として提唱した．さらに，米国神経学会のAd Hoc小委員会により診断基準が発表された．CIDPは2か月以上にわたって進行する運動感覚障害で，80％が運動感覚型，約10％が純運動型，5％が純感覚型である．階段状進行，または寛解・再発することもある．感覚障害は上下肢遠位部より出現し，腱反射は減弱ないし消失，時に顔面神経麻痺や外眼筋麻痺などの脳神経障害を伴うことがある．髄液は軽度の蛋白増加とリンパ球増加がある．神経伝導検査にて速度の遅延を認め，神経生検で炎症細胞浸潤と脱髄，軸索変性所見がみられる．

CIDPの成因についてもまだ確証は得られておらず，自己免疫機序による遅延型のアレルギー反応と考えられている．髄鞘構成成分に対する細胞性，液体性抗体の関与が示唆されている．進行期または発病初期の例においてはステロイド大量療法や血液浄化療法などの積極的治療を行い，寛解期はビタミン剤や循環改善薬などの投与を行う．近年は免疫グロブリン大量療法が試みられている．発症後早期に治療を開始し，治療反応がよければほぼ完全治癒も期待できるが，ステロイド減量中に再燃する例もみられ，さまざまな治療法を組み合わせる必要がある．

2 遺伝性・家族性ニューロパチー

a 遺伝性運動感覚性ニューロパチー

遺伝性運動感覚性ニューロパチー（hereditary motor and sensory neuropathy；HMSN）は，従来，シャルコー・マリー・トゥース病といわれた四肢の下位運動ニューロン，および第一次感覚ニューロンの障害を主体とする遺伝性疾患である．

HMSN Ⅰ型の遺伝形式は，常染色体優性，常染色体劣性，伴性劣性など複数みられる．連鎖解析から1A型（第17染色体に連鎖），1B型（第1染色体に連鎖）に分けられる．臨床症状は，下肢遠位部優位の筋力低下・筋萎縮（鶏歩），足の変形を認め腓骨筋，前脛骨筋の脱力のため内反尖足を認める．深部腱反射は減弱〜消失，遠位部優位の全感覚鈍麻，末梢神経の肥厚，脊椎側彎，自律神経症状，小脳失調，視神経萎縮，難聴などが認められる．神経伝導検査は低下しており，腓腹神経生検でonion-bulb形成と節性脱髄がみられる．進行は緩徐で生命予後良好である．リハビリなど保存的加療が行われている．病理学的に脱髄とonion-bulb形成を主体とするⅠ型と軸索型のⅡ型に分けられている．HMSN Ⅲ型〔デジュリーヌ・ソッタス（Dejerine-Sottas）病，肥厚性間質性ニューロパチー〕はⅠ型に比し予後不良とされる．伝導速度の遅延を高度に認め，神経生検上，髄鞘の低形成所見が著明である．HMSN Ⅳ型〔レフスム（Refsum）病〕は魚鱗癬様皮膚病変，色素性網膜炎，心筋障害を特徴とし，血清フィタン酸増加を認める．

b 家族性アミロイドニューロパチー（FAP）

末梢神経を主体に全身の諸臓器にアミロイドが沈着する遺伝性疾患である．病型は以下に分類される．

Ⅰ型（下肢始発型）：最も頻度が多く，本邦でも長野県・熊本県に多発地域がある．

Ⅱ型（上肢始発型）：手根管症候群で発症しその後上肢から始まる多発神経炎が加わる．

Ⅲ型：多発神経炎と早期からの重篤な腎障害．

Ⅳ型（脳神経障害と角膜格子様変性）：顔面神経麻痺，構音障害・嚥下障害など下部脳神経障害と全身の皮膚変化をきたす．

ほとんどがⅠ型である．病因はアミロイド前駆蛋白の発現をコードする遺伝子異常に起因する．

全身にアミロイド細線維が沈着し臓器障害が起こる．発症年齢は平均33歳，常染色体優性遺伝をとる．臨床症状は，末梢神経障害と自律神経障害を主徴とする．温度覚・痛覚が早期から選択的に障害され解離性知覚障害を示すことが多い．筋萎縮・筋力低下は感覚障害より遅れて出現し，進行例では四肢の全感覚障害，著しい筋萎縮，筋力低下，皮膚の萎縮を認める．自律神経障害として起立性低血圧，胃腸症状（下痢，便秘，腹痛，嘔吐），発汗低下，陰萎，尿失禁を認めるが，特に消化管運動障害が特徴的である．検査所見は臓器生検（直腸・胃・甲状腺・腓腹神経）を施行しコンゴーレッド染色にてアミロイド沈着を証明する．

3 代謝性・栄養障害性ニューロパチー

a 糖尿病性ニューロパチー

糖尿病に由来する末梢神経障害は，糖尿病の三大合併症の1つであるが，多発性ニューロパチー，単ニューロパチー，自律神経性ニューロパチー，糖尿病性筋萎縮症（アミオトロフィー）などの形をとる．下肢末梢からほぼ左右対称性に始まり，徐々に上行する感覚異常として出現する．ごく初期は足底部のみの違和感が特徴的である．進行するにつれ，手袋靴下型の感覚異常を呈するようになる．自律神経障害を伴うことが多く，起立性低血圧，非定型的心筋梗塞，胃弛緩症，発汗異常，便通異常，胆囊収縮不全，弛緩性膀胱，インポテンスなどを合併することがある．振動覚の低下，触覚に対する錯感覚，腱反射の低下ないし消失を伴う．治療は血糖コントロールの改善と神経障害に対する代謝・循環の改善を目的とした治療および異常感覚，疼痛，自律神経症状に対する対症療法を行う．

b 尿毒症性ニューロパチー

慢性腎不全に伴う，遠位部優位の感覚運動性ニューロパチーで下肢遠位優位の感覚障害，restless legs syndrome，有痛性筋痙攣，アキレス腱反射の低下，振動覚低下を認める．尿毒症では，そのほか，β_2ミクログロブリンからなるアミロイド物質の沈着による手根管症候群を起こすことがある．

c 栄養障害性（ビタミン欠乏性）ニューロパチー

ビタミンB_1（脚気），B_6，B_{12}（亜急性連合性変性症），葉酸（亜急性連合性変性症），E，ニコチン酸（ペラグラ）などの欠乏により末梢神経障害が起こる．通常の日常生活では起こりにくく，原因としては，アルコール多飲，極度の偏食，栄養不足，腸管の手術後や疾病，吸収不良症候群，経静脈栄養を長期にわたり続けることによる栄養障害など，特殊な状態であることが多い．ニューロパチーだけでなく，心血管系障害，皮膚症状，消化管障害などをきたすことがある．治療は不足ビタミンの補充である．

4 がん関連性ニューロパチー

a がん性ニューロパチー

悪性腫瘍によるニューロパチーは，①転移，浸潤によるもの，②遠隔効果によるもの，③治療によるもの（抗がん剤，放射線など）がある．遠隔効果によるものでは，傍腫瘍症候群としてがん性ニューロパチーとともに，しばしば亜急性小脳変性症，辺縁系脳炎など他の傍腫瘍症候群による神経系の障害が合併する．がん性ニューロパチーでは，四肢の感覚異常や痛みを伴うしびれ感，深部感覚が強く障害され最終的には全感覚の脱失が

みられる．亜急性感覚性ニューロパチーの型で発症する例が多い．原因となる悪性腫瘍は，肺がんが最も多く，このうち2/3以上が小細胞がんである．次いで，胃がん，卵巣がん，乳がん，上咽頭がんが比較的多い．神経症状が腫瘍の発見に先行し，悪性腫瘍は神経症状の発現後にみつかることが多い．肺小細胞がん例に抗Hu抗体陽性が多い．原疾患の治療に加えて，副腎皮質ステロイド，免疫抑制薬，免疫グロブリン大量療法，血漿交換療法などが行われているが，治療抵抗性が多い．

b 異常グロブリン血症に伴うニューロパチー

血漿中の蛋白成分の量的，質的変化をきたす異常グロブリン血症といわれるが，多発性骨髄腫，原発性マクログロブリン血症，クリオグロブリン血症，良性M蛋白血症などが挙げられる．クロウ・深瀬症候群は，M蛋白血症を有し，形質細胞腫，浮腫（胸水，腹水，心嚢液，乳頭浮腫），内分泌異常（糖尿病，女性化乳房，副腎不全），皮膚症状（皮膚色素沈着，剛毛，皮膚血管腫），臓器腫大（肝脾腫，リンパ節腫）を伴う末梢神経障害をきたす．形質細胞腫の切除や化学療法で症状が改善することより，形質細胞が病態発現に関与していることが推定されている．形質細胞腫が存在し孤発例であれば外科治療を行い，多発である場合やみつからない場合は化学療法，副腎皮質ステロイドなどにて加療する．

5 膠原病・血管炎に伴うニューロパチー

SLE，関節リウマチ，結節性動脈周囲炎，過敏性血管炎，アレルギー性肉芽腫〔チャーグ・ストラウス（Churg-Strauss）症候群〕など中・小型動脈を障害する血管炎に伴い末梢神経障害を認める．

多発性単ニューロパチーの形をとり，局所の浮腫，発赤などを伴い，有痛性感覚鈍麻，感覚脱失，疼痛，筋萎縮，筋力低下を認める．皮膚所見として潰瘍，網状皮斑，紫斑を伴うこともある．軸索変性により，神経伝導検査にて振幅低下を認める．病理組織的に血管炎の存在を証明することが重要であり，神経筋生検を施行し，神経上膜の小動脈や細動脈の血管周囲の細胞浸潤，小動脈内腔の狭小化など血管炎を認める．治療は副腎皮質ステロイドが基本であるが，効果が不十分な場合，免疫抑制剤の併用を行う．

6 中毒性ニューロパチー

外因物質に対する反応として生じた末梢神経障害で，外因物質として薬剤，重金属，有機溶剤を含む化学物質がある．特徴的なものではないので，職業歴，薬剤，化学物質への曝露歴などを聴取する必要がある．薬剤は種々の薬剤で生じるが，ビタミンB_6欠乏を誘発する薬剤（イソニアジド，ヒドララジン，プロカルバジン，ペニシラミン，サイクロセリン，エストロゲンなど）の使用の際には注意が必要である．金属では，鉛，水銀，ヒ素，タリウム，有機溶剤ではノルマルヘキサン，アクリルアミド，トリクロールエチレンなどで末梢神経障害をきたすことが知られている．直ちに原因物質による曝露からの隔離が必要である．

7 内分泌性疾患に伴うニューロパチー

甲状腺機能低下症により，痛みやしびれなどの感覚障害，腱反射低下，軽度の筋力低下を示すことがある．また，先端巨大症では，遠位部対称性で運動感覚性の多発性ニューロパチーを起こす．

8 感染に伴うニューロパチー

　サルコイドーシスは多臓器をおかす原因不明の肉芽腫性炎症性疾患である．サルコイドーシスでの末梢神経障害では，単ニューロパチー，多発性単ニューロパチー，多発性ニューロパチーのいずれもみられる．脳神経麻痺をきたすことがあり，第7脳神経が最も障害されやすい．治療は副腎皮質ステロイドホルモンの適応となるが，反応が不十分な場合，免疫抑制剤を併用することがある．ライム病，ヘルペス・EB・エイズなどのウイルス感染症などでも末梢神経障害をきたす可能性がある．

◆参考図書
1) 祖父江元：病変の主座の違いによるニューロパチーの特徴とその発現メカニズム．日内会誌 81：215-218，1992

8）筋疾患

A 筋疾患総論

1 概念

　ミオパチーとは筋肉の病気を意味し，骨格筋がおかされる疾患のことである．遺伝性と非遺伝性に分けることができる．遺伝性筋疾患の代表的なものは筋ジストロフィーである．非遺伝性筋疾患は原因により炎症性，代謝性などに分類される（表Ⅲ-40）．

2 症候

　骨格筋が障害されると筋力低下，筋萎縮などをきたす．ミオパチーの大部分では近位筋の筋力低下を認め，運動神経の障害による神経原性の筋力低下では遠位筋の筋力低下を認める．一部のミオパチーでは例外的に遠位筋に筋力低下や筋萎縮を認めることがあり，筋強直性ジストロフィーや遠位型ミオパチーなどがある．疾患によっては障害

表Ⅲ-40　ミオパチーの分類

A．遺伝性ミオパチー 　1．進行性筋ジストロフィー 　　1）X染色体劣性 　　　Duchenne型，Becker型，Emery-Dreifuss型 　　2）常染色体劣性 　　　肢帯型，遠位型，先天型 　　3）常染色体優性 　　　肢帯型，顔面肩甲上腕型，Emery-Dreifuss型，眼咽頭型 　2．筋強直症候群 　　1）筋強直性ジストロフィー 　　2）先天性筋強直症 　3．先天性ミオパチー 　　1）セントラルコア病 　　2）ネマリンミオパチー 　　3）筋細管ミオパチー 　　4）先天性筋線維タイプ不均等症 　4．代謝性ミオパチー 　　1）周期性四肢麻痺 　　2）糖原病 　　3）横紋筋融解症 　　4）ミトコンドリア異常症 　　5）脂質代謝異常症	B．非遺伝性ミオパチー 　5．内分泌性ミオパチー 　　1）甲状腺機能異常に伴うミオパチー 　　2）副甲状腺機能異常に伴うミオパチー 　　3）下垂体機能異常に伴うミオパチー 　　4）副腎機能異常に伴うミオパチー 　　5）糖尿病性ミオパチー 　6．筋炎症候群 　　1）特発性多発性筋炎 　　2）皮膚筋炎 　　3）感染性筋炎（ウイルス，細菌，寄生虫） 　　4）がん性ミオパチー 　　5）サルコイドミオパチー 　7．薬剤性ミオパチー 　　1）ステロイドミオパチー 　　2）クロロキンミオパチー 　8．神経筋接合部疾患 　　1）重症筋無力症 　　2）筋無力症候群

〔林由起子，他：進行性筋ジストロフィ．高久史麿，他（監修）：新臨床内科学，8版，p1643，医学書院，2002より一部改変引用〕

される筋が特徴的な分布を示すことがある．また筋の肥大や偽性肥大を認める疾患もある．

3 検査

検査では血清CK，LDH，AST，アルドラーゼなどの測定が有用である．また針筋電図で低振幅，短持続時間などの筋原性変化がみられ，筋強直を呈する疾患では特に筋電図でミオトニア放電（myotonic discharge）を認めることが重要である．神経筋接合部の疾患では反復神経刺激による誘発筋電図が必要である．臨床症候，検査所見に加えて筋生検により最終的に診断を確定する疾患も多い．骨格筋のCTやMRIは筋の形態学的検査の1つで筋の障害の有無，分布や病変の性質を知るのに利用されている．非侵襲的な検査であり経時的に繰り返し検査できるという利点がある．遺伝性の疾患では遺伝子診断も必要となる．

B 進行性筋ジストロフィー

進行性筋ジストロフィー（progressive muscular dystrophy；PMD）とは筋線維の変性・壊死を主病変とし，進行性の筋萎縮，筋力低下を示す遺伝性疾患である．従来，遺伝形式と臨床像から分類されてきた．1980年代後半にDuchenne（デュシェンヌ）型/Becker（ベッカー）型筋ジストロフィーの遺伝子と遺伝子産物で筋細胞膜の構成蛋白であるジストロフィンが発見された．その後ジストロフィン関連蛋白，筋細胞骨格と基底膜を連結する基底膜蛋白などの異常やそれらをコードする遺伝子が多数明らかにされた．現在，筋ジストロフィーに対して明らかに有効な薬物療法はなく，機能回復訓練などが行われており，今後，遺伝子治療などの可能性が期待される．

1 デュシェンヌ型筋ジストロフィー

a 原因

デュシェンヌ型筋ジストロフィー（Duchenne muscular dystrophy；DMD）は，伴性劣性遺伝形式をとり男児に発症する．X染色体短腕（*Xp21.2*）にあるジストロフィン遺伝子に異常があり，細胞骨格蛋白であるジストロフィン蛋白が生成されない．

b 検査所見

血清CK，ALT，アルドラーゼの高値を認める．筋電図では筋原性変化を認める．骨格筋CTやMRIなどにおいて障害されている筋の異常信号を認める．

筋生検では高度の筋原性変化，筋線維の壊死・再生を認める．また間質の結合組織の増加や脂肪浸潤を認める．正常では筋線維膜にジストロフィン蛋白が存在するが，デュシェンヌ型ではジストロフィン蛋白が完全に欠如するため抗ジストロフィン抗体染色ではまったく染色されない．

c 症状

2～5歳ごろ，走れない，転びやすいなどの歩

行障害で気づかれる．四肢近位筋の筋力低下と筋萎縮を認める．腰帯筋の筋力低下による動揺性歩行(waddling gait)や，蹲踞(そんきょ)からの立ち上がりの際に登攀(はん)性起立〔ガワーズ(Gowers)徴候〕がみられる．肩帯筋の筋力低下と筋萎縮による翼状肩甲もみられる．下腿筋の偽性肥大(ふくらはぎが肥大してみえるが筋線維は減少しており脂肪組織が増殖した状態)もしばしばみられる．進行すると関節の拘縮や脊椎の側彎，前彎を伴う．

10歳前後で歩行不能になり，20歳前後で呼吸不全や心不全で死亡するとされたが，最近では人工呼吸器の普及により平均寿命は延長した．

2 ベッカー型筋ジストロフィー

ベッカー型筋ジストロフィー(Becker muscular dystrophy；BMD)は，デュシェンヌ型と同じ病気の軽症例につけられた名称である．ベッカー型は障害筋の分布はデュシェンヌ型と同じであるが，良性型で，発症も5～15歳と遅く，症状も軽い．経過は緩徐であり，中高年まで生存する例もある．抗ジストロフィン抗体で筋線維膜がまだらに染色される．

3 肢帯型筋ジストロフィー

肢帯型筋ジストロフィー(limb-girdle muscular dystrophy；LGMD)は，近位筋がおかされる筋ジストロフィーの総称であり，単一の疾患ではない．

常染色体性優性遺伝形式をとるものをLGMD 1と呼び，5つの遺伝子座がみつかった順番にLGMD 1AからLGMD 1Eまで分類された．常染色体性劣性遺伝形式をとるものはLGMD 2と呼ばれ，LGMD 2AからLGMD 2Iまで遺伝子座により9種に分類されている．そのうちLGMD 2C，2D，2E，2Fは筋細胞膜のジストロフィン結合膜蛋白質であるサルコグリカンの遺伝子異常によるもので，サルコグリカノパチーと呼ばれる．本邦では肢帯型筋ジストロフィーの多くは常染色体性劣性遺伝であり，常染色体性優性遺伝を示す例はまれである．

発症年齢は小児期から成人までと幅が広く，重症度も症例により異なる．多くは緩徐進行性である．筋萎縮は肩甲帯，腰帯，四肢近位筋にみられ，翼状肩甲やガワーズ徴候などを認める．

4 顔面肩甲上腕型筋ジストロフィー

顔面肩甲上腕型筋ジストロフィー(facioscapulohumeral muscular dystrophy；FSHD)は，顔面，肩甲帯，上腕の筋を優位におかす筋ジストロフィーである．常染色体優性遺伝の形式をとる．第4番染色体長腕(*4q35*)に遺伝子座があるとされているがその部位がコードする遺伝子産物は明らかにされていない．発症年齢は幼児期から壮年期と幅広く，経過は緩徐進行性である．症状，経過とも症例により多様である．症状に左右差を認めることが多い．生命予後は良好である．血清CKも正常から高値まで幅がある．

5 眼咽頭型筋ジストロフィー

眼咽頭型筋ジストロフィー(oculopharyngeal muscular dystrophy；OPMD)は，眼瞼下垂，外眼筋麻痺，嚥下障害を主症状とし，中高年に発症する．生命予後は良好．筋病理でジストロフィーの変化のほか，rimmed vacuole(縁取りのある空胞)を認める．

6 遠位型ミオパチー

筋ジストロフィーでは通常近位筋がおかされる

ことが多いが，遠位筋優位におかされる疾患群を遠位型ミオパチー（distal myopathy）と総称する．遠位型筋ジストロフィー（三好）〔distal muscular dystrophy（Miyoshi）〕，rimmed vacuole型遠位型ミオパチー（distal myopathy with rimmed vacuole；DMRV）などがある．

C 先天性筋ジストロフィー

先天性筋ジストロフィー（congenital muscular dystrophy；CMD）は，乳児期早期に発症する筋ジストロフィーの総称である．中枢神経症状を伴う福山型（Fukuyama-type congenital muscular dystrophy；FCMD）と中枢神経症状を伴わない非福山型に分けられる．本邦においては福山型が大部分である．

れ，合成される蛋白質はフクチン（fukutin）と名づけられた．発育，発達の遅れで気づかれる．脳形態異常に基づく知能低下やてんかんなどを認める．有病率は人口10万対0.8人で本邦ではDMDに次いで多い．これまで日本人での報告しかない．日本人の祖先の1人に突然変異が起こり，それが広がったとされている．

1 福山型筋ジストロフィー

1960年福山らによって先天性筋ジストロフィーに無脳回や小多脳回などの脳奇形を伴う常染色体性劣性遺伝疾患として報告された．1998年に第9番染色体長腕（9q31）に原因遺伝子が明らかにさ

2 非福山型筋ジストロフィー

FCMD以外のCMDを非福山型筋ジストロフィーと呼ぶことが多い．メロシン欠損症などがある．

D 筋強直性ジストロフィー

筋強直性ジストロフィー（myotonic dystrophy, dystrophia myotonica）は，筋強直現象（収縮した筋がすぐに弛緩しない現象）と筋萎縮を特徴とする先天性筋ジストロフィーの一種であり，骨格筋症状以外にも種々の合併症を伴う多系統疾患である．

a 原因

優性遺伝形式をとる．第19染色体長腕（19q13.3）でのCTG（シトシン-チミン-グアニン）の反復配列の増幅を認めるトリプレット・リピート病の1つである．世代を経るごとに反復配列の増幅度が大きくなり，発症が早く，症状も重くなる表現促

進現象(anticipation)がみられる．有病率は人口10万対5〜6人．成人の筋ジストロフィーでは最も多い．

b 症状

筋収縮や筋の刺激後に不随意な筋の緊張が続き，筋弛緩が数秒間不可能な筋強直(myotonia, ミオトニア)がみられる．打腱器で舌や母指球筋を叩打するとその部位の筋強直を認める叩打ミオトニア(percussion myotonia)がみられる．舌を叩打するとミオトニアによりクローバー状になる．

また手を握ったりすると開きにくくなる把握ミオトニア(grip myotonia)もみられる．筋萎縮，脱力は四肢の遠位部から始まる．握力の低下が初発症状となることが多い．顔面筋の筋力低下，筋萎縮を認め西洋斧様顔貌と呼ばれる．胸鎖乳突筋が高度に萎縮する．咽頭筋も障害されるため進行すると嚥下困難や構音障害をきたす．前頭部脱毛もよくみられる．知能低下，白内障が多くみられる．

内分泌異常を伴うことも多く，不妊，性腺萎縮，無月経，糖尿病，甲状腺機能低下などを認めることもある．心筋障害もよくみられる．経過は緩徐進行性で発症後約15〜20年以内に歩行不能となり，呼吸不全や心不全で死亡する．

c 診断

筋電図で針刺入時にミオトニア放電(急降下爆撃音やモーターバイクの空ふかし音と呼ばれる)を認める．CKは正常ないし軽度に上昇する．糖負荷，視床下部・下垂体系負荷試験で種々の内分泌学的異常を認める

d 治療

特異的な治療はないが，筋強直に対しての対症療法として抗痙攣薬(フェニトイン，カルバマゼピンなど)や抗不整脈薬(メキシレチン，プロカインアミドなど)が用いられる．

E 炎症性筋疾患

1 多発筋炎，皮膚筋炎

a 概念

多発筋炎(polymyositis；PM)は，骨格筋を主体におかす自己免疫性炎症性疾患で，皮膚を同時におかす場合を皮膚筋炎(dermatomyositis；DM)という．多発筋炎と皮膚筋炎は皮膚症状の有無のみならず免疫学的な機序が異なっている．

多発筋炎では筋細胞の構成成分を標的とする細胞性免疫，皮膚筋炎では血管を標的とする液性免疫が関与する自己免疫機序が想定されている．

b 頻度

あらゆる年齢層にみられるが，5〜10歳(性差なし)と40〜60歳(女性：男性，1.3〜2.0：1)にピークがみられる．

c 病理

筋生検では筋原性変化(筋線維の大小不同，円

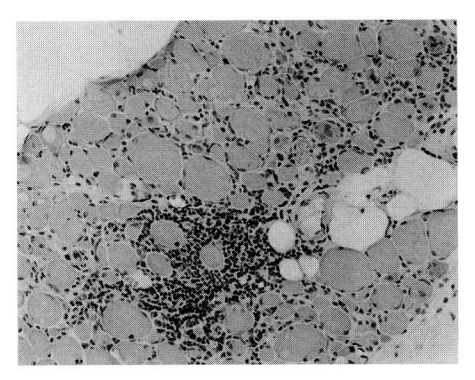

図Ⅲ-42 多発筋炎の生検筋病理
筋線維の大小不同，円形化を認め，炎症性細胞浸潤が間質，筋線維周囲にみられる．

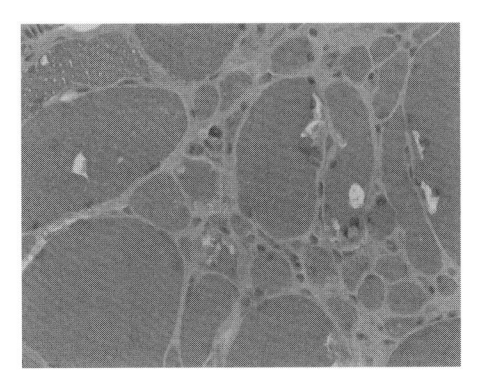

図Ⅲ-43 封入体筋炎の筋生検(H-E染色)
筋線維の内部に縁取りのある空胞がみられる．

形化，中心核の増加)と間質，特に血管周囲の単核球を中心とする細胞浸潤がみられる（図Ⅲ-42)．

d 症状

急性型と慢性型がある．進行性の四肢近位筋の筋力低下と筋痛があり，急性型では球麻痺症状を伴い，慢性型では近位筋優位の筋萎縮と腱反射の低下・消失をきたす．頸部屈筋の筋力低下を認める．咽頭筋の障害により嚥下障害を認めることもある．

皮膚筋炎ではヘリオトロープ疹と呼ばれる両上眼瞼部の浮腫状紅斑を認める．手指の伸側に対称性に落屑を伴う紅斑がみられゴットロン(Gottron)徴候といわれる．皮疹が慢性化すると皮膚萎縮，色素脱失，色素沈着，毛細血管拡張などを認め，多形性皮膚萎縮(poikiloderma)と呼ばれる状態になる．

e 合併症

20～40％の例で間質性肺炎を伴う．心筋障害による心電図異常も約30％にみられる．20％の例は他の膠原病に伴う．10～20％の例で悪性腫瘍を伴うことがあり，多発筋炎よりも皮膚筋炎に多く，特に50歳以上の皮膚筋炎では60％以上ともいわれている．筋症状は悪性腫瘍の症状よりも先行することが多い．

f 診断

筋逸脱酵素〔血清CK，GOT(AST)，LDH，アルドラーゼ〕の上昇がみられる．炎症所見(血沈促進，CRP陽性，γ-グロブリン増加)を認める．抗核抗体，抗Jo-1抗体，抗ENA抗体などの自己抗体が陽性となることがある．筋電図での筋原性変化がみられる．筋生検では炎症性細胞浸潤を認める．浸潤細胞は多発筋炎では細胞傷害性T細胞とマクロファージで，皮膚筋炎ではヘルパーT細胞とB細胞である．筋MRI・CTは筋の炎症所見を捉え経時的に観察することができる．

g 治療

ステロイド薬の長期投与やステロイド不応例では免疫抑制薬を併用する．

2 封入体筋炎

封入体筋炎(inclusion body myositis；IBM)は，50歳以上に多い慢性緩徐進行性筋炎で大腿四頭筋筋力低下を認め，筋線維内に空胞を認める（図Ⅲ-43)．空胞内には異常蛋白が蓄積している．副

腎皮質ステロイド不応性を特徴とする．生検組織で筋細胞や核内に封入体を認めることから命名された．

F 神経筋接合部の異常

1 重症筋無力症

a 概念

重症筋無力症（myasthenia gravis）は，神経筋接合部の筋肉側のアセチルコリン受容体〔acetylcholine(ACh) receptor；AChR〕の異常により筋の易疲労性や脱力を基本症状とし，日内変動を特徴とする自己免疫疾患である．胸腺腫を伴うことがある．

b 原因

神経筋接合部の後シナプス膜にあるアセチルコリン受容体に対して自己抗体が産生されるため神経終末から筋への電気活動が伝達されなくなる．

c 頻度

女性にやや多い．女性では20～30歳代に多く，男性では10～40歳代と幅広い年齢層にみられる．

d 症状

眼筋，球筋，顔面筋，四肢近位筋，体幹筋などに筋力低下が起こりやすいため眼瞼下垂，複視，構音障害，嚥下障害，四肢筋力低下，呼吸筋障害がみられる．運動の反復により症状が増強し，休息により回復する．朝に症状が軽快し，夕方に増悪する症状の日内変動を示す．症状が感染やストレスを契機に急速に悪化して呼吸困難が加わった状態を筋無力症クリーゼという．

e 分類

オッサーマン（Osserman）の分類（表Ⅲ-41）が広く用いられている．

f 病理

神経筋接合部の電顕で筋肉側終板膜のシナプス襞の減少，アセチルコリン受容体の減少，抗体・補体の沈着を認める．

g 診断

抗コリンエステラーゼ薬であるエドロホニウムの静注により症状が改善する（テンシロンテスト）．誘発筋電図ではM波の振幅が漸減する（図Ⅲ-44）．血中抗アセチルコリン受容体抗体が陽性となる（眼筋型では陰性のこともある）．胸部X線や胸腺CT・MRIにより胸腺腫大や胸腺腫を認める．

h 治療

対症療法として抗コリンエステラーゼ薬の内服．全身型では胸腺腫がなくても胸腺摘除術を施行する．ステロイドや免疫抑制薬の内服，血漿交

表Ⅲ-41 オッサーマンの分類

成人型重症筋無力症
Ⅰ型　：眼筋型(ocular form), 眼瞼下垂, 複視のみ(眼輪筋には筋力低下がみられることがある)
ⅡA型：軽症全身型(mild generalized), 球筋または四肢筋の易疲労性を伴う, 抗コリンエステラーゼ薬によく反応
ⅡB型：中等全身型(moderate generalized), ⅡA型より重症で抗コリンエステラーゼ薬に対する反応は不十分, しかし, クリーゼには至っていない
Ⅲ型　：急性劇症型(acute fulminating), 急性に全身症状進行, 呼吸困難, クリーゼを伴う
Ⅳ型　：晩期重症型(late severe), Ⅰ型またはⅡ型で発症し2年以内にⅢ型に至るもの

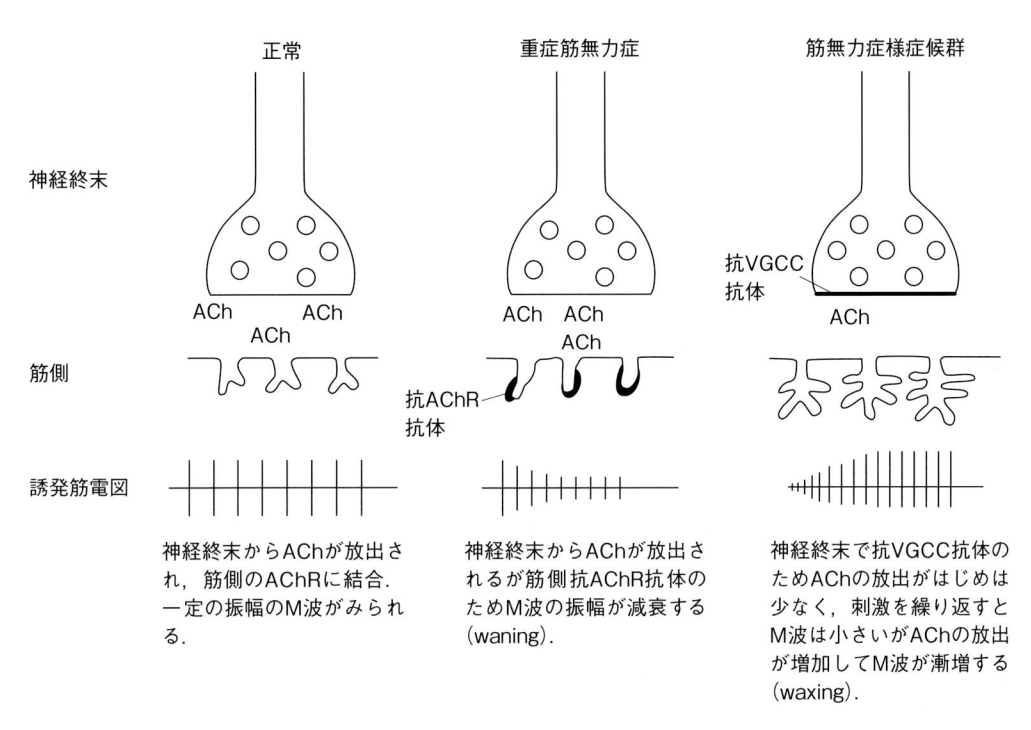

図Ⅲ-44 神経筋接合部疾患の模式図

換, 免疫吸着療法などの内科的免疫療法がある. 悪性胸腺腫では胸腺摘除術後に放射線療法を加える.

2 筋無力症様症候群

a 概念

筋無力症様症候群(Lambert-Eaton症候群, myasthenic syndrome)は, 神経筋接合部の神経終末側の異常により筋無力症状を呈する病態. 悪性腫瘍の遠隔効果による傍腫瘍症候群の1つである.

b 原因

自己抗体によって神経終末の電位依存性Ca^{2+}チャンネル(voltage-gated Ca channel ; VGCC)の機能が障害され, 神経終末部から遊離されるアセチルコリン量子数が減少する. 肺の小細胞がんなどの悪性腫瘍と関連する.

c 頻度

40～70歳以上の男性に多い. 合併する悪性腫瘍としては肺がん, 特に小細胞がんが多い.

d 症状

四肢近位筋の易疲労性や脱力を示すが，運動の反復により筋力はむしろ増強する．重症筋無力症とは異なり眼筋・球筋はおかされにくく，上肢より下肢に強い．口渇，便秘などの自律神経症状を伴う．肺小細胞がんが最も多いがその他の悪性腫瘍もみられる．他の自己免疫疾患，甲状腺炎，関節リウマチなどを合併することもある．悪性腫瘍の診断まで2年以上を要することもある．

e 病理

神経筋接合部の電顕で神経終末の萎縮や筋肉側終板膜シナプス襞の過形成がみられる．

f 診断

誘発筋電図〔M波の漸増を認める（図Ⅲ-44）〕．VGCC抗体の検出．カルシウムまたはグアニジンの静注で改善する．

g 治療

潜在する悪性腫瘍や自己免疫疾患の診断と治療が重要である．対症療法として塩酸グアニジン，3,4-ジアミノピリジンの内服（いずれも日本薬局方に含まれない）．ステロイド，免疫抑制薬の内服．血液浄化療法などを行う．

G 周期性四肢麻痺

周期性四肢麻痺（periodic paralysis）は，イオンチャンネル異常（チャネロパチー）の一種で四肢麻痺発作を反復し，発作時に血清カリウム（K）値の異常を伴うことが多い．原発性と続発性に分けられ，また発作時の血清K値により低カリウム血性，正カリウム血性，高カリウム血性の3種類に分類されてきた．遺伝子の研究により正カリウム血性と高カリウム血性は同じ疾患であることが明らかにされた．男性に多く，本邦では孤発性で低カリウム血性が多く，甲状腺機能亢進症に伴うことが多い．

1 低カリウム性周期性四肢麻痺

a 原発性低カリウム性周期性四肢麻痺

原発性低カリウム性周期性四肢麻痺は常染色体優性遺伝を示す．骨格筋L型カルシウムチャネルをコードしている第1番染色体長腕1q31-32に原因遺伝子がある．10歳前後に発症する．発作は夜間や朝などに多い．下肢近位筋から弛緩性の麻痺が生じ，遠位筋，上肢に広がる．数時間から数日で軽快する．発作の頻度は症例により異なる．発作時には血清Kは低値を示す．激しい運動をした後や過食後などの血清Kが低下する時に発作が起こりやすい．発作間欠期には無症状であるが，四肢麻痺発作を繰り返すと非発作時にも筋力低下を認めることがある．

b 続発性低カリウム性周期性四肢麻痺

血清Kの低下をきたす疾患に伴う．原因疾患の治療をする．

2 高カリウム性周期性四肢麻痺

本症はほとんどが原発性で，常染色体優性遺伝を示す．骨格筋のNa⁺チャンネルのサブユニットをコードする染色体 *17q23-25* に遺伝子変異が特定された．寒冷曝露時にミオトニアを呈する先天性パラミオトニアでも同じ遺伝子の異常が同定された．血清K値が上昇した時にNa⁺が細胞内に流入し，脱分極状態が続くため脱力をきたす．日本人にはまれ．

幼児期や学童期にかけて低カリウム性周期性四肢麻痺と同様の症状を呈するが，低カリウム性よりも持続は1時間以内と短く，程度も軽い．筋のこわばりやミオトニアを認めることがある．

H ミトコンドリア脳筋症

a 概念

ミトコンドリア脳筋症（mitochondrial encephalomyopathy）は，ミトコンドリアの機能異常をみる神経筋疾患である．筋力低下，易疲労性などの骨格筋症状だけでなく，中枢神経症状も高頻度に伴う．中には筋症状がなく中枢神経症状が前景に立つ例もある．最近はミトコンドリア病やミトコンドリア異常症といわれる．ミトコンドリアDNAの変異と臨床的特徴が対応することが明らかにされた．臨床症状から分類された慢性進行性外眼筋麻痺症候群（chronic progressive external ophthalmoplegia ; CPEO），MELAS（メラス，mitochondrial myopathy encephalopathy, lactic acidosis, and stroke-like episode），MERRF（マーフ，myoclonus epilepsy associated with ragged-red fibers）をミトコンドリア脳筋症の3大病型という（表Ⅲ-42）．ミトコンドリアの機能異常をもたらす生化学的異常として，①基質のミトコンドリア内への転送（CPT欠損，カルニチン欠損），②ミトコンドリア内での基質の利用（pyruvate carboxylase欠損など），③電子伝達系（複合体欠損，cytochrome *c* oxidase欠損など），④エネルギーの維持，伝達の異常などがある．

b 病理

生検筋でのragged red fiber（RRF，赤色ぼろ線維），SSV（SDH strongly reactive blood vessel, SDH強反応性血管）などのミトコンドリア異常の所見がみられる．電顕で巨大ミトコンドリア，結晶状封入体を有するミトコンドリアなどがみられる．

c 診断

血清や髄液中の乳酸値増加を認める．運動負荷試験により血清乳酸，ピルビン酸の上昇がみられる．筋生検所見からも診断できる．ミトコンドリアDNAの分析も有用である．

d 治療

ミトコンドリア活性を高める薬剤，ビタミン大量療法など．

表Ⅲ-42 ミトコンドリア三大病型の臨床像のまとめ

病型		CPEO	MERRF	MELAS
家族歴(母性遺伝)		－*	＋	＋
発症年齢		小児～70歳	小児～40歳	2～15歳
臨床症状	低身長	＋	＋	＋
	知能低下	－～±	＋	＋
	筋力低下	＋	＋	＋
	感音性難聴	＋	＋	＋
	周期性頭痛・嘔吐	－	－	＋
	皮質盲	－	－	＋
	片麻痺・半盲	－	－	＋
	痙攣	－	＋	＋
	ミオクローヌス	－	＋	－*
	小脳失調	－	＋	－
	外眼筋麻痺	＋	－	－
	網膜色素変性	＋	－	－
	心伝導障害	＋	－	－
検査所見	高乳酸血症	＋	＋	＋
	髄液蛋白上昇	＋	－	－*
	CT異常：脳萎縮	－	＋	＋
	局所性低吸収域，淡蒼球石灰化	－	－	＋
筋生検	ragged-red fibers	＋	＋	＋
	SSV	－*	＋	＋
酸素欠損(複合体)		Ⅳ＞Ⅰ	Ⅳ	Ⅰ
ミトコンドリアDNA異常		欠失(種々の大きさ)	点変異(8,344)	点変異(3,243, 3,271)

＊稀に＋　□重要な鑑別点
(埜中征哉：臨床のための筋病理　3版．p132, 日本醫事新報社, 1999より引用)

1 慢性進行性外眼筋麻痺症候群（CPEO）

小児から70歳(20歳前後が最も多い)にみられる．眼瞼下垂(後に全方向性の眼球運動制限)，低身長，易疲労性，難聴，心房室ブロック，網膜色素変性を認める．経過とともに筋萎縮，筋力低下がみられる．ミトコンドリアDNAの欠失がある．

2 RRFを伴うミオクローヌスてんかん（MERRF）

小児期から40歳に発症する．小脳失調，ミオクローヌス，痙攣発作を認める．次いで筋力低下，るいそう，知的退行などがみられる．
ミトコンドリアDNAの点変異(8,344)を認める．

3 高乳酸血症，卒中様症状を伴うミトコンドリア脳筋症（MELAS）

小児科領域で最も頻度の高いミトコンドリア病．2〜15歳の間に発症する．低身長，筋力低下，易疲労性，突然起こる頭痛と嘔吐などの卒中様症状を認める．頭痛に伴う痙攣や単独で痙攣発作がみられる．発作の回数は進行とともに増加する．頭部CTやMRI，脳波の異常を認める．ミトコンドリアDNAの点変異（3,243，3,271）を認める．

9) 外傷

頭部外傷は，頭皮の損傷，頭蓋骨骨折，頭蓋内損傷，およびそれらの後遺症に大別することができる．

A 頭皮の外傷

頭皮は血管に富んでいるため，"頭のけが"は出血量が多く外見上凄惨を極める．小児ではこのために出血を放置しておくと貧血やショック，さらには死亡することすらある．頭皮の外傷の種類および代表的な血腫の模式図を**表Ⅲ-43**，**図Ⅲ-45**に示す．

下に隠れた骨折，脳損傷などに注意を要する．
治療の原則は異物の完全除去，縫合，抗菌薬の投与である．

表Ⅲ-43　頭皮外傷の種類

1. 開放性外傷
   ① 擦過傷：すりきず
   ② 切創：鋭利な刃物による創傷
   ③ 刺創：創の深さに比べて傷口が小さい裂傷
   ④ 裂創：創面が不規則に引き裂かれた創傷
   ⑤ 剥皮創：頭皮が剥がれた形の広範囲裂創
   ⑥ 穿通創：頭蓋内まで達する開放創
   ⑦ 杙創（よくそう）：棒や杭などによる刺し傷
   ⑧ 銃創（射創）：銃による傷
2. 閉鎖性外傷
   ① 皮下血腫：皮下組織に血液が貯留（"たんこぶ"）
   ② 帽状腱膜下血腫：帽状腱膜と骨膜との間の血腫．縫合線を超え，広範囲にわたることがある．
   ③ 骨膜下血腫：骨膜と頭蓋骨との間の血腫．縫合線を超えない．
   ④ 産瘤：産道外傷で頭皮皮下組織内にできた血腫
   ⑤ 頭血腫：産道外傷で骨膜下にできた血腫
   ⑥ 頭蓋骨膜洞：骨膜下の静脈性血液貯留

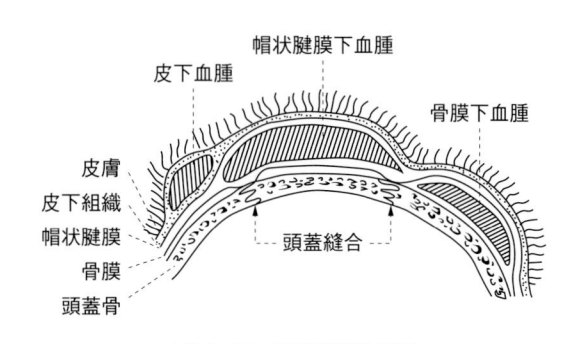

図Ⅲ-45　頭蓋閉鎖性外傷

B 頭蓋骨骨折

頭蓋は主として脳を容れる脳頭蓋と，主に顔面を構成する顔面頭蓋に分けられる．中でも脳頭蓋のドーム状の屋根になる骨部を頭蓋冠と呼び，頭蓋腔の床になる骨部を頭蓋底という．

頭蓋骨骨折(skull fractures)で部位的に最も多い部分は，頭蓋冠の円蓋部骨折である．また，骨折の種類は，線状骨折(linear skull fractures)，陥没骨折(depressed skull fractures)およびその他の骨折に大別することができる．

1 線状骨折

頭部X線撮影にて「線状に"ひびが入った"ような」骨折を示す(図Ⅲ-46)．この場合，血管溝や頭蓋骨縫合線を骨折線と間違えてはならない．

線状骨折のみで大きな問題となることは少ないが，注意を要する骨折もある．すなわち，頭蓋内出血をきたす原因になりやすい部位が存在するからである．以下に注意する．

(1) 中硬膜動脈の血管溝を横切る骨折→急性硬膜外血腫

(2) 矢状縫合・ラムダ縫合部の骨折→上矢状静脈洞・横静脈洞損傷→急性硬膜外・下血腫

2 陥没骨折

「陥没した骨折」のことで，その陥没の程度はさまざまである．診断および陥没の程度は骨条件CTが有用である．

a 閉鎖性陥没骨折

小児では閉鎖性骨折が多く，成人の2倍といわれている．特に乳幼児は頭蓋骨が強固ではないので，頭蓋骨が「凹んだ」状態を呈する．それを「ピンポン・ボール型骨折(ping-pong ball fracture)」という．すなわちピンポン球が陥没したような骨折で，原則として手術(陥没骨折整復術)が推奨されるが，陥没の程度が軽度ならば放置しておいても容易に整復される場合がある．

成人での整復術の適応は，陥没の程度が頭蓋骨の厚みよりより大きい場合とされていることが多い．

図Ⅲ-47，48にそれぞれ頭部単純X線写真，CTスキャンを示す．

b 開放性陥没骨折

頭蓋内感染や頭蓋内血腫の合併が問題となるので，早期に(少なくとも24時間以内に)手術—異物や汚染組織の除去，損傷した硬膜の修復，壊死に陥った脳組織および血腫の除去などが必要となる．

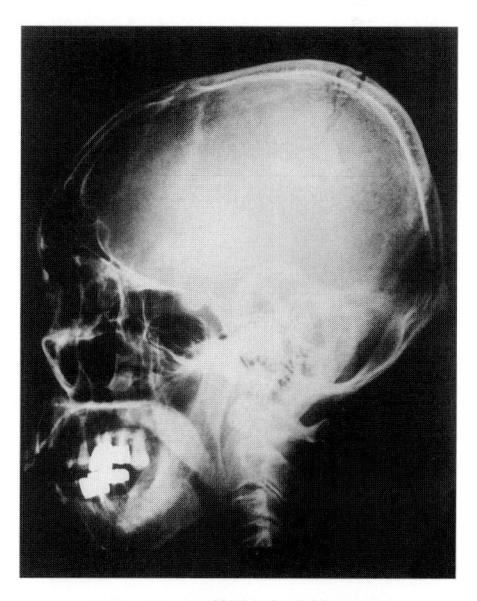

図Ⅲ-46　頭蓋骨骨折(線状骨折)

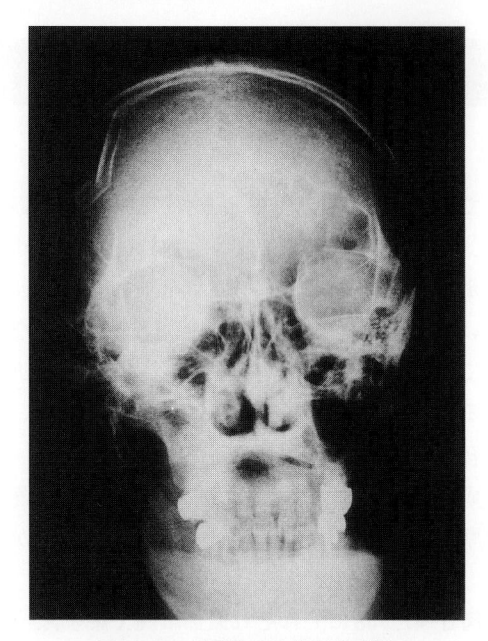

図Ⅲ-47　頭蓋骨骨折(陥没骨折)

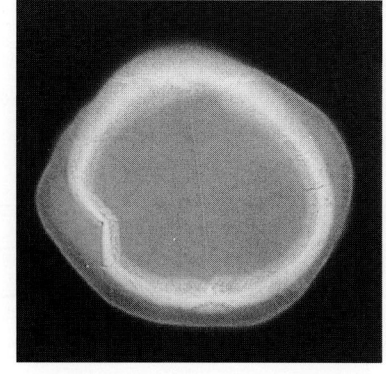

CT

骨条件のCT

図Ⅲ-48　頭蓋骨骨折(陥没骨折)

3 その他の骨折

a 頭蓋底骨折(basal skull fracture)

　頭蓋底は，前頭蓋底・中頭蓋底および後頭蓋底に分けられるが，骨折部位は前および中頭蓋底に多い．

1) 前頭蓋底骨折
- 篩骨板，トルコ鞍周囲に多い．
- パンダの目(眼鏡様皮下出血；black eye)が特徴的(図Ⅲ-49左)．
- 嗅神経や視神経障害を起こすことがある．
- 前頭蓋底の骨は極めて薄いので，骨折により硬膜およびくも膜が損傷され，髄液漏(髄液鼻漏)を呈する場合がある．

2) 中頭蓋底骨折
- 錐体骨の骨折が多い．
- 耳介後方の乳様突起部の溢血斑，いわゆるバ

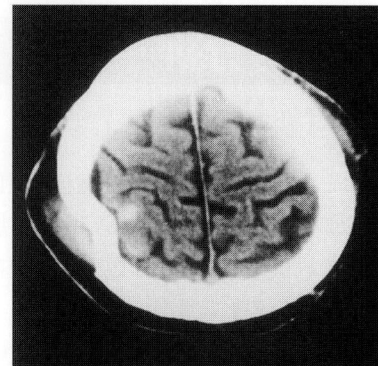

ブラック・アイ　　バトル徴候

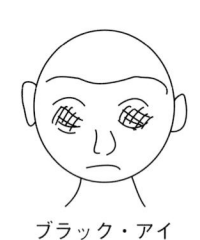

図Ⅲ-49　ブラック・アイ，バトル徴候

トル(Battle)徴候は錐体骨骨折に特徴的な所見である(図Ⅲ-49右)．
- 顔面神経や聴神経障害を起こすことがある．
- 髄液耳漏はまれで耳出血のほうが多い(**NOTE 1**)

b 眼窩底破裂骨折(blow-out fracture)

　ボールや拳が目に当たった時のように，外力が直接眼球に加わり眼窩を構成する骨に骨折をきた

すものを，眼窩底破裂骨折という．

最も骨折をきたしやすいのは眼窩底部（上顎骨眼窩面）であるが，時に眼窩内側壁の骨折もある．

特徴的な臨床症状として，眼球陥凹，三叉神経第二枝の知覚障害，複視，眼球運動障害（特に上転）などが挙げられる．

視力障害がある場合でも数週間で回復する場合が多いが，改善しない場合は手術により入り込んだ組織を剥離する．

C 視神経管骨折

視神経管（視束管）骨折により，内部の視神経が損傷され，視力障害を呈する．

基本的治療は保存的療法（ステロイド薬）であるが，時間の経過とともに視力障害が増悪するものは手術（視神経管開放術）の適応となることもある．

NOTE 1

髄液漏

主に頭部外傷により，髄液が鼻腔あるいは外耳道に漏出する場合，漏出部位により外傷性髄液鼻漏・耳漏という（図Ⅲ-50）．最も多いのは髄液鼻漏である．

診断はグルコース酸化酵素試験紙により，漏出液中に糖を証明する．また，頭蓋内圧亢進をきたすような行為（うつむいたり腹圧を加える）による液の流出，あるいは流出量が増加すれば髄液漏と考えてよい．

なお，頭蓋底骨折には気脳症（空気が頭蓋内に入ってしまう）を伴う場合が少なくないため，髄膜炎予防目的で抗菌薬の投与を行う．

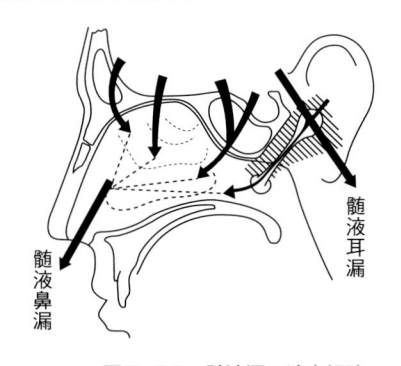

図Ⅲ-50 髄液漏の流出経路

C 頭蓋内損傷（外傷性頭蓋内血腫）

頭蓋骨の内部には，3枚の膜（硬膜，くも膜，軟膜），脳実質，脳室が存在する．それゆえ，発生部位により次のように分類される．

- 硬膜内血腫
- 硬膜外血腫
- くも膜下出血
- 脳内血腫
- 脳室内出血

また，受傷〜3日以内を急性期，4日〜3週間以内を亜急性期，3週間以後を慢性期と分類している．

1 急性硬膜外血腫

a 病態

急性硬膜外血腫（acute epidural hematoma）は，頭蓋骨が損傷を受け，硬膜の動脈（中硬膜動脈）や静脈洞が破綻され，頭蓋骨と硬膜の間に血腫を生じる．中硬膜動脈損傷が最も多い．すなわち側頭・頭頂部の外傷に多い．

b 症状

「意識清明期」が特徴的である．すなわち，外傷直後に存在した短期間の意識障害がいったん回復し意識レベルの改善をみるが，再び意識障害を呈するようになる．

意識清明期の持続時間は，中硬膜動脈による血腫の場合は数時間以内のことが多いが，静脈損傷による場合は3日以上も持続する場合がある．

血腫が大きければ，意識障害，瞳孔不同（脳ヘルニアによる），片麻痺，およびバイタルサイン（**NOTE 2**）に変化をきたす．

c 診断

頭部単純X線撮影にて90％以上に線状骨折を認める．CTスキャンでは，凸レンズ状の高吸収域を認める（図Ⅲ-51）．

d 治療

緊急に血腫除去術を行う．

e 予後

早期に血腫除去術を行えば，予後良好の場合が多い．

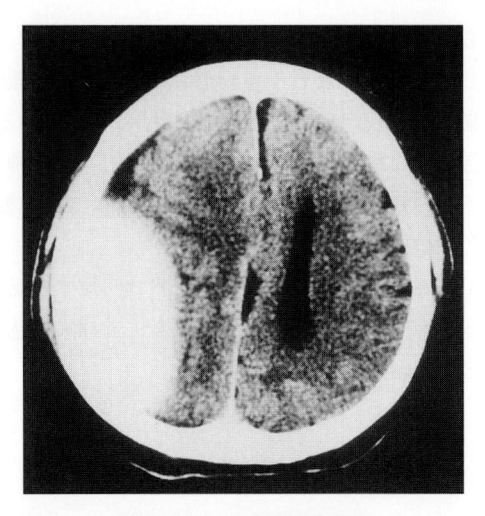

図Ⅲ-51 急性硬膜外血腫

2 急性硬膜下血腫

a 病態

急性硬膜下血腫（acute subdural hematoma）は，外傷により，硬膜とくも膜との間に生じた血腫である．高度の脳挫傷を伴うことが多い．出血源は架橋静脈あるいは脳挫傷に伴う脳表血管である．側頭・前頭・頭頂部が好発部位である．

b 症状

意識障害が受傷時より続く場合が多い（80％）．

瞳孔不同，片麻痺，除脳硬直，痙攣発作などを呈する．

ただし，乳幼児では成人と異なり，軽微な外傷で架橋静脈が破綻し，脳挫傷の合併は少なく，緊急血腫除去術にて救命される場合がある．

c 診断

頭部CTにて，三日月状の高吸収域を認める（図Ⅲ-52）．

NOTE 2

クッシング（Cushing）現象

頭蓋内圧亢進によるバイタルサインの変化．
血圧上昇，徐脈を呈し，脳ヘルニアに陥る危険な状態を意味する．

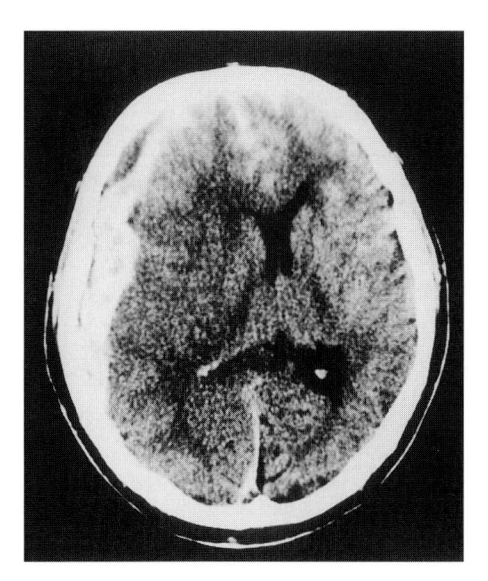

図Ⅲ-52 急性硬膜下血腫

d 治療

緊急に血腫除去を行う．その際，脳腫脹を伴うため，広範囲減圧開頭術を行う．

e 予後

受傷直後より，高度の脳損傷(脳挫傷)を伴う例が多く，予後不良である．

3 外傷性くも膜下出血

外傷性くも膜下出血(traumatic subarachnoid hemorrhage)は，重症頭部外傷の約25％に存在するといわれている．

くも膜下出血の程度が強ければ，予後不良のことが多い．

4 外傷性脳内血腫

a 病態

外傷性脳内血腫(traumatic intracerebral hematoma)は，脳実質内の出血で，2～3cm以上の出血をさす．

受傷直下に出血をきたす以外に，受傷部位と反対側に血腫を生じることもある(反衝損傷)．時には初回CTで血腫が確認されず，時間の経過とともに血腫が出現する場合もある(遅発性外傷性脳内血腫)．

b 症状

多くの場合，意識障害を伴い，瞳孔不同，運動麻痺などを呈する．

c 診断

頭部CTにて，高吸収域の血腫および血腫周囲の低吸収域(浮腫)を認める．

d 治療

血腫が小さく，かつ意識障害が軽度の場合は，保存的に加療する．反対に血腫量が多く意識障害を呈し，脳ヘルニアに陥る危険のある場合や，既に陥っている場合は，緊急開頭血腫除去術および減圧開頭術を行う．

e 予後

脳の損傷程度により異なる．すなわち軽度の症例は予後良好の場合が多いが，血腫が大きく意識障害が重度であれば予後不良となる．

5 外傷性脳室内出血

外傷性脳室内出血(traumatic intraventricular hemorrhage)は，重症頭部外傷例に多く出現する傾向があり，重症例では出血の程度と予後とに相関性があるといわれている．

6 びまん性脳損傷

びまん性脳損傷(diffuse brain injury；DBI)は，通常の局所性損傷(focal injury)とは異なり，回転加速度を生ずるような衝撃による損傷で，脳幹部を含めた脳梁部まで及ぶ損傷を生ずる．

典型的なCT所見は，白質，脳室上衣下や脳室内，基底核部，脳梁および脳幹に出血を認める．

D 頭部外傷後遺症

頭部外傷後遺症とは，受傷後3週間以上経過しても引き続き残る障害，または3週間以後に初めて発症する症状(続発症)をさすが，ここでは頭部外傷に関連する代表的な疾患について述べる．

1 髄液漏

NOTE 1(☞151頁)参照．

2 慢性硬膜下血腫

a 病態

慢性硬膜下血腫(chronic subdural hematoma)は，通常，軽微な頭部外傷後，数か月して発生する硬膜下血液貯留液が発生したものである．

血腫は被膜を有し，非凝固性である．

b 特徴

外傷後1～3か月経過して発症する．男性に多い．頭部外傷の既往がなくても発生する場合がある．50～70歳に最も多い．

c 症状

年齢により異なる．

(1)若年者：頭蓋内圧亢進症状や局所神経症状が多い．

(2)高齢者：精神症状が多く，「頭を打ってから，最近ぼけてきたようだ」と，周囲に思われることがある．脳萎縮のため，頭蓋内圧亢進症状にての発症は少ない．

時に急激に意識障害や片麻痺などで発症する症例もあり，脳卒中との鑑別を要する場合がある．

d 診断

CTスキャンが一般的である(図Ⅲ-53)．
血腫は低，等，高吸収域などさまざまではある

通常のCT　　　　　　　　　MRI

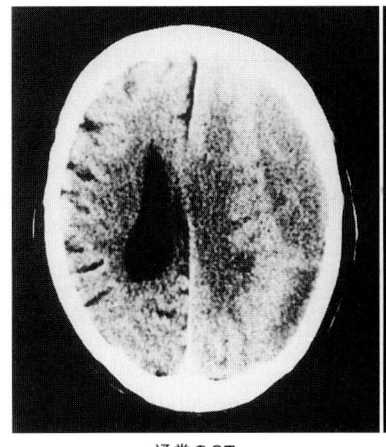

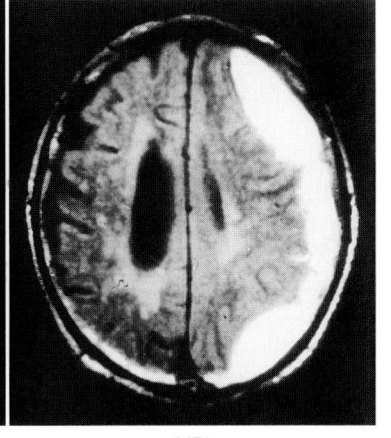

図Ⅲ-53　慢性硬膜下血腫

が，血腫の形は三日月型が多い．
　血腫の性状はどうであれ，脳への圧排所見を呈する（脳溝の消失，血腫側脳室の圧排・変形，正中構造の対側偏位など）．

e 治療

　無症状や血腫が非常に薄い場合は保存的に加療する（マンニトール療法など）が，一般的には手術療法（血腫洗浄術）が行われる．

3 外傷性脳血管障害（traumatic cerebrovascular accident）

a 外傷性脳動脈瘤

　外傷性脳動脈瘤は，頭蓋骨骨折による直接の動脈壁の損傷や前大脳動脈が大脳鎌によって損傷を受けることにより生じる．
　内頸動脈（骨性部），中大脳動脈末梢部，前大脳動脈末梢部が好発部位．
　仮性動脈瘤であり，多くは受傷後2～3週間以内に破裂するといわれており，早期発見，早期治療が必要である．

b 外傷性脳血管閉塞症

　外傷後，多くは半日から1日の潜伏期間にて，意識障害や片麻痺で発症する．CT上，頭部外傷とは関係のないような低吸収域が出現した場合，本疾患を考慮する必要がある．
　保存的療法（血栓溶解剤，抗凝固療法）を行う．

c 外傷性頸動脈海綿静脈洞瘻

　頭部外傷，特に前頭部・顔面外傷に多く，受傷から発症までの時間は1日以内ないし2か月以内が多い．
　症状は，拍動性眼球突出，結膜の充血浮腫，眼瞼からの血管雑音の聴取が3徴候．その他，外眼筋麻痺，視力障害を訴える場合がある．
　自然治癒例は外傷性では10～15％であり，自然治癒が期待できない場合は血管内手術を行う．

4 外傷性脳神経損傷

　外傷性脳神経損傷（traumatic cranial nerve injury）では，12脳神経のうち，嗅神経損傷が最も多く，かつ回復は困難なことが多い．前頭蓋底骨折によ

り生ずることが多く,髄液鼻漏を伴うことがある.
　次いで視神経が多く,動眼・滑車・外転神経障害,および顔面神経障害(側頭骨の錐体骨折)も少なくない.

5　外傷性てんかん

　外傷性てんかん(traumatic epilepsy)は,頭部外傷以前には認められなかった外傷後のてんかん発作をいう.
　頭部外傷受傷から痙攣発作発症までの期間により,以下のように分類される.
　① 超早期てんかん：外傷直後(通常24時間以内)
　② 早期てんかん：外傷1週間以内
　③ 晩期てんかん：外傷1週間以降に発症
　外傷性てんかんを起こしやすくする因子に以下の4点が挙げられる.
・小児例
・意識障害の遷延する症例
・開放性脳損傷や硬膜裂傷を伴う症例
・運動領域付近で脳挫傷を伴う症例

6　正常圧水頭症

　Ⅲ章.2『10)水頭症』(☞157頁)参照.

E　特殊な小児頭部外傷—被虐待児症候群

　歪んだ親子関係より生じる児童虐待の被虐待児症候群(battered child syndrome)は,残念ではあるが近年わが国でも報告されるようになった.
　「子供がけがした」と,脳神経外科や救命救急センターに親が子供を連れて来た時,受傷原因があいまいで,かつ多部位に新旧いろいろな損傷をみた場合,本症候群を鑑別診断に入れておく必要がある.

10）水頭症

A 定義と病態

水頭症（hydrocephalus）とは，脳脊髄液が脳室やそのほか頭蓋内のくも膜下腔に過剰に貯留した状態をいう．

1 脳脊髄液（髄液）の産生と吸収

髄液（cerebrospinal fluid；CSF）は，主として脳室内脈絡叢，特に側脳室で産生される．

髄液は1日に3～4回入れ替わり，全体としての産生量は，約500 ml/日である．

2 水頭症の発生原因

(1) 産生過多：脳腫瘍の脈絡叢乳頭腫が代表的．
(2) 流通障害：出血性疾患（くも膜下出血，脳室内出血），外傷（正常圧水頭症），先天性奇形，炎症など．
(3) 吸収障害：流通障害の原因によるものが多いが，静脈のうっ血なども原因となる．

臨床的には，小児の水頭症および正常圧水頭症が重要である．

B 水頭症の臨床

1 小児の水頭症

a 分類

小児水頭症の分類は，閉塞部によるものと発生時期によるものとがあり，**表Ⅲ-44**に示す．

b 症状

小児でも，新生児・乳児期と幼児期とでは異なる．

新生児・乳児期は，頭蓋骨の縫合線の癒合が完成されていないため，水頭症による頭蓋内容積の増大により縫合が離開し頭囲拡大，大泉門の膨隆・緊満を呈する．

幼児期以降は縫合線も閉鎖されており，頭蓋内容積増大による頭蓋内圧亢進症状（頭痛，嘔吐，うっ血乳頭）を呈する．

表Ⅲ-44　小児水頭症の分類

1. 閉塞部位による分類
   (1) 交通性水頭症
       マジャンディ(Magendie)孔, ルシュカ(Luschka)孔よりも末梢の流通路が閉塞. 脳室系とくも膜下腔との間の髄液の交通性はある.
   (2) 非交通性水頭症
       マジャンディ孔, ルシュカ孔よりも中枢側での閉塞. すなわち脳室内で髄液流通の障害.
2. 発生時期による分類
   (1) 先天性水頭症
       遺伝性, 先天奇形, あるいは出産前からの炎症や脳腫瘍などによるもの.
   (2) 後天性水頭症
       出産後の出血, 外傷, 脳腫瘍, 炎症などによるもの.

c 診断

(1) 頭部単純X線撮影：頭蓋縫合の離開, 大泉門の拡大, 指圧痕(側面像で頭蓋骨が指で粘土を凹ませたような痕).

(2) CTスキャン, MRI：脳室拡大, 脳溝の消失, 合併する頭蓋内病変.

d 治療

閉塞により拡大した脳室の髄液を他の部位に流すことが治療の基本となる. すなわち脳室の髄液を皮下に通したチューブを用い腹腔に流す,「脳室-腹腔吻合術, シャント術」を行う. 時に内視鏡を用いる場合もある.

2　正常圧水頭症

脳脊髄液の循環障害により生ずる.

a 原因

(1) 特発性：明確な原因がないもの.

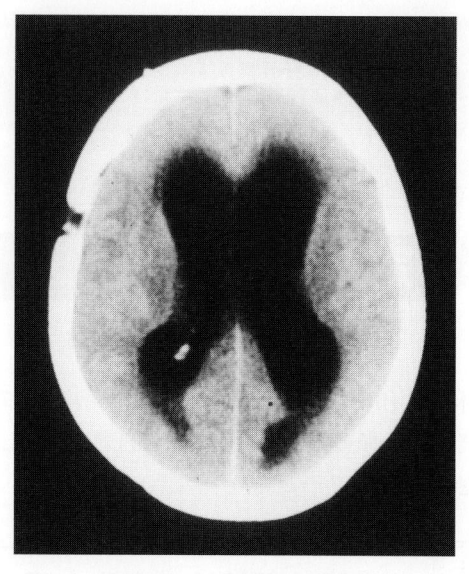

図Ⅲ-54　水頭症(脳室拡大)

(2) 続発性：何らかの原因, すなわちくも膜下出血, 頭部外傷, 髄膜炎などにより生ずる.

b 症状

認知症(痴呆), 歩行障害, 尿失禁が三徴.

c 診断

上記臨床症状に加え, 頭部CTにて側脳室前角周囲の白質の低吸収域を伴う全脳室系の対称性拡大を認める(図Ⅲ-54).

d 治療

シャント術あるいは内視鏡手術にて, 髄液循環の改善をはかる.

e 予後

手術により, 臨床症状が劇的に改善される場合が多い.

11）脳腫瘍

A はじめに

　脳腫瘍とは頭蓋内組織に発生する新生物，および頭蓋内にみられる転移性腫瘍をいう．発生母地は脳実質，髄膜，下垂体，脳神経，先天性遺残組織，頭蓋などで，これらの部位に原発性に発生する場合と転移性（二次的）にみられる場合がある．脳腫瘍は，人口10万につき，年間約10人発生する．
　原発性脳腫瘍の発生頻度順位は，髄膜腫（26.4％），神経膠腫（26.1％），下垂体腺腫（17.4％），神経鞘腫（10.5％）の順番で，脳腫瘍全体の約80％を占める．

　成人ではテント上の腫瘍が多く，神経膠芽腫，星細胞腫，髄膜腫，神経鞘腫，下垂体腺腫，転移性脳腫瘍などが主なものである．脳腫瘍の11～13％は小児期（15歳未満）に発生する．小児ではテント下と正中に発生する腫瘍が多い特徴を有し，小児に多い腫瘍としては髄芽腫，頭蓋咽頭腫，胚細胞腫瘍が挙げられる．
　脳腫瘍には，それぞれの組織型あるいは年齢による好発部位がある（図Ⅲ-55）．

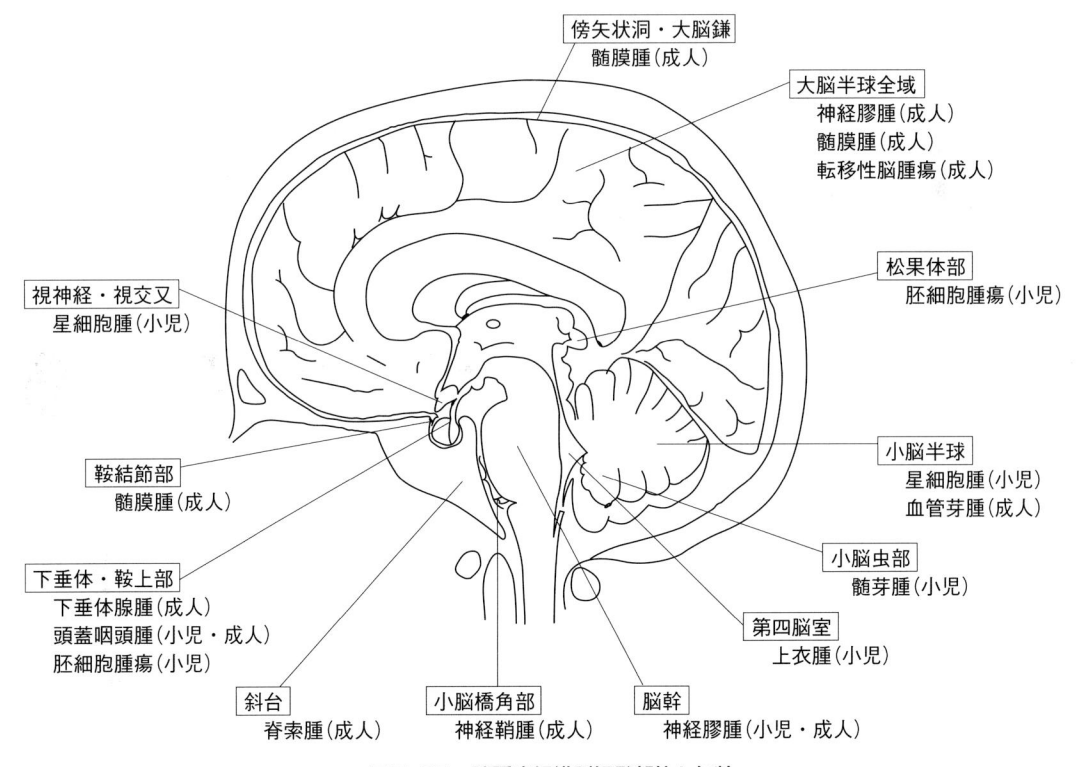

図Ⅲ-55　脳腫瘍組織別好発部位と年齢

- 傍矢状洞・大脳鎌：髄膜腫（成人）
- 大脳半球全域：神経膠腫（成人），髄膜腫（成人），転移性脳腫瘍（成人）
- 松果体部：胚細胞腫瘍（小児）
- 視神経・視交叉：星細胞腫（小児）
- 鞍結節部：髄膜腫（成人）
- 小脳半球：星細胞腫（小児），血管芽腫（成人）
- 下垂体・鞍上部：下垂体腺腫（成人），頭蓋咽頭腫（小児・成人），胚細胞腫瘍（小児）
- 小脳虫部：髄芽腫（小児）
- 第四脳室：上衣腫（小児）
- 斜台：脊索腫（成人）
- 小脳橋角部：神経鞘腫（成人）
- 脳幹：神経膠腫（小児・成人）

B 脳腫瘍の臨床症状

脳腫瘍による症状は大きく2つに分けられる.すなわち,①腫瘍の増大,脳浮腫,髄液の循環障害などが原因となって頭蓋内圧が亢進し出現する症状と,②腫瘍による脳組織圧迫あるいは損傷による局所症状とである.以下に,それぞれの症状について解説する.

1 頭蓋内圧亢進症状

頭蓋内圧亢進が原因となり現れる症状は,頭痛,嘔気,嘔吐であり,他覚的には眼底所見として,うっ血乳頭が認められる.脳腫瘍の場合,これらの症状がすべてみられるとは限らず,また症状に多少の寛解があっても徐々に増悪するのが特徴である.頭痛は通常,朝方に強い傾向にある.嘔気,嘔吐は急激な脳圧亢進の時顕著となる.頭蓋内圧亢進が進むと,血圧上昇,徐脈,外転神経麻痺,意識障害などを呈し,やがて脳ヘルニアをきたして死に至る.

小児のテント下腫瘍では合併する水頭症による脳圧亢進に加え,第四脳室底の嘔吐中枢が刺激され,噴出性嘔吐がみられることがある.高齢者の脳腫瘍による症状は,しばしば脳血管障害,認知症(痴呆)などと紛らわしく,脳萎縮のため脳圧亢進症状もでにくい傾向がある.

最近のMRI普及により,小さな脳腫瘍が診断される機会が増え,頭蓋内圧亢進症状を示す症例が少なくなっている.

2 局所症状

腫瘍により脳が圧迫,浸潤,破壊を受けて,その局所の機能脱落症状がみられる.局所の刺激により,痙攣発作は脳腫瘍の約30%にみられる.痙攣は,上肢,下肢だけなど局所のみのものから,全身痙攣をきたすものまである.発育の緩徐なテント上腫瘍(星細胞腫,乏突起神経膠腫,髄膜腫など)に多く,前頭,側頭,頭頂部腫瘍で多発する.20歳以上の患者で初めての痙攣発作なら,脳腫瘍を積極的に疑う.ゆっくり大きくなる腫瘍では,以下に述べる局所の機能脱落症状の進行が遅く,悪性度の高い腫瘍では症状の進行は速く,脳浮腫も強い.

C 脳腫瘍の部位別症状

1 テント上大脳半球部腫瘍

a 前頭葉

前頭葉先端部に腫瘍が限局すると,たとえ優位半球である場合でも局所症状を出すことは極めてまれであるが,両側性に障害されると,無関心,認知症,尿失禁,行動異常,強制把握などの障害を呈する.前頭葉後半に病変が生じ,中心溝に病変が及ぶ場合,反対側片麻痺,腱反射亢進など錐体路障害を呈する.優位半球の場合,運動性失語(Ⅳ章.4『3)失語』☞240頁参照)が出現する.連合

運動野は，一次運動野前方の運動前野とそこから内側に入り込んだところにある補足運動野とからなり，運動のプログラムを作り，一次運動野にその手順の指示を出す．補足運動野の障害では，対側の随意運動障害や，発語障害，筋緊張の増大，寡言寡動，強制把握を生じる．

b 頭頂葉

中心溝に近い頭頂葉部では，反対側感覚障害をきたす．頭頂葉連合領野が障害されると，感覚消去，失行，失認，身体失認などをきたす．

優位側頭頂葉症状として，手指失認，左右識別障害，失算，失書を4主徴とするゲルストマン（Gerstmann）症候群を呈する．

左頭頂葉の障害で観念失行が生じる．半側空間失認は右頭頂葉（下頭頂小葉）障害で生じる．

c 側頭葉

左上側頭後半部はその上面にあたる側頭平面とともにウェルニッケ（Wernicke）領野と呼ばれ，言語領野として重要である．この領野がおかされると感覚性失語（ウェルニッケ失語）が生じる（Ⅳ章．4『3）失語』☞240頁参照）．

左中，下側頭回から側頭葉内側下面の病巣では，しばしば失名辞失語（anomic aphasia）が生じる．

左側頭葉後下部の紡錘状回と下側頭回後部の病変では，失語を伴わず，漢字語に特異的，あるいは優位な失読，または失書が認められることがある．

1）視野障害

側頭葉白質の深部，側脳室側角周囲には視放線があり，これがおかされると対側の同名視野障害が生じる．

2）記憶障害

海馬を中心とする辺縁系がおかされると健忘症候群を生じる．

3）部分てんかん発作

側頭葉内側下面の鉤回ないしは梨状葉皮質に焦点を有すると，異臭を感じる嗅覚発作（鉤回発作）が生じる．また，聴覚野や聴覚連合野などに由来する部分てんかん発作として聴覚発作が生じる．その他，幻視が起こる視覚発作，既視感や未視感の生じる誤体験発作が起こる．

自動症では，意識障害に陥り，変な動作（しきりに口唇をかんだり，舌打ちしたり，物を飲み込む動作を繰り返すなど）を行い，発作後何をしたかは覚えていない．

d 後頭葉

鳥距溝周辺に皮質視覚中枢が存在する．視野障害として反対側同名半盲，周辺視野狭窄，盲点の拡大がみられ，黄斑部の中心視野が半円形に残存する黄斑回避現象はみられないことが多い．見ているものの認識，同定が行われなくなる．実際の臨床では，これらの後頭葉症状を発症初期に自覚することは少なく，頭痛，嘔気などの頭蓋内圧亢進症状，近傍症状としての不全片麻痺などで発症する場合が多い．失書を伴わない失読は左後頭葉障害で脳梁まで障害が及んだ場合に起こりうる．

2 テント上中心部腫瘍

a 下垂体-視交叉，視床下部腫瘍

視交叉部が下方から圧迫されると，初期には両上耳側1/4半盲を，さらに進行すると，両耳側半盲を呈する．前方に圧迫が及ぶと，視力低下，後方に圧迫が及ぶと同名半盲となる．下垂体，視床下部の機能異常として，内分泌学的異常が生じ，性機能低下，無月経，乳汁分泌，尿崩症，肥満，るいそう，先端肥大，思春期早発症などがみられる．

視床下部は自律神経系の中心であり，体温，食欲，性欲などに関連する，相反する調節中枢が存在し，腫瘍の局在による機能障害により多彩な症状が発現する．精神障害（意識，幻覚，活動性，感情変化，反応性変化）がみられる．

腫瘍がトルコ鞍部より外側に進展すると海綿静脈洞症候群，すなわち複視（動眼神経，滑車神経，外転神経障害），眼瞼下垂，顔面痛（三叉神経第一枝領域）をきたす．

b 松果体部腫瘍

中脳水道圧迫のため閉塞性水頭症を生じ，頭蓋内圧亢進症状である頭痛，嘔吐を呈する．中脳被蓋圧迫症状としての眼球上方運動制限，いわゆるパリノー（Parinaud）症候，アーガイル・ロバートソン（Argyll Robertson）瞳孔（☞168頁参照），小脳症状としての失調をみることもある．

c 視床部腫瘍

視床症候群（対側知覚障害，対側身体の自発痛，拘縮を伴わない対側半身麻痺，アテトーゼ様運動不穏）を伴うことは少なく，まったく視床脱落症状を呈さないこともある．むしろ第三脳室や中脳水道の圧迫により水頭症を合併し，頭蓋内圧亢進症状を呈することのほうが多い．

d 第三脳室部腫瘍

第三脳室は髄液循環路のうち主要な部分であるモンロー孔と中脳水道まで占める．モンロー孔や第三脳室前半部が腫瘍により閉塞されれば水頭症が起こる．腫瘍の種類によっては突然モンロー孔が閉塞され，発作性，反復性の頭痛，嘔吐，痙攣などが生じる．閉塞が慢性に経過すれば慢性頭痛，認知症，精神症状が生じる．また，第三脳室は脳の深部にあり，周囲には視神経，下垂体茎部，視床，視床下部，脳弓，松果体，中脳などの重要な構造物が存在するため，これらの障害による症状が出現しうる．

3 テント下腫瘍

テント上に比べテント下腔は狭く，髄液の通過障害をきたしやすいので，早期から頭蓋内圧亢進症状を示し，巣症状を発見することは難しい．テント下腫瘍は小児に多く，頭蓋縫合の離開によりうっ血乳頭をみないこともある．

水頭症による頭蓋内圧亢進症状により，頭痛，嘔気，嘔吐（迷走神経核，または最後野の直接圧迫によることもある），うっ血乳頭，歩行障害/失調，めまい，複視（外転神経麻痺）が生じる．成人例ではゆっくり大きくなる腫瘍が多いため，水頭症による認知症がしばしばみられる．痙攣発作はまれである．

a 小脳腫瘍

小脳半球による四肢の失調，測定異常，企図振戦，構音障害，小脳虫部症状として開脚歩行，体幹失調がみられる．

b 小脳・橋角部腫瘍

橋とそこから出入りする脳神経（三叉神経，前庭神経，聴神経，顔面神経，外転神経），小脳さらに中脳水道が影響を受ける．腫瘍が大きくなり橋自体が圧迫されると，眼振が出現してくる．加えて橋を通過する神経線維障害による感覚障害，運動障害，MLF症候群（外側を注視させると左右の眼球運動に解離が起こり，障害側の眼球が内転しないもので，病巣は内転障害側の動眼神経核と外転神経核とを連絡する内側縦束が障害されて起こる），複視などをきたす．小脳脚，小脳がおかされると，四肢および体幹失調などをきたす．

c 第四脳室部腫瘍

髄液通過障害による水頭症により，頭蓋内圧亢進症状をきたす．

d 脳幹部腫瘍

脳幹部を通過する運動，および感覚性神経線維，脳幹から出入りする第3～12脳神経が密接に存在しているため，特徴的な局所症状が出現する．眼球運動障害として，MLF症候群が起こる．第3，4および6脳神経障害で複視をきたす．中脳上丘障害では上方注視麻痺および後退性眼振をみる．第四脳室底部近くに存在する前庭神経核が障害されると，眼振（注視側水平眼振）をみる．その他，第4，10，12脳神経麻痺による構音障害，各種交叉性片麻痺（反対側の片麻痺と，同側の脳神経麻痺）をみる．

D テント上腫瘍の臨床像

大脳半球には，表Ⅲ-45に示す頻度で各腫瘍が発生する．以下に代表的な腫瘍の臨床像を述べる．

a 神経膠腫（グリオーマ）

グリア細胞から発生し，原発性脳腫瘍の約30％を占める．大脳半球の局所症状と頭蓋内圧亢進症状が生じるが，腫瘍の増大速度の差により各腫瘍型で初発症状が異なる．

脳表近くで比較的ゆっくり発育する悪性度の低い星細胞腫（astrocytoma）は成人（25～49歳に好発）の大脳半球，特に前頭葉，次いで側頭葉，頭頂葉に多く，徐々に局所症状が拡大する．てんかん，特に焦点性が初発症状となる場合が多く（15％），全経過中では約30％に認められる．片麻痺などの局所症状が徐々に進行する．初発症状から診断まで数年を要することが多い．

一方，脳白質に急速に脳浮腫を伴って浸潤性に増大する悪性度の非常に高い神経膠芽腫（glioblastoma）は45～64歳に好発し，頭蓋内圧亢進症状としての頭痛が最も多い．前頭葉（脳梁を介して対側に発育することもある，図Ⅲ-56），側頭葉に発生（図Ⅲ-57）することが多いため，各々の部位の広範な急性症状として，性格変化，知能障害，失語が前面にでて，周辺浮腫も加わるため運動野機能も低下し，片麻痺も多い．発育部位の脱落症状も伴う．発症から診断までは通常6か月以内である．腫瘍の出血により，脳内出血を生じることがある．悪性度の高い退形成性星細胞腫では両者の中間的な症状を呈する．

表Ⅲ-45 大脳半球部位別の腫瘍頻度

腫瘍	前頭葉	側頭葉	頭頂葉	後頭葉
神経膠芽腫	32.8%	41.9%	41.6%	45.6%
星細胞腫	26.6	22.8	22.5	16.4
退形成性星細胞腫	19.1	18.1	18.2	13.9
乏突起神経膠腫	7.1	3.0	2.6	2.5
上衣腫	1.2	0.6	2.4	3.1
悪性リンパ腫	6.6	4.8	7.9	11.9
その他	6.6	8.8	4.8	6.6
計（例）	3,654	1,977	1,497	445

（日本脳腫瘍統計第10版，2000）　　注：髄膜腫は除外

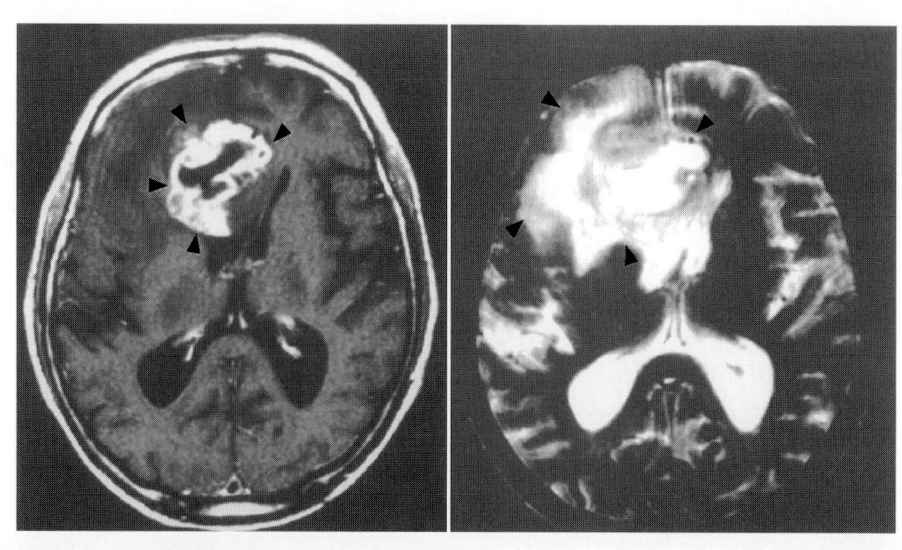

図Ⅲ-56　神経膠芽腫の症例
79歳，男性．入院2か月前より認知症症状，尿失禁がみられたため，MRIを施行した．ガドリニウム造影後T1強調画像(左)で，右前頭葉に不規則な花輪型リング状に造影される腫瘍(矢印)を認めた．T2強調画像(右)では，腫瘍に伴う著明な脳浮腫が高信号域(矢印)として描出された．開頭腫瘍摘出を施行し，病理組織診断は神経膠芽腫であった．

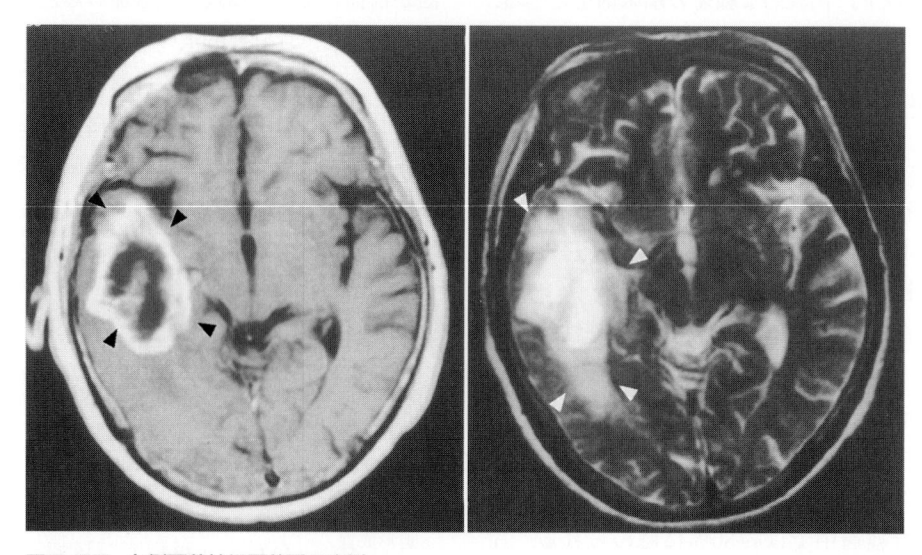

図Ⅲ-57　左側頭葉神経膠芽腫の症例
68歳，女性．2か月前より，記銘力障害，失名辞失語が生じた．MRI検査では，ガドリニウム造影後T1強調画像(左)で，左側頭葉に不規則なリング状に造影される腫瘍(矢印)を認めた．T2強調画像(右)では，腫瘍に伴う著明な脳浮腫が高信号域(矢印)として描出された．開頭腫瘍摘出を施行し，病理組織診断は神経膠芽腫であった．

b 乏(稀)突起神経膠腫

乏突起神経膠細胞の腫瘍性増殖により大脳半球皮質下に発生する発育緩徐な浸潤性増殖を示す腫瘍である．成人(30〜50歳)の前頭葉に好発するので，てんかん発作を起こしやすい．また，性格

表Ⅲ-46 髄膜腫の発生部位と臨床症状

	発生部位	臨床症状
傍矢状洞髄膜腫	上矢状静脈洞壁に付着	中1/3に好発：ジャクソン型痙攣（**NOTE 1**），下肢の痙性麻痺． 前1/3に発生：巣症状をだすことなく，末期に頭蓋内圧亢進症状をきたす． 記憶，知能，人格障害が発生してくる． 後1/3に発生：同名半盲など視野障害をみる．
大脳鎌髄膜腫	大脳鎌に付着	前・中1/3に好発：下肢の障害，排尿障害がみられる．
円蓋部髄膜腫（図Ⅲ-58）	前頭部に発生することが多い	てんかん発作，または局所症状を呈する．
蝶形骨縁髄膜腫	外，中，内1/3に分類	中・内側1/3発生：視神経の直接圧迫，眼球運動障害，三叉神経第一枝の障害，嗅覚障害，幻視，鉤回発作，精神症状，認知症などをみる． 外1/3発生：局所症状に乏しい．同側の眼球突出を伴う．
嗅溝部髄膜腫	前頭蓋底に発生	頭痛，嗅覚障害，フォスター・ケネディー症候群（腫瘍側の視神経萎縮と対側のうっ血乳頭），精神症状．
鞍結節髄膜腫	鞍結節部硬膜に発生	視力障害，両耳側半盲． 偏在することが多く，視力，視野欠損に左右差があれば，下垂体腺腫より髄膜腫を考える． 下垂体機能低下は末期まで現れない．
側脳室髄膜腫	側脳室三角部	反対側麻痺，視野障害，認知症，四肢麻痺，言語障害，反対側感覚麻痺など．
小脳橋角部髄膜腫	錐体骨後縁に発生	頭痛，めまい，失調，聴力障害，三叉神経障害，顔面神経麻痺，四肢麻痺． 聴神経腫瘍と比較し三叉，顔面神経障害が多い．
テント髄膜腫	横静脈洞，静脈洞交会部に発生	テント上発生：視野障害． テント下発生：閉塞性水頭症，三叉神経痛，または小脳半球障害．
錐体斜台部髄膜腫	錐体骨先端部から斜台上部に発生	第8，5，7神経障害．小脳症状． 頭痛，耳鳴り，顔面の知覚障害，複視，聴力低下．視力障害，嚥下障害，四肢運動麻痺，四肢知覚障害，発語障害，見当識障害，悪心，嘔吐も呈する．
大孔髄膜腫	大孔の近傍に発生	非対称性の四肢麻痺，特に同側上肢麻痺．副神経麻痺，項部硬直．
小脳半球円蓋部髄膜腫	小脳円蓋部	中脳水道狭窄による水頭症． 平衡障害，脳神経障害も末期にみられる．

変化が前面にでることも多い．脳梁をおかすと認知症が比較的高頻度にみられる．大脳半球のいずれの部位にも発生するので，発生部位に一致した症状を呈する．

C 髄膜腫

髄膜腫は脳表の，くも膜の表層細胞から発生する．成人（50～74歳）に好発し，女性に多い（2.7倍）．脳を圧迫しながらゆっくり増大する良性腫瘍で，腫瘍がかなり大きくなってから巣症状（発生部位により異なる）や頭蓋内圧亢進症状がみられる．巣症状は表Ⅲ-46に示したように，髄膜腫の発生部位により異なる．髄膜腫の発生部位は，硬膜との付着部位で決まる．好発部位は，円蓋部（23.7％），大脳鎌（11.4％），傍矢状洞（11.4％），蝶形骨縁（10.4％），鞍結節（7.1％）の順である．図Ⅲ-58に円蓋部髄膜腫の代表症例を示した．

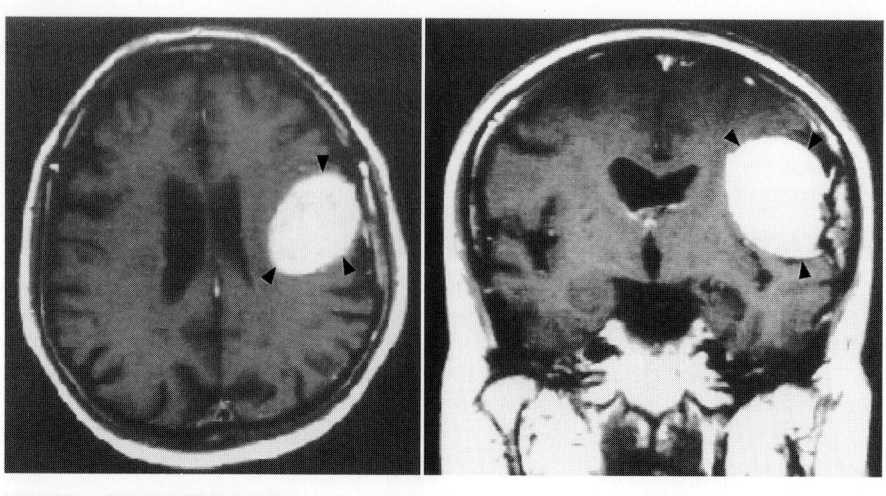

図Ⅲ-58　円蓋部髄膜腫の症例

71歳，女性．4か月前より，構音障害，左顔面の痙攣，左半身の知覚障害が出現したため，MRIで精査を行った．ガドリニウム造影後T1強調画像（左：水平断，右：冠状断）で均一に造影され，右前頭，側頭，頭頂葉を圧迫する大きな腫瘍が認められた（矢印）．腫瘍は硬膜を含め全摘出し，病理組織診断は髄膜腫であった．

d　転移性脳腫瘍

　他臓器の悪性新生物が，頭蓋内へ転移したもので，全脳腫瘍の17.6%を占める．肺がんからの転移が最も多く（52.7%）（図Ⅲ-59），次いで消化器がん（14.1%），乳がん（8.8%）と続く．テント上に67.8%，テント下14.3%，両者に13.5%発生する．単発性が61.8%，多発性は35.3%，また髄膜播種は2.8%で生じる．前頭葉に17.6%，頭頂葉に12.7%，後頭葉に7%，側頭葉に5.5%，小脳半球に9.3%に認められる．転移性脳腫瘍に特徴的な症状はなく，急速な局所症状の進行，激烈な頭痛（特に早期時），急速に起こる精神症状などである．精神症状は20〜30%にみられ，原発性悪性腫瘍に比べ特徴的である．髄膜播種により，髄液吸収障害をきたし，水頭症を起こす．がん性髄膜炎により，頭痛を主とする髄膜刺激症状，精神症状，脳神経障害，および単麻痺などを生じ，白血病，リンパ腫，胃がん，乳がんなどでみられることが多い．

e　悪性リンパ腫

　原発性脳腫瘍の2.7%を占める極めて悪性度の高い腫瘍であり，最近増加傾向にある．成人，特に50歳以上に多い．腫瘍発生の部位はテント上52%，テント下14%，多発性34%である．前頭，側頭または小脳に好発するが，脳深部（基底核，脳梁など）にも発生しやすい（図Ⅲ-60）．初発症状として局所神経脱落症状（50〜80%），精神症状（20〜30%），頭蓋内圧亢進症状（10〜30%），痙攣（5〜20%）などがみられる．脳梁をおかした場合の精神症状（無欲，傾眠，記憶障害），巣症状として運動性麻痺，感覚障害，半盲など早期から出現する．

f　松果体部腫瘍

　松果体部には，胚細胞腫瘍，グリオーマ，松果

NOTE 1

ジャクソン型痙攣

　身体の一部の間代性運動から始まり，特有な広がりを示す．通常意識消失は伴わない．発作後，数時間から2日間ぐらい運動麻痺を残す〔トッド（Todd）麻痺〕．

11）脳腫瘍／D テント上腫瘍の臨床像　167

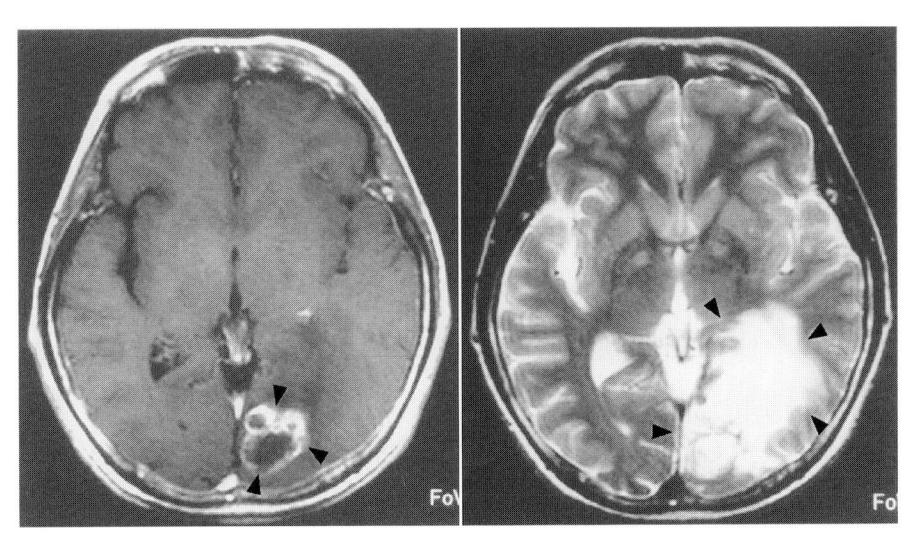

図Ⅲ-59　転移性脳腫瘍の症例
54歳，女性．2か月前より視野障害，頭痛があり，MRIを施行した．ガドリニウム造影後T1強調画像（左）で，左後頭葉に造影剤で不規則なリング状に増強される腫瘍を認め（矢印），T2強調画像（右）では腫瘍周囲に強い浮腫を認めた（矢印）．全身検索より肺がんが原発巣である腺がんの脳転移であった．

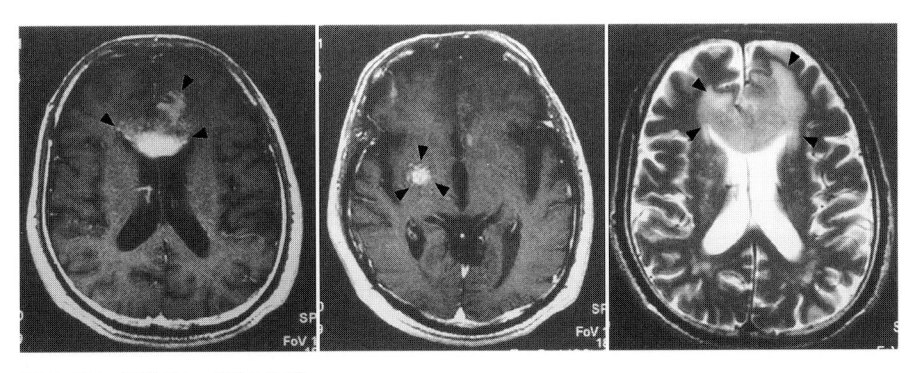

図Ⅲ-60　悪性リンパ腫の症例
62歳，男性．約1か月前より，精神症状，脳圧亢進症状が出現した．MRIでは，ガドリニウム造影後T1強調画像（左）で強く増強される腫瘍が，脳梁より前頭葉に広がっており（矢印），T2強調画像（右）で周囲には広範な脳浮腫を伴っていた．造影剤により強く増強される腫瘍は左基底核部でもみられ（中：矢印），多発性腫瘍であった．開頭腫瘍摘出がなされ，病理組織診断で悪性リンパ腫であった．

体細胞腫／松果体細胞芽腫，上皮腫／類上皮腫などが発生するが，最も多いのは胚細胞腫瘍であり，5～20歳までに65.7％が集中する．男性（74.1％）に圧倒的に多い．

松果体腫瘍の症状としては，腫瘍が直接神経組織を圧迫するために生じる局所症状と，腫瘍がすぐ前下方にある中脳水道を圧迫し髄液循環障害が起こるための水頭症や，腫瘍そのものが大きくなることによる頭蓋内圧亢進症状がある．局所症状の代表的なものとしては，眼球運動障害による複視がある．これは，腫瘍が直接中脳被蓋の四丘体上丘を圧迫するためと考えられており，眼球上方運動制限，いわゆるパリノー（Parinaud）症候を呈する．さらに腫瘍による圧迫が尾側に及ぶと，下

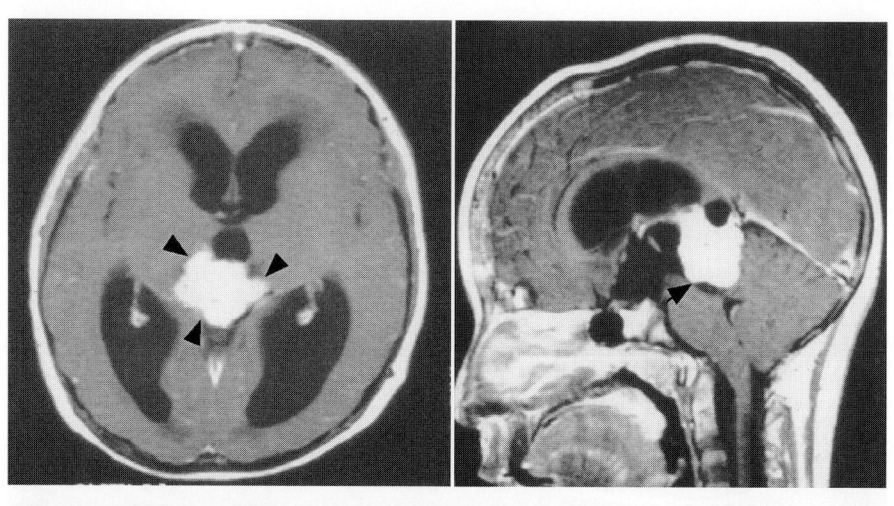

168　第Ⅲ章 臨床神経学各論／2 主要な神経症候

図Ⅲ-61　松果体腫瘍の症例
11歳, 男児. 1か月前より, 嘔気, 頭痛, めまいが出現した. さらに歩行時のふらつきが著明となった. また両側の難聴が出現し, 耳鼻科を受診し頭部CTを施行され, 脳腫瘍を認めたため紹介入院となる. 入院時, パリノー症候, 両側感音性難聴, 頭蓋内圧亢進症状を認めた. MRIでは, ガドリニウム造影後T1強調画像で, 松果体部に強く増強される腫瘍(左：水平断, 矢印)と, 中脳水道狭窄(右：矢状断, 矢印)による水頭症を認めた. 腫瘍マーカーであるAFPが高値を示した. 開頭腫瘍摘出し, 病理診断は胚細胞腫瘍であった.

方注視も障害される. 患者は自覚的には複視を訴える(図Ⅲ-61).

瞳孔の障害としてアーガイル・ロバートソン瞳孔がある. これは, 対光反射が消失するが輻輳反射は保たれる現象である. さらに腫瘍が大きくなると, 下丘の障害による難聴, 上小脳脚の障害による失調を生じる.

胚細胞腫瘍は, しばしば髄腔内播種を起こし, 頭痛, 嘔吐と髄膜刺激症状として, 項部硬直, 背部痛などを認めることがある. また, 脊髄播種のため, 膀胱直腸障害, 下肢の障害を訴えることがある.

思春期前にHCG産生胚細胞が発生すると, 二次性徴が起こり, 思春期早発症を発症する.

E テント下腫瘍の臨床像

1 小脳・第四脳室部腫瘍

小脳, 第四脳室に発生する代表的な腫瘍について以下に述べる.

a 髄芽腫

小児(5〜9歳に最多)の小脳虫部にみられる極めて悪性な腫瘍で, 時に小脳半球にも発生する. 小児脳腫瘍の13.2%を占める. 周囲組織への浸潤傾向が強く, しばしば脊髄に転移腫瘍を形成する. 第四脳室が腫瘍で占拠されると, 非交通性水頭症

をきたして頭痛，嘔吐など頭蓋内圧亢進症状，体幹性失調を起こす．

b 星細胞腫

小児，思春期に好発する腫瘍で8～15歳にピークがあり，組織学的には毛様性星細胞腫であることが多く，神経膠腫中最も良性に近い腫瘍の1つである．一側小脳半球，小脳虫部に発生し，体幹運動失調のため，両足を左右に広げて歩行し，小脳半球症状として，測定障害がみられる．第四脳室圧迫による水頭症のため，頭蓋内圧亢進症状がみられる．

c 血管芽腫

小脳に好発する血管が目だつ成人（20～54歳に好発）の良性の腫瘍であり，遺伝性疾患であるフォン・ヒッペル・リンダウ（von Hippel-Lindau）病の一部として出現する場合がある（☞175頁参照）．

頭蓋内圧亢進による頭痛で発症することが多く（76％），小脳症状で発生することはむしろ少ない（10％）．

2 小脳橋角部腫瘍

小脳テントより下方で外側を錐体骨，内側を橋，後方を小脳半球前面により囲まれる部分を小脳橋角部と呼ぶ．この部分には聴神経腫瘍，三叉神経鞘腫，髄膜腫，類上皮腫などの腫瘍ができる．この部の腫瘍の80％までが聴神経腫瘍である．

a 聴神経腫瘍

女性に多く（1.5倍），成人（30～70歳）に好発する．第8脳神経である聴神経から発生する．聴神経はその機能から，聴覚を司る蝸牛神経と前庭機能に関係する上，下前庭神経から成り立っているが，下前庭神経から発生するものが多い．

本疾患の初発症状として最も多いのは聴力障害（70～85％）である．特に，他人の言葉が聞き取りにくくなり（言語識別低下），高音での聴力障害で始まることが多い．耳鳴りは単独で生じることもあるが，聴力障害に伴うのが一般的である．前庭神経は対側による代償機転が働くため，めまいなどの前庭神経系の症状で発症することはまれである（5～6％）．

腫瘍が増大するにつれ，三叉神経障害による患側の顔面のしびれ，知覚異常，角膜反射低下，顔面神経障害による顔面筋麻痺が起こる．さらに腫瘍が増大すると小脳，脳幹への圧迫症状として，体幹失調などの小脳症状が出現してくる（図Ⅲ-62）．また，腫瘍による脳幹の圧迫偏移から中脳水道狭窄による水頭症をきたし，意識障害や頭痛を起こすこともある．このほかまれに，第9,10,11神経障害により，嗄声，嚥下障害をきたしてくる．神経学的所見としては，ブルンズ（Bruns）眼振が有名である．これは患側を注視させるとゆっくりとした大きな振幅の，健側を注視させると速い小さな振幅の眼振がみられるものである．

3 脳幹部腫瘍

脳幹部腫瘍の大部分は神経膠腫である．発生部位としては，橋，延髄，中脳の順である．脳幹部神経膠腫（図Ⅲ-63）は3～10歳の小児に好発し，最も治療困難で予後不良な腫瘍に属する．神経症状は，複視，嘔吐，失調歩行，構音障害，鼻声がみられる．顔面神経麻痺，外転神経麻痺，MLF症候群，錐体路症状，小脳症状がみられる．時に水頭症を伴う．腫瘍が中脳に発生した場合，複視や上方注視麻痺（パリノー徴候）などの眼球運動障害，中脳水道閉塞による水頭症がみられる．

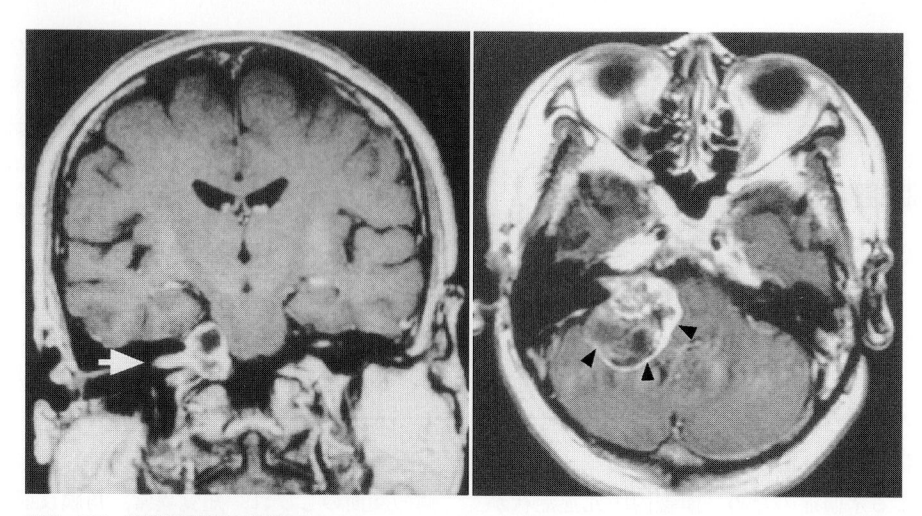

図Ⅲ-62 聴神経腫瘍の症例

42歳，女性．右聴力障害，耳鳴り，軽い右顔面神経麻痺を主訴に来院した．ブルンズ眼振を認めた．MRIのガドリニウム造影後T1強調画像（左：冠状断，右：水平断）で，脳幹部を圧迫する囊胞を伴った高信号の腫瘍（矢印）を右小脳橋角部に認め，内耳道内（白矢印）にも腫瘍が認められた．腫瘍を摘出し，病理組織診断は神経鞘腫であった．

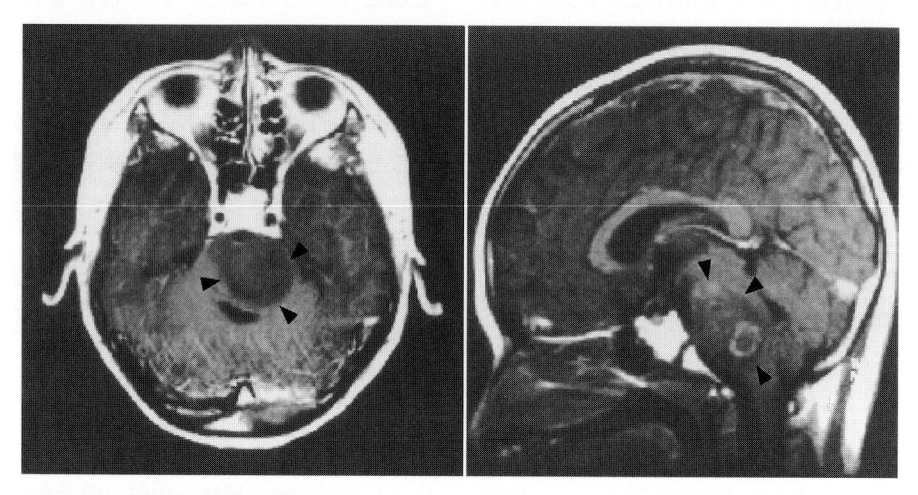

図Ⅲ-63 脳幹部神経膠腫の症例

9歳，女児．歩行障害，眼位異常に家人が気づき来院．左外転障害，左顔面神経麻痺，右不全片麻痺，右小脳症状を認めた．MRI T1強調画像（左：水平断，矢印）で左橋を中心に低信号の腫瘍を認めた．橋部は腫大し，腫瘍はガドリニウム造影で一部増強された（右：矢状断，矢印）．

F 下垂体-視交叉部腫瘍

下垂体-視交叉部に発生する腫瘍には**表Ⅲ-47**のようなものがある．下垂体腺腫と頭蓋咽頭腫で約90％を占める．腫瘍の局在から，内分泌学的異常と視力視野障害が主な症状で，これに頭蓋内圧亢進症状の有無が加わる．腫瘍の発症年齢，症状，局在，進展方向で腫瘍の種類はある程度鑑別が可能である．

1 下垂体腺腫

下垂体腺腫は下垂体前葉細胞を発生母地とする腫瘍で原発性脳腫瘍の17.4％を占め，髄膜腫，神経膠腫に次いで多い．成人の腫瘍で，25〜49歳に多い．ホルモン産生能の有無から，機能性腺腫と非機能性腺腫に分類される．

a 非機能性腺腫

下垂体腺腫の25〜30％を占める．40〜50歳代の男性に多くみられる（女性の約3倍）．視力視野障害，頭痛で発見される．視野欠損は初期には腺腫が上方に進展して視神経交叉部を下方から圧迫し，両耳側上四半盲から両耳側半盲へと進行する（**図Ⅲ-64**）．通常，視野障害に続いて視力も徐々に低下してくる．種々の程度の下垂体機能低下をきたす．鞍隔膜やトルコ鞍周囲の硬膜が刺激されて前頭や眼窩部の鈍痛あるいは頭重感を訴える．種々の程度の下垂体機能低下をきたす．

性腺機能低下として女性では，不規則な月経，無月経，男性では性欲低下，陰萎がみられる．甲状腺機能低下として寒冷不耐症，粘液水腫，副腎機能低下症として起立性低血圧，易疲労感がみられる．

b プロラクチン(PRL)産生腫瘍

下垂体腺腫の約30％を占める．女性に圧倒的に多い腫瘍（男性の約8倍）で，好発年齢は25〜34歳である．高PRL血症を生じると，黄体化ホル

表Ⅲ-47 下垂体-視交叉部腫瘍の鑑別

腫瘍	年齢(性)	視野/眼底	頭蓋内圧亢進	内分泌症候
下垂体腺腫 (図Ⅲ-64)	20〜60	視野低下 両耳側半盲	まれ	下垂体機能低下，亢進
頭蓋咽頭腫 (図Ⅲ-65)	15以下 成人	うっ血乳頭 視神経萎縮 両耳側半盲	高度 まれ	下垂体機能低下，尿崩症 下垂体機能低下，尿崩症
鞍結節部髄膜腫 (図Ⅲ-66)	30〜60 女性	視神経萎縮 不規則視野欠損 一側視力低下	まれ	なし
視神経・視交叉 グリオーマ	15以下	視神経萎縮 不規則視野欠損	まれ	下垂体機能低下 (思春期早発症)
胚細胞腫瘍	小児〜 思春期	視神経萎縮 不規則視野欠損	あり	視床下部機能異常 尿崩症(ほぼ必発) 下垂体機能障害 (思春期早発症)

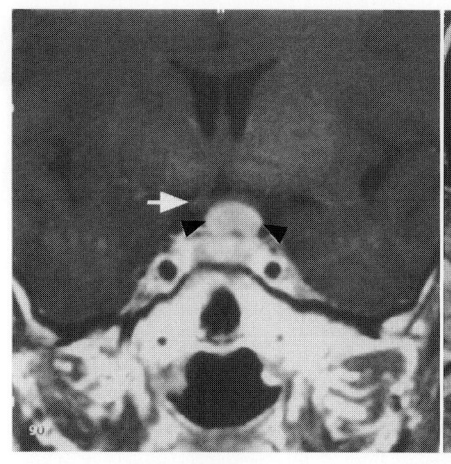

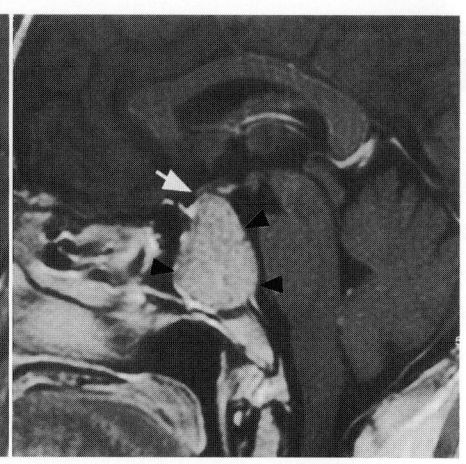

図Ⅲ-64 下垂体腺腫の症例
67歳，男性．野球を観戦中にボールが視野から突然消えるなど，視野が狭くなったことに気がついた．眼科を受診し両耳側半盲が認められたため，脳神経外科に紹介された．MRIでは，ガドリニウム造影後T1強調画像（左：冠状断，右：矢状断）で，均一に増強される下垂体腫瘍（矢印）を認め，視交叉（白矢印）を下方から圧迫していた．

モン放出が抑制され，女性では無月経，不妊，乳汁漏出が生じる．男性では性欲の低下，陰萎，体毛の減少，肥満などがみられるが，一般的にはこれらを自覚することは少なく，むしろ腺腫がかなり大きくなって視力視野障害が生じてから診断されることが多い．

c 成長ホルモン（GH）産生腫瘍

下垂体腺腫の約20%を占める．男性にやや多くみられる．
下垂体性巨人症と先端巨大症という2つの病態を生じる．骨端線が閉鎖する前に発症すると前者，閉鎖後は後者となる．頻度としては先端巨大症がはるかに多い．

d 副腎皮質刺激ホルモン（ACTH）産生腺腫〔クッシング（Cushing）病〕

下垂体腺腫の5%前後にみられ，女性に多くみられる（男性の2.5〜3.5倍）．中心性肥満，満月様顔貌，水牛様脂肪沈着，皮膚線条，高血圧，糖尿病などを認める．

e 甲状腺刺激ホルモン（TSH）産生腺腫

下垂体腺腫の0.5〜1%にみられる．甲状腺機能亢進（易疲労感，皮膚湿潤，体重減少，頻脈，心悸亢進，振戦など）あるいは視力視野障害のため発見されることが多い．

f 下垂体卒中

頭痛，視力障害，眼球運動障害，下垂体機能低下そして，意識障害が突然起こる．腫瘍や周囲の下垂体に出血，壊死，梗塞が起こり，トルコ鞍内で腫脹するために発症する．腫瘍内出血が被膜を破り，視交叉槽に漏れると，くも膜下出血の症状がみられる．頭蓋内圧が亢進したり，視床下部に影響が及ぶと，昏迷，昏睡に至ることもある．

2 頭蓋咽頭腫

トルコ鞍部に発生する先天性の良性上皮性腫瘍である．一般に小児に好発する腫瘍で，小児腫瘍中の9%を占めるが，成人にもみられる．局所症

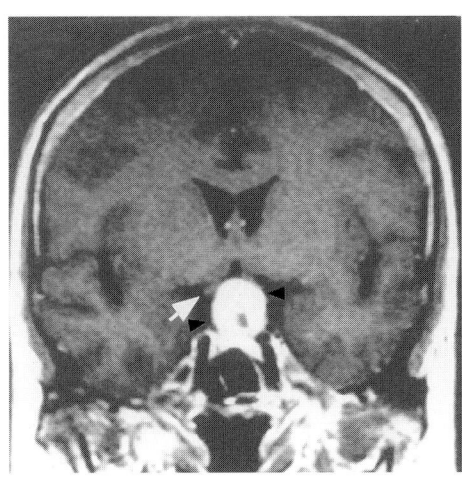

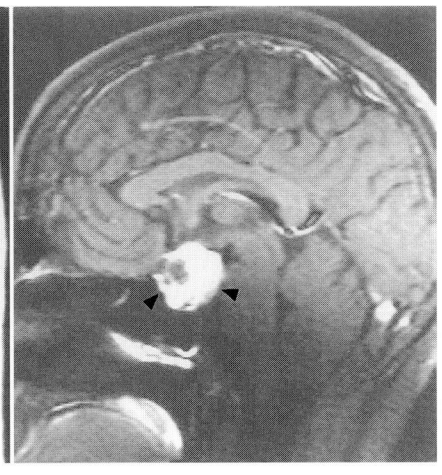

図Ⅲ-65　頭蓋咽頭腫の症例

37歳，女性．自動車を運転していて標識が見えにくいことを自覚した．眼科を受診し，視力低下があり，頭痛および無月経も認めたため脳神経外科に紹介された．視野検査では左に強い両耳側半盲，下垂体機能低下症を認めた．CTでは嚢胞壁に石灰化を認め，MRIガドリニウム造影後T1強調画像(左：冠状断，右：矢状断)にて鞍内から鞍上部にやや不整のリング状に増強される嚢胞性腫瘍を認め(矢印)，視交叉を下方から圧迫していた(白矢印)．腫瘍摘出を行い，病理組織診断は頭蓋咽頭腫であった．

状としての視力視野障害，内分泌障害，視床下部症状がみられる．腫瘍が第三脳室前半部を占拠したり，モンロー孔を閉塞すると，水頭症による頭蓋内圧亢進症状がみられる．視力視野障害は70～80％にみられる．

　初発症状として小児より成人のほうがより顕著であるが，小児は自覚症状に乏しいためである．視野障害は両耳側半盲となることが多い．下垂体機能低下が患者の50～87％にみられる．特に小児に顕著である．下垂体前葉機能障害のため身体発育遅延，蒼白できめ細かい皮膚，二次性徴の遅れ，毛髪の減少，活動性の低下，基礎代謝率の低下などがみられる．成人では性機能の低下，無月経がみられる．尿崩症もみられるが，初発症状としては比較的少ない．視床下部の圧迫のため，体温低下，傾眠，肥満，精神障害(性格変化)などがみられる．時に意識障害や発熱，不整脈・低血圧・縮瞳など自律神経症状をみることがある．成人で腫瘍が乳頭体，海馬に進展し，記銘力低下が出現することもある(図Ⅲ-65)．

3 胚細胞腫

　視床下部，神経下垂体原発胚腫ジャーミノーマ(neurohypophyseal germinoma)は，10～20歳に好発し，尿崩症にて発症することが最も多い．松果体部発生腫瘍(☞167頁参照)は男性に多いが，下垂体近傍部は男女ほぼ同数である．腫瘍浸潤，破壊による下垂体前葉不全(低身長，無月経，肥満)，視力視野障害を高率に伴う．またこの部位に発生し，第三脳室周囲から大脳基底核へも浸潤する腫瘍では，知能低下など高次脳機能低下を呈することがある．髄液播種をきたすことがある．

4 視神経膠腫

　小児脳腫瘍の4～5％を占め，小児期に90％がみられ，特に5歳以下が多い．組織学的には悪性所見に乏しい腫瘍である．視力低下，視野障害，

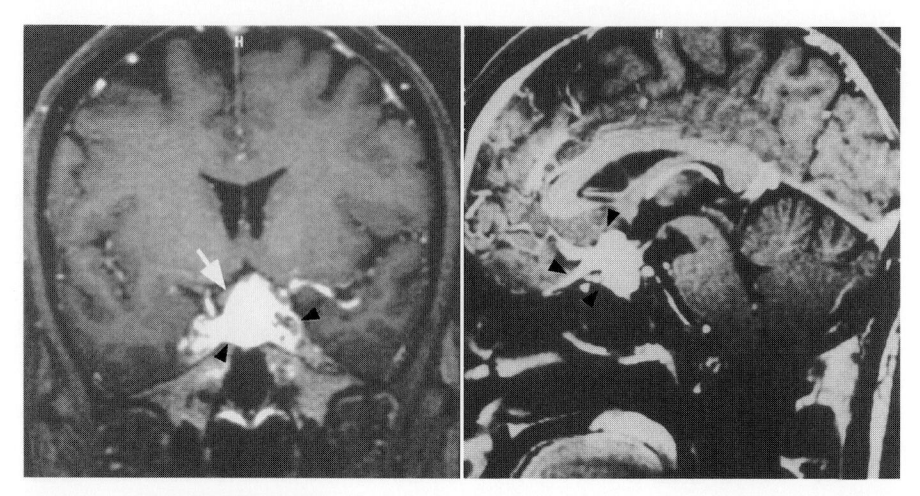

図Ⅲ-66　鞍結節部髄膜腫の症例
51歳，女性．1年前より左視力の低下，視野狭窄を自覚していた．眼科を受診し，不規則な両耳側半盲がみられた．MRI（左：冠状断，右：矢状断）で，鞍上部に造影剤で均一に増強される腫瘍を認め，視神経を圧迫（白矢印）していた．腫瘍摘出を行い，病理組織診断は髄膜腫であった．

視神経萎縮を三徴とする．眼窩内視神経に限局する場合（前方型）と視交叉部発生（後方型）で眼窩内視神経を含む場合と，後方の視床下部，第三脳室へ進展，浸潤する3型がある．後方型では神経線維腫症1型（neurofibromatosis type 1；NF1）の合併を14～44％にみる．視神経を直接浸潤するので，原発性視神経萎縮により一側の視力，視野が不規則に障害される．

前方型では眼球突出，後方型では視床下部内分泌障害（尿崩症，肥満）がみられることがある．さらに第三脳室に進展すると水頭症を合併する．

G 頭蓋底部腫瘍

a 海綿静脈洞部腫瘍

髄膜腫，神経鞘腫（三叉神経），脊索腫，下垂体腺腫の進展，副鼻腔，咽頭などの悪性腫瘍の浸潤などがある．

海綿静脈洞内脳神経（Ⅲ～Ⅵ），視神経，内頸動脈，前-側頭葉圧迫，下垂体進展などにより症状がきたされる．上眼窩裂に進展すると，眼球運動障害，三叉神経第一枝の障害をきたしやすい．一般に脳神経は圧迫には比較的抵抗性が強く，良性腫瘍では，かなり腫瘍が大きくならないと障害はでにくい．内頸動脈領域の虚血により片麻痺，失語などをきたすことがある．良性腫瘍の場合には一般に徐々に閉塞するため，側副血行が発達し，障害はきたしにくい．

b 大孔部腫瘍

下方注視により，下方に急速相を示す垂直性眼振をみる．また第11，12脳神経麻痺も起こりうる．

しかし，後頭部痛，四肢感覚障害，歩行障害，四肢不全麻痺，手指巧緻運動障害，深部腱反射亢進など，頸椎，頸髄疾患と似た症状を呈する．

c 頸静脈孔部腫瘍

第9，10，11の下位脳神経麻痺が生じる．また，頸静脈孔直下の舌下神経管に腫瘍が達すると，第12神経障害を起こす．また，頸部交感神経症状を伴うことがある．一般に，良性腫瘍（神経鞘腫，髄膜腫など）ではこれらの神経障害は緩徐に進行するため，対側の代償機能が働き，症状は軽微であることが多い．一方，悪性（転移性腫瘍など）のものでは，嗄声，嚥下障害が急速に進行する．

d 斜台部腫瘍

斜台は，その両側に海綿静脈洞に入る動眼，滑車，三叉，外転神経が位置する．そのため最初に片側，進行すると両側性にこれらの脳神経症状をきたしてくる．外転神経麻痺が初発症状のことが多い．脊索腫（**NOTE 2**），髄膜腫，軟骨肉腫，咽頭悪性腫瘍の直接進展などがある．

H 遺伝性脳腫瘍

a 神経線維腫症1型（NF1）

常染色体優性遺伝の疾患で，3,000〜4,000人に1人の頻度で発生する．末梢の神経線維腫，カフェオレ（cafe-au-lait）斑，虹彩小結節が特徴である．視神経膠腫を合併（視神経＋視交叉型が多い）するほか，神経膠腫，過誤腫なども発生する．

b 神経線維腫症2型（NF2）

常染色体優性遺伝の疾患で，37,000人に1人の頻度で発生する．両側第8神経鞘腫（95％），髄膜腫（45％），グリオーマ（4％），脳室上衣腫（2％），脊髄髄外腫瘍，神経線維腫，そのほかの末梢神経の神経鞘腫，若年性白内障などを特徴とする．

c フォン・ヒッペル・リンダウ（VHL）病

常染色体優性遺伝の疾患で，38,900〜53,000人に1人の頻度で発生する．VHL遺伝子の異常により生じる．網膜血管腫，中枢神経系の血管芽腫（多発性），腎，膵の囊胞，腫瘍（腎がん，膵がん），副腎腫瘍（褐色細胞腫）が発生する．

現在の診断基準では，網膜血管腫または中枢神経系の血管芽腫の患者で，近親者に少なくとも1つの前記病変が確認された場合VHL病とする．

d 結節性硬化症

常染色体優性遺伝の疾患で，5〜10万人に1人の頻度で生じる．精神発達遅滞，てんかん，皮脂

NOTE 2

脊索腫

胎生期における脊索の遺残より発生する腫瘍で，成人に好発する．頭蓋内で特に斜台部に発生することが多く，その他，鞍背その周辺にも発生する．斜台部では外転神経麻痺が最初に現れるが，その他脳幹圧迫症状，多発性脳神経麻痺がみられる．

腺腫の三徴候を特徴とする．中枢神経をはじめ心臓，肝臓，腎臓，骨などの全身臓器に過誤腫性病変をきたす．合併する脳腫瘍として，上衣下巨細胞性星細胞腫が，大脳基底核部脳室上衣下に発生し，側脳室や第三脳室に突出し，モンロー孔を閉塞し，水頭症をきたす．

◆参考図書
1) 太田富雄，松谷雅生（編）：脳神経外科学，改訂8版．金芳堂，2000
2) 田崎義昭，斎藤佳雄：ベッドサイドの神経の診かた，第15版．南山堂，1994
3) 松谷雅生：New Lecture 脳腫瘍，第2版．篠原出版，1996
4) 神経症候群Ⅲ．日本臨牀別冊，2000
5) 山浦　晶，田中隆一，児玉南海雄（編）：標準脳神経外科学，第8版．医学書院，2000

第 IV 章

高次脳機能障害学

1 神経心理学とは

A はじめに

　神経心理学(neuropsychology)とは脳と心理現象(行動)との関係を研究する領域である．神経心理学という名称は19世紀中葉に作られていたとのことであるが，一般的に用いられるようになったのは，1960年代のことである．それまではほぼ同じ領域に対して大脳病理学(Gehirnpathologie)という名称が広く用いられていた．

　神経心理学における脳と心理現象の関係は，従来，主に脳損傷，特に限局性の脳損傷とそれにより生じた言語，行為，認知などのいわゆる高次脳機能障害との関係として検討されてきた．現在では，その対象は広がり，統合失調症や気分障害などの機能性精神疾患における症状と脳機能，さらには健常者における認知機能や行動と脳機能の関係も検討の対象となっている．しかしながら，現在においても神経心理学の中心的な分野は，やはり脳損傷により生じた人間の心理現象の障害(高次脳機能障害)の診断，治療に関わる分野である(臨床神経心理学)．神経心理学はその名のごとく，神経学と心理学，ないし神経科学と行動科学との境界領域にあるものであり，多くの領域と関連を持った学際的な領域である．関連領域には精神医学，神経学，神経外科学，耳鼻咽喉科学，神経解剖学，神経生理学，神経化学，認知心理学，生理学的心理学，発達心理学，老年心理学，言語学，情報科学などがあり，また治療面ではリハビリテーション医学と極めて深い関係がある．近年の神経心理学の発展はめざましく，発表論文数も増加の一途をたどり，専門雑誌も，1963年のNeuropsychologia，1964年のCortexの発刊以降，創刊が相次ぎ，現在15以上を数える．わが国においても，高次脳機能障害学会と神経心理学会という2つの専門学会があり，それぞれ機関誌が発行されている．

　総論として，以下では高次脳機能障害の特徴と神経心理学の基本的問題である高次脳機能の脳局在に関する問題を中心に概説する．

B 神経心理学の対象となる症状：高次脳機能障害

　神経心理学の対象となる症状は高次脳機能障害と呼ばれ，本章の各項にあるようにさまざまなものが含まれる．各々の症状にはそれぞれの特徴があり，それらは当該の項に詳述されているが，高次脳機能障害と総称されるように，それらの症状には共通の特徴もある(なお"高次脳機能障害"は，主に，注意，記憶，遂行機能などのより限られた機能障害に対して，行政的な用語としても用いられるが，本書ではより広義に用いる)．高次脳機能障害の"高次"とは，感覚，運動機能といったよ

り"要素的"な機能に対しての謂であり，高次脳機能障害とは"意味を担う"機能，"記号にかかわる"機能の障害と考えうる（通常，より"要素的"な機能の障害は神経症状と呼ばれる）．失語は神経心理学の対象として最も重要な症状の1つであるが，耳や眼また構音器官には特別の障害はないにもかかわらず，言葉を理解したり発したりできない状態である．すなわち，より"要素的"な聴覚や視覚という感覚，構音という運動機能の障害はないが，意味を担う言葉，記号としての言葉をうまく操れない状態といえる．失行では，運動麻痺や失調などがないにもかかわらず，行為，すなわち意味のある動作や物品の使用が困難であり，また失認では，感覚器に特別な障害がないにもかかわらず，一定の感覚様式を介して対象の認知が障害される．これらはいずれも"意味を担う"機能，"記号にかかわる"機能の障害といえよう．

"意味を担う"機能，"記号にかかわる"機能の障害といえる高次脳機能障害の症状には，2つの重要な共通の特徴がある．

1つは，高次脳機能障害の症状（神経心理症状）は神経症状と比べ，局在に関してより不規則であることである．つまり予測可能な局在性（predictable localizability）が低い．麻痺や感覚障害といった神経症状においては，症状から脳損傷の細かい局在を高い確率で予測することができる．しかし高次脳機能障害ではそのような細かい局在を高い確率で予測することは難しく，かなりの個人差がみられる．前頭葉症状を例にとると，症状がありながら画像検査では前頭葉に目だった損傷が認められなかったり，逆に前頭葉損傷があっても特に症状がみられないことは少なからず経験するところである．他の1つの特徴は，症状における状況依存性である．これは例えば，失行において，朝起きて自宅の洗面所ではかなりうまく歯が磨けるにもかかわらず，診察室という（いわば）不自然な状況では指示にしたがって歯ブラシをうまく使えない，またある型の失語において，「パンが食べたい」ということを，空腹時には比較的よく言いうるのに，復唱するのは困難，といった現象である．このような状況に依存した"自動的行為と意図的行為の乖離"はバイヤルジェ・ジャクソン（Baillarger-Jackson）の原理と呼ばれ，神経症状にはみられないものである．

高次脳機能障害のこの2つの特徴は，それが"意味を担う"機能，"記号に関わる"機能の障害であることと関係している．前者の特徴である，損傷局在の予測可能性が低くかなりの個人差があることは，意味に関わる行動や認知は，その個人のそれまでの経験を通して他の行動や認知また情動などと，それぞれに異なるさまざまな連合を形成していることと関係があるであろう．また後者の"自動的行為と意図的行為の乖離"は，"具体的な状況と抽象的な状況における行為の乖離"ともいえる現象である．"朝の自宅の洗面所"や"空腹時"という具体的状況では比較的よくできる行為が，"診察室"や"復唱"といった抽象的（不自然な）状況ではより困難となる（本来，言葉はコミュニケーションの手段であり，"復唱"はその意味で不自然な言語行為といえる）．抽象的状況でこそ機能するのが記号であり，抽象的（不自然な）状況で行為がより困難となることは，行為が担う意味の，その記号としての性格が損なわれていることを示している．高次脳機能障害の症状に共通するこの2つの特徴は，それらの症状をみるに際して，心理学的ないし行動学的見方が不可欠であることを示している．

C 高次脳機能障害の脳局在

　神経心理学は脳と高次脳機能（心理機能）の関係を，高次脳機能（ないしその障害）の脳局在という形で問題としてきた．つまり，ある高次脳機能はどの脳領域が担っているのか，いないのか，担っているとすればいかに担っているのか，といった問いである．ある高次脳機能を一定の脳領域が担っている（局在している）という立場を局在論と呼び，それに対する立場を反局在論，全体論と呼ぶ．神経心理学の歴史はこの2つの立場の対立の歴史といえる．

　脳と高次脳機能との関係は古くからの重要な医学のテーマであった．しかし近代的な科学的批判の対象となる議論は19世紀になってからのものである．1861年フランスの解剖学者で外科医でもあったブローカ（Broca）は，言葉の理解はかなり良好で，唇や舌の運動も保たれているにもかかわらず，ほとんど言葉の出ない症例を報告し，剖検で左前頭葉後下部の病変を重視し，その部分が文節言語の中枢であると結論した．ブローカはこのような状態をaphémieと名づけた．aphémieは運動失語（ブローカ失語）にあたるもので，彼のいう文節言語の中枢はその後ブローカ中枢と呼ばれるようになった．1874年ドイツの神経科医ウェルニッケ（Wernicke）は，言葉の表出は比較的よいが了解が障害され，誤った語の使用が認められる症例を報告し，側頭葉上後部が聴覚言語中枢であると推定した．これは感覚失語（ウェルニッケ失語）にあたる症例で，側頭葉上後部をウェルニッケ中枢という．

　要素的な運動・感覚機能と同様に，言葉のような複雑な心理現象も脳の限局した領域の機能であるとするこれらの報告がきっかけとなり，19世紀後半は局在論の全盛時代となった（古典的局在論の時代）．概念中枢，書字中枢，計算中枢などのさまざまな中枢が記載され，さまざまな脳の機能局在地図が作られた．HécaenとLanteri-Lauraはこの時代を局在論の「黄金時代」と呼び，1880年から1914年にかけて，精神機能と皮質領域との一対一対応がいかに合理的かつ当然と考えられたかを記している．古典的局在論者たちは当時流行の要素心理学や連合心理学の影響を受け，種々の失語図式を考案した（diagram makerの時代）．その中で最も有名なのがウェルニッケ・リヒトハイム（Wernicke-Lichtheim）の失語図式である（図Ⅳ-1）．この連合主義的な図式は聴覚言語中枢，運動言語中枢，仮説的な概念中枢やそれらを結ぶ連絡路を想定し，中枢や連絡路の障害から失語型を区別し機械的に説明している．この図式では，言語の理解はa→A→B，言語の表出はB→M→mないしB→A→M→m（言葉の表出には聴覚的制御が必要であるから）の過程を通り実現される．そしてAの破壊によりウェルニッケ失語に相当する皮質性感覚失語が，Mの破壊によりブローカ失語に相当する皮質性運動失語が生じると説明された．また超皮質性失語はBとMやAの間の，また聴いた言葉を復唱しえない伝導失語はAとMの間の破壊の結果と説明された．このような古典的局在論は20世紀に入りHenschen，Kleist，Nielsenらによりさらに徹底化された（徹底的局在論）．特に第一次大戦での多数の戦傷例などに基づいて作成されたKleistの脳地図は詳細を極めたもので，言語のみならず身体図式，構成行為，気分などの機能が細分化された脳領域に割り当てられている．

　しかしながらこれらの局在論者たちが局在させた精神諸機能は，綿密な心理学的分析を経ていないものが多く，当然，彼らに反対する立場があった．19世紀後半の古典的局在論全盛の時代にジャクソン（Jackson）は局在論を批判し，病巣の局在と機能の局在の混同を戒め，精神機能の構造の水

```
        概念中枢
          B
         / \
        /   \
       /     \
運動言語中枢 M━━━A 聴覚言語中枢
(ブローカ中枢)        (ウェルニッケ
      |       |      中枢)
      m       a
```

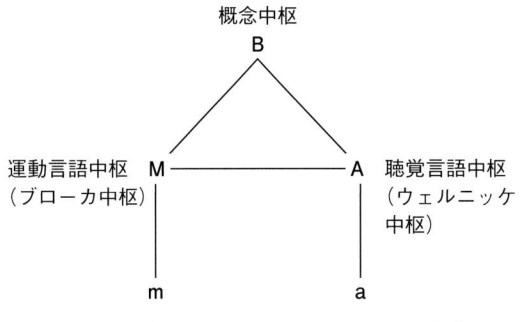

図Ⅳ-1 ウェルニッケ・リヒトハイムの図式

準を問題にした．ジャクソンによれば，失語において失われるのは命題を持つ意図的な知性言語であり，自動的な感情言語は残っている．つまり失語では言語心像が破壊されているのではなく，命題を形成することができなくなっているのである．ジャクソンのこのような反局在論的な考えは，ヘッド(Head)やゴルトシュタイン(Goldstein)らに受け継がれていく．また20世紀初め，Marieはそれまでの局在論を批判し，ウェルニッケ失語のみが失語であり，しかもそれは特殊な知能障害によるものであると主張した．von Monakowは当初，徹底的な局在論者であったが，やがて極端な反局在論者へと転じた．彼は高次脳機能の遂行は皮質全体に依存しているという立場から，機能の局在は経時的なものとして時間軸に沿って展開すると考え，局所の損傷によりはじめdiaschisisと呼ばれる抑制効果の時期，次いで回復の時期がみられるとした．したがって，通常別々とみなされる症状は単一の過程の展開における時間的解体によるとされた．

全体論の系譜の代表的研究者はヘッドとゴルトシュタインの2人である．ヘッドはジャクソンの業績を再評価し，その影響のもとに失語の根底には脳障害によって生じた"象徴の形成と表現"の障害があるとした．またゴルトシュタインは要素的な機能の局在は否定しないが，高次な精神機能を狭い脳領域に局在させることには反対した．ゴルトシュタインは脳損傷者にはその病巣の局在にかかわらず共通の基本的障害がみられるとし，それを"抽象的態度の喪失"と呼んだ．ゴルトシュタインは抽象的態度に精神機能の特徴をみており，それが喪失したために脳損傷者の行動や思考は具体的な性質のものに限られ，単調で内容の乏しいものになってしまっていると主張した．彼によれば失語症者もこのような基本障害を持っているのであり，単なる言語機能のみの障害ではない．これらの研究者たちは精神活動は脳の一定の領域に局在しているのではなく，脳全体が関与していると考えていた．彼らは分けることのできない全一体としての脳という認識を復活させたのであった．

第二次大戦後になっても，この局在論と反局在論の対立は残っていたが，極端な全体論的な考えは否定されつつある．近年の神経心理学理論としては，ウェルニッケの古典的連合主義の復活ともいえるゲシュヴィン(Geschwind)の理論がある．ゲシュヴィンは一定の機能を担う中枢の間を結ぶ連絡路の障害(離断)から多くの高次脳機能障害を説明した(離断症候群)．例えば，左右半球を連絡する神経線維の集まりである脳梁が損傷されると，閉眼状態では左手で触った物品の名前がいえなくなる．ゲシュヴィンはこの症状のメカニズムを，左手から右半球に入った触覚情報が脳梁の損傷のために言語機能を有する左半球に伝えられず，その物品の名前がいえなくなる，と説明している．離断の考えから，純粋失読などいくつかの現象は説明することができるが，しかしこの理論がすべての心理機能障害にうまく適応できるわけではない．当然ながら，このような連合主義的見解に反対する立場もある．例えばブラウン(Brown)は言語の受容や表出は脳の成熟とともに階層的に発達してきたものであり，種々の失語型はそれぞれの階層における言語の表出や受容の段階を現しているとした．またルリヤ(Luria)は心理現象はさまざまな構成要素からなる複雑な機能系であるとし，それらの構成要素を担っている協調的，力動的に働く諸脳領域の複合体により実現されると述べている．つまり機能系としての心理現象はさまざまな構成要素，言い換えれば脳のさ

まざまな局在損傷において，障害されるという（ただし構成要素の違い，すなわち局在の違いにより心理現象の障害の様態は異なる）．ルリヤはこのようないわば系的力動的局在論ともいいうる立場から高次脳機能障害の症状を説明している．

以上，神経心理学の基本的問題である局在論とそれに対する立場を簡単に述べた．まとめていえることは，運動麻痺，感覚障害といった要素的な神経機能の障害が一定の脳領域（一次領野）の損傷と関連する（局在する）ということには議論の余地はないが，神経心理学の対象となるより高次の心理現象（高次脳機能）では，その障害と一定の脳領域（連合野を含む）の損傷との関連はあるものの，より不規則となるということである．それは高次脳機能の持つ複雑な構造に原因している．つまりある高次脳機能の障害を一定の脳領域と関連させる（局在化）場合，そのいかなる機能の障害を取り上げるかが問題となる．極端なことをいえば，「話を理解する障害」というものを取り上げれば，ほとんどの脳領域が関連することとなるし，その中から「語音の理解の障害」が取り出せれば，それはより限局した脳領域と関連させられることになる．つまり局在論，反局在論といった歴史は，症状の心理的構造をいかに分析するか（症状をいかに捉えるか）ということの歴史でもある，ともいえる側面を持っているのである．このような観点からみると，ルリヤの機能系の立場にたつ系的力動的局在論は示唆に富んでいるといえよう．機能系の理論によれば，一定の脳領域が担っている構成要素は複数の機能系の構成要素になりうるが，このことは心理機能の障害において局在的意味を持つのは個々の症状ではなく，症候群であるという事実をうまく説明しうる．また脳損傷による症状にはある機能の喪失（陰性症状）だけでなく，解放症状（陽性症状）や代償としての症状が含まれているが，後者の症状も機能系の再編成の結果として理解しうる．また高次脳機能障害の症状には，年齢，病変の性質（例えば緩徐に進行する脳腫瘍は長期間ほとんど無症状に経過することがある），症例の個々の特徴（病前の性格，知能の水準，経験など）がかなり関与しており，これらも症状と脳損傷の関係を不規則にする大きな要因となっている．

D 神経心理学的検査法と治療

最後に神経心理学的検査法と治療についてふれておく．元来，神経心理学的検査は脳損傷の有無の判断を主たる目的として開発されたものであり，古くは"Test for Brain Damage"とか"Test for Organicity"と呼ばれていた．神経心理学的検査法という名称が用いられるようになったは近年のことである．神経心理学の発展に伴い，現在では単に脳損傷の有無だけでなく，ある程度損傷局在部位まで検討しうるような検査も次々と開発されてきている〔例えば，比較的前頭葉損傷に鋭敏なWisconsinカード分類検査（☞289頁参照）など〕．

最近の画像解析法の急速な進歩により，旧来のような器質脳損傷の検出検査としての神経心理学的検査の役割は確かに薄れたといえる．神経心理学的検査を行わずともCTスキャン，MRIにより正確な損傷局在の同定が可能となり，脳の血流，代謝といった機能面の異常もSPECT，PETなどにより検出しうるようになった．しかし，一方でリハビリテーションやケアにおける神経心理学的評価の必要性が高まり，また精神疾患を対象とし

た神経心理学的検査の役割も大きくなってきている．さらに前述した画像診断の進歩による極めて精細な損傷局在の同定や，脳の機能的異常の検出の可能性の増大により，それに見合う詳細な高次脳機能障害の症状の評価，分析がますます要求されるようになっている．最も高次の脳機能を担うと考えられている前頭前野の損傷では症状は個人差が大きく画像検査の限界もある．高次脳機能障害に対する神経心理学検査法の重要性はますます高まっているといえよう．また神経心理学はその治療面として，従来より失語症のリハビリテーションに関し多くの実践，研究が行われてきたが，最近では認知リハビリテーション（cognitive rehabilitation）の名のもとに，注意，記憶，思考の障害など失語症以外の高次脳機能障害を対象とした治療の試みも盛んに行われている．高次脳機能障害のリハビリテーションの需要は急速に高まっており，認知リハビリテーションの一層の発展が望まれる．

◆参考図書

1) 大橋博司：臨床脳病理学．医学書院，1965（創造出版，1998）
2) Luria AR（著），鹿島晴雄（訳）：神経心理学の基礎．医学書院，1978（第2版，創造出版，1999）
3) 山鳥 重：神経心理学入門．医学書院，1985
4) 濱中淑彦：臨床神経精神医学．医学書院，1986
5) 鹿島晴雄：力動的局在論─ロシア学派の立場．神経精神薬理 9：311-329，1987
6) 鹿島晴雄，加藤元一郎，本田哲三：認知リハビリテーション．医学書院，1999
7) 鹿島晴雄，種村 純（編）：よくわかる失語症と高次脳機能障害．永井書店，2003

2 高次脳機能障害の発生メカニズムと種類（病態, 症状, 病巣など）

　高次脳機能障害とは一般に大脳の器質的病因に伴い，失語・失行・失認に代表される比較的局在の明確な大脳の巣症状，注意障害や記憶障害などの欠落症状，感情障害や幻覚・妄想などの精神症状，人格変化，判断・問題解決能力の障害，行動異常などを呈する状態像をさす．神経心理学的障害とほぼ同義と考えることもできるが，神経心理学的障害がより局在を意識した語であるのに対して，高次脳機能障害という語は精神症状なども含め，さらに広範囲にわたる内容を念頭においている．その意味で，この概念は脳損傷に伴う認知行動障害を表す包括的な呼称であり，限定的な特定の障害内容を意味しているわけではない．本項では高次脳機能障害の対応にあたって，その基盤となる原因疾患，病態，症状，病巣との関連について，言語聴覚士が日常の臨床場面で遭遇する可能性の高い問題や，知っておくべき基本的知識を中心に述べる．

A 病因

　平成11年度に東京都衛生局が調査した，各科別の高次脳機能障害の原因疾患の分類を図Ⅳ-2に示す．全体として圧倒的に脳血管障害が多く，次いで頭部外傷であるが，例えば低酸素脳症は7割以上がリハビリテーション科，脳腫瘍は約3割が脳外科であるなど，各科で若干の相違がみられる．

1 脳血管障害

a 脳出血

　脳血管障害は大きく脳出血と脳梗塞に区分できる．脳出血は脳血管障害の約2割を占める．多くは高血圧性脳出血であり，長期に持続する高血圧のために脳の細小動脈壁に類線維性壊死が起こり，壁が破綻し出血するとされている．微小動脈瘤が発生し，それが破綻するという説もある．好発部位としては，大脳基底核・視床部60％，大脳皮質下20％，小脳10％，中脳・橋10％となっている．中大脳動脈よりでる外側線条体動脈の最外側枝は脳卒中動脈と呼ばれるほど破綻をきたしやすい．基底核・視床部に生じる出血は内包を境にして外側型（被殻）と内側型（視床）に分けるが，外側型のほうが1.5：1で頻度が高い．したがって，最も高頻度に高血圧性脳出血が生じる部位は被殻である．

b くも膜下出血

　くも膜下出血はくも膜下腔に出血した状態であり，頭部外傷によるものを除けば，最も多い原因は脳動脈瘤破裂である（60〜80％）．その他の原因としては，脳動静脈奇形の破裂（10％），高血圧性脳出血（10％），その他（もやもや病など）となっている．もやもや病は厚生労働省特定疾患治療研究事業の対象疾患（難病指定）となっている〔以下，特定疾患は（㊙）と記載する〕．脳動脈瘤の好発部

A 病因　185

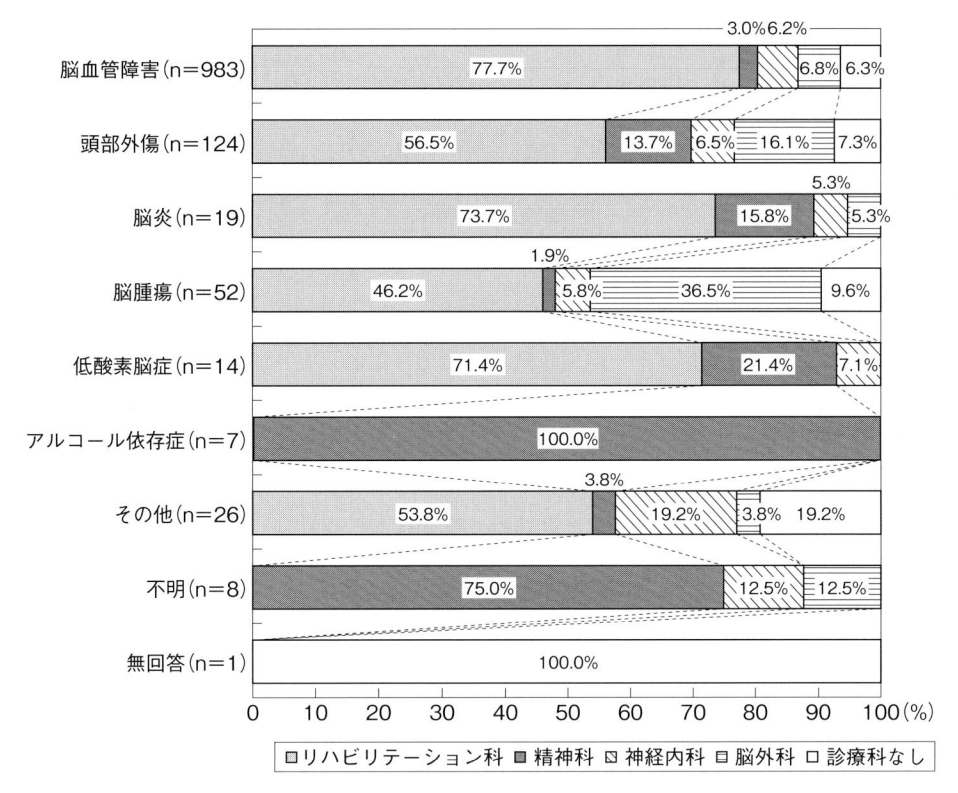

図Ⅳ-2　各科別にみた高次脳機能障害の原因疾患の分類
(東京都衛生局：平成11年度高次脳機能障害者実態調査. p5, 2000より引用)

原因疾患	リハビリテーション科	精神科	神経内科	脳外科	診療科なし
脳血管障害(n=983)	77.7%	3.0%	6.2%	6.8%	6.3%
頭部外傷(n=124)	56.5%	13.7%	6.5%	16.1%	7.3%
脳炎(n=19)	73.7%	—	15.8%	5.3%	5.3%
脳腫瘍(n=52)	46.2%	1.9%	5.8%	36.5%	9.6%
低酸素脳症(n=14)	71.4%	—	21.4%	—	7.1%
アルコール依存症(n=7)	—	100.0%	—	—	—
その他(n=26)	53.8%	3.8%	19.2%	3.8%	19.2%
不明(n=8)	—	75.0%	12.5%	—	12.5%
無回答(n=1)	100.0%	—	—	—	—

位は内頸動脈(中でも内頸動脈後交通動脈)，前交通動脈，中大脳動脈分岐部，椎骨脳底動脈となっている．くも膜下腔閉塞による慢性的な髄液循環不全から，正常圧水頭症が生じ，治療可能な認知症(痴呆)(treatable dementia)の1つに挙げられている．

C 脳梗塞

脳梗塞は脳血管の血流障害により，脳組織が壊死を起こすことをいう．血流障害の原因は大きく脳血栓と脳塞栓に分けられる．

前者は内頸動脈狭窄など，脳血管に生じた血栓により頭蓋内血管の閉塞が起こり脳血流障害が生じることをいう．血栓形成の原因としてアテローム硬化に伴う血栓が多いが，動脈炎や血液疾患によるものもある．前駆症状として，虚血発作を繰り返すことが多い．予防にはアスピリンやチクロピジンのような抗血小板薬が用いられる．脳梗塞を多発性に繰り返すと認知障害が進行して認知症の病像を呈し，血管性認知症(多発梗塞性認知症)と呼ばれる．多発性脳梗塞は大脳白質や基底核に多数の小壊死巣を生じる一方，皮質には大きな変化がないことが多い．このような大脳白質の多数の壊死巣，びまん性あるいは融合性の広範な脱髄が顕著にみられる病態をビンスワンガー(Binswanger)型脳症(ビンスワンガー病)と呼ぶ．

脳塞栓は血中の血栓，空気，脂肪，腫瘍などの異物により脳血管が閉塞し，脳虚血を生じることをいう．臨床的には心房細動など基礎疾患があることが多く，心臓内や太い血管に生じた血栓が剥離し，頸部や頭蓋内動脈を閉塞する場合が多い．予防には抗凝固薬(ワルファリン)が用いられる．突然に発症することを特徴とする．再開通して，

出血を伴い，出血性梗塞となることが多い．

d 血管性認知症

血管性認知症は大脳皮質下，あるいは皮質・皮質下にまたがって広範あるいは多発性の病変を生じた場合，さらに認知機能に重要な部位に限局性の病変が生じた場合などに，認知症状態を呈する病像である．血管性認知症の概念は単一の疾患概念ではなく，むしろ包括的集合概念であるため，その臨床像は多岐にわたる．血管性認知症の中で多発梗塞性認知症ないしビンスワンガー型脳症（ビンスワンガー病）の典型的な臨床像では，感情失禁やうつ状態などの精神症状や，痙攣・片麻痺・尿失禁・深部反射亢進・病的反射・仮(偽)性球麻痺などの神経症状・徴候を伴っていることが多い．ある機能はおかされているが，他の機能は保たれている，いわゆる「まだら認知症」の状態を示す．血管性認知症とアルツハイマー(Alzheimer)病の鑑別は必ずしも容易ではないが，鑑別にハチンスキー(Hachinski)の虚血スコア(☞118頁，表Ⅲ-34参照)に示される種々の特徴の有無をチェックすることが有用である．血管性認知症は基礎疾患として高血圧や動脈硬化性の要因が関与するため，アルツハイマー病とは異なり，男性に多い(Ⅲ章．2『3)脳血管障害』☞80頁参照)．

2 頭部外傷

頭部外傷の臨床的分類としては荒木の分類が広く用いられている．

第1型(単純型)：意識障害，神経症候のまったくないもの．第2型(脳震とう型)：意識障害は受傷後6時間以内(多くは2時間以内)で神経症候のないもの．脳震とう型では脳の器質的変化の残存を認めない．第3型(脳挫傷型)：意識障害が受傷後6時間以上続くもの，または脳の損傷を示す症候のあるもの．第4型(頭蓋内出血型)：意識清明期を有して急激に増悪するもの，あるいは意識障害が進行し脳嵌頓徴候を示すもの．

第3型，第4型は頭部外傷に伴って，脳挫傷，脳裂傷，びまん性脳損傷，脳内血腫，外傷性くも膜下出血などの器質的変化を認める．交通事故による頭部外傷では，一見異常を認めないようでも，びまん性軸索損傷(diffuse axonal injury；DAI)を呈していることが多い．このような場合，閉鎖性頭部外傷として，注意障害，記憶障害，遂行機能障害，人格変化などを前景とする病像が残遺する．頭部外傷・脳挫傷による損傷の好発部位は前頭葉や側頭葉の極部や底部である．前頭葉底面が損傷を受けると嗅覚神経経路の損傷とともに高率に嗅覚障害を生じ，また反社会的な行動障害をきたす．また，頭部外傷に伴い，脊髄にも外傷性に損傷があると膀胱直腸障害をきたす(Ⅲ章．2『9)外傷』☞148頁参照)．

3 変性疾患

a 認知症性疾患

現在の日本の認知症有病率は65歳以上の人口の6.3％といわれているが，アルツハイマー病は認知症全体の約半分を占めると考えられ，最も頻度の高い認知症性疾患である．アルツハイマー病は女性に多く，男女比はおよそ1:3〜2:3である．加齢，高齢女性，アルツハイマー病の遺伝負因，頭部外傷の4項目が代表的なリスクファクターである．神経病理学的には神経原線維変化と老人斑が最も重要であり，神経原線維変化に含まれるpaired helical filaments(PHF)の構成成分である異常なタウ蛋白，脳血管や老人斑アミロイドの構成成分であるアミロイドβ蛋白といった蛋白質が病因と関連すると推測されている．脳内の神経伝達物質についてはアセチルコリンの低下を背景に，治療薬としてドネペジルなどのアセチルコリン分解酵素阻害薬が開発されてきた．

米国精神医学会の「精神疾患の分類と診断の手引　第4版(DSM-IV)」によるアルツハイマー病の診断基準はIII章.2『6)痴呆』(☞109頁)を参照のこと．記憶障害は必発であり，一般には健忘で発症することが多く，ごく初期には軽度の記憶障害のみにみえることもある．しかし，アルツハイマー病の診断基準を満たすためには，失語・失行・失認・実行機能障害といった随伴症状群を認める必要があり，そのために多少とも日常生活に支障が生じてくる．失語を生じることはまれではない．時には初発症状が失語で，記憶障害や知能障害が当初目だたない場合もある．このようなケースは原発性進行性失語と呼ばれる．また，一般にアルツハイマー病では，視空間能力，構成機能は早期から障害されている．アルツハイマー病をはじめとする認知症として診断が確定するためには，せん妄などの意識障害や他の精神障害などを除外する必要がある．

非アルツハイマー型の変性性認知症の中で中核となる概念は前頭側頭型認知症(frontotemporal dementia；FTD)である．前頭-側頭葉に原発性の萎縮を有する症例群は今日「前頭側頭葉変性症」という包括的な概念が提唱されており，これは臨床像からFTD，進行性非流暢性失語，意味認知症の3型に分けられる．FTD〔ピック(Pick)病を含む〕において初期に目だつ症状は人格変化である．アルツハイマー病のように，記憶障害(前向性健忘，逆向性健忘)や視空間障害(道順障害・構成障害)，計算障害などは初期には目だたない．井村恒郎の「語義失語」は日本語独特の超皮質性感覚失語とみなされているが，これは意味認知症の中核的病像である．

治療可能な認知症に分類される代表的な疾患として，慢性硬膜下血腫・正常圧水頭症，甲状腺機能低下症などが挙げられる．これに対して，アルツハイマー病やピック病などの変性疾患，プリオン病などは現段階で根治療法は開発されていない (III章.2『6)痴呆』☞107頁参照)．

表IV-1　ホーン・ヤールの分類と生活機能障害度

ホーン・ヤールの分類	生活機能障害度
stage 1：片側だけの障害で，軽症	1度：日常生活，通院にほとんど介助を要さない
stage 2：症状が両側性で，日常生活がやや不便	
stage 3：姿勢反射障害・突進現象があり，起立・歩行に介助を要する．	2度：日常生活・通院に介助を要する
stage 4：起立や歩行など，日常生活の低下が著しく，労働能力は失われる	
stage 5：車椅子移動または寝たきりで全介助状態	3度：起立不能で，日常生活は全介助を要する

特定疾患として認定を受けられるのはホーン・ヤールの分類stage 3，生活機能障害2度以上の重症度である．

b 錐体外路系疾患

パーキンソン(Parkinson)病は振戦・筋強剛・無動を三大徴候とする代表的な神経変性疾患である．歩行は前傾・前屈姿勢となり，仮面様顔貌を呈し，声が小さく，書字も小さくなる(小字症)．日本での有病率は10万対100前後であるが，65歳以上の高齢者ではその数倍に増加し，神経変性疾患の中では最も頻度が高い．重症度の判定にはホーン・ヤール(Hoehn & Yahr)の分類や生活機能障害度による分類が頻用されている(表IV-1)．重症度がホーン・ヤール分類stage 3以上，生活機能障害2度以上では特定疾患の認定を受けることができる(㊩)．黒質の神経細胞に変性を生じ，特にメラニンを含む緻密帯の細胞が脱落する．その結果，肉眼的にも黒質は黒さを失う．残存する神経細胞には病理学的特徴としてレヴィ(Lewy)小体がみられる．治療薬としてはL-ドパやドパミン受容体作動薬が主体である．一般には認知症を呈さないが，最近は種々の認知障害を伴うことが知られてきている．また，レヴィ小体型認知症や皮質基底核変性症(㊩)といった，パーキンソン病に認知症がオーバーラップする特有の認知症性

変性疾患群が知られてきている．ほかに高次脳機能障害が必発の錐体外路系疾患として，ハンチントン（Huntington）病（㊳）が挙げられる．常染色体優性遺伝をする神経変性疾患で，進行性の舞踏運動などの不随意運動と，人格変化・認知症を中心とする精神症状を呈する．初期には集中力・注意力の低下や，うつ状態，不機嫌，怒りっぽい，無口などの精神症状で気づかれることも多い（Ⅲ章．2『4）変性疾患』☞89頁参照）．

4 感染症・炎症

神経系の感染症はその病因によりウイルス性，細菌性，真菌性，その他に大別される．脳・脊髄の実質や髄膜をおかし，脳炎・脳脊髄炎や髄膜炎を起こす．ウイルス性脳炎としては，流行性脳炎としての日本脳炎や，狂犬病ウイルスによるものが有名であるが，臨床的には口唇の疱疹の原因である単純ヘルペスⅠ型ウイルスによるヘルペス脳炎が重要である．発熱，全身痙攣，意識障害などの脳炎の一般症状に加えて，側頭葉や前頭葉の底面が好んでおかされ，幻嗅，嗅覚脱失，記憶障害，失語，発作性行動異常，人格変化などが生じることが多い．ヒト免疫不全ウイルス（HIV）によるエイズ脳症も近年では重要な疾患である．

梅毒スピロヘータ（*Treponema pallidum*）による神経系の侵襲である神経梅毒は，無症候性神経梅毒，髄膜血管梅毒，実質神経梅毒に区分できる．実質神経梅毒は感染後20～30年後に発病し，進行麻痺と脊髄癆がある．ヒトに対して病原性を持つ真菌はいくつかの種類が知られているが，髄膜炎を起こすのはクリプトコッカス（*Cryptococcus*）が圧倒的に多い．長い潜伏期間の後に発症するウイルス感染症を遅発性ウイルス感染症（slow virus infection）と呼ぶ．最もよく知られているものはクロイツフェルト・ヤコブ病（Creutzfeldt-Jakob disease；CJD）であるが，よく似た病気としてヒツジのスクレイピー，ニューギニアの風土病である

クールー，最近のウシ海綿状脳症（bovine spongiform encephalopathy；BSE）などが挙げられる．このような脳が海綿状になる病気は伝染する可能性のある病気として知られ（伝播性の認知症），以前はウイルスが感染源であると考えられていたが，現在はプリオン（prion）説が受け入れられている〔プリオン病（㊳）〕．プリオンとは感染性蛋白因子（proteinaceous infectious particle）の頭文字で，異常化したプリオンが病原体となり，神経細胞を障害する．代表的な疾患であるCJDはほとんどが明らかな感染の機会なしに発症する孤発例であるが，急速に進行する認知症・ミオクローヌス・脳波上の周期性同期放電（periodic synchronous discharge；PSD）を特徴とする．進行性多巣性白質脳症（㊳）は免疫異常をきたす疾患の経過中に生じ，脳の白質に多数の脱髄巣を散発的に作る疾患である．新しいパポバウイルスによる感染症と考えられている（Ⅲ章．2『1）炎症性疾患』☞62頁参照）．

5 悪性新生物（脳腫瘍・転移性脳腫瘍・術後後遺症など）

脳腫瘍には，脳組織自体から発生する原発性脳腫瘍と，他の臓器のがんが脳へ転移してきた転移性脳腫瘍の2種類がある．原発性脳腫瘍には良性と悪性の2種類があるが，たとえ良性であっても，頭蓋内という限られた空間内に発生する脳腫瘍は，大きくなると正常な脳を圧迫し障害を起こすため，治療の対象となる．脳腫瘍の発生率は，人口10万人に対して約12人といわれている．原発性脳腫瘍の中で最も多いのが，神経膠細胞から発生する神経膠腫で，全体の約28％を占める．神経膠腫のうち，最も発生頻度の高いものは星細胞腫である．神経膠腫に次いで多いのが，脳を包んでいる髄膜に発生する髄膜腫である．その他，下垂体腺腫，聴神経に発生する神経鞘腫などがある．転移性脳腫瘍の原発となりやすいのは，肺がんや

乳がんである．

　脳腫瘍が起こす症状には，腫瘍自体が神経を圧迫したり破壊したりして生じる局所症状と，限られた頭蓋内空間の中で腫瘍が大きくなることにより起こる頭蓋内圧亢進症状がある．局所症状については，腫瘍自体による場合以外に，手術侵襲による術後の後遺症が問題になる．

　主な治療法には，外科療法，放射線照射療法，抗がん剤による化学療法がある．脳腫瘍の予後は飛躍的に向上してきており，全体で5年生存率は75％を超えている．しかし，最も悪性度の高い神経膠芽腫は6％である（Ⅲ章.2『11)脳腫瘍』☞ 159頁参照）．

6　中毒性疾患（薬物・アルコール・職業中毒など）

　薬物中毒と薬物依存とは同義ではない．中毒とは，例えばサリン中毒や農薬中毒などに示されるごとく，必ずしも個人が自ら好んで摂取しなくても，生体に有害な薬物の摂取や曝露，あるいは生体に有用な薬物でもその過剰摂取（睡眠薬中毒など）により，意識障害や呼吸・循環障害，臓器障害をきたした状態をいう．一般に急性の病態をさす．一酸化炭素中毒では，一酸化炭素が酸素よりもヘモグロビンとの親和性が高いため，低酸素血症を生じ，神経細胞の変性および脳浮腫を招く．致死性が高いが，間欠型の一酸化炭素中毒では，知覚障害，運動障害，錐体路症状，錐体外路症状などを後遺する．記憶障害や視覚認知障害といった高次脳機能障害の残存をみることもある．急性期には大脳白質を中心として低吸収域がみられ，慢性期には大脳基底核および歯状核に高吸収域が認められる．両側淡蒼球の壊死が特徴的である．

　依存とは本人の意志では薬物の使用をコントロールできなくなった病態をさし，精神依存，耐性，離脱，身体依存といった問題がみられる．依存を生じうる物質としては，アルコール，覚醒剤（アンフェタミン），大麻，コカイン，幻覚剤，アヘン類，睡眠薬，抗不安薬，ニコチンなどが挙げられる．

　アルコールを含めた物質関連障害は物質使用障害（物質依存と物質乱用）と，物質誘発性障害（物質中毒，物質離脱，物質誘発性せん妄，物質誘発性持続性認知症，物質誘発性持続性健忘障害，物質誘発性持続性精神病性障害など）に分けられる．アルコール依存症は代表的な物質使用障害である．アルコール誘発性障害に含まれる病態として，振戦せん妄（離脱せん妄）や認知症，ウェルニッケ・コルサコフ（Wernicke-Korsakoff）症候群（持続性の健忘症候群）などを生じる．コルサコフ症候群については，記憶障害の項でも述べるが，長期にわたるアルコール連用後に栄養障害・ビタミンB_1欠乏を契機として意識障害・眼球運動障害・運動失調の三徴を示すウェルニッケ脳症が生じ，さらに意識障害から回復するとコルサコフ症候群が顕在化してくる．臨床像としては，失見当・前向性健忘・逆向性健忘・作話を四徴候とし，記憶障害に対して病識・洞察を欠く（Ⅲ章.2『2)中毒性疾患』☞ 72頁参照）．

7　自己免疫疾患など

　多発性硬化症は中枢神経内に多発性の脱髄と硬化（グリオーシス）をきたす疾患である．病巣は中枢神経系において多発性に出現し（空間的多発性），多彩な症状が再発と寛解を繰り返す（時間的多発性）．病巣に応じた多彩な神経症状を呈しながら寛解と増悪を繰り返し，長期にわたって進行する．自己免疫的機序が想定されている．脊髄型，視神経脊髄炎型，小脳脳幹型，大脳型などに分類されるが，脳幹部に好発する．脳梁がおかされると，片手の動作をもう一方の手が妨げるように動く他人の手徴候（alien hand sign）などの症状を呈することがある．大脳白質がおかされると，他にさまざまな高次脳機能障害や精神症状をきたす．

B 症状と病巣

　神経心理学とは脳と心理現象（認知や行動）との関係を研究する領域であり，もともと大脳の限局性の脳損傷と，その損傷に伴って生じた言語・行為・認知などの障害（巣症状）との関係についての理解から発展してきた．その意味で，神経心理学的検査がまず対象とするのは，失語・失行・失認といった脳の特定部位の損傷と関連が深い局在性の大脳皮質徴候（巣症状）である．

　これらの巣症状は損傷の局在を推定する上で極めて重要な情報となる．この際，病巣の血管支配を知っておくことも重要である．ことに脳梗塞においては，閉塞した血管の支配領域を考えることにより，マスクされている神経症状・神経心理学的症状を推測することができる．血栓症に比べて塞栓症は閉塞範囲が大きいため，注意を要する．

　巣症状より広い範囲の脳領域に基盤を持つ大脳局在症候群，すなわち前頭葉症候群，側頭葉症候群，頭頂葉症候群，後頭葉症候群，間脳・中脳・脳幹症候群，視床症候群などの一連の症候群の評価も神経心理学的検査の対象である．特定の脳葉と関連づけられるこれらの症候群のうち，よく知られているものとして，両側側頭葉損傷によるクリューヴァー・ビューシー（Klüever–Bucy）症候群，両側頭頂後頭葉損傷によるバリント（Balint）症候群（精神性注視麻痺，視覚失調，視覚性注意障害），優位半球角回ないし頭頂後頭境界領域の損傷に伴うゲルストマン（Gerstmann）症候群（手指失認，左右見当識障害，失算，失書）などが挙げられる．これらの症候群は，例えばゲルストマン症候群をとってみても，四徴候のみが孤立して生じることは臨床的にはまれで，むしろ軽度の感覚失語を伴っていたり，三徴候のみの不全型であったりする．しかし，ゲルストマン症候群でみられる四徴候が左半球頭頂–側頭–後頭葉移行領域の損傷でみられやすいことは確かで，その意味で，大脳局在症候群は損傷脳領域による症状の最大公約数であると考えるべきであろう．

　さらに広い範囲の全般的な脳損傷に伴う，器質性脳症候群（organic brain syndrome），ことに慢性症状である認知症も神経心理学的検査が重要である．認知症のような障害が広範囲に及ぶ場合を評価するにあたっては，少なくとも患者の意識状態と言語機能がある程度保たれていることを確認しておくべきである．例えば傾眠状態の患者や全失語の患者に長谷川式簡易知能評価スケール（HDS-R）を行って点数が不良であったとしても，安易に認知症と診断してはならない．

　図Ⅳ-3に平成11年度の東京都衛生局による高次脳機能障害者実態調査の結果を示す．現症状としては失語症が最も多く，過半数（56.9％）を占め，次いで注意障害（29.8％），記憶障害（26.2％），行動と情緒の障害（20.4％），半側空間無視（20.2％）となっている．

1 失語

　失語（aphasia）とは耳や眼，あるいは構音器官には特別の障害はないにもかかわらず，大脳優位半球（多くは左半球）の損傷のために，言葉を理解したり表現したりできない状態をさす．後天的かつ器質的に生じた言語機能の異常であり，したがって先天性の言語機能異常や心理的な原因で生じた発声障害（心因性失声）は失語には含めない．

　言葉を聞いてから（受容），何らかの処理を行い，さらに言葉を話す（表出）に至るまでの経路のどこかに損傷を受けると，失語が生じる可能性がある．言語の受容に重要な領域である聴覚言語中枢（ウェルニッケ中枢）は左上側頭回後方に位置しており，言語の表出に重要な運動言語中枢〔ブロー

(n=1,194)

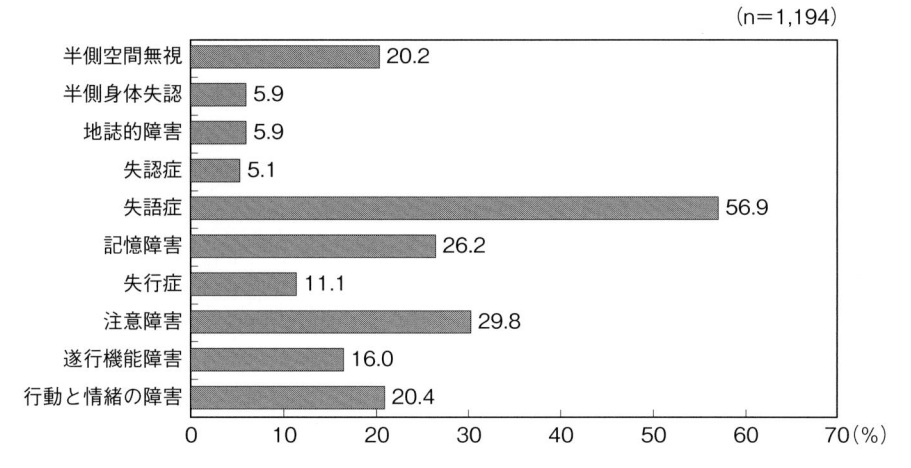

図Ⅳ-3　高次脳機能障害の現症状
（東京都衛生局：平成11年度高次脳機能障害者実態調査．p9, 2000より引用）

カ(Broca)中枢〕は左下前頭回後方に位置している．読み・書きに重要な領域として，角回・縁上回の左下頭頂小葉がある．視床損傷でも失語を生じることがある．失語を最も生じやすいのは中大脳動脈領域の梗塞である．優位半球が右であれば，右大脳半球損傷でも失語を生じることがあり，交叉性失語は右手利きの人に右半球病巣で生じた失語をいう．失語の原因疾患としては脳血管障害・脳腫瘍・脳外傷・脳炎・多発性硬化症などが挙げられるが，最も多いのは脳血管障害である．

失語は大きく分けると，理解は比較的よいが表現がうまくいかない（スムーズに話せない）運動失語（非流暢型失語）と，理解が悪く表現にも問題のある（スムーズに話せるが，言い間違いが多く会話がまとまらない）感覚失語（流暢型失語）とがある．失語を調べるには，自発言語・復唱・音読・呼称能力・聴覚的理解・読解・自発書字・書き取り・写字を順に検査していく．

a 運動失語

ブローカ失語（皮質性運動失語）では，発語量が減少し，発語に努力を要する．ブローカ失語の発語障害の特徴として失文法が挙げられるが，これは文法実現の障害というより，むしろ発語量の貧困化と発語の停滞からきている．語健忘がみられ，呼称も不良となる．復唱も障害され，書字言語の障害もみられる．運動言語中枢（ブローカ中枢）と呼ばれる優位半球下前頭回三角部と弁蓋部を含めた病巣が関与しているが，アナルトリー（失構音）が出現するためには左中心前回下部の損傷が重要である．自発語・復唱・音読ともに障害され，文レベルでの理解障害も必発である．単語の理解障害の程度は中前頭回への病巣の広がりに依存する．

超皮質性運動失語では発話は非流暢で，自発語が減少しているにもかかわらず，ブローカ失語とは異なり，復唱は保たれているのが特徴である．個々の音節は実現可能で，構音の問題もない．言語理解も比較的よく保たれ，呼称も自発語の乏しさに比べて良好である．超皮質性運動失語の病巣は中心的言語領域を前方から取り囲むような領域にあると考えられ，いわゆる道具的言語能力は保たれ，復唱は可能であるが，意思的に言語を発する能力が障害されると考えられる．

純粋語唖（純粋失構音）は発語面にのみ限定した障害を現し，音節に歪みがあり，その歪み方も一貫性がない．プロソディも悪く，ゆっくり停滞して話し，声も異常がある．音韻性錯語もみられる．症状は音素そのものの実現障害として現れ，復唱

や単音節の繰り返しなどの障害がみられる．一方，言語理解，文字言語の理解および表現は正常である．

b 感覚失語

ウェルニッケ失語（皮質性感覚失語）は，聴覚言語中枢（優位半球の上側頭回後方）の破壊による失語である．言語の了解を必要とする聴覚理解が顕著に障害され，復唱にも障害がみられる．構音は保たれ，発語は流暢だが，錯語が多く，保続や語健忘も多く，まとまりを欠き，意味不明となる．特に錯語が高度の場合にはまったく意味のとれない語音の羅列となり，聞きとれない言葉が多いジャルゴン（jargon）失語となる．

ウェルニッケ失語以外の感覚失語には純粋語聾と超皮質性感覚失語がある．純粋語聾は古典論でいう皮質下性感覚失語を意味し，むしろ聴覚失認の一型である．超皮質性感覚失語の病像は，強い理解障害，流暢だが語性錯語が混ざったわかりにくい発語，呼称障害など，ウェルニッケ失語に類似する．語音弁別障害を伴わない語義把握の障害であり，復唱はよく保たれており，構音障害もみられない．病変は中心的言語領域を後方から取り囲むような領域にあると考えられ，受け取った音を意味へと展開できない．前述の「語義失語」（井村恒郎）は日本語独特の超皮質性感覚失語であり，意味認知症の中核的病像を示す．

c 伝導失語

理解やその他の自発語能力が保たれている一方，極端に復唱が悪い失語型である．しかしながら，自発語，呼称，読字，書字といった，すべての言語表現にわたる語音の言い間違い（豊富な音素性錯語）が本質的な特徴であり，復唱障害はその1つの現れにすぎない．発語に接近行為がみられ，自己の誤りを繰り返し訂正しようとするが，うまくいかないことが多い．典型例では数字の順唱（復唱）に代表される言語性短期記憶障害が必発である．伝導失語の生じるメカニズムとしては従来，感覚性言語中枢と運動性言語中枢との連絡路を結ぶ連合線維（弓状束）が断たれたため（離断症状）として考えられてきた（弓状束障害説）．弓状束は縁上回の深部白質を通っており，古典的病巣としては縁上回，上側頭回の皮質，皮質下が挙げられる．これまでの報告例の病巣も縁上回皮質およびその皮質下にある場合が多い．最近では，側脳室三角部周辺の白質病変が重視されている．島回病変で伝導失語を生じるという説もあり，最近ではむしろ病巣の多様性が指摘されている．

d 健忘失語

自発語や呼称に際して，物の名前が思い出せないが（喚語困難），他の言語症状は目だたない失語である．流暢型失語に属し，理解は良好で，構音や統辞に問題がないのに，喚語が極端に困難で，迂言が目だつ．原則として錯語はみられず，復唱も良好である．ウェルニッケ失語やブローカ失語からの回復過程でみられる場合もあるが，典型的には左頭頂葉病変あるいは左側頭葉病変によってはじめから健忘失語に特有の病像を示す．ブローカ領野に限局した損傷でも喚語困難をきたす．血管障害による健忘失語は左後大脳動脈領域の病変による場合がほとんどであり，左中大脳動脈領域の損傷の際には何らかの錯語を伴うのが普通であり，典型的な健忘失語とは呼べないことが多い．

e 複合的な障害

発語，呼称，理解，復唱，文字言語といった言語に関連したすべての機能が重篤に障害されている状態を全失語と呼ぶ．

超皮質性混合失語は孤立言語領症状群とも呼ばれ，自発語は強く障害され，意志の表現が不可能で，理解も強く障害される．文字言語も強く障害される．一方，復唱能力はよく保たれ，反響言語

の状態を呈する．病巣としては中心的言語領域周辺がそっくり破壊されるかたちとなるものと想定され，ブローカ領野とウェルニッケ領野，および両者をつなぐ領域が保たれているために，言葉を聞いて発するという最も基本的な機能のみが残り，他の諸能力がすべて消失すると考えられる．

f 小児失語（後天性小児失語）

　言語発達の過程で小児が後天的に脳に損傷を受けて失語を発症した場合をいう．原因疾患としては頭部外傷が最も多く，次いで脳血管障害である．病変の局在が明らかであるという点で，同じく小児期に言語発達障害を呈する特異的言語発達遅滞や小児自閉症，脳性麻痺，精神遅滞などといった他の疾患とは異なる．発症前の言語発達の程度，障害の程度，発症年齢などにより失語症状や経過が異なる．発症年齢が低いと言語活動の障害が重く，年齢が高くなれば言語発達に応じた障害を示し，成人型に移行する．言語症状の改善には脳の可塑性が大きく貢献し，回復が成人に比べ明らかに良好であることが小児失語の大きな特徴であるが，一方でより高度の言語発達は遅れたり，回復が悪い例も少なくないことが知られるようになった．学業成績の低下や適応障害を起こす例もあり，治療的介入は長期にわたって行う必要がある．

　多くが非流暢になり，発語量に減少がみられるのが特徴であり，時に無言・緘黙となる．年齢による症状の差が生じてくるため，成人の失語のような細分類はできないが，少なくとも聴覚的言語理解が比較的保たれ，発語面のみの障害を主徴とするタイプ（ブローカ型）と，言語理解が強く障害されているタイプ（ウェルニッケ型）に区分することはできる．成人と同様，前者は前頭葉病変で，後者は側頭葉病変で生じやすい．5歳以下では右半球損傷例も少なからずみられるが，年齢が高くなるにつれて左半球損傷例が増し，9歳以降ではこれがほとんどとなる．

　小児期てんかん，脳波異常，失語（語聾）を合併する症候群をランドー・クレフナー（Landau-Kleffner）症候群と呼ぶ．この症候群はてんかん発作や発作性脳波異常（汎発性ないし両側側頭葉優位）を伴うものの，てんかん発作自体による短期間の脳機能抑制や，てんかん後の意識変容（もうろう状態）による言語異常ではない．発作波に示される何らかの脳機能異常が両側の言語機能関連領域に長期に持続するためと推測される．失語症の予後は一般に比較的良好とされるが，抗痙攣薬の投与や，脳波の改善とは必ずしも平行しない．失語型としては多くが感覚失語となるが，予後は比較的良好である．早期から言語的・非言語的発達を促進するための治療教育を実施する（IV章．4『3）失語』☞240頁参照）．

2 失読・失書

　純粋失読は読字過程のみに選択的障害がみられ，自発語，復唱，言語理解などの音声言語とともに，書字能力が保たれているのが特徴である．日本人の場合には，仮名の書字は正常なことが多いが，漢字には多少とも障害がみられる．随伴する症状として，色名呼称障害，右同名半盲を合併しやすく，健忘失語を伴うことがある．典型的な純粋失読は，後大脳動脈閉塞に伴い，左後頭葉内側面と脳梁膨大部の複合病巣を持っている．このため右半球視覚領域のみで受容された文字情報が脳梁を介して左半球言語領域へ伝達されず，文字形態と音韻との連合ができない．

　失読失書では自発語，復唱，言語理解などの音声言語はほぼ正常であるのに，読字および書字に強い障害を認める．純粋失読と異なり，漢字と仮名の読みは明らかな解離を示し，漢字は音読，理解とも比較的良好である．また，読字障害は単一の文字に強く，まとまりのある語はむしろ読みやすい．書字障害は読字とともに重要な症状であるが，その程度は症例によりまちまちである．デジュリーヌ（Dejerine）は左角回に文字視覚心像があ

り，角回の障害により失読失書が生じると考えた．左角回に損傷があると，視覚経由の文字形態情報と聴覚経由の音韻情報の連合が障害される．このような多感覚情報間の統合障害が失読失書の基盤であり，文字機能自体が全般に障害されている．日本語においてはさらに，左側頭葉後下部病変により失読失書を生じた症例が報告されている．角回病変では読みについては仮名が，書きについては漢字の障害が強く，一方，側頭葉病変では読み書き障害は漢字に強く，仮名1文字の読み書き障害はほとんどみられない．

　書字のみが孤立して障害される病態も，純粋失書として知られている．病巣としては，左前頭葉の中前頭回後方〔エクスナー(Exner)の領域〕と，左頭頂葉後方上部が知られている(Ⅳ章.4『4)失読，失書』☞247頁参照)．

3　失行

　運動麻痺や失調がなく，了解や対象の認知にも特別な問題がないにもかかわらず，指示された行為(意味のある動作や物品の使用)ができない状態を失行(apraxia)という．失行の中核は観念運動失行と観念失行，および肢節運動失行の3つである．

　観念運動失行とは「おいでおいで」，「敬礼をする」，「クシを使うまね」といった慣習的なジェスチャーが障害される病態であり，行為に際して，運動の表象を実現できない状態である．観念運動失行の定義は研究者によって定義が若干異なる．山鳥は「言語性に喚起が可能で，社会的慣習性の高い，客体を使用しない運動を対象とし，言語命令または視覚的模倣命令によって要求された目標運動を達成できない状態」と定義している．観念運動失行ではしばしば検査時(意図的状況)と日常生活(自動的状況)とでできない動作に解離がみられる．観念運動失行の責任病巣はさまざまに報告されているが，少なくとも左半球頭頂葉が重要であることは間違いない．学習された運動についての運動制御情報ないし運動に関する記憶痕跡が左半球頭頂葉に保存されており，この情報が左右の運動領域に至る経路のどこかで損傷を受けると観念運動失行が生じると考えられている．

　観念失行の定義は観念運動失行以上に研究者により異なっている．一連の系列的な動作(例，「マッチをすってタバコに火をつける」)や，ジェスチャーでなく実際の物品を使った動作が障害される．一般に，個々の肢節運動はできるが，客体を用いる複雑な一連の運動連鎖ができない状態をさすことが多い．これに対して，客体使用という行為の障害自体が問題であるとし，単一物品でも複数物品でも誤りがみられるとする立場もある．山鳥は「拙劣症によるものではない，客体(単数・複数)操作の障害」と定義している．いずれにしても観念失行は運動企図イメージや行為についての概念，あるいは空間的時間的な視覚運動覚性記憶とも呼びうる一種の概念知識の喪失が想定される．病巣としては，左ないし両側の頭頂葉後方領域が重視されている．

　肢節運動失行とは麻痺がないにもかかわらず，特に手指の運動行為が拙劣になっている状態をさす．通常は病巣と反対側の手にみられる．

　ほかに特殊な失行として，口部顔面失行，脳梁失行がある．口部顔面失行では「ろうそくの火を吹き消す」といった慣習的行為ができなくなる．「目を閉じる」，「歩く」といった象徴的意味を有さない行為に関する障害も広義の失行に分類されている(閉眼失行，歩行失行)．

　ほかに，「マッチ棒や積み木で作った手本を真似できない」，「図形の模写ができない」，「手指パターンの模倣ができない」などの症状を示す構成失行や，衣服の上下・表裏などを混乱して服が着られなくなる着衣失行がある．着衣失行は通常，右大脳半球病変に伴う．右半球損傷では，一定の運動を持続して維持することができない運動維持困難もよくみられる．運動無視とは，明らかな麻痺がないにもかかわらず，損傷の反対側の上肢を

使わない症状である．多くは右前頭葉損傷に伴って，両側性の課題状況で左手に生じる．脳梁の損傷に伴い，脳梁性失行が生じる．これには左半球言語野と右半球運動野の離断による左手一側の観念運動失行と，右手の動作を左手が妨げて逆の行為をしてしまう拮抗失行とが挙げられる（Ⅳ章．4『7）失行』☞264頁参照）．

4 失認

　感覚器に特別な障害がなく，著明な知能の低下もないにもかかわらず，一定の感覚様式（モダリティ）を介して対象の認知ができない状態を失認（agnosia）という．それぞれの感覚様式により，視覚失認・聴覚失認・触覚失認に大別される．

　このうち，視覚失認はさらに物体の認知の障害（視物体失認），色の認知の障害（色彩失認），顔の認知の障害（相貌失認）などに区分される．視物体失認はさらに統覚型と連合型とに分けられ，前者は形態把握自体が障害されている．これに対して，連合型視覚失認はきちんと対象が見えており，物品の形態把握や異同弁別は保たれ，物品の大小や数はわかり，模写することもできる．しかし，その物品の意味的表象に結び付かないため，物品の名称や使用法，カテゴリー化などは口頭でも身振りでも答えることができない．相貌失認は右半球病変で生じる．地理に関する障害（地誌的見当識障害，地誌的失認）には，街並失認と道順障害の2つがある．前者は熟知しているはずの建物や風景を認識できないという視覚対象に対する失認である．これに対して後者は「方向・方角がわからない」，「方向音痴になった」と訴え，道順（方角）を覚えることができず，見取り図が書けなくなる．いずれも主として右半球損傷でみられる．街並失認，道順障害とも自宅の住所や病院名などは答えることができ，むしろ言語的代償を用いていることが多い．建物や風景の異同弁別は良好で，建物の用途なども答えられる．街並失認は海馬傍回後部を中心とする側頭・後頭葉内下面，道順障害は頭頂葉内側面の病変によって生じる．

　半側空間無視は主に右半球損傷によって生じる，最も頻度の高い視覚認知障害である．外空間，内空間の左半分を見落とすことにより，さまざまな症状を生じる．例えば話しかけても右側を探し，顔を合わせて話せない，食事の皿の左半分を食べ残す，ひげを左半分そり残す，服の左側がうまく着られない，車椅子の左ブレーキをかけ損ねる，歩いていて左側の人や物にぶつかる，などといった日常生活上の問題が挙げられる．リハビリテーション場面でも片麻痺患者の歩行自立を最も阻害する要因となる．発症早期には半側空間無視の自然回復が期待できるが，慢性期に残存した場合，無視が完全に消失することは困難である．半側空間無視症例では，一般に自己の障害に対する気づきに問題がみられ，対象の半分が見えないと訴えることは少ない．

　聴覚的には聴覚失認が知られており，広義の聴覚失認には純粋語聾（皮質下性感覚失語），失音楽，環境音失認（狭義の聴覚失認）がみられる．さらに，特殊な失認と考えられるものに，身体失認や病態失認が挙げられるが，これらは狭義の様式特異的な失認とは異なっている．身体失認とは，通常の失認が外空間に対して生じる認知障害であるのに対し，内空間，すなわち自己の身体についての身体図式が障害されて生じるとされる．また，病態失認とは，自己の障害に関する気づきの障害であり，大脳皮質の損傷に伴う症状，例えば片麻痺や盲に対して無関心であったり，否認したりする特異な現象である．両側後頭葉損傷に伴って生じた皮質盲を否認する状態をアントン（Anton）症候群と呼ぶ．アントン症候群では健忘失語や知的障害を伴うことが多く，盲の原因も中枢性とは限らず，視神経萎縮や糖尿病性網膜症などの末梢性視覚障害でも生じる．また，アントン症候群の報告例の多くは盲に対する否認であるが，アントンのもともとの報告例の3例中2例は聾に対する否認である（Ⅳ章．4『5）視覚・視空間失認』☞252頁，Ⅳ章．

4『6) 聴覚失認』☞257頁参照).

5 注意障害

　脳の損傷後に生じる注意の障害は，全般性(汎性)注意の障害と，方向性注意あるいは一側性注意の障害とに分けられる．後者は半側空間無視として既述した．全般性注意障害を持つ患者はぼんやりとしていて刺激への反応性がさまざまな形で低下しており，後述する「意識清明とはいえない」ごく軽度の意識障害(confusional state)と密接に関連している．

　注意機能は一般に，(1)選択性，(2)持続性，(3)転導性，(4)多方向性，(5)感度の5つの機能に区分される．注意障害では，これら5つの機能に大なり小なり問題が生じており，いくつかある刺激の中から，特定の対象や課題だけにうまく注意を向けられない(注意選択の障害)，注意を集中し続けることができない(注意集中困難・注意の持続の障害)，注意が他へそれやすく，脱線して関係のない刺激へと引き込まれやすい(注意転導性の亢進)，反対に1つの刺激から他の刺激に注意を切り替えることができない(注意転換の障害・注意の固着)，あるいは2つ以上の刺激に同時に注意を配ることができない(注意分配の障害)といった症状がみられる．

　注意障害では基本的に注意を向けられる容量が低下しており，一時的に保持できるまとまり(単語，数字，音などのチャンク)が通常の6〜7から5以下に低下している(Ⅳ章.4『2)注意障害』☞236頁参照).

6 記憶障害

a 時間区分による記憶の分類

1) 神経心理学的分類

　神経心理学的立場では，記憶をその記銘(印象の刻印)から想起(再生や再認)までの保持時間の長さにしたがって，即時記憶・近時記憶・遠隔記憶の3つに区分する(図Ⅳ-4)．通常，記憶障害の患者に最もよくみられるのは比較的最近に(数分から数日くらいの間に)自分が体験したできごとを想起できない，あるいは新しい情報を学習できないという近時記憶の障害である．近時記憶とは日常生活で最も急速に忘却が起こる部分であり，患者は誰かに会ったかどうか，薬を飲んだかどうか，貴重品をどこにしまったかなどを思い出せなくなる．記憶の評価に際して臨床場面で実施される学習記銘検査はほとんどがこの近時記憶に関する課題である．

　また，近時記憶よりも長い数週から何十年にもわたる記憶を遠隔記憶と呼ぶが，この遠隔記憶も記憶障害の患者においてさまざまな程度で障害されてくる．一方，近時記憶よりも直近のできごとに対する記憶は即時記憶と呼び，貯蔵時間が数十秒以内とごく短く，容量も限られている．この即時記憶は通常，記憶障害の患者でもむしろ保たれており，健忘症候群で障害される近時記憶や遠隔記憶の神経システムとは独立していると考えられる．

2) 認知心理学的分類

　認知心理学の立場からは，記憶は短期記憶と長期記憶とに分けられる(二重貯蔵モデル)．このモデルにしたがうと，入力された情報は感覚登録器により，様式特異的に視覚刺激の場合はアイコニックメモリ，聴覚刺激の場合はエコイックメモリと呼ばれる感覚記憶としてごく短期間保持され

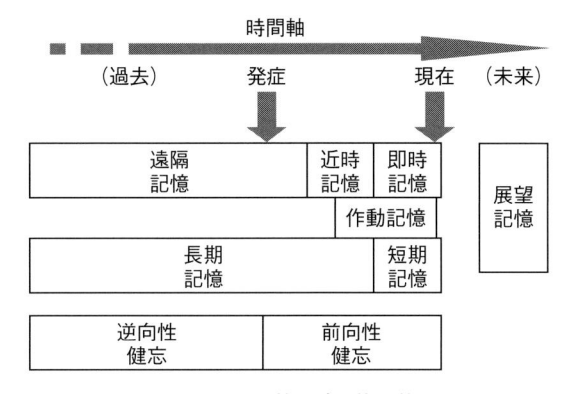

図IV-4 記憶の時間的区分

る．次いで，この感覚登録器に入った情報，すなわち感覚記憶のうち，選択性注意によって選び出されたものだけが短期貯蔵庫に送られ，短期記憶として一定期間保持される．しかし，この短期記憶の記憶容量には制限があり（魔術数7±2），リハーサルが行われなければ，その情報は短期間（15〜30秒）で消失してしまう．これは情報を入力された時の特殊な状態のまま，一時的に保持するシステムであり，新しい情報が刻々と入力されてくると，前の情報は貯蔵庫から押し出される．短期記憶の容量はチャンク化によって増加させることができる．神経心理学的立場でいう即時記憶は短期記憶にほぼ相当する．短期記憶の情報は選択，刻印されて，より安定した，持続的な長期記憶へと移行していく．この際，記憶内容をリハーサルすることで短期記憶から長期記憶に転送され，保持されやすくなるが，さらに単純リハーサルよりも記憶内容を意味的に処理するなどの情報の精緻化（意味的符号化）が行われると，情報の保持に有利である．この長期記憶における貯蔵時間と記憶容量は無限といえるほど大きい．神経心理学的立場の近時記憶と遠隔記憶は長期記憶に属する．

例えば15語の学習を求めるReyの聴覚的言語学習検査（Rey Auditory-Verbal Learning Test；RAVLT）など，短期記憶の容量を超えた材料の学習を求めた場合，一般に自由再生の学習曲線（把持曲線ないし保持曲線）はリストの前半で高く（初頭効果），中央の項目で低下し，最後にまた上昇する（新近効果）という系列位置効果がみられる．新近効果は短期記憶によって支えられた状態を反映し，初頭効果は長期記憶へ移行が成立している状態を反映すると考えられている．中央の想起が不良な部分は移行が十分に成立しなかった部分である．

3) 作動記憶

作動記憶（ワーキングメモリ，working memory）は短期記憶から発展した概念である．短期記憶の持つ，容量の限られた情報処理量を増幅しているのが作動記憶であり，これにより人間は情報を維持しながら，それを処理していくことができる．

4) 前向性健忘と逆向性健忘

即時記憶，近時記憶，遠隔記憶の障害は現在を起点とした区分であり，これに対し，前向性健忘と逆向性健忘という区分は原因となる疾患の発症時点を起点とした分類である（図IV-4）．前向性健忘では，発症以後に体験・学習したできごとを思い出せなくなり，見当識も障害される．これに対して，発症以前のできごとについて思い出せなくなる現象を逆向性健忘と呼ぶ．前向性健忘は前述の記銘力障害，あるいは近時記憶の障害と重なる部分が多く，一方，逆向性健忘は遠隔記憶の障害と重なる部分が多い．記憶障害の患者では，前向性健忘と逆向性健忘の両方を認めるのが普通であるが，どちらか一方のみを独立して認める特殊な場合も知られている．逆向性健忘のみを呈する場合，孤立性逆向性健忘と呼ばれている．

逆向性健忘の期間は発症前，数時間程度のこともあれば，数十年に及ぶこともある．長年にわたる逆向性健忘を認める患者では，多くの場合，発症前のより最近の（新しい）できごとほど思い出せない傾向がある．すなわち，遠い昔のことは覚えているにもかかわらず，最近のできごとは思い出せない．この現象は時間的傾斜と呼ばれている．なお，一般に3〜4歳以前のできごとは健常者でも覚えていないが（幼児期健忘），これは生理的現

象である.

5) 展望記憶

これまで述べてきた記憶はいずれも過去の事象に関する記憶であり，回想記憶(ないし回顧記憶)と呼ばれる．これに対し，近年注目されてきている概念として，展望記憶がある(図IV-4)．これは「来週の木曜に外来を受診する」といった，未来の自己の行為に関する予定の記憶である．展望記憶は，「何かすることがあった」という存在の想起と，「外来を受診する」という内容の想起という2つのコンポーネントに区分できる．

また，展望記憶は記銘力障害ないし回想記憶との関連とともに，前頭葉機能，ことに問題解決や遂行機能といった要因の関与が想定されている．記憶障害患者の生活の質を改善していく上でも，展望記憶の向上は重要な目標である．

b 記憶される情報内容による記憶の分類

健忘症候群の障害の中核は長期記憶にあるが，多くの臨床観察から，長期記憶のすべてが一様に障害されるわけではないことが明らかになってきた．むしろ，このような患者の観察が長期記憶をその内容から区分していく考えに役だったといえる．

1) 宣言的記憶と非宣言的記憶

長期記憶の中に表象されている情報はその内容により，図IV-5のように区分できる．記憶はまず，何らかのかたちで言葉やイメージで表すことができる宣言的記憶(陳述記憶)と，それができない非宣言的記憶(非陳述記憶)とに分けられる．宣言的記憶にはタルビング(Tulving)が区別したエピソード記憶と意味記憶とが含まれる．エピソード記憶とは自分がいつ，どこで，何をしたかという時間・空間的に定位された生活史や社会的事象の記憶であり，個人的体験である．

一方，意味記憶は，単語・数字・概念・事実など社会全般に通用する記憶で，客観的・理性的な一般的知識の記憶に相当する．エピソード記憶ではある時点のある場所で起こったできごとを覚えているのに対し，意味記憶は逆に，いつどこで覚えたのかを特定できない．覚えているというより，知っているといったほうが的確な記憶である．エピソード記憶が頭の中の「日記」であるのに対し，意味記憶は頭の中の「百科事典」である．通常，健忘症候群では，宣言的記憶の中でエピソード記憶に重篤な障害を認めるのに対し，意味記憶は健常に保たれている．一方，エピソード記憶には問題がなく，意味記憶のみが障害される，特殊な選択的意味記憶障害の存在も報告されており，エピソード記憶と意味記憶とは解離することが知られている．

宣言的記憶，ことにエピソード記憶は意識的に学習，想起される記憶であり，顕在記憶として捉えることができる．これに対して，非宣言的記憶は体験の反復により何らかの知識が獲得されるが，その知識を自分自身でもうまく説明できない．知識を持っていることに自ら意識的に気づくことはなく，またその知識に意図的・自覚的にアクセスすることもできない．その意味で潜在記憶と考えられる．潜在記憶は一般に，著明な健忘症候群であっても比較的保たれている．潜在記憶には手続き記憶・プライミング・古典的条件づけなどが含まれるが，共通しているのは反復による慣れである．最もよく知られているのは手続き記憶である．これは運動技能に熟練したり，仕事の手順が

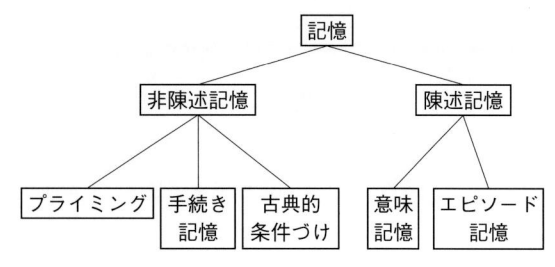

図IV-5 記憶の内容的区分
Squire(1987)による長期記憶の分類を示す(一部，筆者により改変).

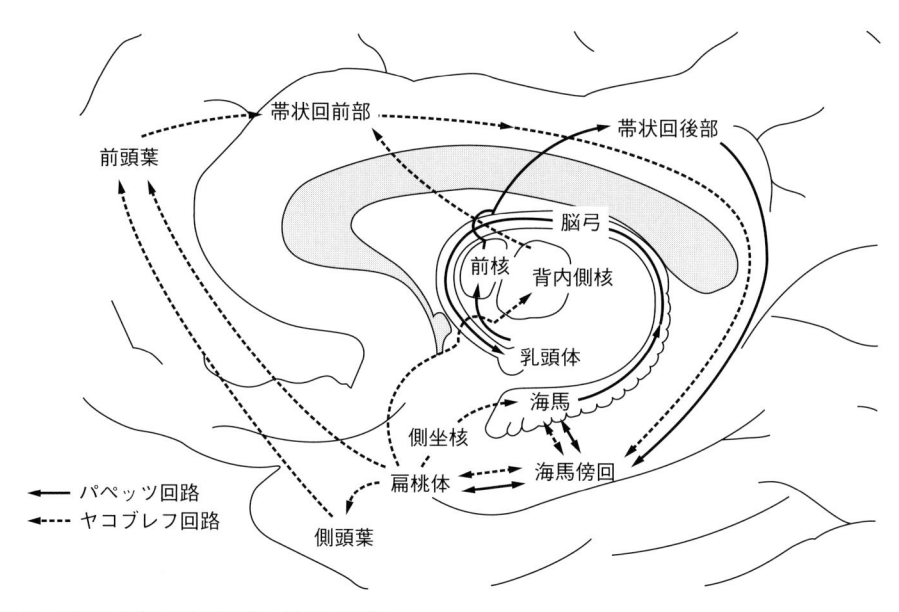

図Ⅳ-6　記憶と関連する脳構造とその連結路
パペッツの回路（内側辺縁系回路，海馬-脳弓-乳頭体-視床前核群-帯状回-海馬）とヤコブレフの回路（外側辺縁系回路，扁桃体-視床背内側核-前頭葉眼窩皮質-鉤状束-側頭葉前部皮質-扁桃体）を示す．
（川村光毅：脳の形態と機能—精神医学に関連して．http://web.sc.itc.keio.ac.jp/anatomy/koki/seisinkiso/kiso.html より引用）

速くなる，課題遂行が容易になるなどの技能や操作に関する習熟・獲得をさす（正の転移）．これは繰り返すことで獲得されていく，いわば，「体で覚える記憶」である．手続き記憶は基底核や小脳の損傷で障害されることがわかっている．プライミング効果とは，類似した語や絵などの刺激を先行させて提示しておくと，後続する刺激の認知が容易になる現象をさす（認知閾値の低下）．

C　病変部位と記憶障害

記憶障害を生じうる代表的な脳部位としては，側頭葉内側部，間脳（視床），前脳基底部が挙げられる．これらの間にはさまざまな線維連絡があるが，記憶と関連が深いのはパペッツ（Papez）の回路（内側辺縁系回路）とヤコブレフ（Yakovlev）の回路（外側辺縁系回路）である（図Ⅳ-6）．海馬からの出力線維を乳頭体へと投射している神経線維束である脳弓や，帯状回の後端に位置し海馬傍回へとつながる脳梁膨大後方領域も，これらの回路に含まれており，健忘が生じることが知られている．

1）側頭葉内側部

側頭葉病変による記憶障害は主に内側部の辺縁系，海馬や扁桃体が責任病巣であると考えられている．最も有名な側頭葉性健忘の例は難治性てんかんのために両側側頭葉切除術を受けた症例H.M.である．著明な記銘力障害を呈する一方で，知能や短期記憶（注意スパン）は保たれ，手続き記憶も保たれており，健忘症候群の原型と呼べる症例である．臨床的に頻度が高いのはヘルペス脳炎，非ヘルペス脳炎と脳血管障害，低酸素脳症である．

2）間脳病変

間脳病変による記憶障害の代表としてはコルサコフ症候群と視床梗塞がある．コルサコフ症候群は前述のごとく失見当・前向性健忘・逆向性健忘・作話を四徴候とし，その原因の多くはアルコール性である．作話はコルサコフ症候群の特徴として有名であるが，実際にはコルサコフ症候群

でも慢性期にはむしろ消退し，また他の健忘症候群でもよくみられる症候である．主病変は乳頭体と視床である．視床梗塞では視床内の限局性損傷に伴い，重篤な前向性健忘を生じる．視床梗塞による健忘には，視床前部梗塞と両側性視床内側部梗塞の2つがある．

3）前脳基底部

前脳基底部にはコリン作動性ニューロンと，さまざまな線維束があり，この部位の限局性損傷により健忘症候群を生じる．前脳基底部性健忘の病因としては，前交通動脈瘤の破裂によるくも膜下出血ないしその術後の頻度が最も高いが，ほかに前大脳動脈領域の梗塞，外傷などによるものもある．健忘の様態はコルサコフ症候群に類似する．

d 特殊な記憶障害

1）固有名詞の失名辞（proper name anomia）

既知人物の顔を見て，どういう人かはすぐにわかっても，その名前を引き出せない，すなわち，人名や地名といった固有名詞の呼称のみが選択的に障害されている．固有名詞の失名辞に関しては，左側頭葉最前部近傍の病変によるアクセス障害が想定されている．

2）一過性全健忘
　　　（transient global amnesia；TGA）

TGAとは，感覚様式に限定されない全般的な記憶の障害が突然，一過性に現れる病態である．即時記憶は障害されない一方で，非常に重篤な近時記憶の障害（前向性健忘）を呈する健忘症候群の状態が一過性，発作様にみられる．あたかも記憶回路が空回りしているようにみえ，新規の学習が成立しない．患者は自分のしていることや置かれた状況が理解できず，困惑して「自分はなぜここにいるのか」といった質問を繰り返したりする．前向性健忘とともに通常，逆向性健忘（遠隔記憶の障害）を伴い，長い場合は数年に及ぶ．意味記憶や手続き記憶は障害されない．健忘以外の意識障害，失語，失行，失認などの巣症状はみられず，神経学的異常所見もみられない．発作は通常6～7時間，長くても24時間以内に回復し，回復後も発作中のできごとの健忘を残すが，逆向性健忘はほぼ消退する（Ⅳ章.4『9）記憶障害』☞277頁参照）．

7 遂行機能障害

遂行機能（実行機能，executive function）とは，日常生活場面で何らかの問題に遭遇した際，それを解決していくために動員される，一連の認知・行動機能の総称である．

目的に合ったかたちで自分の行動を自律的に行っていく能力であり，(1)目標の設定，(2)プランニング，(3)計画の実行，(4)順序だった効果的な行動という4つの要素が動員されると考えられる．例えば「料理を作る」，「銀行振込みをする」，「お礼の手紙を書く」など，日常生活で何気なく行っているものの，実際には複雑な一連の機能に反映される．遂行機能は脳の高次機能の中でも最も複雑で高度な機能の集合体であり，したがって運動や知覚，注意，記憶，言語などに障害があると，当然遂行機能を評価する課題には成績の低下が現れる．局在的意義は乏しい概念であるが，認知をコントロールする実行的な側面，すなわち計画を立てたり，順序だてて（継次的に）組織化すること，あるいは何かを選択するといった問題は前頭葉の中心的な機能と考えられる．したがって，遂行機能は当然，前頭葉機能の中で中核的な位置にあるといえる．

前頭葉は解剖学的に運動野－運動前野，傍辺縁系領域，および前頭前野の3つに分けられる．前頭葉損傷に特徴的と考えられている多くの認知・行動障害は前頭前野の病変と関連している．前頭葉の局在損傷は日常臨床の中では脳血管障害（出血・梗塞）や交通事故などの頭部外傷例が多い（Ⅳ章.4『8)情動の障害』☞271頁参照）．

C 診察に際しての一般的注意

1 神経心理学的原理

a 二重解離の原理

特定の機能障害が特定の病巣により生じていると考える際の大原則となる原理である．すなわち，部位Xだけに損傷を有する患者が，機能Aが障害され，機能Bが保たれている．さらに，部位Yだけに損傷を有する患者がその逆のパターン（機能Bが障害され，機能Aが保たれている）場合，機能Aの障害は部位Xの損傷を特異的に反映し，機能Bの障害は部位Yの損傷を特異的に反映すると判断できる．このような症状，機能障害と病変との解離の組み合わせが二重解離である．二重解離を証明できる場合は多くはないが，ことに症状を評価する神経心理学的検査を行う上でも常に念頭におくべき概念である．

b 離断の原理

ある神経心理学的症状を，1つの機能領域ともう1つの機能領域との間の解剖学的な線維連絡の離断によって解釈する考えである．この原理が最も典型的に成立するのは，脳梁損傷の場合である（脳梁離断症状）．この場合，左右半球自体の機能は健常であると考えられるが，脳梁の線維束が切れていることにより半球間離断が生じ，半球内の機能系が脳梁を介して連絡することができない．したがって，臨床的には，主として右半球と結び付いている左視野の視覚情報や左手の触覚情報，運動覚情報が左半球内の言語関連領域と連合障害を生じているために，左視野の一側性の失読，左手の一側性触覚性呼称障害，左手の失書，左手の観念運動失行といった種々の特異な症状が生じる．観念運動失行に関しては，原理的に言語的命令への反応は障害されるが，模倣は可能である．

このような半球間離断症状と同様に，半球内でも機能離断が生じていると考えると理解しやすい症状がある（例：視覚失語＝視覚系と言語系の離断）．

c バイヤルジェ・ジャクソン (Baillarger-Jackson) の原理

例えば失行の検査中に「さよなら」ができなかった観念運動失行を呈する患者が，帰りぎわの検者にごく自然に手を振る，といったことは，しばしば臨床家が経験することである．このような自動的行為と意図的行為が解離する現象は，検査場面と自宅，陳述的場面と情動的場面などさまざまな状況でみられ，発語や行為において典型的であるが，認知や理解においてもみられることがある．

2 経過の把握

高次脳機能障害患者の診察にあたっては，まず患者が急性期，亜急性期，慢性期といった疾患の過程の中で，どの段階にあるかを知っておく必要がある．例えば，脳損傷からあまり時間がたっていない急性期患者で見当識や単語リスト学習の成績が障害されていたとしても，すぐに認知症や健忘症候群を考えるべきではない．まだ全般性注意障害が前景にあると思われ，即時記憶にも障害がみられるため，記憶や言語，認知機能などの評価は慎重に行うべきである．

このような急性期から亜急性期にみられる全般性注意障害は，欧米圏ではしばしばconfusional

stateと総称される．この語は明らかな意識障害と完全な覚醒状態の中間段階に基づく認知行動障害を意味しており，錯乱状態と訳すのは適当ではない．筆者らは「軽度意識障害」という語を用いている．このような軽い意識障害を診察場面で確認するのに，ボストン大学Aphasia Research Centerでは以下の3つのパラメータを3Aとして推奨している．これらのいずれかで問題がみられる時，軽度意識障害の存在を疑う．

・Awake（覚醒レベル）：開眼しているか，検査中に開眼を保っていられるか，1日のうちの眠っている時間，刺激がないと傾眠になるか，など．

・Attentive（注意の集中度）：外的な刺激に対してどの程度注意を集中することができるか，注意の持続，他からの刺激によって注意がそれてしまうか，など．数唱は注意の集中度をはかる最も簡便な方法の1つであり，6〜7桁が可能かどうかを確認する．

・Alert（周囲の状況の認識）：自分の置かれた状況をどの程度正確に把握できているか．

原因疾患が同定された場合，その一般的な自然経過を念頭におくことも重要である．進行性か，停止性か，それとも改善傾向を示していくのかは，リハビリテーション計画を考える上で根本的な問題である．

入したりする場合をさす．発語面で出現する代表的なものとして，同語反復（同じ語を何度も言う）や語間代（語の一部，一般には語の最後の音を繰り返す），再帰性発話（無意味語ないし有意味語を残語的に繰り返す）などが挙げられる．保続は非常に広汎な現象であり，脳損傷部位にかかわらず出現するが，全般的に前頭葉損傷で出現しやすく，またセットの保続のように高次の繰り返し現象は比較的前頭葉損傷に特徴的にみられる．

硬直反応とは，ウィリアムス（Williams, 1965）によって「どんな刺激に対しても，その刺激が提示されている具体的な状況下のものとしてしか反応できないこと」と定義されているものである．ある種の「認知的硬さ」であり，ゴルトシュタイン（Goldstein, 1963）が脳損傷患者の行動特徴として挙げている「抽象的態度の障害」と共通する問題である．破局反応とは，解決不能の課題に対した時に患者の示す当惑，急激な不安，絶望感をさす．

さまざまな高次脳機能障害は，その特徴として機能変動（症状変動）を呈することが多い．患者の症状や検査成績が時間の推移によって著しい変化を生じ，能力が不安定で揺れ動く．原因として，保続や硬直反応，範疇化，注意障害，疲労，関連神経過程の閾値の変動などが推測される．臨床場面ではよく遭遇する問題である．

3 一般症状の把握

上述の軽度意識障害，全般性注意障害は，高次脳機能障害患者の精神現在症を把握するにあたって最も重要な一般情報であるといえる．ほかに患者の感情や気分の状態，意欲，不安といった精神症状の把握も忘れてはならない．脳損傷患者の診察場面で共通してみられる反応として，常同行為と保続，硬直反応，破局反応などが挙げられる．

保続のうち，運動性保続は先行する状況における反応（言葉や運動）が現在の状況ではすでに不適切になっていても，その誤反応が持続したり，混

4 随伴症状の把握

例えば記憶障害を例にとると，記憶だけが特異的・選択的に障害されて，他の高次脳機能には問題がないか，あってもごく軽度な場合と，記憶以外にもさまざまな高次脳機能の障害を伴う場合とがある．一般に，健忘症候群と呼ぶ時は，前者の状態，つまり記憶障害が突出している一方，注意力や知能，言語機能などはよく保たれている状態をさす．しかし，実際の臨床場面で遭遇する記憶障害の症例は記憶以外に，種々の高次脳機能障害が併存している場合も多い．

表IV-2　高次脳機能障害の診断基準

1. 脳自体に器質的な変化が認められる
2. 生活能力障害がある．（下記①か②の障害が認められる．）
    ① 日常生活・社会生活の障害
    ② 対人関係の障害
3. 機能障害がある．（下記①～⑨のうち，2つ以上の障害が認められる．）
    ① 巣症状（失語・失行・失認など）
    ② 記憶障害
    ③ 注意障害
    ④ 見当識障害
    ⑤ 計算力障害
    ⑥ 実行機能障害（抽象思考・判断力障害・遂行能力障害など）
    ⑦ 人格情動障害（性格変化・感情易変・失禁など）
    ⑧ 意欲・意思の障害
    ⑨ その他の障害（思考障害・病態否認など）

参考項目
    ① 神経症状（運動麻痺・運動失調・感覚障害）
    ② 精神症状（意識障害・幻覚・妄想状態・うつ状態・不安・焦燥状態・心気状態など）

① 機能障害
機能障害の行動特性の評価は，下記表の該当性につき，●なし(0)，●軽度(1)，●中程度(2)，●重度(3)の4段階評価によるものとされる．

機能障害

I

	行動類型・態様	障害の種類	評価
1	半側の視空間無視がある（半側空間無視）	巣症状（失認）	
2	他人と家人との区別がつかない	巣症状（失認）	
3	名前はわかるが使い方がわからない	巣症状（失認）	
4	衣服の着脱ができない	巣症状（着衣失行）	
5	物の名前が思い出せない	巣症状（健忘失語）	
6	漢字や仮名を読み書きできない	巣症状（失読・失書）	

II

	行動類型・態様	障害の種類	評価
7	電話での応対や伝言ができない	記憶障害・注意障害	
8	薬を服用するのを忘れる	記憶障害・注意障害	
9	以前にできた読み書きができない	記憶障害	
10	手順が覚えられない	記憶障害（手続き記憶）	
11	すぐに忘れる	記憶障害（短期記憶）	

III

	行動類型・態様	障害の種類	評価
12	火の消し忘れや水のとめ忘れがある	注意障害・記憶障害	
13	2つのことが同時にできない	注意障害	
14	できたり，できなかったり波がある	注意障害（維持・持続）	
15	同じミスを繰り返す	注意障害（記憶障害）	
16	注意が逸れると，手に持った物を落とす	注意障害	
17	日時の混乱または日時がわからない	見当識障害（時間）	
18	知っている人の顔が認知できない	見当識障害（人物）・相貌失認	
19	迷子になったり，知っている場所がわからなくなる	見当識障害（場所）	

IV

	行動類型・態様	障害の種類	評価
20	理解力がないまたは悪い	実行機能障害（抽象思考）	
21	飽きっぽい	実行機能障害・注意障害	

（次頁へつづく）

表Ⅳ-2　高次脳機能障害の診断基準（つづき）

機能障害

Ⅳ（つづき）

	行動類型・態様	障害の種類	評価
22	分量などの判断が不正確である	実行機能障害（判断障害）	
23	何から手をつけてよいか判断できない	実行機能障害（遂行・判断障害）	
24	留守番ができない	実行機能障害（判断障害）	
25	大事なことや物を管理できない	実行機能障害（判断障害）	
26	時と場所に応じた身だしなみができない	実行機能障害（判断障害）	
27	買い物で必要な物を見つけることができない	実行機能障害（判断障害）	
28	困った時でも人に相談できないまたはしようとしない	実行機能障害（判断障害）	
29	話がまどろっこしいまたは回りくどい	実行機能障害（思路障害）	
30	同じことを繰り返し話したり，聞いたりする	実行機能障害（記憶障害）	
31	言いたいことがまとまらない	実行機能障害（思路障害）	

Ⅴ

	行動類型・態様	障害の種類	評価
32	すぐ不機嫌になる	人格情動障害（易刺激性・易怒）	
33	思うようにならないと暴力を振るったり暴言をはく	人格情動障害（易刺激性・易怒）	
34	ふざけ癖がある	人格情動障害（多幸）	
35	気分にむらがある	人格情動障害	
36	他人への共感性が乏しい	人格情動障害	
37	時や場所に関係なく泣いたり笑ったりする	人格情動障害	
38	抑うつ気分や自殺願望がある	人格情動障害・実行機能障害	
39	こだわりが強い	人格情動障害（衝動制御障害）	
40	食欲を抑制できない	人格情動障害（衝動制御障害）	
41	欲しいと物を盗む	人格情動障害（衝動制御障害）	
42	性的逸脱行為がある	人格情動障害（衝動制御障害）	
43	金銭を浪費する	人格情動障害・実行機能障害	
44	借金をする	人格情動障害	

Ⅵ

	行動類型・態様	障害の種類	評価
45	すぐ諦めたり，何をしても続かない	意欲障害	
46	意欲低下，無為	意欲障害	

Ⅶ

	行動類型・態様	障害の種類	評価
47	できそうにないことでも高望みする	病態否認	
48	自分の立場や現状を理解することができない	病態否認・人格情動障害	
49	周囲の助言を拒否する	病態否認・生活能力障害	
50	自分勝手な主張を繰り返す	病態否認・生活能力障害	

②生活障害

Ⅰ

	生活や行動の態様	障害の種類	評価
1	生活のリズムが不安定である	生活能力障害（日常生活）	
2	昼夜の逆転がある	生活能力障害（日常生活）	

Ⅱ

3	子供言葉や甘えがある	生活能力障害（対人関係）	
4	相手に関係なく，なれなれしい態度をとる	生活能力障害（対人関係）	
5	相手に対して，拒絶や反抗的な態度をとる	生活能力障害（対人関係）	

（交通事故保険請求センターホームページhttp://home.att.ne.jp/kiwi/JHSC/kouji-nou-kinou-syougai-01.htm#04より引用，一部改変）

実際の臨床場面では，患者の病変部位から合併しやすい症状を推測し，複合的な症状の組み合わせを十分把握しておく必要がある．例えば失語の病巣は左大脳半球内にあるので，合併しやすい障害として右片麻痺，右同名半盲，観念運動失行，観念失行，口部顔面失行，発語失行などが挙げられる．一方，右半球損傷の患者では，左半側空間無視，半側身体失認，運動無視，運動維持困難，病態失認，錯乱状態，環境音失認，着衣失行などがよくみられる．これらの神経心理学的症状はリハビリテーションを行う上でもさまざまな障壁となり，その具体的な実施方法や効果を考える上でも極めて重要である．

D　おわりに：高次脳機能障害の診断にあたって

　以上，高次脳機能障害の病因，症状と病巣，診察にあたっての注意事項などを述べた．一連の高次脳機能障害を評価するには「高次脳機能障害対策支援モデル事業」の診断基準などが用いられるが，ここでは交通事故と関連して生じた頭部外傷後遺症の高次脳機能障害に関する評価表を参考として挙げておく（表Ⅳ-2）．

◆参考図書

1) American Psychiatric Association : Diagnostic and Statistical Manual of Mental Disorders, 4th Ed. Washington D.C., 1994〔高橋三郎，大野　裕，染矢俊幸（訳）：DSM-Ⅳ精神疾患の分類と診断の手引，第4版．医学書院，1995〕
2) 浅井昌弘，鹿島晴雄（編）：臨床精神医学講座S2 記憶の臨床．中山書店，1999
3) Devinsky O : Behavioral Neurology : 100 Maxims. Arnold, London, 1992〔田川皓一，田辺敬貴（監訳）：神経心理学と行動神経学の100章．西村書店，1999〕
4) 濱中淑彦（監修），波多野和夫，藤田郁代（編）：失語症ハンドブック．金剛出版，1999
5) 濱中淑彦，倉知正佳（編）：臨床精神医学講座21 脳と行動．中山書店，1999
6) 鹿島晴雄，種村　純（編）：よくわかる失語症と高次脳機能障害．永井書店，2003
7) 亀山正邦，高久史麿（編）：今日の診断指針　第5版．医学書院，2002
8) 川村光毅．脳の形態と機能—精神医学に関連して．(http://web.sc.itc.keio.ac.jp/anatomy/koki/seisinkiso/kiso.html)
9) 交通事故保険請求センターホームページ(http://home.att.ne.jp/kiwi/JHSC/kouji-nou-kinou-syougai-01.htm#04)
10) 国立身体障害者リハビリテーションセンター高次脳機能障害支援モデル事業(http://www.rehab.go.jp/ri/brain/tyuukanhoukoku.html)
11) Lezak MD : Neuropsychological Assessment, 2nd Ed, 3rd Ed. Oxford University Press, New York, 1982, 1995〔鹿島晴雄（監訳）：レザック神経心理学的検査集成．創造出版，2005〕
12) 大橋博司：失語症．中外医学社，1987
13) Squire LR : Memory and Brain. Oxford University Press, New York, 1987〔河内十郎（訳）：記憶と脳．医学書院，1989〕
14) 田川皓一（編）：神経心理学評価ハンドブック．西村書店，2004
15) 東京都高次脳機能障害者実態調査研究会：平成11年度高次脳機能障害者実態調査報告書．東京都衛生局，2000
16) 山口　徹，北原光夫（編）：今日の治療指針2003年版．医学書院，2003
17) 山鳥　重：神経心理学入門．医学書院，1985

3 神経心理症状の評価とリハビリテーション

A 神経心理学的評価法について

1 はじめに

神経心理学的検査は，脳損傷例や認知症（痴呆）の診断やケアなどのために極めて重要である[1,2]．従来は，脳損傷の有無の予測や局在診断が神経心理学的検査に携わる者の最大の関心事であったが，今日では画像診断法の急速な進歩により診断におけるその重要性は確かに減少してきている．

しかし，現在でも神経心理学的評価がある部位の脳損傷の診断に大きな寄与を行う場合があり，一方，認知能力の評価は高次脳機能障害や認知症の治療，リハビリテーションにおいてはその必要性が高まりつつある．すなわち脳損傷例および認知症例の治療目標やそのリハビリテーション・プログラムの設定，カウンセリングの施行のためには，神経心理学的検査による症状についての詳細な情報が必要となる．

さらに，改善ないしは治療の効果の判定にも神経心理学的検査による評価が非常に重要である．加えて近年，高齢健常例や統合失調症などの機能性精神病に対しても神経心理学的検査が施行される傾向にあり，健常者や精神疾患をも対象とした研究面における神経心理学的検査の役割も大きくなっている．本項では，神経心理学的検査の概論を述べ，また個々の認知検査では見逃されやすく，またすべての神経心理学的検査の基礎である全般的知能と意欲に関する評価について述べる．

2 検査の種類と選択

神経心理学的検査には，標準化，各項目の計量化と重みづけ，信頼性と妥当性の検討などの過程を経た定式的な検査（formal test）とこれらの過程を経ていない非定式的な検査（informal test）がある[3]．

定式的な検査は，認知機能における障害を証明するための詳細な客観的評価能力を有するとされており，WAIS, WISC, Benton Visual Retention Testなどがあるがその数は決して多くはない．多くの非定式的な検査を使用する場合には，対象となる患者の成績を正常対照群の成績と比較することが必要である．また，さまざまな検査が組織的に組み合わせられているいくつかの検査バッテリーがあり，神経心理学的機能を全体的に広範囲に評価するために用いられる．実際的な検査法の選択として最も一般的な方法は，まず共通に使用されている定式的検査（例えばWAIS）や検査バッテリーにより認知能力の全般的な外観や障害の量的な評価をみるという方法である．しかし，これだけでは正確で詳細な神経心理学的記載が行えないことが多い．特に複数の症状が相互に影響しあっている場合などには，いくつかの非定式的な検査を組み合わせて施行することが必要となる．この場合には，障害のより定性的な側面に注意を払い，個々の被検者に応じて検査手技の柔軟な変更・修正を行うことが必要である．

3 検査所見の解釈

a 検査所見の解釈の背景

まず，発症前の状態の調査を行うことが必要である．すなわち，精神発達遅滞や先天性色盲の有無，教育水準(特に読み書きの能力)，職歴，病前性格，脳疾患の既往などについて情報を得ることが重要である．さらに，利き手(handedness)ないしは利き脳(brainedness)を確認しておくことは，以後の神経心理学的検査の結果の解釈に極めて重要である．利き手の評価には，Edinburgh Handedness Inventory[4](エジンバラ利き手質問紙)がよく用いられる．また，神経心理学的障害を有する患者は何らかの精神症状をも有することが非常に多いため，これらを含めた病像の全体を把握することが重要である．すなわち，被検者の疲労度や抑うつ気分，感情の不安定性や情動失禁などを考慮するとともに，検査に一度失敗すると突然，不機嫌，不安，困惑などを示す破局反応(catastrophic reaction)や，成績の継時的動揺である機能変遷(Functionswandel)などにも注意する．

b 検査点数の解釈技法

神経心理学的検査の評価においては，検査点数を取り扱う際の以下の方法が特に大切である．まず，健常群と脳損傷群などの2群を最も効率的に分離するcutting scoreが決定されている検査では，対象の成績が2群のどちらに属するかをみる．しかしこの判定の際には，false positive(偽陽性)やfalse negative(偽陰性)が存在することに必ず留意する．

また2つ以上の検査を行った場合には，一方の病巣ではAという機能が障害されてBという機能は障害されない，他方の病巣では逆にBという機能が障害されてAという機能は障害されないという場合にのみ，病巣と機能との関係が推定可能であるという，二重解離(double dissociation)の法則を利用した，より明確な症状の把握や局在診断が可能となる．

さらに複数の検査を同時に施行したり，検査バッテリーを施行した場合には，各検査や下位検査の得点の優劣をパターンとして比較することにより，特定の病像や局在損傷の特徴を描出することができる(pattern analysis)．しかしいずれにしても，定性的評価を含めた統合的解釈が必要であることはいうまでもない．

4 定量的アプローチと定性的アプローチ

神経心理学的検査には2つの基本的立場ないしアプローチがある．すなわち定量的アプローチと定性的アプローチである．

定量的アプローチは，主として心理学者が開発，発展させてきたアプローチであり，多くのデータにより標準化された検査法やバッテリーを用い，結果はスコアとして定量的に得られる．得られた定量的データは統計的，経験的に決められた基準と比較して評価される．WAISに代表される主として実験心理学者が健常者を対象として開発した標準化された"客観的"検査がその典型である．検査の妥当性は脳損傷者，健常者らで得られた定量的データの統計的解析により保証される．検査手技は定式化されており，検者の経験，能力にあまり関係せず，検査の信頼性は高いとされる．

定性的アプローチは，主として臨床家が開発，発展させてきたアプローチである．個々の被検者によりある程度の柔軟性，可変性を持った検査課題を用い，結果はスコアないし現象的な記述として得られる．結果は臨床所見を優先させ，それに基づいて主観的，定性的に意味づけされ，判断される．臨床家が脳損傷者の診療経験を通じて工夫してきたいわば"直感的"検査であり，標準化は難

しく，したがって基準もないものが多い．検査の妥当性は臨床的経験から保証される．検査手技は個々の被検者の状態に応じた柔軟な変更，修正を必要とするものが多く，厳格な定式化は困難である．検査の信頼性は検者の経験，能力に大きく左右される．

　神経心理学的検査の理想は，この両者の長所を合わせ持つ，定量的アプローチと定性的アプローチのいわば"中庸的"アプローチであろう．経験ある臨床家はそれぞれ多少なりとも"個人的"な"中庸的"アプローチともいうべき立場をとっているものであるが，共通の"体系的"な"中庸的"アプローチといえるものはいまだない[5]．定量的アプローチの代表例は，Halstead-Reitan Batteryである．また，定性的アプローチの例としては，Luria's Neuropsychological Examinationが挙げられる．さらに，"中庸的"アプローチの試みとして，Luria-Nebraska Neuropsychological Battery やBoston Process Approach of Neuropsychological Assessmentがある．

B 個々の神経心理学的症状

　脳損傷後には，失語，失行，失認，注意障害，記憶障害，遂行機能障害（前頭葉機能障害を含む）などの神経心理学的症状を伴うことが多い．臨床的には，これらの認知障害を正確に評価することが重要である．ここでは，失語以外の症候の診断と評価とリハビリテーションに関して述べる．

1 失行

　失行は，「要素的な運動障害や感覚障害では説明できない，目的に向かった習熟運動の障害」である．生得的行為の異常は失行には含めない．失行のケースでは，知覚，注意，運動協調，動機づけ，そして言語による了解は保たれているにもかかわらず，動作の障害を認める．したがって失行は高次の運動表象の障害といえる．すなわち，四肢や口部顔面によって行われるべき行為の産生能力の選択的障害である．脳損傷後に，失行症を呈するケースは実は多い．しかし，失行に関する検討は非常に少ない．

　この理由としては，①患者自身のこの病態に関する認知が不良であること（病識の欠如，自発的に訴えない，障害を非優位手の使用のせいにする，失語と同時に起こることが多く訴えることができない），②失行は自然に回復しやすいという印象がある，③失行例ではパントマイムはできなくても日常生活上の自然な状況では物品の使用が可能であるという見解（自動性・意図性の解離）があり，このためか失行が日常生活に与える影響は少ないという誤解，などが挙げられる．

　しかし，上記の②については，失行症状は持続するという見解[6]，また③については，近年の研究では，失行例において日常生活上における自立度，道具の使用や選択，身振りの新たな獲得に障害が認められている[7]．したがって，問題は，患者からの訴えの少ない失行症状をどう捉えるかにかかっている．

　失行の中核は，「物に向けられた行為の障害」である．近年，物品使用動作の実現には，運動表象を運動プログラムに変換する「行為産出システム」と，動作や道具についての概念的な知識である「行為意味システム」の2つが必要であると考えられている．前者は，運動エングラムないしは感覚運

動パターンの実現であり，後者は道具や物を正しく選択し使用するために必要な知識（意味記憶）からなる[8]．前者の障害が観念運動失行，後者の障害が概念失行と呼ばれる．この2つは，主に物品使用ジェスチャーのパントマイムおよび模倣検査と実際の物品使用において出現する行為の誤りにより分類される．典型的には，「行為産出システム」の障害では動作の時間的空間的誤り，すなわち手の位置の誤り，BPO（body part as object）現象，空間的運動や軌跡の歪み，道具を動かす方向の誤りが認められ，「行為意味システム」の障害では動作内容の置換や奇妙な動作などが認められる．

失行は，多くの場合左半球（優位半球）損傷後にみられる．しかし，模倣障害は右半球損傷により出現することもある．左半球内の損傷では，左側頭頂葉損傷が重要であり，特に上頭頂小葉よりむしろ頭頂葉下部の損傷が重要といわれる．なお頭頂間溝の損傷では，視覚的な到達行動の障害が生じる．また，前頭葉の障害と失行との関連を重要視する意見もある．さらに，「行為産出システム」は左側前頭頭頂葉との関連が強く，また「行為意味システム」は左側側頭頭頂葉と関連しているという見解もある．

a 失行の検査

失行を疑った場合には，以下のような検査を行う．

① ケースの理解能力のレベルを検討する．失語や認知症がなければ，言語理解は多くの場合良好である．しかし，これらのケースでも，言語命令を繰り返させたり，何をきかれているのかを説明させたりして理解のレベルをまず確認する．失語，特に運動失語がある場合には，「はい，いいえ」で答えられる質問やポインティングで答える質問を行うことにより，理解の保持を確認できることがある．また，課題を練習することにより，行為に関する検査が可能になることがある．

② 次に，非常に単純な口頭命令，たとえば「立ってください」，「眼を閉じて」などの質問をすべきである．これは，おおまかな体の運動（体軸性運動）が可能かどうかを見るだけでなく，上記の理解のレベルを知るためにも有用である．

③ 失行検査としては，ⅰ）動作の模倣，ⅱ）言語命令による動作のパントマイム，ⅲ）道具を見ることによる動作のパントマイム，ⅳ）実際の道具使用を行う．これらを行うためには，いくつかの物品ないしは物品の線画が必要である．重要なのは，動作の誤り方に注目することである．さらに，ジェスチャーの理解検査や系列動作（複数物品の使用）の検査を行う．また，日常生活活動における道具使用の状態を確認することも重要である．

2 失認（視覚失認）

視覚失認とは，簡単にいえば「見えているのにわからない」という病態である[9]．すなわち，視力など要素的な視覚は正常であるのにもかかわらず，見えているものの認知ができない（それが何かわからない）という病態である．ただし，聴覚・触覚など他の感覚を介せば認知が可能であることが必要である．一般には，視覚失認は統覚型（apperceptive）と連合型（associative）の2つに分類される．この背景には，統覚・連合の二分法＝視覚認知の階層構造，すなわち第一段階として知覚の統合（統覚）が成立し，第二段階としてその知覚と意味との連合が成立するという構造の存在が暗黙のうちに仮定されている．統覚型は，知覚を形態に統合する段階の障害である．すなわち，物の模写をすることは不可能である．連合型は，物の模写は可能だが，模写した物が何であるかわからない．したがって，形態を意味と連合する段階の障害と解される．

a 標準高次視知覚検査

標準高次視知覚検査(Visual Perception Test for Agnosia;VPTA)[10]は，1997年，日本失語症学会Brain Function Test委員会により，高次の視知覚障害を臨床的かつ包括的に捉えることを目的とし作成された検査バッテリーである．この検査は，健常例約100例，脳損傷例約300例を対象として標準化された高次視知覚に関する検査である．

VPTAのターゲットとされた高次視知覚障害は，大脳性弱視(仮性同時失認)，物体失認・画像失認(統覚型・連合型)，同時失認，相貌失認(統覚型・連合型)，大脳性色覚障害，色彩失認，失読を中心とした各種のシンボル認知障害，半側空間無視・視覚性注意障害をその代表とする視空間の認知と操作障害，および地誌的見当識障害である(後述の具体例におけるプロフィールを参照)．

検査バッテリーは，上記のそれぞれの障害に対応する，視知覚の基本機能，物体・画像の認知，相貌認知，色彩認知，シンボル認知，視空間の認知と操作，地誌的見当識の7つの大項目から成り立っている．予備研究により，分布が非常に偏っている検査，臨床的妥当性のない検査，極めて相関の高い検査は削除され，各失認症に関する代表的検査がコンパクトに集められており，その内的整合性も確認されている．また，各検査にはマニュアルと時間的限界も含めた評価法が整備されている．健常例では，ほぼすべての検査で誤答は認められず，高次視知覚障害の有無に関する弁別力は良好である．また，各失認症の代表的障害パターンも検出可能である．失認例の臨床的検討の際には，画像失認と色彩失認の合併のように，障害される視知覚の領域(ドメイン)が重複していることが多い．しかし，このVPTAの各項目の障害パターンを見ることにより，まずそのケースの高次視知覚障害の概要を知ることができる．さらに，各々の項目について点数が算出可能な半定量的な検査であるため，その重症度を知ることも可能である．

b VPTAの具体例

VPTAの施行例を具体的に示す．表IV-3に，両側後大脳動脈領域の血管障害(両側後頭葉底面，右側頭葉後部，右視床損傷)により出現した選択的かつ典型的な相貌失認例が示したVPTAの成績プロフィールを示す．「3. 相貌認知」の大項目にのみ特異的な成績低下が認められることがわかる．さらに，「1. 視知覚の基本機能」の成績が良好であること(特に錯綜図の認知が良好であること)や，「3. 相貌認知」の大項目の内部において未知相貌の弁別・照合が既知相貌の検査の成績に比較して相対的に良好であることから，本例の相貌失認が連合型であることが示唆される．

次に，上記のケースとは類似しているが異なるタイプの相貌失認例を示す[6]．いわゆる統覚型相貌失認である．このケースは，右後頭葉外側部から紡錘状回にかかる出血後に相貌や場所の見当識の障害を示したケースである．MRIを図IV-7に示す．本例では，知的機能・記憶・注意は年齢相応で，基本的な視知覚機能や実物・単純な線画認知能力は保たれていたが，①統覚型相貌失認，②風景の認知障害，③状況図や錯綜図といった部分から全体が成立する視覚対象の知覚と認識の障害が認められた．視力は，眼鏡を利用して右1.0，左0.8を有していた．VPTAの色名呼称の正答率は75％であり，本人より「だいだい色のような暖色・中間色が特に見えない，暗く見える」，「入院する2日前はテレビが白黒に見えた」という訴えがきかれた．このことから，軽度の大脳性色覚障害を呈していると考えられた．VPTA上，左側の消去現象とごく軽度の左半側空間無視が認められたが，数の目算や形の弁別・線分の傾きといった基本的な視知覚機能は保たれていた．VPTAの物品の呼称は全問即時正答，絵の呼称も遅延反応を許容すれば全問正答であった．しかし，VPTA錯綜図の認知は不良で，指でなぞっても修正されなかった．VPTA状況図では，まず12秒で『この子がこの子に「1個食べたでしょ」っていっている，

表Ⅳ-3 連合型相貌失認例のVPTAの成績プロフィール

氏名		検査　年　月　日	
成績のプロフィール		5.シンボル認知	
1.視知覚の基本機能		32)記号の認知	⓪ 2 4 6 8
1)視覚体験の変化	0　　　　　　　　　　②	33)文字の認知(音読)	
2)線分の長さの弁別	⓪1 2 3 4 5 6 7 8 9 10	イ)片仮名	⓪ 1 2 3 4 5 6
3)数の目測	0 1 ② 3 4 5 6	ロ)平仮名	⓪ 2 4 6 8 10 12
4)形の弁別	0 ② 4 6 8 10 12	ハ)漢字	0 ② 4 6 8 10 12
5)線分の傾き	0 1 ② 3 4 5 6	ニ)数字	⓪ 2 4 6 8 10 12
6)錯綜図	⓪ 1 2 3 4 5 6	ホ)単語・漢字	⓪ 2 4 6 8 10 12
7)図形の模写	⓪ 1 2 3 4 5 6	単語・仮名	0 ② 4 6 8 10 12
2.物体・画像の認知		34)模写	⓪ 2 4 6 8 10 12
8)絵の呼称	⓪ 2 4 6 8 10 12 14 16	35)なぞり読み	0 5 10 15 20
9)絵の分類	⓪ 1 2 3 4 5 6 7 8 9 10	36)文字の照合	0 2 ④ 6 8
10)物品の呼称	⓪ 2 4 6 8 10 12 14 16	6.視空間の認知と操作	
11)使用法の説明	⓪ 2 4 6 8 10 12 14 16	37)線分の2等分	
12)物品の写生	⓪ 1 2 3 4 5 6	左へのずれ	0 1 2 3 4 ⑤ 6
13)使用法による指示	⓪ 2 4 6 8 10 12 14 16	右へのずれ	⓪ 1 2 3 4 5 6
14)触覚による呼称	⓪ 2 4 6 8 10 12 14 16	38)線分の抹消　左上	0 5 10 15 20
15)聴覚呼称	⓪ 1 2 3 4 5 6	左下	0 5 10 15 20
16)状況図	0 2 ④ 6 8	右上	0 5 10 15 20
3.相貌認知		右下	0 5 10 15 20
既知相貌		39)模写	
17)有名人の命名	0 2 4 6 8 10 ⑫ 14 16	花　　　　　左	⓪ 2 4 6 8 10 12 14
18)有名人の指示	0 2 4 6 ⑧ 10 12 14 16	右	⓪ 2 4 6 8 10 12 14
19)家族の顔	0 1 2 3 4 5 ⑥	40)数字の音読	
未知相貌		右読み　　　左	⓪ 4 8 12 16 20 24
20)異同弁別	0 2 4 ⑥ 8	右	⓪ 4 8 12 16 20 24
21)同時照合	0 1 2 3 ④ 5 6	左読み　　　左	⓪ 4 8 12 16 20 24
22)表情の叙述	0 1 2 ③ 4 5 6	右	⓪ 4 8 12 16 20 24
23)性別の判断	0 2 4 ⑥ 8	41)自発画　　　左	⓪ 1 2 3 4 5 6
24)老若の判断	0 2 ④ 6 8	右	0 ◯ 1 2 3 4 5 6
4.色彩認知		7.地誌的見当識	
25)色名呼称	0 2 4 ◯ 6 8 10 12 14 16	42)日常生活	⓪ 1 2 3 4 5 6
26)色相の照合	0 ② 4 6 8 10 12 14 16	43)個人的な地誌的記憶	⓪ 1 2 3 4
27)色相の分類	⓪ 2 4 6 8 10 12	44)白地図	⓪ 2 4 6 8 10 12 14 16
28)色名による指示	⓪ 2 4 6 8 10 12 14 16		
29)言語-視覚課題	⓪ 1 2 3 4 5 6		
30)言語-言語課題	⓪ 1 2 3 4 5 6		
31)色鉛筆の選択	0 1 2 ③ 4 5 6		

そういう話』と反応し，その後「隣の男の子はお行儀悪く食べている．口の端にカスがついている」と述べた．これは部分を正確に認知することができることを示している．しかし，『「あなたが食べたんじゃないの？」と問い詰めているのか，それとも「綺麗に食べましょう！」という見方かの，2種類があります』と述べ，そのまま1分30秒経過しても絵全体の理解には至らず，結局2分以上経過し検査者が促した後でようやく正答に達した．すなわち，部分ごとの説明はできるのだが，「バランスが悪くて全体の意味がよくわからない」と訴え，絵全体の意味を理解するのには促しや長時間を要した．文字については，自発書字は良好であったが，複雑な文字の模写は不良であった．図

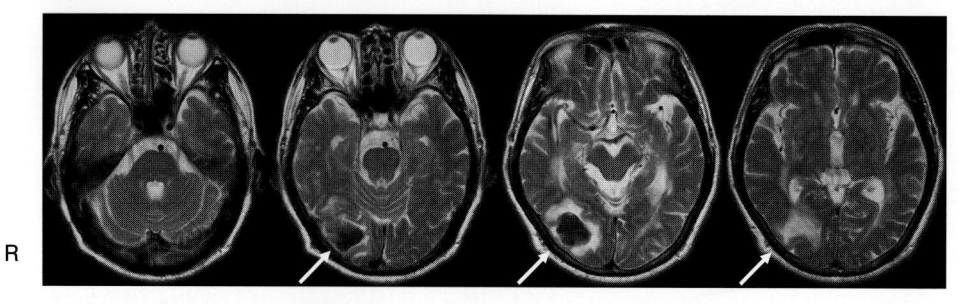

図Ⅳ-7 入院2日後のMRI T2強調画像
右後頭葉外側部に血腫を認め，損傷は内側の紡錘状回にも及ぶ．左後頭葉および両側頭頂葉には明らかな病変を認めない．

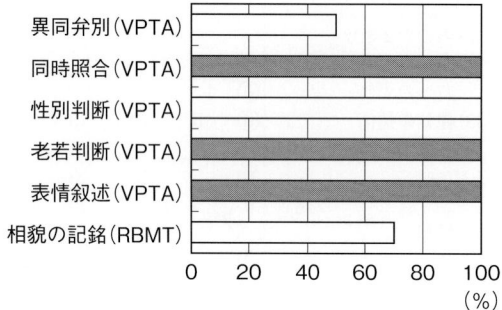

a. 未知相貌の検査結果
- 異同弁別（VPTA）
- 同時照合（VPTA）
- 性別判断（VPTA）
- 老若判断（VPTA）
- 表情叙述（VPTA）
- 相貌の記銘（RBMT）

b. 既知相貌（VPTA）の検査結果
- 家族の命名（VPTA）
- 親戚知人の命名（VPTA）
- 有名人の命名（VPTA）
- 病院スタッフの命名（VPTA）

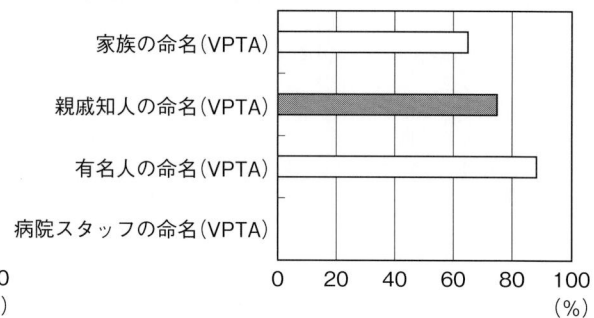

正答率：灰色は反応遅延が認められたことを示す．

図Ⅳ-8 相貌（VPTA）の検査結果

Ⅳ-8に，VPTAにおける相貌認知検査の結果を示す．未知相貌と既知相貌両者の認知が障害されており，いわゆる統覚型相貌失認に相当すると考えられた．VPTAの有名人命名が約9割正答であったのに対し，病院スタッフつまり脳損傷後に出会った人物の顔は1人も命名できなかったことから，症例は相貌の新規学習障害を呈していると考えられた．以上示したように，VPTAは相貌失認の検出そのものだけでなく，さらにその定性的な分類にも有用であることがわかる．

以上のように，VPTAにより，視覚に関するさまざまな失認症の特徴が検出可能となる．失認症の臨床的研究の進歩のためには，多くの症例における障害パターンと個々の視知覚領域の重症度の比較が極めて重要である．このためにも，高次視知覚障害を検出する共通のツールとしてVPTAを施行し，さらに個々のケースの障害に対するdeep testsを施行することが望まれる．また，VPTAは，高次視覚障害の回復やリハビリテーションの効果を判定することにも有用と思われる．なお，半側無視に関しては，以前から英国で使用されていた標準化された検査バッテリーであるBIT行動性無視検査（日本版）が本邦で発売された[11]．VPTAと併用することにより，無視に関するより詳細な情報が得られることが期待される．

3 注意障害

a 注意障害の評価法

脳損傷例の臨床では，患者や家族から「ぼんやりしている」，「仕事や作業がすぐに中断する」，「集中力がない」などの日常生活上の全般性注意障害

の訴えをきくことが多い．また，物忘れの症候を持つ脳損傷例の多くが，注意や集中力の障害を自覚しているといわれる．

さらに，機能の再建を目指すリハビリテーションの場面でも，注意障害の要因は見逃すことができない．すなわち，「ぼんやりしていて指示が耳に入らない」，「課題への取り組みが長続きしない」，「落ち着きがない」などの注意の異常が前景に出ているケースが散見される．このような注意の障害に取り組むためには，何よりも注意障害に関する正確な把握が必要である．まず注意機能の概念と分類について簡単に整理し，その後注意の評価法について述べる．なお，注意は，全般性注意（generalized attention）と方向性注意（directed attention）に分けられる．前者の障害が全般性注意障害であり，後者の障害は半側空間無視（unilateral neglect）といわれ，外界や身体に対する注意の方向性に関する障害である．この両者には，その発現メカニズムを含めて多くの関連があるが，本項では全般性注意について述べる．

b 注意の概念と臨床的分類

注意という機能は，いくつかのタイプに分類できる．ただし，この分類には互いに多くの重複が存在することが前提であり，1つひとつが明確に分離できるものではない．通常，注意をおおまかにではあるが理論的に整理するために，注意の強度（intensity）と選択性（selectivity）という2つの要因に従った分類が考えられることが多い[12,13]．

注意をその選択性という点からみると，ある刺激にスポットライト（焦点，focus）をあてる選択性注意（selective attention）ないしは焦点性注意（focused attention）という認知機能がまず分離される．選択性注意とは，多くの刺激の中からただ1つの刺激を，または刺激に含まれるいくつかの要素の中からただ1つの要素に反応する能力をさす．

注意をその強度という要因からみると，アラートネス（alertness）ないしは覚度（vigilance）と，その持続性（sustained attention）とに分けられる．

アラートネスとは，刺激に対する全般的な受容性ないしは感度に影響を与える神経系の状態のことをさしている．注意の持続性（sustained attention）とは，ある一定の時間経過の中において，アラートネスないしは覚度を維持する能力に関与している．すなわち，外界の刺激への反応性や警戒態勢を長期間（数分以上）にわたり持続しつづける能力である．したがって，注意の持続性の障害は，課題の施行に対する時間経過の影響（time-on-task effects），すなわち課題を数分から数時間実行していると時間が経過するにつれて，つまり課題の後半部分でその成績が低下するという現象により観察される（この効果は，いわゆる慣れないしは練習効果と逆であることに注意されたい）．また，課題の施行中に突然数秒間成績が低下する現象（lapses of attention）も，注意の持続性の障害として知られている．

次に，分配性注意（divided attention）がある．分配性注意は，2つ以上の刺激に交互ないしは同時に注意を向ける能力である．反応すべき複数の項目は，全く独立した2～3種類の刺激であったり，また1つの刺激中の2つ以上の要素であったり，さらには1つの課題の中でのいくつかの要素であることもある．この能力は，注意の焦点の連続的な変換能力（switching）や展開される注意の容量（attentional capacity）に強く関連している．注意を適切に分配することは，ある種の能動的コントロール機能であり，したがって，以下の注意の制御との関連も深い．

すなわち注意機能を意図的にコントロールする機能として，注意の制御機能（regulation of attention）が存在する．これは，随意性注意（voluntary attention），努力性注意（effortful attention），注意の実行性調節（executive control of attention）などと呼ばれることもあり，注意の持続性や選択性注意より高次の注意機能である．この機能には，注意を向けるべき刺激の種類を柔軟かつ効率的に変

換すること，自らの注意の容量を踏まえて適切な注意の分配を行うこと，課題の遂行において選択性注意を戦略的に使用することなどが含まれる．

c 全般性注意障害の検査法について

　脳損傷例では，上述した全般性注意の諸相が，さまざまの組み合わせおよびさまざまの重症度で障害される．実際の臨床症状としては，ぼんやりしたいわゆる不注意(inattention)の状態，転導性(distractibility)の亢進，運動および行為の維持困難(impersistence)，反応抑制障害(disinhibition)などがよく観察される．これらの注意障害を分離して検出しようとする課題が，現在までにいくつか考案されている．そこで次に，これらの注意障害の検出課題について述べたい．

　焦点性注意ないしは選択性注意の課題には，多くのものがある．視覚性課題としては，視覚探索を検討する課題が多い．まず，文字抹消課題(Letter Cancellation task)などのような干渉刺激の中にある標的刺激を見つける検査がよく用いられる．また，同様の原理を持ち，干渉刺激と標的刺激を複雑にした多くの抹消課題が考案されている．これらの検査の中には，例えば，刺激として3，4，5個のdotを用いる検査や，1つないしは2つの点とアルファベットのpとdを用いる検査がある．さらには，Trail-Making Test AやEmbedded Figures Testも，注意の選択性を評価する視覚性課題として用いられることもある．なお，聴覚性の課題としては，Dichotic Listening Taskが挙げられる．

　覚度ないしは注意の持続性の障害を検出するために最も広く使用されている検査は，Continuous Performance Test(CPT)であろう（Ⅳ章.4『2』注意障害』☞236頁参照）．このCPTに類似した聴覚性課題も施行されている．また，文字抹消課題のような施行に長時間を要する抹消課題も注意の持続性を検出する課題として用いられる．この抹消課題の特徴は，課題施行のペースを被検者自身が決定できること，すなわちself-pacedであることであり，この点で，施行のペースが外部から与えられるCPTと異なる．なおこれらの課題における個々の刺激への反応は，選択性注意を評価している．また，あらゆる神経心理学的検査には注意機能が要求されることを考えると，原則的には，十数分以上続く課題はすべて注意の持続性の障害を検出する検査と考えることもできる．

　分配性注意を検出する臨床的課題には，WAISのDigit Symbols Subtestやこれと類似したSymbol Digit Modalities Testが有用である．また，Trail-Making Test Bも分配性注意の課題とされる．Trail-Making Test Aでは，数字を順に線で結んでいくことが要求されるが，Test Bでは，Test Aとは異なり，数字とアルファベットを交互に結んでいくことが求められ，注意の連続的変換が要求される．さらに，リハビリテーションの評価課題としてよく用いられるPaced Auditory Serial Addition Task(PASAT)も分配性注意の課題である．この課題では，被検者には1から9の数字がランダムに続けて与えられ，1回ずつ足し算が行われる．この際，足し算を施行している間に，すぐ前に呈示された数字を保持しておき，次に新しく与えられた数字に加えることが要求される．

d 注意障害のリハビリテーション

　最後に，近年さかんになりつつある注意障害のリハビリテーションの成果について，簡単に触れたい．従来より，注意障害の訓練は，大きく2つのやり方で行われてきた．1つは，着衣や食事といった日常生活行動を直接的に訓練するというやり方であり，もう1つは，行動の基盤をなす注意という認知機能に焦点をあて，これを訓練することで日常生活上の行動の改善を目指すというやり方である．認知リハビリテーションの実行は，後者のほうがより効果的であるという仮定を前提としている．このことは，認知リハビリテーションの有効性を考える上で非常に重要である．注意障

害の認知リハビリテーションには，3つの方法が存在する．すなわち，直接刺激法（stimulation therapy），行動的条件づけ法（behavioral conditioning），戦略置換法（strategy substitution）である．この中で，最もよく行われているのは直接刺激法である．直接刺激法では，注意障害は，注意に関与する脳構造への直接的刺激により改善されるという前提のもとに，反復刺激，練習の繰り返しおよびフィードバックが行われる．この療法では，注意は「こころの筋肉（mental muscle）」のごとく反応するという暗黙の仮定が存在するようである．訓練の評価は，汎化（generalization）のレベルを考慮に入れ，訓練課題そのもののレベル，訓練課題に関連した他の検査のレベル，日常生活上の機能レベルという3つの段階で評価される．

まず，注意障害に対する直接刺激法の効果については，訓練課題そのものの改善は，いくつかの報告で確認されている．しかし，効果がないとする報告もある．訓練課題に関連した他の検査のレベルの改善については，訓練効果があるという報告がある．例えば，SohlbergとMateer[14]は，Attention Process Trainingの効果をPASATを用いた評価で確認しており，Grayら[15]も，訓練効果をPASATやWAISのサブスケールを含めた多くの検査で確認している．しかし，これらと反対に効果が少ないという報告もある．刺激療法の他の課題への汎化については現在のところ，その有効性についての結論を出すことは非常に困難である．これはsingle case studyが多いこと，自然回復の要素がコントロールされていないこと，および訓練課題に似た課題のみへの汎化などが問題であろう．

注意訓練の日常生活機能への影響も，いくつかの報告で検討されている．PonsfordとKinsella[16]の検討では，この点に関しても，2つの行動評価尺度において否定的な結論しか認めていない．しかし，Sivakら[17, 18]の検討では，運転技術に訓練効果を認めている．今後のさらなる検討が必要であろう．

戦略置換法では，チェックリストなどの外的な代償戦略や，自己教示（self-instruction）などの内的な代償方法が試みられる．特に後者は，注意の制御は大部分が内言（inner speech）に依拠しているというLuriaの理論を背景としており，非常に興味深い．この言語的自己教示法を用いた研究では，その有効性が報告されている．

4 記憶障害

a 健忘症候群とは

健忘症候群とは，基本的には，知的機能，注意機能および言語機能が正常であるにもかかわらず，著しい記憶の障害を呈する症例のことをさす[19, 20]．健忘症候群は，心理学的な意味では，顕在記憶中のエピソード記憶の選択的障害である[21]．このエピソード記憶の障害の臨床的な表現として，前向性健忘と逆向性健忘とがみられる．健忘症候群では，短期記憶，意味記憶および潜在記憶は相対的に保持される．また，基本的には知的機能，注意機能および言語機能が正常である．しかし，記憶障害を示す多くの臨床ケースでは，健忘症候群に合併ないしは重畳して何らかの知的障害，注意障害，言語障害がみられることが多い．このため，知能や注意に比較して相対的に不均衡に重篤な前向性健忘ないしは逆向性健忘（disproportionate memory impairment）があれば，健忘症候群と呼ぶということもある．

通常用いられている神経心理学的な健忘症候群の定義は，以下のごとくである．

① 知能が正常（知能検査の成績が正常範囲内）
② スパンが正常（基本的な注意機能と短期記憶が正常）
③ 重篤で持続的な事実やできごとについての情報の獲得障害（学習障害ないしは前向性健忘）
④ 発症以前に蓄えられた情報の想起障害（逆向性健忘）

⑤潜在記憶の保持（プライミング，手続き記憶などの保持）．

持続性健忘を引き起こす疾患としては，ビタミンB$_1$欠乏によるウェルニッケ・コルサコフ（Wernicke–Korsakoff）症候群，単純ヘルペス脳炎後遺症，脳血管障害，前交通動脈瘤破裂後後遺症，無酸素脳症，変性疾患，傍腫瘍性辺縁系脳炎，辺縁系の切除後などがある．健忘症候群の最も広く受け入れられている分類は，損傷の部位と神経心理学的プロフィールとに基づいたものであり，間脳性健忘，側頭葉性健忘，前脳基底部健忘に分類される．

b 健忘症候群の臨床症状

健忘症候群の特徴としては，前向性健忘と逆向性健忘，失見当識および作話が挙げられる．これらに，病識欠如，自発性の欠乏，人格の変化がつけ加えられることもある．

1）前向性健忘（学習障害）

健忘症候群の最大の特徴は，前向性健忘，すなわち新しい情報を獲得ないしは学習できないことである．臨床的には，まず，数時間，数日，数週間前のできごとの想起ができない．この際，過去の事実とそれの時間的空間的定位（文脈）のどちらを想起できないかをみることが重要である．

2）逆向性健忘ないしは遠隔記憶障害

想起が困難となる遠隔記憶の内容は，まず自らの自伝的記憶や個人史的意味記憶であり，さらに過去の社会的事件の記憶や有名人に関する記憶も障害される．健忘症候群の逆向性健忘には，大きく分けて3つのタイプがある．1つは，遠隔記憶障害が発症前数年（2〜3年）の短期間に限られるもので，両側海馬に限局した損傷後の健忘例で認められることが多い．また，発症前10年単位の遠隔記憶障害がみられることがあり，これはヘルペス脳炎後遺症例でしばしば認められる．コルサコフ症候群では，過去20〜30年に及び，人生のほとんどすべてにわたる非常に広範な逆向性健忘が生じることが報告されている．しかしながら，児童期や青年期の非常に古い記憶は保たれる傾向があり，これを逆向性健忘における時間的傾斜（temporal gradient，古くはRibotの法則）と呼ぶ．

3）失見当識

健忘症候群では，自分のいる場所（病院，地域），時間（年月日，季節，曜日），周囲の人の名前や職業（家族や病院の職員）を正確に答えることができないことが多い．

4）作話

作話は，実際に体験しなかったできごとの誤った想起（発話）である．ただし，人を欺こうとしてなされるものではなく，また典型的には，せん妄などの意識障害や内因性精神病でみられる異常な発話よりもその内容の筋は通っている．コルサコフ症候群や前脳基底部健忘の亜急性期ではしばしば作話が観察されるが，側頭葉性健忘ではみられないことも多い．

5）病識欠如，自発性欠乏および人格変化

健忘症候群では，自らの記憶障害に対する病識が欠如することがあり，また自ら「物忘れすること」に一応の自覚があっても，深刻味がないことが多い．この病識欠如は，特にコルサコフ症候群の場合によく観察される．一方，側頭葉性健忘の慢性期では，病識が認められ，時にはそれが深刻で物忘れに自らが悩むこともある．

c 健忘症候群の分類

1）間脳性健忘（diencephalic amnesia）

間脳性健忘の代表は，コルサコフ症候群である．この症候群は，アルコール依存症例に合併し，ウェルニッケ脳症後に生じることが多いため，ウェルニッケ・コルサコフ症候群といわれることもあ

る．ウェルニッケ脳症は，サイアミン（ビタミンB₁）欠乏により生じる神経疾患であり，急速に進行する意識障害，眼球運動障害，失調性歩行を3徴候とする．コルサコフ症候群の特徴は，重篤な前向性健忘，時間的傾斜を伴う過去20～30年に及ぶ逆向性健忘，失見当識，作話，病識欠如，人格変化であり，また前頭葉機能障害を呈することがしばしば指摘されている．前向性健忘の特徴として，時間的順序などのできごとの生じた時間に関する情報，情報源に関する情報，空間的な情報，提示されたモダリティなどの文脈的情報に関する記憶が，事実，標的ないしは項目の記憶に比較してより重篤に障害されることが示唆されている．コルサコフ症候群の責任病巣に関しては，視床背内側核および視床枕内側部を重要視する見解が優勢である．しかし，背内側核と乳頭体の合併病変が必要という見解もある．

もう1つの間脳性健忘は，視床性健忘（thalamic amnesia）と呼ばれる病態である．病因は，脳血管障害，腫瘍，外傷などによることが多く，Teuberらや Squireらによって長期に追跡されたフェンシングの剣による外傷性左視床損傷例（症例NA）がよく知られている．このケースの損傷部位は，MRIにより背内側核腹側，視床髄板核，内髄板，乳頭体視床路であることが明らかにされている．視床性健忘では重篤な前向性健忘が生じる．

2）側頭葉性健忘（temporal amnesia）

側頭葉性健忘は，側頭葉内側部の海馬およびその周辺領域（海馬傍回や周嗅領皮質など）の損傷で生じる．海馬領域（CA1～3，歯状回，海馬支脚）の損傷では，その病巣がCA1領域に限局した場合でも前向性健忘が生じる．症例としては，てんかん治療のために側頭葉内側部手術を受けたH.M.が有名であるが，臨床的には，単純ヘルペス脳炎後遺症やアルツハイマー型認知症初期の健忘症候群がこれにあたる．側頭葉性健忘では，重篤な前向性健忘が生じるが，コルサコフ症候群と異なり重度の作話や病識欠如はみられないことが多い．

また，逆向性健忘は短い（2～5年）ことが多い．

3）前脳基底部健忘（basal forebrain amnesia）

前脳基底部は，大脳皮質と間脳の接合部に位置し，中隔野，側坐核，ブローカの対角帯，マイネルトの基底核などからなる．前脳基底部における健忘の責任病巣としては，①コリン作動系であるブローカ対角帯核・中隔核の損傷とその側頭葉内側部への遠隔効果，②ドパミン系の関与する側坐核の損傷と線条体・淡蒼球系の障害の2つが考えられている[22]．この症候群の典型的な臨床的特徴は，前向性健忘，時間的傾斜を伴う広範な逆行性健忘，遂行機能障害，作話，人格変化であり，コルサコフ症候群に類似しているが，非常に活発な自発性作話が特徴である．さらに，前脳基底部健忘の神経心理学的特徴に関連して，前脳基底部の最も重要な役割は，記憶情報を時間的空間的に連結することであるという仮説がある．前脳基底部健忘は，臨床的には前交通動脈領域の動脈瘤破裂後生じることが多く，前交通動脈症候群（anterior communicating artery syndrome；ACoA syndrome）と呼ばれる．この症候群では，前脳基底部以外に線条体（尾状核と被核）や前頭葉（眼窩面や背外側面）にも病巣があることが多く，このようなケースでは，非常に華々しい作話（florid confabulation）がしばしば生じる．

d 記憶障害のリハビリテーション

記憶障害のリハビリテーションの実際的な方法としては，

① 直接的に記憶力を訓練しようとする反復訓練
② 代償法としてまとめられる外的代償法および内的代償法
③ 学習法の改善による認知訓練
④ 環境調整

がある[23]．外的代償法では，外的な手段を用いて記憶障害を代償しようとし，内的代償法では，情

報を記銘ないしは想起するためにいわゆる記憶術を使用する．学習法の改善による認知訓練には，誤りなし学習や領域特異的知識の獲得訓練が含まれる．環境調整は，障害の回避や迂回（バイパス）を作成する方法で，重症の記憶障害を持つケースで，その記憶活動を使用しないですむように環境を調整することである．

以下では，これらについて，具体的な方法とその理論的背景に関して述べる[24]．近年では，健忘例には，代償法が適用されることが多い．というのは，エピソード記憶の障害には，従来の直接刺激法ないしは反復訓練法は有効ではなく，むしろ外的なキューや内的な記憶戦略を用いた代償法が有効であることが示されているからである．なお，どの程度の代償行動が発展するかには，障害の重症度に左右され，その程度はUカーブを描くという．すなわち，中等度の障害のケースが最もよく代償行動を行うことができ，軽度の障害の人は代償の必要性を自覚しないし，反対に重度の障害例では反対に代償行動を実行するための技術に欠ける．この現象は，健忘例にも当てはまる．つまり，重症の健忘を持ち，かつ他の認知障害のない例で最も代償法が有効であるが，一方，健忘が中等度であっても健忘以外の障害が存在する場合には，代償法を学習するのが困難になると報告されている．また，学習法の改善による認知訓練は認知心理学的に興味深い方法であり，今後の発展が期待されている．環境調整は，重症の健忘例にとってはなくてはならない方法である．

なお，記憶障害を示す多くのケースでは，健忘に合併ないしは重畳して何らかの知的障害，注意障害，言語障害がみられることが多い．これらの場合には，以下に記する記憶障害に対するリハビリテーション以外に，Attention Process Trainingなどのような注意障害の訓練や言語療法が同時に行われることが望ましい．

1）反復訓練

反復訓練は直接刺激法の1つであり，この訓練を行う理論的根拠は，「練習は記憶を促進する」という考え方である．この訓練では，何らかの記憶課題が繰り返し練習される．この訓練は，歴史的に古くまた施行が容易であるため，現在多くの施設で行われている．訓練課題としては，ゲームや対連合課題などの人工的な課題が用いられることが多い．この訓練の実施は，記憶は「こころの筋肉」のように反応し，ある課題で記憶を訓練することにより他の課題での記憶も増強される，さらには人工的課題での記憶の改善は日常生活に汎化するという仮定に基づいている．しかし，この考え方には，単純で楽観的すぎることが指摘されており，現在では批判的な意見も多く，またエビデンスとしても無効とする研究者も多い．しかし，課題の成績が訓練や努力により向上するという体験を持つことは，ケースにとって認知リハビリテーションの有効な動機づけになりうること，また，動物実験の結果から反復訓練は神経の再生（neural regeneration）に関与する可能性があることなどから，この訓練に支持的な見解もある．

2）外的代償法

外的代償法では，記憶障害によって生じる問題が外的な記憶補助手段によって代償される．一般的な方法は，メモや目印の使用である．この方法を脳損傷例に適用する場合には，ケースに対して，記憶障害に対する自覚やメモをとりそれをチェックする自発的な能力が要求される．したがって，メモをとったりノートをみたりする訓練により，この習慣が獲得されるか否かが重要である．外的代償法には，情報を外部に貯蔵する方法と内部に貯蔵された情報にアクセスするための手掛りを用いる方法とがある．

情報を外部に貯蔵する方法の代表は，メモリーノートの使用である．この方法は，簡便で実際的であり，しばしば臨床的に使用されている．また，最近では，単純なノートの代わりに，タイマーによるアラームつきノート，電子手帳，コンピュータを利用した装置などの電気的な記憶補助法

(electronic memory aids)が開発され使用されつつある．しかし，これについても，健忘例では，これらの装置の操作法を学習することが困難であるという指摘もある．

　内部に貯蔵された情報にアクセスするための手掛り法は，情報を外部に貯蔵することとは基本的にその性格が異なる．すなわち，手掛りは，ある行為を行うことのシグナルであり，行為そのものの詳細な内容は含まない．具体的には，ベルタイマーやアラーム時計が用いられる．臨床的には，この方法はメモリーノートなどとの組み合わせで使用されることが多い．

　なお，手掛りが効果的であるためには，その手掛り自身が，能動的(active)であることが必要であり，またある行為が必要とされる時間にできるだけ近接して与えられる必要がある(timely cues)．さらには，手掛りが，その時必要とされているある特定の行為を想起させるという性格を持っていることが望まれる(specific cues)．

3) 内的代償法

　内的記憶戦略法は，ある種の記憶術である．ごく簡単なものでは，覚えてないものを先に覚えるという戦略や記憶すべき項目のうち最後に提示されたものを先に再生するという方法などがある．しかし，記憶障害例に対しては，これとは異なる人工的な記憶術がしばしば適用されてきた．これには，情報の心的なイメージを利用する視覚イメージ法(Visual Imagery)と言語的な記憶術を用いる言語的戦略法(Verbal Strategies)がある．

　視覚イメージ法は，記憶すべき情報の視覚的イメージを形成し，これを利用するという戦略である．この方法は，記憶障害の治療に関する研究の中で最もよく検討されているものである．代表的な方法としては，顔-名前連想法(face-name association)がある．例えば，顔-名前連想法は，人の名前を記憶するために開発された方法で，まず，記憶すべき人の顔の特徴(例えば，大きな耳)が選択される．次に，固有名詞である人の名前が普通名詞ないしは心的イメージに変換される(例えば，「青山」さんなら，青い山がイメージされる)．その後，顔の特徴(大きな耳)と変換されたこのイメージ(青い山)が結合される．そして，このイメージを，その人物の顔のある特徴とを結びつけるという訓練が行われる．例えば，大きな耳により青い山のイメージが連想されるようにする．

　この視覚イメージ法は，巧妙かつ記憶理論上非常に興味深い方法であるが，いくつかの問題点が指摘されている．まず，この方法は，左半球損傷例により有効であるが，重症の視空間障害を有する右半球損傷例では無効であることが強調されている．また，重症の健忘例では有用でないことも示唆されている．さらに，日常生活への汎化という面からみれば，残念ながら脳損傷例において，この視覚イメージ法が，実際に文脈を越えて自発的に使用されたという報告は少なく，この方法の維持と汎化は，明確には確認されていない．視覚イメージ法は，過去20年にわたって詳細に検討された，記憶理論からみると非常に興味深いリハビリテーションの方法であるが，その効果は課題特異的であり，健忘例が経験する日常生活上の問題を解決するという点では，現在のところその有効性に疑問が残るといえよう．今後，他の記憶戦略法との組み合わせや注意深い症例の選択によりさらなる検討が必要であろう．

　言語的戦略法の代表的方法は，PQRST法である．この方法は，新聞記事や教科書などの書字情報を記憶する一種の学習法である．PQRSTとは，Preview(予習：まずざっと手短に読む)，Question(質問：テキストの要点について質問する)，Read(精読：じっくりと完璧に読む)，State(記述：答えを述べる)，Test(その情報の保持に関してテストする)の頭文字であり，この順序に従って，テキストの内容が記憶される．

4) 学習法の改善による認知訓練

　この訓練には，誤りなし学習や領域特異的知識の獲得訓練が含まれる．健忘例に何かを学習させ

ようとする場合，答えを教示しないで解答を求め，その誤答を訂正するという方法は，臨床的にしばしば用いられるやり方である．この試行錯誤を行わせた後その誤りを修正するという学習方法（trial and error learning）は，健忘例に本当に有効か否かがいくつかの研究により検討された．これらの研究の結論は，試行錯誤を行わせることは避けたほうがよいというものである[25, 26]．

彼らは，16人の健忘例に対して，誤りあり条件（errorful learning）と誤りなし条件（errorless learning）で学習を行わせた．結果は，16人の記憶障害例の全員が，誤りあり条件に比較して，誤りなし条件で多くの正答を再生した．このことは，学習過程で試行錯誤を繰り返させないほうが，学習成績が良好なことを示唆している．彼らは，これと同様の検討をさまざまなタイプの障害を有する脳損傷例に試み，視覚失認例における絵画の命名訓練，視床性健忘例における架空の人名の学習訓練，コルサコフ症候群例における記憶補助としての電子手帳の使用訓練，頭部外傷による健忘例における見当識および病棟職員の名前の獲得訓練，前脳基底部健忘例における人名と一般的知識の獲得訓練において，誤りなし条件での学習が，試行錯誤を含んだ訓練より優れていることを示した．

エピソード記憶の障害が存在する健忘例では，誤りは，健常な潜在記憶により強化されるらしい．すなわち，潜在記憶は誤りの排除に有用ではない．裏返せば，エピソード記憶ないしは顕在記憶の重要な役割の1つは，学習における誤りを想起してそれを除外することにあると想定される．

また，GliskyとSchacter[27]は，これまでのさまざまな記憶リハビリテーションの結果を検討した上で，脳損傷例においては，記憶機能を全般的に改善することを目的とするより，患者自身の日常生活に実用的な特定領域の知識の獲得と維持を促進することを目的としたリハビリテーションが重要であることを強調している．彼らは，これを，領域特異的な知識の獲得と呼んでいる．また，アルツハイマー型認知症例においても，誤りなし学習により顔−名前の連合の学習が可能であることも示されている．なお，上記の連合学習訓練は，意味記憶の認知訓練と考えられ，健忘症候群で障害されるエピソード記憶の訓練とは異なることに注意されたい．

5）環境調整

重症の認知障害を持つケースを援助する最も簡単な方法の1つは，その認知活動を使用しないですむように環境を調整することである．すなわち，記憶障害を持つ例において，記憶に依存した行動を減少させるように，そのケースのまわりの環境を調整ないしは改変することである．例えば，病棟や自宅の部屋や引き出しに名前のついたラベルを貼ること，部屋のドアにそれぞれ異なった色をつけること，治療スタッフがみえやすく覚えやすい名札を胸に常時つけておくことなどがこれに含まれる．具体的な環境調整の試みとしては，健忘例の誘導に対して，ある場所から他の場所への移動のために廊下にラインを引く方法が有効であることが示唆されており，また色による手掛りにより周囲の環境を修正する方法が効果的であることが指摘されている．環境調整は簡単な方法であるが，数十秒前のできごとを完全に忘却するような重篤な健忘症のケースへの援助として最もよい方法ともいわれている．また，知能障害を合併する例や進行性の認知症疾患の場合もこの方法が用いられることが多い．

5 遂行機能障害

遂行機能については，その概念の成立が新しく，どのような機能をもって遂行機能と呼ぶのかいまだ明確でないところも多い．また，研究者によってもその包括するところが異なる．特に，遂行機能障害（機能の障害）と前頭葉病変（損傷の部位）とをイコールとし，単純かつ直接的に結びつける議論には注意が必要である．

a 遂行機能とは

神経心理学において，遂行機能という語にはじめに明確な定義を与えたのは，Lezak[28]である．Lezakによれば，遂行機能（executive functuion）とは，目的を持った一連の活動を有効に行うのに必要な機能であり，有目的な行為が実際にどのように行われるかで主に評価される．また，この機能は，人が，社会的，自立的，創造的な活動を行うのに非常に重要な機能とされる．遂行機能は，

① 目標の設定（goal formation）
② 計画の立案（planning）
③ 目標に向かって計画を実際に行うこと（carrying out goal-directed plans）
④ 効果的に行動を行うこと（effective performance）

という4つのコンポーネントないしは機能的なクラスからなる．①の目標の設定には，まず動機づけ（motivation）や意図（intention）が必要であり，また，未来に向けて思考し，これから何をしたいのかを構想する能力が必要とされる．②の計画の立案には，目標を行うためのいくつかの段階を考え，それらの評価および選択を行い，行動を導く枠組みを決定する能力が関与する．③の計画の実行には，一連の（複雑な）行動に含まれる各行為を，順序よく，また，まとまった形で，開始し，維持し，変換し，中止する能力が必要とされる．④の効果的な行為には，常に，目標を意識し，また現在施行中の行為がどの程度目標に近づいているかを評価する能力が関与する．これらは，目標に向かって効率的に行動を行うための，自己監視能力（self-monitering），自己修正能力（self-correction），自己意識能力（self-awareness），行動の調節能力（ability to regulate behavior）ともいわれる．なお，①～④には，自らの周囲の環境刺激や状況を正しく認識する能力，発動性（initiation），注意の維持（sustained attention）という要因が広く関連している．また，遂行機能の障害としては，行動の開始困難や自発性の減退，認知ないしは行動の転換の障害，すなわち保続（perseveration）や固着（rigidity），行動の維持困難（impersistence）や行為の中断，活動の中止困難，衝動性や脱抑制，誤りの修正障害，具体的行動（Goldstein）などが挙げられている．

この遂行機能の最大の特徴は，この機能は，認知的階層構造の中でより上位のレベル（supraordinate level）に位置づけられるシステムであるということである．すなわち，遂行機能は，記憶，知覚，運動，言語などのより要素的な認知機能を統合ないしは制御することにより働く．遂行機能は，これらの要素的な下位システムに依存しているが，これらのどの領域の機能にも属さない．また，遂行機能に障害がある場合には，これらの下位認知システムの障害がなくても，上述したような行動障害が生じる．さらに，遂行機能は，話す，書く，読む，計算する，みる，きくなどのさまざまな認知行動様式に関与するという意味で，様式横断的（supramodal）でもある．

もう1つの特徴は，この機能が前頭前野機能と大きな関連を持っていることである[29]．確かに，前頭葉損傷例においては，遂行機能障害の典型的な症候や検査成績が認められることが多い．しかし，以下のような点に注意しなければならない．すなわち，まず第一に，あらゆる前頭葉損傷で，明確な遂行機能障害が認められるわけではないことである．前頭葉損傷例の中には，遂行機能の明らかな障害を示さず，また代表的な遂行機能検査の成績に異常を認めないケースが散見される[30]．第二に，後部脳に病変を有するケースでも，遂行機能障害と思われる症候がみられたり，遂行機能検査の成績が低下することもある．これは，遂行機能が，他の前頭葉以外の脳領域によって担当されている要素的認知機能に依拠して活動していることを考えれば当然でもある．また，全般性脳機能障害である認知症でも，遂行機能検査の成績は低下する．このことは，前頭葉機能障害を検出するには，他の要素的認知機能が健常であることが前提となることと同様である．次に，日常生活上

の行動障害と遂行機能検査成績が解離する場合がある．すなわち，遂行機能に関する机上検査で異常を認めないにもかかわらず，日常生活では著明な行動の解体を示す例が存在する．

b 遂行機能の検査

遂行機能の検査とされているものを，表Ⅳ-4に示した．①～⑧は，臨床的にも使用可能であり，また実際に使用されている検査である．⑨に挙げた検査は，特に前頭葉機能検査や遂行機能障害を検出するために考案された検査であり，なおも実験心理学的な検査である．また，①～⑨のそれぞれの検査で，検査の成績の低下と前頭葉損傷との関連が示唆されている．

①のWisconsin Card Sorting Test（WCST）は，概念の変換と維持に関する能力を検討するカード分類検査である．元来，この検査は，思考の柔軟性を調べる心理学的研究のためにGrantとBerg（1948）によって作成されたものであり，遂行機能野検査としては最も有名である．筆者らは，原法にいくつかの修正を加えた方法，慶應版WCSTを施行している（Ⅳ章．4『11』前頭葉症状☞287頁）．

②のHalsteadのCategory Testは，抽象的な概念の形成能力を検討する検査として有名であり，一連の視覚刺激に含まれている共通した原則を見つけ出すことが要求される．

③のModified Stroop Testは，語の読みの流暢性の検査（Reading Fluency）の検査から発展した検査である．この検査では，読みの流暢性の課題（Part 1）以外に，色名とは異なる色を塗られた漢字の色名呼称をする（例えば，赤で塗られた青という漢字を，青と読まずに赤と答える）ことを要求する課題（Part 2）が含まれている．すなわち，字を読むという日常的習慣的活動（ステレオタイプ）を抑制する能力が検討される．この課題は，同時的な干渉効果を検討する検査あるいは注意の分配能力の検査と考えられることもある．

④のFluency Test（流暢性の検査）には，いくつ

表Ⅳ-4　遂行機能の神経心理学的検査

① Wisconsin Card Sorting Test
② Category Test
③ Modified Stroop Test
④ Fluency Test
⑤ Maze Learning
⑥ Trail Making Test
⑦ Cognitive Estimation
⑧ Tower of Hanoi puzzle
⑨ Other Tests for executive function：
　　Vygotsky test, Tinker Toy Test,
　　Subject-ordered Task, Six Element Test,
　　Multiple Errands Test

かの種類がある．最もしばしば使用されるものは，語の流暢性の検査（Word Fluency）であるが，このほかに，発想（アイデア）や図形（デザイン）の流暢性を検討する検査（Idea Fluency, Design Fluency）がある．Word Fluencyでは，頭文字（し，い，れ）で始まる語ないしは特定のカテゴリー（動物，果物，乗物）に含まれる語を1分間でできるだけ多く産出することが求められる．Idea Fluencyでは，物品（例えば，空き缶）の使用法を，Design Fluencyでは，無意味で抽象的な図形を5分間でできるだけ多く産出することが要求される．Design Fluencyは，非言語性のアイデアをみていると考えてよい．この検査は，非常に難度が高い．筆者らは，この検査の修正版を用い，正方形の4角の位置に配置された4点を使ってどのくらい多くの図形が考案できるかを検討している．

⑤のMaze Learningは，いわゆる迷路で，試行錯誤を行いながら空間的迷路の通り抜け方を学習する課題である．

⑥のTrail Making Test Bでは，文字（あいう……）と数字（123……）を交互にできるだけ迅速かつ正確に結んでいくことが要求される．この課題は，注意の転換や維持，または作働記憶の働きをみる検査でもある．

⑦のCognitive Estimationでは，単なる記憶では答えられない，例えば，「競走馬の走る速さは？」とか，「人の脊椎の長さは？」などのような，物の量に関するある種の推論が必要な質問が問われる．

⑧のTower of Hanoi puzzle（ハノイの塔課題）は，計画能力を検討する課題とされる．ほぼ類似した検査として，ロンドン塔課題がある．この課題では，図の左の開始位置から目標位置に，最少回数の移動で玉を動かさねばならない．必要な移動回数に従って難度が高くなる．この検査の特徴は，サブゴールを設定し，最も効率的な移動順序を計画しなければならないことにある．

Tinker Toy Testは，Lezakにより遂行機能の評価のために考案された非構造的な自由構成課題である．50個の木片とそれを結合するさまざまな棒や相釘が与えられ，「何でもよいので，作りたいものを作りなさい」と教示が与えられる．この検査では，課題の目標があらかじめ提示されていないため，被検者がこれを自ら考案しなければならない．また，通常の課題とは異なり，いわゆる「唯一の答え」はなく，一定の正解に達するために回答を絞っていく能力（収束的思考）は問われない．これとは反対に，被検者にはどれだけ豊富に回答を産出できるかという能力（発散的思考）が問われる．

Subject-ordered Task（self-ordered pointing task）では，被検者に，数個の絵（ないしは図形）が書かれた検査用紙が次々と示される．検査用紙は，すべて同じ絵を含んでいるが，その位置はランダムに変えられている．被検者には，毎回異なった絵を指さすこと，すなわち，1つの絵を2度以上ささないことが要求される．Six Element TestとMultiple Errands Testも遂行機能障害を検出する検査であり，前者では，聞き取り，計算，書字による命名を，ある時間内に被検者自身がいかに効率的に組み立てて実行するかが検討される．後者では，パンを買ったり，物の値段を調べたりする日常的行為を，被検者が生活の中でいかにうまく実行するかが実際に検討される．

C 遂行機能障害症候群の行動評価法

近年，遂行機能障害を評価するために，より日常生活場面に近く生態学的妥当性（Ecological Validity）を有するような課題を机上検査に工夫された検査が考案されてきている．その中でも，種々の問題解決課題を有機的に組み合わせ，より実際的かつ包括的な評価ができるよう作成されたのがBehavioural Assessment of the Dysexecutive Syndrome（遂行機能障害症候群の行動評価法，BADS）である[31,32]．BADSは前頭葉症状の中核である遂行機能障害を症候群として捉え，さまざまな行動面を評価しうる系統的で包括的な検査バッテリーとして開発された．この検査バッテリーにより従来の神経心理学的検査では十分に評価しえなかった，前頭葉，ことに前頭前野領域の損傷による行動障害の定量的評価が可能になることが期待される．

BADSは，1996年に英国のWilsonらにより作成された，カードや道具を使った6種類の検査と1つの質問表から構成された検査バッテリーである（表Ⅳ-5）．6種類の検査それぞれは課題の達成度，所要時間などに応じて0～4点の5段階に評価され，全体の評価は各検査の評価の合計，つまり計24点満点で行われる．

以上，遂行機能とその検査について述べた．Lezak以後，遂行機能に関してはいくつかの検討が行われている．StussとBenson[33]は，ほぼLezakの考え方を踏襲しているが，目標の選択，計画の立案，自己監視機能などの機能の正確な評価が，現在のところ非常に困難であることを強調している．Fusterは，計画能力の障害（defective planning）を遂行機能の中核と考え，ワーキングメモリを遂行機能の重要なコンポーネントと考える立場もある．Damasioらは，反応の選択の障害を状況に含まれる顕在的ないしは潜在的意味の把握の障害から説明しようとしている．さらに，脳損傷後のリハビリテーションの領域では，前頭葉損傷例において，遂行機能障害の認知リハビリテーションの試みが行われている．

表Ⅳ-5　BADSの各下位検査

① Rule Shift Card Test
② Action Program Test
③ Key Search Test
④ Temporal Judgement Test
⑤ Zoo Map Test
⑥ Modified Six Element Test

BADSに含まれる質問表
　The Dysexecutive Questionnaire (DEX Questionnaire)

d　遂行機能障害のリハビリテーション

　脳損傷例では，障害のレベルにかかわらず，通常ある領域のすべての能力が失われるわけではない．健忘例にもある程度の記憶能力は残存し，視知覚障害でも何らかの視覚認識能力は残っている．この残された能力を効率的に利用し，特定のテクニックを教示し学習させるという認知訓練法がある．すなわち，残存能力の有効な活用である．前頭葉損傷例における遂行機能障害に対して試みられてきた自己教示訓練や問題解決訓練は，このタイプの訓練であり，残存する行為計画能力を用いて特殊な問題解決技術の学習が試みられている．

　例えば，CiceroneとWood[34]は，衝動性の増加，対人関係の障害，および著しい計画能力の障害を呈した右前頭葉頭部外傷例に対して，言語による行動の調節機能を利用した自己教示法を施行し，遂行機能障害の明らかな改善を報告している．彼らは，著しい計画能力の障害を呈した頭部外傷例に対して，言語による行動の調節機能を利用した自己教示法(self instructional training)を施行し，遂行機能障害の明らかな改善を報告している．彼らの症例は，20歳の右利き男性である．訓練の4年前に自動車事故で頭部外傷を受傷し，頭部CTにて右前頭葉脳内血腫が認められた．受傷時，左片麻痺と右小脳症状がみられたが徐々に改善し，その後右上肢の失調のみが残存していた．以後3年間は，活動は自立しており，彼は高等学校を卒業することができた．家族からみても，漸進的な改善が認められたという．しかし受傷後4年の時点で，衝動性の増加と対人関係の障害が目立つようになった．彼は，他の家族や友人の会話をしばしば妨害し，「何も考えずに行動する」かのようにふるまったと言う．WAISのVIQ 107，PIQ 70，FIQ 88であり，記憶障害も軽度であった．単純な運動反応はやや遅延傾向が認められるが正確であり，要素的な注意は非常に良好であった．しかし，WISC-Rの迷路は，10歳7か月のレベルであり，プランニングの障害と自分自身の行為の結果の評価能力に著しい障害が認められた．視覚機能の一次的な障害はないが，Reyの複雑図形の模写では，図形の個々の部分を重ね合わせたり遊離させたりすることが多く，その構成能力に障害がみられた．

　このケースに対して，プランニング能力の障害に対するリハビリテーションが行われた．方法としては，まず最初の2か月は，注意の転導性の亢進を減少させることを目的として，直接刺激法による認知訓練が施行された．その後，プランニング障害のリハビリテーションが，週2回各1時間，8週間続けられた．具体的には，MeichenbaumとGoodman(1971)の報告に基づいた自己教示法が施行された．この訓練では，訓練課題の実行前やその施行中に，計画を言語化することが要求され，その後，その言語化を次第にやめるように要求される．訓練課題としては，ロンドン塔課題が選択された．この課題では，3つの大きさの異なった木釘にはまっている3つの色の異なった玉を，最初の位置から目標の位置まで，制限回数(2～7回)の中で動かすことが要求される．難度が異なる16個の課題からなるが，いずれもプランニング能力を必要とする．例えば，最初の玉の動かし方に3通りがある場合，このうち1つの動かし方のみを行った場合に制限回数内での回答が可能となる．自己教示法の具体的方法としては，次の3段階が設定された．

　第一段階では，まず，行おうとする1つひとつの移動を大きな声を出して言語化し，完成に至るまでのすべての移動の根拠を述べるように教示される．課題を実行している間にも，1つひとつの

移動を言語化することが要求される．第二段階は，第一段階と同様に行われるが，大きな声を出すのではなく，移動とその理由を「ささやく」ように教示される．第三段階では，ささやくのではなく，ケースには「自分自身に話しかける」ことが要求される．

この自己教示の過程を通して，ケースは，プランニングや問題解決のさまざまな側面，例えば，問題の定式化，ゴールの定義，サブゴールの同定，他の方法の考案，結果の自己評価などについて一般的な教示を受ける．

この訓練の結果，WISC-Rの迷路課題やTinker Toy Testの成績が，訓練前に比較して向上した(転移)．迷路課題では，施行方法の自己教示が観察され，潜時と誤りが減少したという．例えば，「中断して考えよう」，「これは，真ん中で止まらなければいけないだろう．他の方法は？」，「ここから出発するには，3つの道がある．遠くまで行けるのはこれだけだ」などの発言が認められ，訓練から学習したいくつかの原則が自発的に応用されていた．また，Tinker Toy Testでも，定性的に著明な改善が認められたという．すなわち，訓練前ではランダムと思われる一連の連結による構成が特徴的であったが，訓練後では，ゴールと計画的な行動を定式化する能力の増大が顕著であったという．また，これらとは反対に，WAIS-Rのいくつかの課題の成績は不変であった．このことは，迷路課題やTinker Toy Testでの成績向上が，視覚運動反応や視覚空間認知能力の改善によるものでなく，プランニング能力ないしは遂行機能の改善によるものであることを示している．

CiceroneとWoodは，さらに，認知訓練の成果が実生活状況へ応用されることを目的として，汎化訓練を，12週間週1回1時間施行している．この訓練では，構造化された対人関係問題を与えられ，回答を得るために自己教示法で以前に学習した原則を応用するように求められたり，患者自身が現実生活における問題の例を提供し，それに対応するための戦略が実例を用いて教示されたりした．彼らは，自己教示法が現実生活で生かされるためには，このような汎化を促進する試みが必要であることを強く説いている．

類似したアプローチは，Von Cramonら[35]による問題解決能力訓練においても認められる．彼らの訓練は，次の各段階からなる．第一段階が問題の分析段階である．患者は問題を熟読し，設問を作り指示の理解を確認する．第二段階が解決段階で，患者は問題をより細かく対処しやすい課題に分割し実行するように指導される．第三段階が評価の段階で，患者は結果を評価し誤りをみつけ訂正することを学ぶ．彼らによれば，この訓練の結果，日常生活でも思考の柔軟性や問題の同定などの面で改善が認められたという．

6 知能の障害

知能は，新しい場面や課題への順応力，学習する能力，正しい反応をする能力，抽象的思考能力，情報処理能力を含む総合的な能力と考えられているが，一方では，知能は，新しい問題を解決する創造的能力であるという狭い定義もある．また，知能は，「知能検査で測定される能力である」という操作的定義もある．

知能の検査として最も一般的なものは，ウェクスラー成人知能検査である(Wechsler Adult Intelligence Scale；WAIS)．16歳以上に用いられ，1981年に改訂され，WAIS-Rとなっている．WAIS-Rは，言語性検査(一般知識，一般理解，算数問題，類似問題，数唱，単語問題)と動作性検査(符号問題，絵画完成，積み木問題，絵画配列，組み合わせ問題)から構成されている．それぞれについての実際の得点とその被検者の年齢に対して期待される平均得点の比から，言語性知能指数(VIQ)と動作性知能指数(PIQ)，および総合的知能指数(FIQ)が算出される．施行時間は，1～1.5時間である．

知能指数(intelligence quotient；IQ)とは，精神

年齢(mental age)，すなわち，知能検査の得点(粗点)が何歳の精神発達に相当するかを多数の正常者についてのデータに基づいて示す数値を，生活年齢(chronological age)で除し，100を掛けたものである．精神年齢と生活年齢が一致すれば，IQは100となる．知能指数は，多数例で検討すれば正規分布する．

WAIS-Rは，知的低下の重度のケースにはやや負荷がかかる検査であるが，下位課題の成績によるプロフィールと知能の概略が指数として得られることから，脳損傷例に対しては臨床上できるだけ施行されることが望まれる．なお，これらの下位検査の中で，加齢とともに成績低下するのは，数唱，類似問題，符号問題，積み木問題であるといわれており，またVIQに比較してPIQが15以上低下していれば，器質性の脳障害が疑われるといわれている．なお，多くの進行した認知症例のWAIS-RによるIQの成績は，60点以下のスケールアウトとなることが多い．

7　意欲の障害

発動性や意欲の障害は，脳損傷後にしばしば観察されるものであり，疾病や障害の回復における重大な阻害因子となる．特に頭部外傷例の運動療法や認知訓練などに対してリハビリテーションを開始したり継続したりする際に大きな妨げとなり，また社会復帰における就労を困難にし，さらに老人では意欲の障害が廃用症候群の一因ともなり介護を困難にすることがある．

発動性と意欲の障害は，まず，脳損傷後の運動の障害と区別されるべきであり，麻痺やパーキンソン症状で運動量が減少している状態とこの発動性・意欲障害とを混同してはならない．すなわち，意欲・発動性の程度は，単純に行動や運動の量ではないことに注意すべきである．また，せん妄(寡運動性せん妄，hypokinetic delirium)を含む軽度の意識障害や，いわゆるぼんやりしている状態である注意の障害との区別をすることも臨床的には非常に重要である．さらに，うつ状態では，気分の障害に基づいた意欲の低下が認められることがあり，この場合にはうつ状態全体に注意を向けこれに対処すべきである．また，躁状態における無目的な多動的行動も必ずしも意欲的といえないことを念頭におくべきである．

発動性の障害は，古くはドイツ語圏における発動性欠如(Antriebsmangel)という言葉で記載されてきた[36]．これは，簡単にいうと，あらゆる心的・身体的活動を可能にしている駆動力の障害をさしている．これとは別に，英語圏では，発動性・意欲障害を記述する用語として，abulia(意志欠如)，apathy(無感情状態)，psychic akinesia(心的無動)，loss of psychic self activation(perte d' auto-activation psychique；PAAP，心的自己賦活の喪失)，athymhormia(生気，本能，情性の欠如)などが用いられてきている．abuliaとは，「意志発動性を欠き，自発的思考を欠き，情動性反応を欠く，無感情状態」といわれている．apathy(無感情状態)は，「パトス(情念)が消失した状態」を意味するが，脳損傷例の臨床では，動機づけ(モチベーション)が欠如ないしは減弱した状態をさすことが多く，abuliaと共通点が多い．akinesiaとは，神経学的なレベルでは運動性の無動をさし，パーキンソン病などの基底核疾患でしばしば観察される．また，akinetic mutism(無動無言)は，両側帯状回前部病変で生じることが有名である．psychic akinesia(心的無動)は，精神面における無動をさす．この状態では，運動障害や他の認知障害を伴わず，純粋に精神面のみにおける無動が出現する．さらに，この無動は，環境からの適切な刺激が与えられると改善することが指摘されている．この状態は，皮質下疾患で認知症や認知障害を伴わず出現するとされている．loss of psychic self activation(心的自己賦活の喪失)は，近年になって記載された用語であり，以下の特徴を持つとされている．

①自己賦活が障害される．すなわち，自分からは何もしない．②しかし，外からの環境刺激

による賦活は保たれている．すなわち，外からの刺激により，発動性・意欲障害が改善する．③患者の主観的な自分の心理状態についての訴えでは，「何も興味がわかない，別にうれしいことも悲しいこともない，ただ関心がわかないだけ」と述べられる．すなわち，心理的な空虚感がある．④同じ運動や行動を繰り返し行うという常同的強迫的行動がみられることがある．⑤一般の知能検査はよく保たれるが，WCSTや語流暢検査などのいわゆる前頭機能検査で軽度の障害を示す．この状態は，両側レンズ核（特に淡蒼球）損傷，両側線条体，両側前頭葉損傷で認められることが報告されている．

意欲と発動性の障害の評価としては，コミュニケーション，すなわち，面接を通した評価がまず重要である．また，患者の精神内界が空虚であるかどうかを知る上でも，意欲に関する主観的評価を聴取すべきである．さらに，日常生活における行動を詳細に観察し評価すべきであろう．この時，治療者側の働きかけに対して，どのように意欲・発動性が変化するかという見方が重要である．また，外的な環境刺激がない状態（例えば自由時間）において，患者がどのような行動を行っているかをみることも必要である．

◆文献
1) 山鳥 重：神経心理学入門．医学書院, 1985
2) Hecaen H, Albert ML：Human Neuropsychology. J. Wiley & Son, New York, 1978
3) Lezak MD：Neuropsychological Assessment 2nd ed. Oxford University Press, New York, 1983
4) Oldfield RC：The assessment and analysis of handedness：the Edinburgh inventory. Neuropsychologia 9：97-113, 1971
5) 鹿島晴雄：神経心理学的検査―定量的アプローチと定性的アプローチ：現代精神医学大系, 年刊版'88-A. pp55-78, 中山書店, 1988
6) Basso A, Capitani E, Della SS, et al：Recovery from ideomotor apraxia：A study on acute stroke patients. Brain 110：747-760, 1987
7) Foundas AL, Macauley BL, Raymer AM, et al：Ecological implications of limb apraxia：Evidence from mealtime behavior. Journal of the International Neuropsychological Society1：62-66, 1995
8) Rothi LJG, Ochipa C, Heilman KM：A cognitive neuropsychological model of limb Praxis and apraxia. Rohti LJG, Heilman KM (eds)：Apraxia：the neuropsychology of action, pp29-49, Psychology Press, UK, 1997
9) Farah MJ：Visual agnosia：Disorders of object recognition and what they tell us about normal vision. Cambridge, MA：MIT Press, 1990〔河内十郎, 福沢一吉（訳）：視覚失認―認知の障害から健常な知覚を考える. 新興医学出版社, 1996〕
10) 日本高次脳機能障害学会（旧称：日本失語症学会）（編）：標準高次視知覚検査（Visual Perception Test for Agnosia：VPTA）改訂版. 新興医学出版社, 2003
11) BIT日本版作製委員会：BIT行動性無視検査日本版. 新興医学出版社, 1999
12) Van Zomeren AH, Brouwer WH：Clinical Neuropsychology of Attention. Oxford University Press, New York, 1994
13) 鹿島晴雄, 半田貴士, 加藤元一郎, 他：注意障害と前頭葉損傷. 神経研究の進歩30：847-858, 1986
14) Sohlberg MM, Mateer CA：Effectiveness of an attention training program. J Clin Exp Neuropsychol 19：117-130, 1987
15) Gray JM, Robertson I, Pentland B, et al：Microcomputer-based attentional retraining after brain damage：A randomized group controlled trial. Neuropsychological Rehabilitation 2：97-115, 1992
16) Ponsford JL, Kinsella G：Attentional deficits following closed head injury. J Clin Exp Neuropsychol 14：822-838, 1988
17) Sivak M, Hill CS, Olson PL：Computerized video tasks as training techniques for driving-related perceptual deficits of persons with brain damage：A pilot evaluation. Int J Rehabil Res 7：389-398, 1984
18) Sivak M, Hill CS, Henson DL, et al：Improving driving performance following perceptual training in person with brain damage. Arch Phys Med Rehabil 65：163-167, 1984
19) 加藤元一郎, 鹿島晴雄：健忘症候群. 浜中淑彦（監修）, 波多野和夫, 藤田郁代（編）：失語症臨

床ハンドブック，pp248-264, 金剛出版，1999
20) 加藤元一郎：Korsakoff症候群．浅井昌弘，他（責任編集）：臨床精神医学講座S2 記憶の臨床，pp175-191, 中山書店, 1999
21) Baddeley A : Human Memory : Theory and Practice. Psychology Press, Erlbaum Tayler & Fraicis, 1997
22) 加藤元一郎：前脳基底部病変と記憶障害．神経研究の進歩45：184-197, 2001
23) 鹿島晴雄，加藤元一郎，本田哲三：認知リハビリテーション．医学書院, 1999
24) 加藤元一郎：脳と認知的リハビリテーション—その概観と最近の進歩．脳の科学24：521-530, 2002
25) Baddeley AD, Wilson BA : When implicit learning fails : amnesia and the problem of error elimination. Neuropsychologia 32：53-68, 1994
26) Wilson BA, Baddeley A, Evans J : Errorless learning in rehabilitation of memory impaired people. Neuropsychological Rehabilitation 4：307-326, 1994
27) Glisky E, Schacter D, Tulving E : Computer learning by memory-impaired patients : acquisition and retention of complex knowledge. Neuropsychologia 24：313-328, 1986
28) Lezak MD : The Problem of assessing executive functions. International Journal of Psychology 17：281-297, 1982
29) 鹿島晴雄，加藤元一郎：前頭葉機能検査—障害の形式と評価法．神経研究の進歩37：93-110, 1993
30) 加藤元一郎，鹿島晴雄：前頭葉機能検査と損傷局在．神経心理学12：80-98, 1996
31) Wilson BA, Alderman N, Burgess PW, et al : Behavioural Assessment of the Dysexecutive Syndrome. Themes Vally Test Company, Bury, St. Edmundes, 1996
32) 三村　將，田淵　肇，森山　泰，他：遂行機能障害症候群の行動評価日本語版(BADS : Behavioural Assessment of the dysexecutive syndrome)：鹿島晴雄(監訳), 新興医学出版社, 2003
33) Stuss DT, Benson DF : The Frontal Lobes 2nd ed. Raven Press, New York, 1986
34) Cicerone KD, Wood JC : Planning disorder after closed head injury : A case study. Arch Phys Med Rehabil 68：111-115, 1987
35) Von Cramon DY, Matthes-Von Cramon G : Frontal lobe dysfunction in patients-Therapeutical approaches. Wood RLI, et al(eds) : Cognitive Rehabilitation in Perspective, pp164-179, Tayler & Francis, London, 1990
36) 大東祥孝：発動性の障害—脳と行動．臨床精神医学講座21, pp428-438, 中山書店, 1999

4 神経心理症状の特徴と鑑別診断

1) 意識障害と認知症（痴呆）

A 意識障害

1 意識障害とは

　ヒトの精神活動を一種の演劇であると仮定してみると，意識障害（disturbance of consciousness）とは演技に必要な舞台照明の異常に例えることができる．舞台照明の異常には2種類ある．1つは照明そのものの明度の低下であり，これが「意識混濁（clouding of consciousness）」に相当する．そして，もう1つは照明の当て方の異常であり，これが「意識変容（distortion of consciousness）」に相当する．

　「意識変容」の中には，せん妄（delirium），もうろう状態（twilight state），アメンチア（Amentia）が含まれるが，もうろう状態やアメンチアの病態を正しく理解するには，さらに「意識狭窄」という概念の理解が必要である．「意識狭窄」とは意識の広がりの障害であり，照明が当たる光の範囲が縮小した状態に例えられる．

2 意識混濁

a 3-3-9度方式（表Ⅳ-6）

　主に脳神経外科領域における意識障害（意識混濁）の分類法として日本で多く用いられている．本スケールでは，刺激に対する反応にしたがって，意識レベルが段階的に分けられている．すなわち，刺激をしなくとも覚醒しているⅠ群，刺激により一時的に覚醒するⅡ群，どのような刺激にも覚醒しないⅢ群である．さらに，Ⅰ群は質問に対する応答により，Ⅱ群は呼名や命令，刺激，痛み刺激に対する反応により，Ⅲ群は痛み刺激に対する反応により，それぞれ3群ずつに細分化されている．そして，これらの意識レベルは大分類とその中の小分類の組み合わせ，あるいはそれぞれに対応する最大3桁の数字で表現される．例えば，刺激により覚醒しない状態で，痛み刺激にもまったく反

表Ⅳ-6 急性期意識障害レベルの分類法（"3-3-9度方式"）

Ⅲ．刺激で覚醒しない（3桁の意識障害） 　（deep coma, coma, semicoma）	
3．痛み刺激に全く反応せず	（300）
2．少し手足を動かしたり，顔をしかめる	（200）
1．はらいのける動作をする	（100）
Ⅱ．刺激で覚醒する（2桁の意識障害） 　（stupor, lethargy, hypersomnia, somnolence, drowsiness）	
3．痛み刺激を加えつつよびかけを繰り返すと辛うじて開眼する	（30）
2．大きな声または体をゆさぶることにより開眼する	（20）
1．普通のよびかけで容易に開眼する	（10）
Ⅰ．覚醒している（1桁の意識障害） 　（delirium, confusion, senselessness）	
3．自分の名前，生年月日がいえない	（3）
2．見当識障害がある	（2）
1．大体意識清明だが，今ひとつはっきりしない	（1）

（太田富雄：意識障害の臨床評価—脳神経外科的側面より．臨床精神医学6：359-368, 1977より引用）

応しない場合は，Ⅲの3あるいは300と表現される．

b 見当識障害(disorientation)

現在の"時間"，"場所"，"人物（自己）"の認識は代表的な見当識である．特に"時間"と"場所"の認識は障害されやすく，これらの失見当識は意識混濁を診断する際の有力な手掛かりとなる．しかし，見当識そのものは，意識，思考，記憶，種々の認知機能を基礎に自我が遂行する精神機能であるので，思考障害や種々の認知障害に伴って見当識障害が出現しうることにも注意が必要である．

3 意識変容

a 意識変容とは

「意識変容」にはせん妄，もうろう状態，アメンチアがある．意識障害を照明の異常に例えるならば，せん妄では明度の低下（意識混濁）が存在するが，さらに照明の当て方の異常により彩度の異常が目だつことが特徴である．一方，もうろう状態とアメンチアは意識野が狭くなった状態であり，スポットライトのように光の当たる範囲が著しく限定された状態に例えられる．

b せん妄

せん妄とは軽度の意識混濁を基盤として生じる意識変容の1つであり，認知機能の低下，思考の散乱，幻視などの幻覚，錯視などの錯覚，錯乱などを伴う急性あるいは亜急性に経過する症状群である．

せん妄が起こる要因は加齢や中枢神経疾患などの基礎的要因と，身体的侵襲，電解質や代謝異常，薬剤の影響などの直接的要因に分けられる．せん妄の診断では，横断面において意識混濁の存在を，縦断面において急性の発症形式と動揺性の経過を確認することが重要である．なお，せん妄は夜間に増悪することが多い．

c もうろう状態

もうろう状態とは「意識混濁」よりも「意識狭窄」が目だつ意識変容である．「意識混濁」を意識が持つ明度の低下とすれば，「意識狭窄」は意識が広がる範囲の障害である．その発病と消退形式は急激で，正常な意識の時間経過中に，突然挿入された異なる意識状態として現れる．

もうろう状態は心因性，てんかん性，病的酩酊，頭部外傷などによって生じる．心理的原因の場合は「意識混濁」の関与は希薄であるが，頭部外傷など器質的異常が背景にある場合では「意識混濁」の関与も大きい．

d アメンチア

アメンチアもまた「意識混濁」よりも「意識狭窄」が目だつ意識変容である．産褥期にみられることが多い．アメンチアの特徴は「意識混濁」の程度は軽く，思考のまとまりのなさ（思考散乱）と困惑が目だつことである．患者は当惑し，一見不思議そうな顔つきを示すことが多い．

B 認知症（痴呆）

1 痴呆とは

　痴呆（dementia）とは一般に「後天的な脳器質障害により生じた慢性的な知的機能障害」と定義される．痴呆の代表的な診断基準では，痴呆に伴う知的機能障害についてかなり明示され，その中で記憶障害は最も重視されている．しかし，記憶障害の存在だけで痴呆があるとはいえない．例えば，コルサコフ（Korsakov）症候群の典型例では知的機能の低下はしばしばみられないし，記銘力は加齢に伴い一定の範囲で障害されうる．健忘以外の症状で始まる痴呆疾患も存在する．記憶障害だけでなく，注意力障害や視覚認知など種々の認知機能の障害，行為や行動の障害，さらにそれらの障害に対する患者自身の認識についてなど，幅広く症状を把握することが痴呆の理解には必要である．

　痴呆の診断には，"痴呆か否か"の診断と"痴呆疾患"の診断という2つの異なる作業が含まれる．緩徐に進行する痴呆疾患では，病初期から痴呆を示すことはない．また，ピック（Pick）病や皮質下痴呆のように"人格変化"などと表現される症状が前景にみられる場合，通常使用される痴呆の診断基準に該当しないことがある．つまり，「"痴呆"がなければ"痴呆疾患"に罹患していない」ということは大きな誤りであることを理解しておく必要である．

2 痴呆の診断基準

　痴呆の診断基準としては，米国精神医学会のDSM-Ⅳ（☞109頁参照）によるものが代表的である．この診断基準は記憶障害を必須条件とし，そのほかに失語，失行，失認，実行機能の障害のうち1つ以上の認知障害がみられることを求めている．失語，失行，失認とはいわゆる高次脳機能障害を示す巣症状であり，道具障害と呼ばれるものである．実行機能とは，「目的を持った一連の活動を有効に行うのに必要な機能」であり，この障害は前頭葉機能障害との関連が問題とされることも多い．

　なお，前述したように，このような操作的診断基準だけに頼って痴呆を診断することは望ましくない．

3 痴呆の評価

1）心理テスト

　痴呆の評価では，テスト式の知能評価尺度など，何らかのスケールを用いたより客観的な評価が試みられている．しかし，それらのスケールの成績が悪いから，痴呆であると判断することはできない．例えば，失語症の患者は言語性のテストだけで評価されれば，点数上は痴呆として扱われてしまう危険がある．あるいは，うつ病や軽度の意識障害があれば，意欲や注意力の低下から結果的に記憶テストの成績は低下する．

　一方，スケールの成績が良好であるから，痴呆がないということにもならない．例えば，ピック病のように人格変化から始まりやすい痴呆疾患では，成績があまり低下していないことがある．あるいは社会生活に重度の支障が生じている前頭葉損傷者に対して，代表的な知能テストであるウェクスラー成人知能検査（Wechsler Adult Intelligence scale；WAIS）を施行したとしても，この検査は後部脳損傷により鋭敏なテストであるため，

表Ⅳ-7 Hughes' Clinical Dementia Rating (CDR)

	健康 (CDR 0)	痴呆の疑い (CDR 0.5)	軽度痴呆 (CDR 1)	中等度痴呆 (CDR 2)	重度痴呆 (CDR 3)
記憶	記憶障害なし　時に若干のもの忘れ	一貫した軽い物忘れ，出来事を部分的に思い出す，良性健忘	中等度記憶障害，特に最近の出来事に対するもの，日常活動に支障	重度記憶障害．高度に学習した記憶は保持，新しいものはすぐに忘れる．	重度記憶障害．断片的記憶の残存
見当識	見当識障害なし		時間に対しての障害あり，検査では場所，人物の失見当なし，しかし時に地理的失見当あり．	常時時間の失見当，時に場所の失見当	人物への見当識のみ
判断力と問題解決	適切な判断力，問題解決	問題解決能力の障害が疑われる．	複雑な問題解決に関する中等度の障害，社会的判断力は保持	重度の問題解決能力の障害，社会的判断力の障害	判断不能　問題解決不能
社会適応	仕事，買い物，ビジネス，金銭のとりあつかい，ボランティアや社会的グループで，普通の自立した機能	左記の活動の軽度の障害もしくはその疑い	左記の活動のいくつかにかかわっていても，自立した機能がはたせない．	家庭外（一般社会）では独立した機能ははたせない．	
家庭状況，および趣味・関心	家での生活趣味，知的関心が保持されている．	同左，もしくは若干の障害	軽度の家庭生活の障害，複雑な家事は障害，高度の趣味関心の喪失	単純な家事のみ，限定された関心	家庭的不適応
介護状況	セルフケア完全		時々激励が必要	着衣，衛生管理など身の回りのことに介助が必要	日常生活に十分な介護を要する．しばしば失禁

〔聖マリアンナ医科大学精神神経科学教室　長谷川和夫，田久保栄治（訳）より引用〕
(Hughes CP, Berg L, Danziger WL, et al : A new clinical scale for the staging of dementia. Br J Psychiatry 140 : 566-572, 1982)

検査成績は良好であったりする．スケールから得られた点数は痴呆の程度を示す資料の1つであり，痴呆を診断するためのものではないことに注意したい．

2）行動評価スケール

痴呆の認知機能を日常行動から評価する方法が行動評価スケールである．心理テストでは被検者の協力が必要であるのに対して，行動評価スケールでは臨床症状の観察や介護者あるいは病棟スタッフからの情報を基に評価するため，対象者の負担が少なく，人格変化や行動異常のために被検者の協力が得られない例でも，その重症度を評価可能である．評価項目には，痴呆の陰性症状ともいえる行動能力の障害と，陽性症状ともいえる問題行動が含まれる．

具体的な行動評価スケールとしては，Hughes' Clinical Dementia Rating (CDR, 表Ⅳ-7)が代表的である．このスケールでは，6つの側面からそれぞれ障害の程度が評価され，総合的な重症度は，記憶の障害を基準にして5段階で判定される．

4 痴呆の類型化

痴呆の類型化は種々の視点から行われてきた

が，痴呆の原因となる脳の主病変に基づく痴呆の類型は，その中で代表的である．この類型では，大脳皮質に主病変のある皮質痴呆と，基底核，中脳，間脳を含む皮質下構造に主病変のある皮質下痴呆の2つのタイプに分けられる．皮質痴呆としては，大脳の後方(側頭葉・頭頂葉)病変を主とするアルツハイマー(Alzheimer)型痴呆と前方(前頭葉・側頭葉)病変を主とする疾患概念である前頭側頭型痴呆およびピック病が代表的である．一方，皮質下痴呆としては，進行性核上麻痺，ハンチントン(Huntington)舞踏病，視床性痴呆，パーキンソン(Parkinson)・痴呆症候群などが代表的である．皮質痴呆と皮質下痴呆の間には痴呆症状そのものについても違いがみられ，前者に比較して後者では，精神機能の緩徐化，感情の鈍麻，意欲の障害など人格変化と表現されうる症状が強くみられる点が特徴である．

5 変性性痴呆

a 皮質痴呆(cortical dementia)

1) アルツハイマー型痴呆 (dementia of Alzheimer type)

アルツハイマー型痴呆とは初老期に発病するアルツハイマー病と老年期に発病するアルツハイマー型老年痴呆の総称である．今日，アルツハイマー病とアルツハイマー型老年痴呆は発病時期の異なる同一疾患とみなされる傾向が強い．しかし，両者の間には，臨床症状や臨床経過，あるいは病理組織に違いが存在するとの見方も根強く残っている．また，近年アルツハイマー型痴呆と同義で，"アルツハイマー病"という病名が用いられる傾向が認められる．

アルツハイマー型痴呆の臨床症状としては，海馬を含む側頭葉内側部の病変を反映した健忘や記銘力の障害が初期に目だち，その後，典型的には視空間認知障害や構成障害などいわゆる頭頂葉障害の症状が出現し，徐々にさまざまな高次脳機能が障害される．被害妄想などの精神症状が顕著となることもある(☞108頁参照)．

2) ピック病

ピック病の主病変は前頭葉と側頭葉にあり，その特徴は発動性の低下あるいは欲動的制止の欠如と表現される意欲と情動の障害である．その一方，記憶障害は目だたず，視覚認知，構成能力，計算力など要素的な認知能力は保たれやすい．病識は発病初期から失われることが多い(☞115頁参照)．

3) 前頭側頭葉変性症 (frontotemporal lobar degeneration)

前頭側頭葉原発の非アルツハイマー病の変性例に関する包括的概念である．脳変性部位とそれに対応する臨床症状が重視され，それらの特徴から，前頭側頭型痴呆(frontotemporal dementia)，進行性非流暢性失語(progressive non-fluent aphasia)，および意味痴呆(semantic dementia)が分類されている．病理学的分類として，前頭葉変性症型(frontal lobe degeneration type)，ピック型(Pick type)，運動ニューロン疾患型(motor neuron disease type)の3型が与えられている．

① 前頭側頭型痴呆

前頭側頭型痴呆は主に初老期に発病し，視空間機能や行為は保たれるものの，人格変化，行動障害，感情障害，発話量の低下などをきたすことにより，社会的機能レベルの重度低下に陥る疾患群である．なお，ピック病は本疾患概念に含めることが可能である(☞115頁参照)．

② 進行性非流暢性失語

左シルヴィウス裂周囲の限局性萎縮に伴い，進行性に非流暢性の失語を示す臨床症候群である．顕著な音韻性の障害が存在するものの，語義の理解障害はみられず，カテゴリーによる語流暢性は語頭音によるそれより一般に良好であるなど，次に述べる意味痴呆とは対照的な言語症状がみられる．

③ 意味痴呆

意味痴呆とは限局性の側頭葉萎縮例にみられる呼称障害と語義の理解障害，さらに物体（物品，動物，食べ物など）に関する意味的知識の障害を示す病態のことである．統語能力や統覚に障害はなく，多くの非意味的認知機能は保持される．

4）レヴィ（Lewy）小体型痴呆
（dementia with Lewy bodies）

変性性痴呆において，レヴィ小体型痴呆はアルツハイマー型痴呆に次いで多いとされる痴呆である．これは多数のレヴィ小体により特徴づけられる痴呆疾患の総称であり，その中心をなすのがびまん性レヴィ小体病である．びまん性レヴィ小体病の主症状は，痴呆およびパーキンソニズムであり，注意や明晰さの著明な変化を伴う認知機能の変動，構築され具体的な内容の繰り返される幻視体験，抗精神病薬への過敏性などの特徴がみられる（☞115頁参照）．

5）大脳皮質基底核変性症
（corticobasal degeneration）

大脳皮質基底核変性症は初老期から老年期に発症し，片側性に始まる進行性の運動障害が特徴である．振戦，ジストニー，姿勢異常など大脳基底核症状と同時に，失語，失行，他人の手徴候（alien hand sign），皮質性感覚障害などの多彩な大脳皮質症状がみられる．

b 皮質下痴呆（subcortical dementia）

1）パーキンソン病（Parkinson's disease）

パーキンソン病による痴呆は皮質下痴呆の代表であるが，病初期から痴呆を呈することはない．病期の進行に伴い痴呆を合併することがある（☞90頁参照）．

2）進行性核上麻痺
（progressive supranuclear palsy）

性格変化や歩行障害で発症し，次第に，特徴的な核上性眼球運動麻痺，仮（偽）性球麻痺，運動失調，体幹と項部のジストニー，構音障害，そして痴呆を呈するようになる疾患である（☞92頁参照）．

3）歯状核赤核淡蒼球ルイ体萎縮症
（dentato-rubro-pallido-luysian atrophy）

常染色体優性遺伝性疾患である．痴呆のほか，小脳失調，舞踏アテトーゼ運動，てんかん発作，ミオクローヌスなどの神経症状がみられる．世代経過にしたがい発症年齢と症状の若年化と重篤化という表現促進現象がみられる．20歳未満で発症する若年型と20歳以上で発症する成人型がある（☞95頁参照）．

4）ハンチントン病（Huntington's disease）

常染色体優性遺伝性疾患である．成人期に発症し，進行性の舞踏運動をはじめとする不随意運動と性格変化，痴呆を伴う疾患である．パーキンソン病様の症状を示す固縮型や20歳以下に発症する若年型も少数にみられる．

6 脳血管性痴呆

脳血管性痴呆（vascular dementia）とは脳血管性病変によって起こる痴呆のことである．脳血管性痴呆の成因は多様である．すなわち，梗塞か出血か，病変がびまん性か限局性か，認知機能に重要な脳部位を巻き込んでいるか否かなどさまざまである．

頻度として最も多い梗塞による痴呆は，主幹動脈の閉塞などが原因の大梗塞，多発性梗塞，限局性梗塞に分けられることが多い．多発性梗塞や限局性梗塞については，病変が皮質か皮質下のいずれが主であるかによりさらに分類される．また，皮質下の多発病変による痴呆には，ラクナ梗塞の

多発によるものとビンスワンガー(Binswanger)型の2つのタイプが存在する．ラクナ梗塞とは直径数mm～十数mmの陳旧性小梗塞で，穿通枝の狭窄あるいは閉塞が原因の梗塞である．一方，ビンスワンガー型とは大脳白質の広範な虚血病変と脱髄を特徴とする特殊な緩徐進行性の白質脳症である．

7 クロイツフェルト・ヤコブ病

クロイツフェルト・ヤコブ(Creutzfeldt-Jakob)病は脳のプリオン感染による広範な灰白質病変によって月単位で進行する痴呆疾患である．孤発例については，プリオンの発生由来が未解明であるが，医原性の感染例や，牛海綿状脳症の感染牛からヒトに感染した新しい病型が報告されている．

8 治療可能な痴呆

治療可能な痴呆(treatable dementia)とは，基礎疾患を治療することにより，痴呆状態の改善が期待される痴呆を意味する概念である．この中には，正常圧水頭症や慢性硬膜下血腫，脳腫瘍など外科的治療の対象となるものや，甲状腺機能低下症などの内分泌疾患や代謝疾患，あるいは梅毒感染症による進行麻痺など内科的治療の対象となるものが含まれる．"治療可能な痴呆"の診断には，痴呆か否かの診断というよりむしろ，痴呆疾患の診断が求められる．

9 仮性痴呆

仮性痴呆(pseudodementia)の概念には，ガンゼル(Ganser)症候群のようなヒステリー症状を意味する場合と，うつ病と痴呆との鑑別を重視するうつ病性仮性痴呆を意味する場合とがある．前者はヒステリー性のもうろう状態のことを指し，「的はずれ応答(Vorbeireden)」，意識混濁，妄覚，痛覚脱出，回復後の記憶欠損が特徴的である．「的はずれ応答」とは，患者が答を選ぶ時に，すぐわかるはずの答えを素通りして，すぐに間違いとわかるような"的はずし"ともいうべきわざとらしい答え方をいうもので，本症候群の中核症状である．

原因として拘禁反応が典型的であるが，頭部外傷，脳卒中，脳腫瘍などの器質疾患，あるいは統合失調症においても同様な状態が報告されている．一方，後者は，老年期のうつ病では，思考制止などのために，一見，記憶や知的機能が著しく障害されているかのようにみえるため，脳器質性の痴呆と誤診される可能性があることを警告する概念である．

2) 注意障害

A 注意とは？

　注意（attention）とは何か？　普段当たり前のように使用している概念であるが，改めて問われると定義するのはなかなか難しい．まず，神経心理学・高次脳機能障害学における注意の定義を行い，その上で注意障害について説明する．

　注意にはいくつかの側面があるが，最も基本的かつ重要な側面は，その「選択性（selectivity）」である．つまり，無数の外的刺激の中から，ある特定の刺激に対して選択的に反応し，ある特定の統合された行動を選択的に遂行するという側面である．この注意の選択性は，低次の原始的な定位反射のレベルから，高度に組織化された高次脳機能のレベルに至るまで，人間のあらゆる精神活動の基本条件であるといえる．

　このように，注意は高次脳機能（認知機能）が機能する上で基盤となる機能であり，注意障害が存在すれば，二次的にあらゆる高次脳機能にその影響が及ぶことになる．それゆえ，高次脳機能障害の評価に際しては，まず注意障害の有無を確かめておく必要がある．注意障害がないことを確認した上でなければ，高次脳機能障害の評価はまったく意味がないといってよい．例えば，注意障害のある患者が，注意散漫であるために記銘力が低下していても，それは記憶障害とはいえないのである．また，ある特定の高次脳機能障害（失語，失行，失認，記憶障害など）のある患者において，その背景に注意障害が併存している場合，注意障害が改善すれば，その特定の障害も改善するということがありうる．

　なお注意障害は，全般性注意（generalized attention）の障害と，半側空間無視などの方向性注意（directed attention）の障害とに大別できるが，本項では前者について述べる．後者については他項（『5）視覚・視空間失認』☞252頁参照）を参照されたい．

B 注意の機能コンポーネント

　注意の機能には大きく分けて3つのコンポーネントがある．最も重要な側面は，上述したように，その「選択性（selectivity）」であり，選択的注意などと呼ばれる．もう1つはその「強度（intensity）」で，ある一定時間，注意の選択性を安定して維持する能力のことであるが，これは覚度（vigilance）と持続性注意（sustained attention）から評価される．これまで，主にこれら2つの側面から注意障害は評価されてきたが，最近では，受動性-能動性という観点から，低次の注意機能──受動的注意

(stimulus-driven or bottom-up attention)と高次の注意機能—能動的注意(goal-directed or top-down attention)という側面について注目されてきている．能動的注意とは，注意による能動的な認知的制御機能(cognitive control)のことであり，さまざまな高次脳機能を能動的に制御する，より高次の注意機能である．注意の変換(switching attention)や分配性注意(divided attention)などが，このコンポーネントに属する．

以上の3つのコンポーネントは，それぞれ独立した神経基盤によって支えられている独立した機能であると考えられている．神経心理学・高次脳機能障害学においては，これら3つの側面から注意障害について評価を行う．以下，各コンポーネントについて説明する．

1) 選択性

妨害刺激(distracters)のもとでも，ある刺激にスポットライト(焦点)を当て，反応する機能である．このような選択性が失われると，精神活動の一貫性が損なわれ，行動はまとまりのないものとなる．注意の最重要の側面である．

2) 強度(覚度＋持続性)

覚度とは，さまざまな刺激にさらされている中で，刺激に対する生体の反応性を適切に保つ能力のことをいう．持続性とは，注意のターゲットを，適切な覚度のもとで安定して維持し続ける能力をいう．

3) 能動的注意—能動的な認知的制御機能

注意によって認知活動を意図的に中断して他のより重要な刺激に注意を向けたり，2つ以上の刺激に同時に注意を向けたりするような，意図的・目的志向的な行動を制御する機能である．前者は注意の変換であり，後者は分配性注意と呼ばれる．さらに，認知心理学で想定されているような，Shalliceの情報処理モデルにおけるSAC(supervisory attentional control)やワーキングメモリ(working memory)における中央実行系(central executive ; CE)による制御機能も能動的注意に含まれるが，注意の変換や分配性注意を包括する，より高次の制御機能である．能動的注意には，前頭前野が極めて重要な役割を果たしているとされている．

C 注意障害

臨床的に注意障害がどのように現れるか，またその原因について説明する．

全般性注意障害の代表的なものとして，せん妄(delirium)がある．また，脳損傷後の特異的局所症状としての注意障害がある．高次の注意障害として，遂行機能障害についても触れる．

1 せん妄

せん妄は，臨床的に頻度が高く重要な全般性注意障害である．せん妄とは，軽度の意識障害に伴う意識変容状態である．注意という側面からみれば，注意の「強度」の障害であり，結果として，注意の選択性，制御機能にも異常をきたす．注意が集中せず，転導しやすく，言動はまとまらなくな

り，一貫したテーマで会話を行うことができなくなる．失見当識，記憶錯誤，人物誤認，幻覚（特に幻視）・妄想，情動不安定，興奮など多彩な症状が現れうる．症状の変動性が大きな特徴であり，夜間に増悪する（夜間せん妄）．原因は直接的あるいは間接的に脳に悪影響を及ぼすような要因によるものであり，一般身体疾患に基づくもの，薬剤によるものなどさまざまである．臨床的によく遭遇するのは，高齢者の術後せん妄，脳損傷（脳血管障害，脳挫傷など）などであるが，環境要因なども関与して複合的要因によって生じる．

2 脳損傷例の注意障害

　脳損傷例では，上述した注意のさまざまな側面が，さまざまな組み合わせ，さまざまな重症度で障害される．実際の臨床症状としては，急性期のせん妄や，亜急性期から慢性期のより特異な局所症状である，ぼんやりした感じ，精神活動・動作緩慢，不注意，集中困難，転導性の亢進，同時に2つ以上のことをできない，運動維持困難，遂行機能（executive function）障害，などが観察される．

　特異的局所症状と病変との関連については，まず半球差としては，右半球症状として，不注意，集中困難，転導性の亢進などがある．特殊な注意障害として，右半球損傷による病態失認（anosognosia）がある．病態失認とは，自身の病態（麻痺や盲など）について無関心，あるいは否認することである．右半球損傷では，全般的に病識が乏しく，病状に比べて深刻味が少ないのが特徴である．詳しくは，他項（『12』右半球症状』☞292頁参照）を参照されたい．前頭葉損傷では，全般性の発動性低下がみられる．重度となると，受動的注意のみが機能し，外的刺激のみで駆動される状態になり，能動的に行為を発動できなくなる．特に前頭葉内側面の両側損傷では無言無動状態（akinetic mutism）となる．運動維持困難は，右前頭葉損傷で現れる．これは転導性の亢進の運動への現れといわれている．

3 遂行機能障害

　遂行機能障害は，注意の3つのコンポーネントのいずれの障害によっても生じうるが，特に能動的注意による認知的制御の障害によるものが重要である．前頭葉，特に前頭前野病変で現れる．なお，遂行機能とは，Lezakの定義によれば，目的ある一連の行為を適切・有効に行うために必要な機能であり，合目的的な行為が実際にどのように遂行されるかで評価される．以下の4つの下位機能，①発動性（volition），②計画の立案（planning），③目的に適った行為（purposive action），④効果的に行為を遂行すること（effective performance）からなるとされる．遂行機能は，認知機能としては最上位のレベルに位置づけられ，知覚，言語，行為などのより要素的な認知機能を制御しているsupra-modalな機能である．この機能は複合的な機能であり，能動的注意は遂行機能の重要なコンポーネントの1つである．臨床的には，より要素的な認知機能は保たれているため，診察場面では気づかれにくく，日常生活におけるさまざまな問題解決場面において，段取りや能率の悪さとして明らかになる高次の注意障害である．脳基盤については，前頭前野と密接に関連している機能である．詳細は他項（『11』前頭葉症状』☞287頁参照）を参照されたい．

D 注意障害の検査方法

　以上のように，注意障害の臨床症状はさまざまである．これら定性的な症状を，先述した注意の3つの側面から，客観的・定量的に評価するためにさまざまな検査法が考案されている．以下，代表的な検査方法を紹介する．

1 注意の強度（覚度＋持続性）の検査

　注意範囲（span）の検査は，注意の強度，特に覚度を評価するものである．言語性注意としては数唱（digit Span）を，視覚性注意としてはタッピング・スパン（tapping span）を検査する．各々，forwardとbackwardについて検査する．これらに異常がある場合は，意識障害の存在が疑われ，他の認知機能の評価は意味をなさなくなる．数唱は臨床的にベッドサイドで最も行われている簡易注意検査で，せん妄を診断するためによく施行される．

　CPT（Continuous Performance Test）は，注意の覚度と持続性について評価するために，最も用いられている検査である．ディスプレイ上に継次的にランダムに呈示される視覚刺激（アルファベット）の中からターゲット刺激（文字X，あるいは文字Aに続くX）に反応させる．検査の前半と後半のパフォーマンスを比較することで，"time-on-task-effects（課題遂行における時間経過の影響）"，すなわち時間の経過とともに成績が低下するかどうかを評価する．

2 注意の選択性の検査

　選択性注意の検査としては，視覚性注意課題としては，視覚探索課題（Visual Search task）などのような干渉刺激の中のターゲット刺激を探索する課題が主に施行される．例えば，文字抹消課題（Letter Cancellation task），Trail-Making Test A，Embedded Figures Testなどである．聴覚性注意課題としては，Dichotic listening taskがある．

3 能動的注意―能動的な認知的制御機能の検査

　分配性注意の検査としては，Symbol Digit Modalities TestやPASAT（Paced Auditory Serial Addition Task）が有用である．PASATは，1から9までの数字がランダムに呈示され，1回ずつ足し算が要求される．このとき，直前に行った足し算の答え（あるいは答えの一の位の数字）に次に呈示された数字を足すという課題である．Trail Making Test Bは，分配性注意と注意の変換の検査とされている．注意の変換の検査としては，WCST（Wisconsin Card Sorting Test）がある（☞289頁参照）．なお，WCSTは単なる注意の変換の検査というよりも，より高次の能動的注意であるSACの検査法とみなされている．

◆参考図書
1) Luria AR（著），鹿島晴雄（訳）：神経心理学の基礎．創造出版，1999
2) 加藤元一郎：注意の概念―その機能と構造．理学療法ジャーナル37：1023-1028，2003
3) 加藤元一郎：注意障害の評価法．臨床リハ（別冊／高次脳機能障害のリハビリテーション Ver.2）．pp159-162，医歯薬出版，2004
4) 三村　將：遂行機能．よくわかる失語症と高次脳機能障害．pp387-395，永井書店，2003

3) 失語

A 失語の定義

　失語(aphasia)とは，大脳の特定領域の器質性損傷によって出現する，いったん獲得された言語機能の障害をいう．失語の本質は内言語(inner speech)の障害であるといわれている．

　内言語とは，思想や観念を発話や書字などで表現する時や，聞いた音，書かれた文字を言語として理解する時に生じる過程や経験全体のことであり，したがってその障害は，「聞く」，「話す」，「読む」，「書く」のすべての言語様態(モダリティ，modality)に及ぶ．

B 鑑別診断

　失語は言語機能の操作障害であり，それ以外の障害による言語障害から区別される．つまり，①意識障害を伴うせん妄や痴呆(認知症)に伴うもの，②無言症(緘黙)や心因性失声など精神症状によるもの，③仮性球麻痺などの言語表出の運動系の障害である構音障害などとは区別される．

　①・②では行動異常，反応性の低下，見当識障害，知的機能低下，性格変化などが基盤にあり，これに並行した言語障害が認められること，③では発声・発語器官に運動障害があり，話し言葉に限定された障害が認められることなどが鑑別のポイントとなる．

　また，失語は後天性の脳器質性病変によるものであることから，発達過程における言語習得の障害である発達性言語障害からも区別される．

C 大脳言語関連領域

　言語機能の主な神経学的構成は，大脳優位半球(右手利きの98％以上，左手利きの60％以上は左半球優位を示す)のシルヴィウス溝(裂)周辺領域にある(図Ⅳ-9)．この領域にはブローカ(Broca)領野，ウェルニッケ(Wernicke)領野，角回，縁上回それにブローカ中枢とウェルニッケ中枢を結

3) 失語 / C 大脳言語関連領域　241

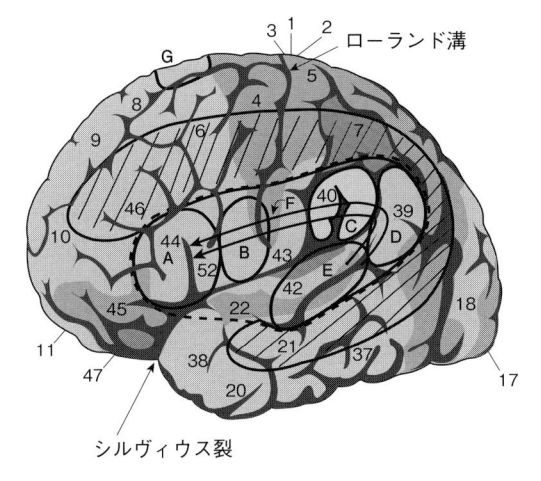

図Ⅳ-9　優位半球の失語関連領域
点線で囲んだ部位がシルヴィウス裂周辺領域で，この部位を取り囲んで超皮質性失語の病変部位とされる境界領域（斜線部）がある．ブロードマンの皮質地図に重ね書きしてある．
A．ブローカ領野，B．中心前回下部領域，C．縁上回領域，D．角回領域，E．ウェルニッケ領野，F．弓状束，G．補足運動野（内側面）

合する連合線維束である弓状束などが含まれる．

　ブローカ領野は前頭葉の下前頭回後方領域で，前頭葉弁蓋部〔大脳皮質を微細構造に基づいて分類したブロードマン（Brodmann）の皮質地図の44野に相当〕と前頭葉三角部（同45野）をさす（『ブロードマンの皮質分類』☞19頁参照）．言語の表出に重要であり，構音の運動プログラミングの中枢として機能していると考えられている．

　ウェルニッケ領野は側頭葉の上側頭回後方領域で，ブロードマンの22野後方と39野および中側頭回の一部を含む．言語の受容に重要で，口頭言語の理解だけでなく，内言語機能の基礎となる部位と考えられている．

　角回は頭頂葉の一部で，ブロードマンの39野に相当する．書字言語との関連が深く視覚，聴覚，触覚情報などの統合が行われる部位とされている．

　縁上回も頭頂葉の一部で角回の前方に位置し，ブロードマンの40野に相当する．ウェルニッケ領野とともに音韻の同定，選択に関与しており，この部位の深部をウェルニッケ領野に始まりブ

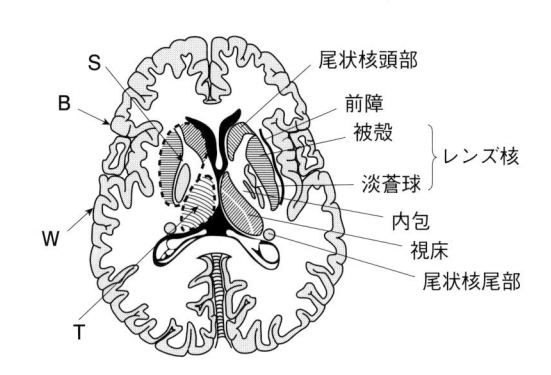

図Ⅳ-10　皮質下言語領域
基底核を通る大脳の水平断である.
S．線条体失語を生じる領域，T．視床失語を生じる領域，B．ブローカ領野，W．ウェルニッケ領野

表Ⅳ-8　言語機能の主な構成要素とその働き

ブローカ領野	構音の運動プログラミング
ウェルニッケ領野	言語の理解，内言語機能の基礎
弓状束	ウェルニッケ中枢からブローカ中枢への言語情報の伝達
中心前回下部	発話・構音筋群の賦活化
角回	視覚，聴覚，触覚情報の統合，書字言語との関連が深い
縁上回	深部を弓状束が走行，音韻の同定，選択にも関与
皮質下領域	運動感覚機能のほか記憶や意味の監視機能にも関与
補足運動野	発話の開始，運動の企図遂行

ローカ領野に至る弓状束が走っている．

　中心溝の前方に位置する中心前回の下半分（大部分がブロードマンの6野）も言語機能に関与している．言語表出の際には，正しく選択され配列された音韻群が必要な構音筋群に伝えられなければならないが，中心前回の損傷ではこの過程が障害されるため，話すことだけの障害である純粋語唖が生じる．

　また，シルヴィウス裂周辺領域以外の病変でも言語障害が生じるが，このうち重要なものとして，シルヴィウス裂周辺領域を取り囲む部位で超皮質性失語の責任病巣とされる部位〔図Ⅳ-9：中大脳動脈領域と前大脳動脈領域および中大脳動脈領域と後大脳動脈領域の境界部であることから，この

部位の損傷による失語を境界領域失語症状群（borderzone aphasic syndrome）と呼ぶこともある〕，視床や基底核などの皮質下構造（図Ⅳ-10），補足運動野（図Ⅳ-9）などが挙げられる（表Ⅳ-8）．

D 失語の分類

1 失語分類のモデル

　古いモデルであるが，現在なお有用性の高いものにウェルニッケ・リヒトハイム（Wernicke-Lichtheim）の図式（図Ⅳ-11）がある．Aはウェルニッケ領野に相当する聴覚言語中枢で，Mはブローカ領野に相当する運動言語中枢である．Bは概念中枢と呼ばれ，言語の意味，概念などの統合的な処理が行われると考えられており，その機能は広くすべての脳皮質領域に分布すると想定されている．aは末梢の聴覚路，mは発話の末梢運動路である．このモデルでは，自発話はB→M→mまたは発話においても聴覚的なコントロールが必要と思われることからB→A→M→mの経路で，聴覚的理解はa→A→Bの経路で行われ，復唱はa→A→M→mで行われることになる．

　この図式による失語分類は古典的分類と呼ばれ，図Ⅳ-11に示すようにその損傷部位（1〜7の数字で示す）によって7つの失語型に分類されている．

　1．皮質性運動失語：ブローカ失語に相当するもので，運動言語中枢（M）の損傷により自発話と復唱が障害されるが理解は比較的よく保存される．

　2．皮質性感覚失語：ウェルニッケ失語に相当するもので，感覚言語中枢（A）の損傷により言語理解，復唱が障害され，自発話は聴覚的コントロールを失って語の言い間違いである錯語が生じる．

　3．伝導失語：A→M間の経路の切断により復唱が障害される．自発話にも錯語を生じる．

　4．超皮質性運動失語：B→M間の経路の切断により自発話は減少するが復唱は保たれる．

　5．皮質下性運動失語：M→m間の末梢経路の切断により発話と復唱が障害されるが，内言語障害はない．純粋語唖に相当する．

　6．超皮質性感覚失語：A→B間の経路の切断により意味理解が障害されるが，復唱は保たれる．

　7．皮質下性感覚失語：a→A間の末梢経路の切断により言語理解，復唱が障害されるが，内言語障害はなく自発話は保たれる．「聞く」ことだけの障害である純粋語聾に相当する．

　なお，5，7は内言語障害がないことから厳密には失語の定義に当てはまらないものであり，さらに健忘失語（失名辞失語）はこの図式では説明できない．

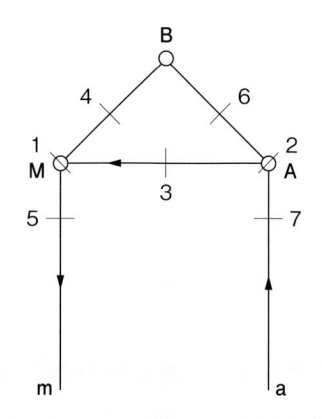

図Ⅳ-11　ウェルニッケ・リヒトハイムの図式
A．聴覚言語中枢（ウェルニッケ領野），M．運動言語中枢（ブローカ領野），B．概念中枢．

2 流暢性・非流暢性分類

ウェルニッケ失語では，内容が空虚であるにもかかわらず多弁であるのに対し，ブローカ失語では，発話に努力を要し，発話量も少ないがその言葉は比較的的確で情報量に富むことはよく知られている．これらの症状特性は流暢性・非流暢性という概念で表現されている．

非流暢性は，発話量の減少，発話開始時の努力性，構音障害，プロソディ障害，句の長さが短いなどの症状によって特徴づけられているものであり，非流暢性失語の代表はブローカ失語である．これとは逆に発話量が多く，努力を要さず，発音が明瞭，プロソディも正常で，句の長さが長いといった特徴を持つ一群は「流暢性」発話であり，このような流暢性失語にはウェルニッケ失語，伝導失語，健忘失語などがある．

この流暢性・非流暢性分類は，その病変部位が流暢性失語では中心溝より後方に，非流暢性失語では中心溝より前方にある場合が多いこと，失語分類の基本となることなどから重要なものである．

3 各失語型とその特徴

最初にシルヴィウス裂周辺領域の損傷によって生じ，復唱障害を伴う失語であるブローカ失語，ウェルニッケ失語，伝導失語，全失語について述べ，次にシルヴィウス裂周辺領域の外側の病変で生じることの多い復唱障害の伴わない超皮質性失語について述べる．また，病変部位との関連が薄い健忘失語（失名辞失語），基底核など皮質下の病変による皮質下失語についても解説する．

a ブローカ失語

1）臨床症状

自発話に乏しく，構音障害やプロソディ障害を伴う努力性の発話を特徴とする．錯語も認められ，意味性錯語（"リンゴ"を"ミカン"と言い誤るもので，語性錯語とも呼ばれる）より音韻性錯語（"リンゴ"を"リンモ"と言い誤るもので，字性錯語とも呼ばれる）が多い．言語表現は断片的で，1回に連続して発話可能な語数は数語にとどまる．発話量は少ないが，時にみられる言葉は的確な場合が多い．助詞が脱落する失文法がみられることがあるが，典型的なものは比較的まれである．

聴覚的理解は日常会話では比較的良好であるが，テスト場面ではかなり強い障害がみられる場合もある．復唱も障害され，音節数が長いものほど困難である．物品呼称では錯語がみられるが，語頭音の手掛りで呼称の改善がみられることがある．読字，書字の障害は発話障害の程度に平行するが例外もある．

随伴症状としては，右片麻痺を合併することが多く，口部顔面失行や観念運動失行もしばしばみられる．抑うつ傾向を示すことがある．

2）病変部位

左下前頭回脚部（後半部）がブローカ領野と呼ばれ，この部位の損傷がブローカ失語をもたらすといわれてきたが，この領域は言語機能に関係していないという説もある．いずれにしてもブローカ領野に限局する病変では，構音障害や軽度の書字障害がみられる程度で持続するブローカ失語を生じることはほとんどなく，典型的なブローカ失語はブローカ領野を含むより広範な病巣によるものである．

b ウェルニッケ失語

1）臨床症状

言語理解および復唱の障害を特徴とする．自発

話は流暢で豊富であり，しばしば理解できない言葉（ジャルゴン）を過剰に産生する（語漏）が，含まれる情報量は少ない．意味性錯語，音韻性錯語ともに多く，新造語（実在しない語で，目的としている語が何であるかを推測することが困難なもの）もみられる．構音やプロソディの障害はなく，発話開始もスムーズである．句の長さは正常で統辞構造も保たれていることが多い．

聴覚的理解は不良で，話し言葉の理解がまったく不能と思われるものもある．ウェルニッケ失語の理解障害には，音韻把握の障害（音素弁別の障害）と意味把握の障害があるが，音韻把握の障害がより重要であると考えられている．

復唱は強く障害される．簡単な単語の復唱に成功してもその意味が理解できないこともある．呼称障害も強く，錯語が多い．読字，書字障害も強いが，聴理解に比べて読解障害の軽い例がある．

随伴症状としては，感覚障害や右同名半盲などの視野障害が多い．自分の病気に対する病識欠如や多幸的で軽躁状態を示すことがある．

2) 病変部位

ウェルニッケ失語はウェルニッケ領野の損傷によって生じるが，上側頭回後半部に限局した病変では失語が一過性である場合もあり，典型的な持続するウェルニッケ失語を生じるためにはより広範な損傷が必要であると考えられている．

c 伝導失語

1) 臨床症状

構音障害はなく言語理解もかなりよく保たれているが，復唱が悪いことを特徴とする．自発話は流暢であるが，音韻性錯語，音韻の探索が多く，非流暢性発話の印象を与えることもある．音韻の探索，訂正を何度も繰り返しながら目標語に接近しようとする態度がみられる．

聴覚的理解は比較的良好で，特に自由な会話場面では症状はほとんど目だたない．

復唱障害が強く理解や発話能力との相違がこの失語の特徴といえる．呼称も不良で復唱と同様に音韻性錯語が多く，音節数が多くなるほど呼称も困難になる．読解は良好であるが音読では音韻性錯読がみられる．書字も障害され，特に仮名文字の音韻性錯書が目だつ．

随伴症状としては，感覚障害や観念運動失行のほか，ゲルストマン（Gerstmann）症候群（手指失認，左右障害，失算，失書）や構成失行などがみられる．

2) 病変部位

ウェルニッケ領野を含む後方言語領域周辺とされ，特にウェルニッケ領野とブローカ領野を結ぶ弓状束がその深部を走行している縁上回が重要であるといわれている（『10』離断症候群』☞281頁も参照のこと）．

d 全失語

1) 臨床症状

言語の理解，表出の両方が重篤に障害されていることを特徴とする．自発話は緘黙に近いもの，理解できない新造語や1〜2音節からなる繰り返し発せられる再帰性発話のことが多く，時に単語が認められても再度同じ語を繰り返すことができない．著しい構音障害を伴うことが多い．

聴覚的理解も強く障害されるが，発話より多少良好な場合もある．ジェスチャーや表情など非言語的なコミュニケーションは保たれていることが多く，これが聴覚的理解のよさと誤解されていることもある．復唱，呼称とも不可能で，文字の読み書きもできない．

随伴症状としては，右片麻痺，感覚障害のほか半盲などの視野障害，失行，失認も多い．

2) 病変部位

全失語はシルヴィウス裂周辺言語領域の広範な病変によって生じる．この病変はブローカ領野と

ウェルニッケ領野の両方を含むものであり，重篤なものでは基底核を含む皮質下病変を伴うことが多い．

e 超皮質性失語

1) 臨床症状

この失語の最大の特徴は復唱が保たれていることである．超皮質性失語には，超皮質性運動失語，超皮質性感覚失語，混合型超皮質性失語がある．

超皮質性運動失語は非流暢で努力性の発話であり，発話衝動の低下（発動性低下）がみられるが，構音障害は目だたない．復唱，言語理解はよく保たれるが書字障害が認められる．超皮質性感覚失語は，流暢で構音障害はみられず意味性錯語を認める．時に相手の問いかけをオウム返しに繰り返す反響言語がみられる．聴覚的理解は不良であり，音韻把握が可能で復唱できても意味理解は障害される．復唱は良好であるが呼称，書字，読字は不良である．仮名よりも漢字の書き取りが悪く，「投手」を「やくて」と読むなど類音的錯読もみられる．語義失語もこの失語の一型である．混合型超皮質性失語は復唱能力を除いて他のあらゆる言語機能の重篤な障害を特徴とする．構音障害は認めないが自発的に話すことはほとんどなく，話しかけには反響言語で応える．

2) 病変部位

超皮質性失語の病変部位は，シルヴィウス裂周辺言語領域の外側でこれを取り囲む部位とされているが，例外も多い．超皮質性運動失語ではブローカ領野を前方や上方から取り囲む領域および補足運動野に病変を認めることが多く，前頭葉の深部白質病変でも生じることがある．

超皮質性感覚失語はウェルニッケ領野を後方から取り囲む領域で側頭葉，頭頂葉さらには双方の境界領域の障害による場合が多いといわれているが，ブローカ領野を含む前頭葉病変でも生じる．

混合型超皮質性失語はシルヴィウス裂周辺言語領域を外側から取り囲む領域全体が損傷され，言語領野の孤立が生じた場合や左半球の前方および後方境界領域双方に多発性病変がある場合に生じる．

f 健忘失語

1) 臨床症状

失名辞失語とも呼ばれる．著しい喚語障害（語想起障害），呼称障害が特徴である．自発話は流暢で構音障害も目だたないが，喚語障害のため発話が途切れる．迂遠な言い回し（迂言）や「あれ」，「これ」などの代名詞の使用が多い．錯語はあってもまれである．言語理解はよく保たれており，復唱も良好である．読字，書字の障害は症例により異なるが喚語障害は書字にも認められる．

喚語障害は失語の中核的な症状の1つであり，すべての失語型に認められるもので痴呆（認知症）にもみられる．したがって健忘失語の診断は，ほかの言語症状に比べ，喚語障害が著しい場合に限定される．

2) 病変部位

健忘失語の病変部位は一定でないため，局在不能な失語とみなされているが，側頭葉や頭頂葉が重要視されており，角回病変が比較的多い．

g 皮質下失語

皮質下失語とは失語分類のモデルで述べた「皮質下性」運動・感覚失語ではなく，解剖学的な皮質下の病変に基づく失語のことである．皮質下失語の主な病変は視床と基底核である．脳血管障害の好発部位でもあり，頻度の比較的高いものである．

1) 臨床症状

視床病変による失語（視床失語）は，流暢な発話で意味性錯語，新造語が多発する．復唱は良好で言語理解も比較的良好に保たれる．声量の低下，

表IV-9 各失語型の特徴と鑑別

失語型	流暢性	理解	復唱	錯語
ブローカ失語	非流暢性	保たれる	障害される	あり
ウェルニッケ失語	流暢性	障害される	障害される	豊富
伝導失語	流暢性	保たれる	障害される	豊富
全失語	非流暢性	障害される	障害される	新造語
超皮質性運動失語	非流暢性	保たれる	保たれる	少ない
超皮質性感覚失語	流暢性	障害される	保たれる	意味性錯語
混合型超皮質性失語	非流暢性	障害される	保たれる	少ない
健忘失語	流暢性	保たれる	保たれる	少ない
皮質下失語	流暢性	保たれる	保たれる	豊富

発話量の低下，著しい保続を伴う喚語障害，易疲労性を伴う．

基底核病変による失語(線条体失語)は，発症初期は極めて多様で一貫したものではなく，病変の広がりによっても異なるが，その経過中多くは比較的流暢で句の長さも長く錯語を伴う発話を認め，復唱，言語理解は良好という臨床像を呈する．

2) 病変部位

視床失語は，視床を中心とする病変で生じ，線条体失語は基底核を中心とする病変で生じる．基底核は尾状核，被殻，淡蒼球という3つの主要部分からなり，尾状核と被殻を合わせて線条体と呼ぶ(図IV-10)．皮質下失語の発現メカニズムについてはなお不明な部分が多い．

なお，失語は「話す」，「聞く」，「読む」，「書く」のさまざまな程度の障害からなり，症候群として捉えられるもので多くの分類法があること，個々の症例によってはいずれの失語型にも当てはまらないものがあることを理解しておくべきである．表IV-9に各失語型の特徴と鑑別の要点を示した．

4）失読，失書

A 失読，失書の失語症における位置づけ

　失読・失書とは，それぞれいったん獲得された読む能力・書く能力が，脳損傷により障害されることをいう．一般に失語症では口頭言語のみならず読み書きにも障害を生じるが，失読・失書とあえて取り上げて扱う場合は，臨床的に口頭言語の障害が比較的軽いにもかかわらず読み書きの障害が目だつものをさす．

　患者の読み書き能力を調べる時重要なのは，脳損傷を生じる以前の能力を知っておくことである．もともとその字を知らなかったという可能性もあるからである．口頭言語に関しては受けた教育レベルと関係なくある程度の能力が期待できるが，読み書き能力は教育レベルによって大きく異なる可能性がある．したがって，教育歴（高校卒，大学卒など）を必ず認識し，字を書く機会が極端に少なくなかったかどうかも聞いておく必要がある．

　以下では，さまざまなタイプの失読・失書の特徴を述べ，それぞれの症状を起こしうる脳部位と想定される発症機序について概説する．また最後に，読み書きに影響する他の神経学的・神経心理学的症状について述べる．

B 臨床症状

　読み書き障害の組み合わせによって，失読・失書は大きく3つに分けられる．すなわち，主に失読のみがみられる純粋失読(pure alexia)，主に失書のみがみられる純粋失書(pure agraphia)，失読・失書ともに存在する失読失書(alexia with agraphia)である．

1 純粋失読

　読みの障害は音読・理解いずれにもみられる．漢字・仮名とも障害されるが，仮名の障害がより重度の場合がある．特徴的なのはなぞり読み(schreibendes Lesen)で，読めない字を指でなぞると何の字かわかる現象をいう．これは書字運動による読みの運動覚性促通(kinesthetic facilitation)であり，純粋失読が視覚入力による読みの障害であって，視覚以外の感覚モダリティ（ここでは運動覚）を通してなら読みが可能であることを示す．また，単語を構成するアルファベットや仮名1字の読みが比較的良好で，それら1字1字を読むことで単語全体を認知しようとする逐次読み(letter-by-letter reading)も特徴的である．

　一方，書く能力はよく保たれている．失書はみ

られても軽く，漢字の想起困難を呈しやすい．しかし写字には時間がかかり，逐次見本を見ながら模して書くという方式をとる．なお，左手なら写字良好な場合がある．また正しく書けた字も，いったん書き終わったものを後で見ると自分の字でありながら読めないのが特徴的である．

その他の合併症状として，右同名半盲と色名呼称障害がみられることが多い．これは後述するように病巣と機序を考える上で重要である．

2 純粋失書

読みはまったく良好でよどみないのに対し，書字だけが困難なものをいう．失語はないが，軽度の喚語困難を伴いやすい．失書症状は両手にみられ，自発書字・書き取りとも障害されている．純粋失読とは逆に，写字は比較的良好である．漢字・仮名とも障害されるが，仮名のほうが改善しやすいといわれる．

障害は文字形態の実現異常と文字の選択・配列異常に分ける考え方がある．前者は字自体の実現に問題があるもので，1字書くのに難渋し，書き上がった字が実在しない文字になる場合もある．後者は1字1字は書けるがそれを正しく選んで配列することができないもので，欧米では綴り字障害に相当する．純粋失書では通常この両者がみられる．

3 失読失書

読み書きともに障害され，いずれがより強いかは症例により異なり一定しない．読みの障害は音読・理解ともみられ，漢字・仮名とも障害されるが漢字のほうが良好なことが多い．個々の文字の読みが不良で，まとまった語はむしろ読みやすい．失書症状は両手にみられる．字形態の乱れは少ない．漢字では想起困難と錯書，仮名では文字自体が書けない場合と文字選択の誤りがみられる場合がある．写字は良好で，見本を見て理解した字は自らの字体で（すなわち純粋失読のように模して書くのではなく）書くことができる．純粋失読で特徴的ななぞり読みや逐次読みがみられないことも重要である．失語症状は明らかでないが，呼称障害や喚語困難を伴うことが多い．

C 病巣と発症機序

1 純粋失読

古典的に知られている病巣は左後頭葉内側面と脳梁膨大部の損傷の合併である（図Ⅳ-12a）．発症機序としては，まず一次視覚野を含む左後頭葉内側面の障害により右同名半盲が生じるため，脳に入ってくる視覚情報は左視野のものに限られる．そして左視野の視覚情報は右後頭葉内側面に入り，文字情報は言語優位半球である左半球で処理される必要があるため，脳梁膨大部を経て左半球に入らなければならない．ところが脳梁膨大も障害されているためこの情報は左半球に伝わらない．したがって視覚認知一般は良好だが言語情報である文字は認知されない．すなわち失読が生じると考えられる．また合併症としてよくみられる色名呼称障害も，右半球の色認知領域を経た情報

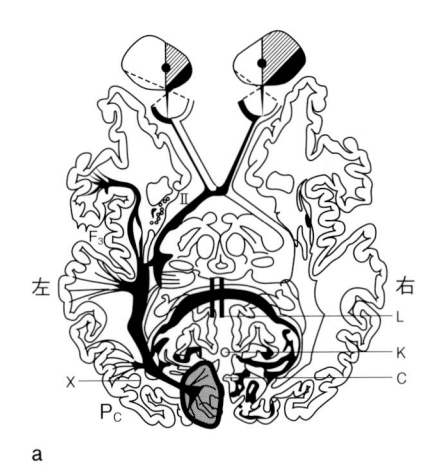

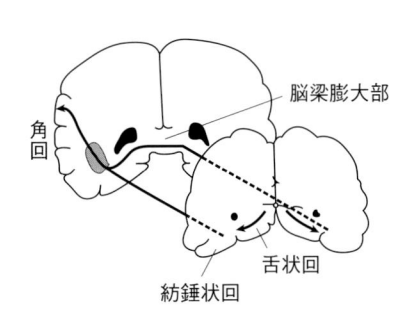

図Ⅳ-12 純粋失読の機序
a. 古典的病巣（岩田　誠：脳とことば―言語の神経機構．p.132, 共立出版, 1996 より改変引用）．
b. 脳梁病変を伴わない場合（石合純夫：高次神経機能障害．p.32, 新興医学出版社, 1997 より改変引用）．

が脳梁膨大を通って左半球に伝えられないからと説明できる．右手による写字が拙劣な場合も左手では可能であるという現象も脳梁病変で説明できる．

一方，左後頭葉の脳室周囲白質や角回深部白質病変損傷でも純粋失読が生じる（図Ⅳ-12b）．この場合は右同名半盲を伴わない．両側視覚野から入った文字情報は左舌状回・紡錘状回などの視覚連合野に到達した後，脳室後部白質を経て角回付近に至ると考えられるため，この経路で離断が生じると純粋失読が生じるのである（『10）離断症候群』☞281頁も参照のこと）．

2 純粋失書

左下頭頂小葉上部～上頭頂小葉（頭頂間溝付近）の病変で生じる頭頂葉性失書と，左中前頭回病変による前頭葉性失書がある（図Ⅳ-13）．前者では文字の選択や配列の障害による失書，後者では文字自体の実現の障害による失書が中心であるとされる．

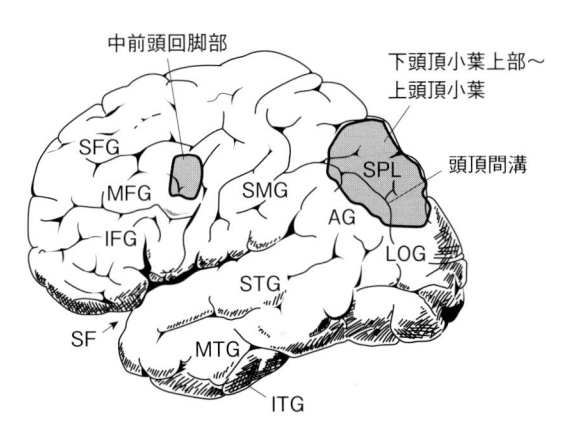

図Ⅳ-13 前頭葉性および頭頂葉性純粋失書をきたす病巣
SFG. 上前頭回, MFG. 中前頭回, IFG. 下前頭回, SF. シルヴィウス裂, STG. 上側頭回, MTG. 中側頭回, ITG. 下側頭回, SMG. 縁上回, AG. 角回, LOG. 外側後頭回, SPL. 上頭頂小葉.

3 失読失書

左角回病変が古くから知られている（図Ⅳ-14）．角回は視覚・聴覚・体性感覚など複数の連合野の中央に位置し，これらの統合を行う部位であるとの考えから，言語情報のうち視覚性の文字と聴覚性の音韻の統合が障害されて失読失書が起こると説明されている．

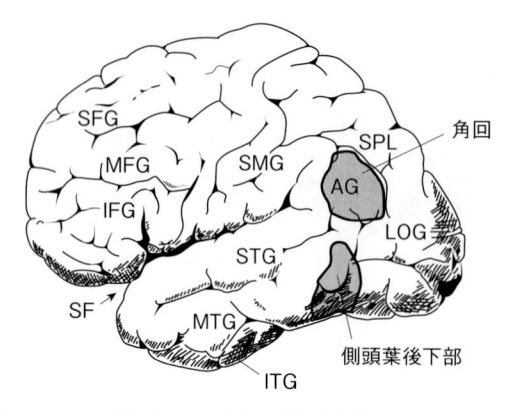

図Ⅳ-14 角回と側頭葉後下部

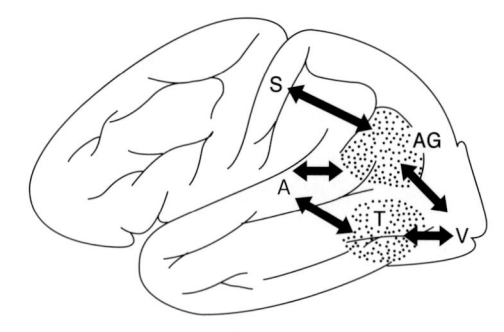

図Ⅳ-15 読み書きに関する二重回路
A. 聴覚領域, S. 体性感覚領域, V. 視覚領域, AG. 左角回, T. 左側頭葉後下部.
(岩田 誠：脳とことば―言語の神経機構. p138, 共立出版, 1996より)

4 特殊な失読・失書と病巣

a 漢字の失読失書―左側頭葉後下部病変

　日本では，角回病変による失読失書が漢字より仮名で障害が重度であること，逆に側頭葉後下部病変（図Ⅳ-14）では仮名の障害を伴わない漢字の失読失書が生じることが知られている．このような漢字仮名障害の特徴から，読み書きに関する二重回路説（図Ⅳ-15）が唱えられている．すなわち，視覚情報が後頭葉からウェルニッケ領野に伝達されて読字は成り立つが，これには2つの経路があり，1つは側頭葉後下部を通る腹側路（意味経路）で，もう1つは角回を通る背側路（音韻経路）である．漢字は主に前者を，仮名は主に後者を経て処理されるので，解離した所見が得られると説明される．最近の研究ではさらに，仮名読みには角回より後ろの中後頭回が重要であるとも考えられている．

b ゲルストマン症候群と角回病変

　ゲルストマン（Gerstmann）症候群は手指失認・左右失認・失書・失算（四徴）を呈する症候群で，左角回上部から上頭頂小葉下部の障害で生じると考えられている．失読を伴わない純粋失書の一種だが，他の認知障害を合併するため一般に純粋失書には含めない．

c 脳梁損傷による左手の失書／左視野の失読

　優位半球が左である右利きの人が左手で字を書くためには，右半球の運動野と左半球の言語野が連絡を取る必要があるが，これが脳梁病変により離断された症状が左手の失書である．また，左視野に瞬間呈示された字を読むには右後頭葉から左言語野へ情報が伝達される必要があるが，これが脳梁病変により離断されたのが左視野の失読である．いずれも一般には失読・失書には含めず脳梁離断症状として扱われる．

D 一般神経学的症状の失読・失書に対する影響

患者の症状が本当に失読・失書であるというためには，種々の一般神経学的症状の影響を除外する必要がある．主なものを以下に挙げる．

1 知能・精神状態

脳損傷による全般的な知能低下は，読み書き課題においても低成績をもたらす．読み書きの検査に先だって，WAIS-Rなどの知能検査を行う必要がある．また，発動性の著しい低下や検査に非協力的であるなど，精神状態の特別な状態がないかどうかも考慮が必要であろう．

2 視覚・視空間認知障害

読み書きには視覚路が使われるため，視覚連合野以下に異常がないことの認識が必要である．すなわち，視力や視野，色彩認知，眼球運動など眼科的な検査が必要である．また視空間認知障害があると，文字列を読めなかったり書字が拙劣になる場合があるので注意が必要である．

3 運動障害

大脳，脊髄，および末梢神経障害に起因する麻痺や巧緻運動障害があると，書字は拙劣になる．また，失行によっても書字に変化が起きる場合があるため，これらの有無を確認する必要がある．

◆参考図書
1) 岩田　誠：脳とことば―言語の神経機構．共立出版，1996
2) 山鳥　重：神経心理学入門．医学書院，1985
3) 石合純夫：高次神経機能障害学．新興医学出版社，1997

5) 視覚・視空間失認

　視覚認知は，まず網膜の細胞で光を受容することから始まる．そして光が神経信号に変換されて視神経を伝導して大脳に運ばれる．左右の視神経は，視交叉で交叉し，外側膝状体を中継し，後頭葉の視覚野に到達する．最初に到達するのは第一次視覚野(V_1)で，ブロードマン(Brodmann)の17野(☞20頁, 図Ⅱ-10参照)に当たる．しかる後にV_2〜V_5に運ばれ，さらに側頭葉あるいは頭頂葉に至る．

　この経路のうち，後頭葉に達する前の段階が損傷されると，失明，半盲などの視覚障害が生ずる．本項で扱う高次視知覚障害(視覚・視空間失認)は，主として後頭葉以後の損傷によるものである．

　症候と病巣の関係をごくおおまかにまとめると，後頭葉の損傷によって引き起こされるものが下記『A. 視覚失認』で，『B. 視空間性知覚障害』では頭頂葉や側頭葉の役割が関わってくる．

A 視覚失認

　失認とは，対象物の認知が，ある1つの感覚を介してのみ障害されることをいう．ただし，その感覚そのものには異常がないことが条件である．視覚失認は，視覚そのものには異常がない，つまり対象は見えている．にもかかわらずそれが何であるかわからないという症候である．そして，聴覚など視覚以外の感覚を介すればわかる．

　視覚失認の中には，顔という対象だけがわからない相貌失認や，色という対象だけがわからない色彩失認などもあるが，対象の種類に関係なく生じるのが狭義の視覚失認で，これが物体認知の障害である．

1 物体認知の障害

　物体認知の過程は，神経心理学的には統覚と連合に二分される．要素的な知覚(視覚刺激)をまとめるのが統覚である．統覚されると視覚刺激は形態として把握される．この形態を意味に結びつけるのが連合である(図Ⅳ-16)．図Ⅳ-16の像の成立の障害が統覚型視覚失認，像の成立から意味への連絡経路(連合)の障害が連合型視覚失認であると解釈できる．

a 統覚型視覚失認

　知覚を形態にまとめること(これを統覚と呼ぶ)の障害による症候である(図Ⅳ-16)．図Ⅳ-17はベンソン(Benson)とグリーンバーグ(Greenberg)が報告した有名な症例の模写課題の結果である．この例では，一酸化炭素中毒からの蘇生後に，物品や絵を見ても何であるかわからない，しかし触覚や聴覚を使えばわかる，という症状が出現した．その一方で，廊下を物に突き当たらず移動でき，色彩の呼称は正常であった．明るさや色の微妙な差もわかった．図Ⅳ-17を見ると，模写は著しく不良で，知覚を形態にまとめることの障害が示唆

外界の物 ─────▶ 像の成立 ─────▶ 意味
（刺激）

図Ⅳ-16　視覚認知の経路
網膜から脳内に入った知覚刺激は，統一されて像が成立する．この過程の障害が統覚型視覚失認である．そして成立した像と意味との連合の障害が連合型視覚失認である．これは1890年に当時の連合心理学をもとにリッサウエル（Lissauer）が提唱したものである．現在ではこの図式は単純すぎるとされているが，失認理解の出発点としては受け入れられるものである．

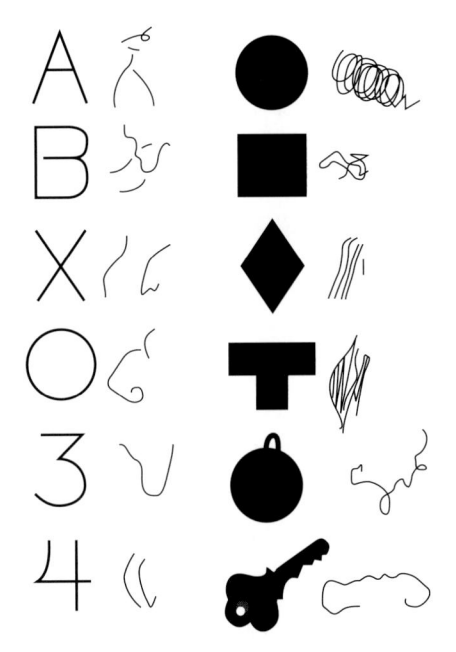

図Ⅳ-17　統覚型視覚失認症例の模写課題
左が見本，右が模写である．まったく模写することができない．

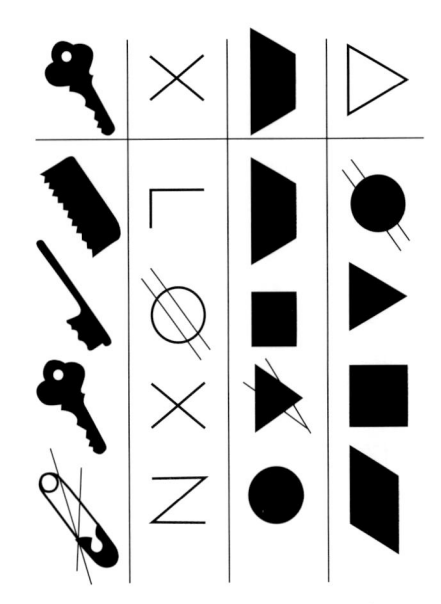

図Ⅳ-18　統覚型視覚失認症例のマッチング課題
上の見本と同じものを選ぶ課題である．すべて不正解である．

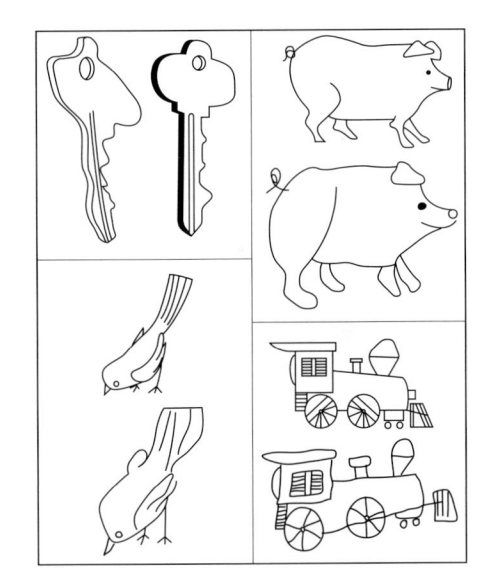

図Ⅳ-19　連合型視覚失認症例の模写課題
見本と模写を示す．おおむね正確に模写できるが，模写した後でもそれが何であるかわからない．

される．また図Ⅳ-18のマッチング課題の成績も著しく不良であることもこの解釈を支持するものである．

統覚型視覚失認は，脳の後部のびまん性の損傷によって生じる症候と考えられている．

b　連合型視覚失認

図Ⅳ-16に示したように，形態の認知までの経路は正常だが，そこから意味へのつながり（これを連合と呼ぶ）の障害による症候を連合型視覚失認という．図Ⅳ-19はルーベンス（Rubens）とベンソン（Benson）が報告した有名な症例の模写課題の結果である．この例は原因不明の昏睡（脳血管障害と思われる）から覚醒した医師に出現したもので，例えば聴診器を視覚的に呈示すると「丸い

ものが長いコードの先についています．時計かな」と答えている．食べ物は食べてみるまで何かわからない．物品を見ても何かわからないが，触ればすぐにわかる．図Ⅳ-19には模写が可能であることが示されているが，本人は正確に模写した後であってもそれが何であるかわからない．例えば図Ⅳ-19の鳥については，模写した後でも，「切り株かな」と述べている．

連合型視覚失認は，典型的には後大脳動脈流域の脳血管障害で，側頭・後頭葉の下部の両側性損傷によって生じる．

c 同時失認

1つひとつの対象の認知はできるが，状況全体についての認知ができない．例えば複雑な絵を見ても全体として何であるか把握できないが，その絵の中の個々の物の認知はできる．連合型視覚失認の回復過程に出現することが多い．

d 視覚失語

視覚を介する呼称のみが障害される．しかし，使い方を身振りで示すことや，ポインティング(検者が名前を言った物品をさし示す)はできる．触覚や聴覚による呼称は正常である．

視覚失語の病巣は，典型的には左後頭葉である．

2 画像失認

写真や絵画などの画像に対する視覚失認である．画像失認は，物体失認の軽症型とみなされることが多い．

3 相貌失認

熟知している人物の顔を見ても誰であるかわからない．しかし，声を聞けば直ちにわかる．家族や医療従事者の顔を見せて，誰であるか言わせるのが最も簡単な検査になる．ただし，衣服やアクセサリーなどから判断できることがあるので，臨床場面で診断する際には注意が必要である．また，連合型の視覚失認を伴っていることが多い．

両側後頭葉内側面の損傷によるが，右側のみの損傷でも認められることがある(『12』右半球症状』☞292頁参照)．

4 色彩認知の障害

a 大脳性色覚障害

色覚を喪失し，自発的に，「色がなくなった」，「白黒になった」と訴えることが多い．色の分類や照合，石原式色覚テストなどの成績が不良になる．しかし，色に関する言語的課題，すなわち物品や動植物の名前を聞いてその色を答えることなどは正常である．

病巣は両側後頭葉(舌状回・紡錘状回)の損傷による．

b 色名呼称障害

前述の大脳性色覚障害とは逆に，色に関する言語的課題のみが障害される．自覚的には色覚は正常である．

病巣は，左後頭葉内側下面とするものが多い．

以上述べてきた視覚失認についての標準化された検査として，日本高次脳機能障害学会(旧日本失語症学会)による標準高次視知覚検査(VPTA)があり，広く用いられている(第Ⅳ章.3『神経心理症状の評価とリハビリテーション』☞210頁参照)．

B 視空間性知覚障害

対象そのものの形態や色の認知は正常だが，空間内の対象の特性についての認知が障害される．換言すれば空間の要素が入った認知障害である．

1 半側空間無視

大脳の病巣と反対側の対象に気づかず，反応しない．右半球損傷が大部分である（したがって，左側を無視する）．半盲は伴うことも伴わないこともある．

高度の場合は日常生活の観察から明らかで，歩行時に左側の物にぶつかったり，食事時に左半分を食べ残したりする．

主な検査としては以下のものがある．

a 模写試験

絵の模写をさせる．しばしば用いられるのは花の絵で，典型的な患者では左側の花弁，葉を描き落として平然としている．時計の文字盤を描かせる検査もよく行われる（☞293頁，図Ⅳ-35参照）．

b 抹消試験

A4判の紙全体に，短い線分が数十本印刷されたものを正面に呈示し，ペンですべての線を抹消する（交叉するように短い線分を書く）ように指示する．半側無視があると，程度に応じて，左側全体を見落としたり，左側の何本かを見落としたりする（☞293頁，図Ⅳ-36参照）．

c 線分二等分試験

水平に引いた線分の中点に印をつけさせる．真の中点より右にずれることで，左無視を検出できる（☞293頁，図Ⅳ-37参照）．

なお，半側空間無視についての標準化された検査としては，BIT（behavioral inattention test）行動性無視検査日本版がある．

2 地誌的失見当

熟知している場所で道に迷う．街並失認と道順障害に分けられる．

街並失認は，熟知している風景が未知のもののように感じられる結果，道に迷う．しかし，道順を述べたり（駅から自宅までなど），熟知した地域の地図や自宅の見取り図などを描くことはできる．

一方，道順障害では，熟知している風景をよく知っていると感じることはできるが，角を曲がる方向がわからず道に迷う．道順を述べることはできない．熟知した地域の地図や自宅の見取り図などを描くことができない．

地誌的障害の病巣は右半球の側頭・後頭領域であるが，最近では右海馬も重視されている（『12）右半球症状』☞292頁参照）．

3 バリント症候群

以下の3症状をまとめてバリント（Balint）症候群という．バリント症候群は，両側頭頂葉・後頭葉の損傷によって生じる．

a 精神性注視麻痺

外眼筋麻痺がないのに，視覚刺激（標的）に対し

て随意に視線を動かして注視することができない．視線は標的を求めてさまよう．しかし標的を追う必要のない状況では眼球運動に制限はない．

b 視覚失調

運動機能は正常なのに，目の前の対象をつかむことができない．重症例では歩行時に障害物を避けることができず突き当たることもある．

c 視覚性注意障害

1つの対象を注視すると，視野内の他の対象に気づくことができない．

C その他の高次視覚障害

1 皮質盲

両側後頭葉の損傷による視力の消失．まったく対象が見えないが，眼球運動，対光反射に異常はない．皮質盲からの回復過程で，種々の失認症状が認められることが多い．

また，主観的には対象が見えないのにもかかわらず，検査上は刺激の位置などを偶然以上の確率で正答できることがあり，この現象を盲視という．

2 大脳性弱視

視力が疲労しやすい状態で，対象を認知できても数秒で見えなくなる．皮質盲の回復期に認められることが多い．

◆参考図書

1) 日本失語症学会（編）：標準高次視知覚検査（Visual Perception Test for Agnosia：VPTA）．新興医学出版社，1997
2) 石合純夫：BIT行動性無視検査日本版．新興医学出版社，1999

6）聴覚失認

「耳が聞こえない」，「音がわからない」，「他者の言っていることがわからない」という訴えを持ち，耳鼻咽喉科・神経内科・脳神経外科などの外来を受診する患者がいる．しかし，感覚器官である耳の末梢領域での障害により聞こえなくなる状態と，感覚器より入力された情報がさらに上位の中枢領域で受け取られる過程での障害で，聞こえなくなる状態とは違う原因によるものである．後者を高次機能領域では聴覚失認という．

この違いを明らかにするには，末梢の聴覚メカニズムを知った上で，さらに上位に位置する聴覚認知のメカニズムを理解する必要がある．

そのために本項では，聴覚の信号伝達に触れた上で聴覚失認の定義を確認し，さらに中心的症状である皮質聾，純粋語聾，環境音の失認，感覚性失音楽症について述べていきたい．

A 聴覚の信号伝達

音は，空気を振動させる．この振動は外耳道を経て鼓膜に伝わり，鼓動をさらに振動させる．さらに鼓膜と内耳をつなぐ中耳の3つの耳小骨（つち骨，きぬた骨，あぶみ骨）を振動させ最後にあぶみ骨の底板のピストン運動となって，内耳（蝸牛）のリンパ液に振動を伝える．この際，鼓膜とあぶみ骨底板と耳小骨との"てこ"のような作用によって，鼓膜で受けた音圧は約30 dBほど増幅されて内耳に伝えられることになる．

あぶみ骨底を介して蝸牛の前庭窓（卵円窓）に伝えられた振動は，蝸牛の前庭階，鼓室階の外リンパを振動させ，もう一方の窓である蝸牛窓（正円窓）に到達する．この時，前庭階と鼓室階の中間にある蝸牛管の基底板が振動する（図Ⅳ-20）．

蝸牛に音が入力されて基底膜の振動が起こると，基底板の上にある内毛細胞の聴毛が受動的に曲がり，これによって聴毛のイオンチャンネルが開き，内リンパ液の高濃度のカリウムイオンが細胞内に入り細胞が脱分極する．この脱分極の後にカルシウムイオンチャンネルも開き，細胞内のカルシウムイオンが上昇して神経伝達物質が放出される．主にグルタミン酸からなる神経伝達物質がらせん聴神経のシナプスと結合することで，神経インパルスが中枢へ流れ，聴神経を介して音の情報が大脳皮質へ到達する．一方，外毛細胞のほうは，基底膜が動くことで聴毛が屈曲すると能動的

コラム

聾の定義

聾（ろう）という言葉の定義であるが，厳密には会話音域の平均聴力損失が90 dB以上とされている．しかし，一般的には聴力障害には変動が大きいため「高度な難聴」という意味で使われることが多い．

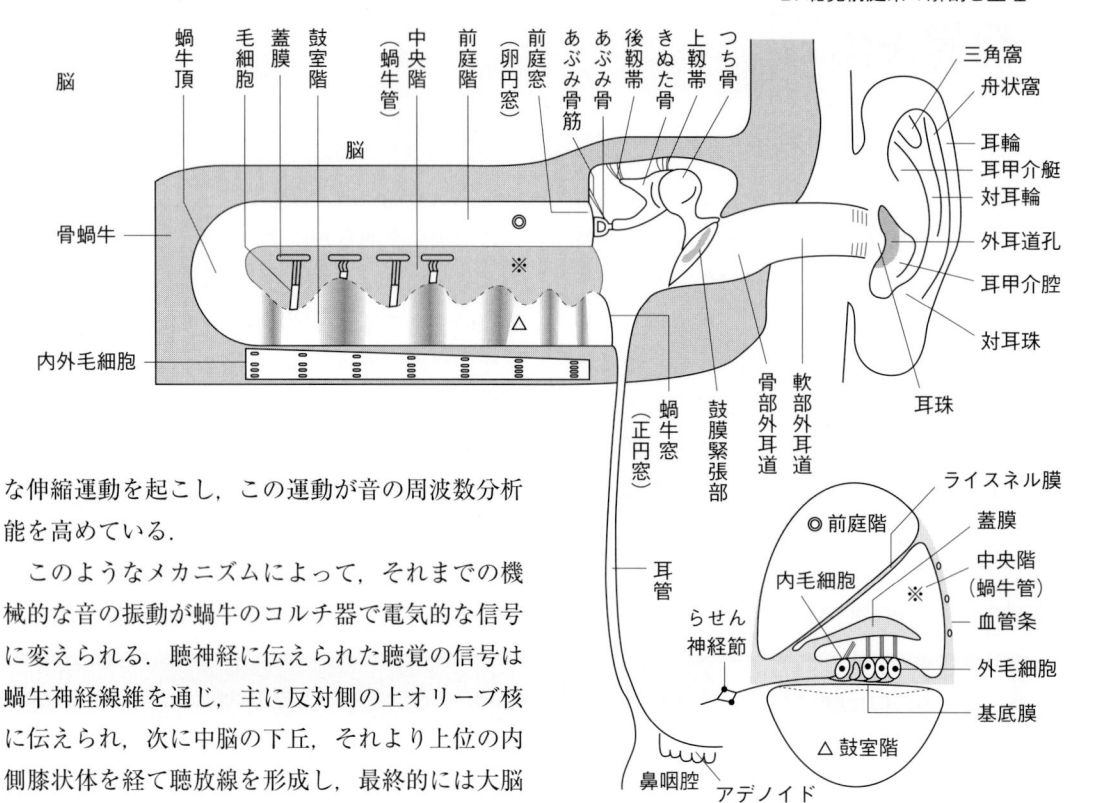

な伸縮運動を起こし，この運動が音の周波数分析能を高めている．

このようなメカニズムによって，それまでの機械的な音の振動が蝸牛のコルチ器で電気的な信号に変えられる．聴神経に伝えられた聴覚の信号は蝸牛神経線維を通じ，主に反対側の上オリーブ核に伝えられ，次に中脳の下丘，それより上位の内側膝状体を経て聴放線を形成し，最終的には大脳皮質のシルヴィウス裂内側にある一次聴覚野で音として認知される（Ⅱ章.1『中枢神経系の構造・機能・病態』☞10頁参照のこと）．

図Ⅳ-20 外耳・中耳・内耳の構造と機能
〔鳥山　稔（編）：言語聴覚士のための基礎知識　耳鼻咽喉科学．p13，医学書院，2002より改変引用〕

B　聴覚失認の定義

聴覚失認は，古典的定義では，「大脳の特定領域の損傷によって起こる聴覚認知の障害」である．ウェルニッケ（Wernicke，1883）以来，さまざまな症例が報告されてきた．さらにこの大まかな概念を「どのような性質の音が聞こえないか」によって，区分することがなされてきた．すなわち「言葉だけがわからない」，「言葉以外の音がわからない」，「音楽が聞こえない」などと音の性質や種類によって聴覚失認が細分化されるようになったのである．

聴覚失認は，聴覚という1つのモダリティにおける障害ではあるが，現在では一般的に皮質聾，皮質性難聴，純粋語聾，非言語音に対する失認，感覚性失音楽症などに分類され，それぞれ日常・臨床場面での特徴が異なる．表Ⅳ-10にバウアー（Bauer）らの分類を整理しておく．それぞれ病識・言語理解・言語反復・自発語・書字の理解・書字・聞き慣れた音の認知・音楽の受容・プロソ

表Ⅳ-10 聴覚失認のさまざまな形式とその特徴

	皮質聾	純粋語聾	非言語音に対する失認	感覚性失音楽症
聴覚失認に対する病識	−	+	+	+
言語理解	−	−	+	+
復唱	−	−	+	+
自発語	+	+a	+	+
書字の理解	+	+	+	+
書字	+	+	+	+
聞き慣れた音の認知	−	+	−	?
音楽の受容	−	−b	−	+/−
プロソディの認知	−	+	?	−

+：機能が保存　−：障害されている　?：一定の見解はなし
a：錯語の場合あり　b：テストした場合のみ障害

ディの認知の有無が記されている．各症候の有無は失語や視覚領域の失認の合併などを鑑別するためにも必要不可欠な情報である．

以下の項目で皮質聾，皮質性難聴，純粋語聾，非言語音に対する失認，感覚性失音楽症などについて詳しく説明していく．

C 皮質聾

　皮質聾（cortical deafness，皮質性難聴）は，聴知覚障害がないにもかかわらず大脳病変によって音を感じない，すなわち聴覚刺激に気がつかない状態と定義される．前述のように過去の症例報告は剖検例も含めて散見される．これら皮質聾をきたす原疾患の多くは脳梗塞，脳出血などの脳血管障害によるものである．一過性に高度な難聴をきたしても回復した例としては髄膜炎，多発性硬化症などの症例も認めている．皮質聾に随伴する神経症状としては，運動麻痺（両側，あるいは片側），感覚障害，まれに同名半盲などが挙げられる．

　解剖学的局在としては両側大脳半球の上側頭回中部のヘシェル横回（一次聴覚野）の損傷が挙げられている．このヘシェル横回に投射されている線維を聴放線という．聴放線はヘシェル横回に至る前に，内側膝状体からレンズ核下方の内包後脚部を通る．このような神経経路のため，同じ皮質聾を呈していても障害を受けた場所は必ずしも一致しない．左内側膝状体が保たれ，両側横回の皮質・皮質下に損傷がある報告例がある一方で，両側内側膝状体に損傷がみられ，ヘシェル横回は保たれている例も散見される．これらはいずれも皮質聾と診断されている．

　皮質聾の責任病巣として，上側頭回中部のヘシェル横回，聴放線，内側膝状体のどの部位が一番重要か，ということは論議を呼んでいる．過去の研究において重度な持続的難聴を呈した2症例と，広範な側頭頭頂葉の梗塞にもかかわらず聴力が保たれた1症例にMRI画像を用いた検討がされている．その結果は，重度な持続性の皮質を示

した2症例に共通な特徴は，両側島皮質下の被殻外側部と腹側部周囲の白質損傷であった．聴力が保たれた1症例では，ヘシェル横回とその周囲の皮質下白質は完全に障害されているものの被殻腹側部はよく保たれていた．これらの点から，同じ聴放線を遮断されるような場合でも，その聴力に差があった場合「聴放線の走行の特徴」が聾の原因とされることが多い．すなわち，聴放線は内側膝状体からレンズ核までは，比較的密に走行するが，それ以後の線維は拡散するという性質を持つ．この性質により，局在損傷があっても残存の線維連絡によって聴力が保たれる場合が説明される．発症当初，重度皮質聾を示す症例でも時間経過に伴い後述する純粋語聾などに移行する場合もある．

D 純粋語聾

純粋語聾（pure word deafness）は最初にクスマウル（Kussmaul, 1877）によって定義された．「純粋」語聾といわれるゆえんは，①比較的言語機能障害を免れていて，②環境音や音楽などの非言語音に対する認知機能は正常で言語音の認知のみが障害されていることをさす．

詳しい言語検査を行うと，言語音弁別検査では重度の語音弁別障害を認め，口頭言語の理解・復唱・書き取りが障害される．語音の把握が悪いため聴覚的には了解が成立しないが，語音が把握されると意味は直ちに把握される．また，感覚性失音楽症を伴う場合も多くみられる．

いくつかの例外を除き純粋語聾報告例は，両側上側頭回前部の皮質・皮質下損傷例が多い．この場合，左のヘシェル横回の一部は保たれている可能性がある．一方，両側あるいは優位半球上側頭回後部損傷の場合はウェルニッケ失語を生じる．

そのほかに優位半球一側の側頭葉皮質下白質損傷例や側頭頭頂葉の皮質・皮質下損傷例も報告されている．これは聴覚線維のウェルニッケ領野へのアクセス障害と理解される．聴覚線維は側頭葉から上行し側脳室後角近傍の深部白質および脳梁後部を経て，反対側の同部位を下行して側頭葉に至るという長い経路をたどる．人間が獲得した内言語を機能させるウェルニッケ領野の機能が保たれている状態でも，上述の聴放線を通り入力されてくる言語音がウェルニッケ領野に伝達されないために言語音は認知されないというアクセス障害が，純粋語聾を生じる機序の1つであることを示している．

ウェルニッケ失語の回復後に純粋語聾に移行した症例なども認める．このような場合は読み書きが回復しても話し言葉の理解ができない．これは前述したようにウェルニッケ失語と純粋語聾の責任病巣が近接しているため何らかのオーバーラップした障害を呈する可能性を示唆している．

NOTE 1, 2 も参照のこと．

NOTE 1

語聾についての認知心理学的考え方

　語聾は認知心理学的にはさらに3つのサブタイプに分類される(Howard & Franklin, 1988). すなわち,「語音聾」(word sound deafness),「語形聾」(word form deafness), および「語義聾」(word meaning deafness)である. 語音聾は, 本文に述べた純粋語聾に当たり, 環境音などの認知は可能であるが, 言語音の聞き取りだけが選択的に障害される. このため音声の復唱は困難で, 理解も影響を受ける.

　語形聾における「語形」とは, 単語の音韻表象のことである. 語形聾は, 音声認知に障害がない. したがって, 聞いた音声をオウム返しに復唱することは可能であるが, 理解が影響を受ける. 音韻表象が活性化しにくいためである. 出現頻度の高い単語(高頻出語)と出現頻度の低い単語(低頻出語)で比較すると, 音韻表象の活性化しやすさの差から, 理解においては頻度効果が現れる. また聞いた音声の単語・非単語を区別する語彙決定課題においては, 語形聾の場合成績が低い. これも単語の音韻表象が重要な働きをするためとされる.

　語義聾は, 音韻表象までのアクセスは保たれている. そのため, 復唱も単語・非単語を区別する語彙決定も可能だが, 音韻表象から意味表象に至るアクセスの障害があり理解が困難になる. その際には心像性の高い単語の意味表象は活性化しやすく, 心像性の低い単語の意味表象は活性化しにくいため, 心像性効果が出現するとされる. このタイプの語聾でも, 視覚的文字理解は可能であり,「聴覚というモダリティからのアクセス障害」という点から意味記憶障害例などとは異なる. 音声理解については図Ⅳ-21 (Seidenberg & McClelland, 1989)および単語表象モデル(NOTE 2)を参照されたい.

　語音聾, 語形聾, 語義聾の診断は臨床現場では臨床経過, 画像所見, 神経心理学的検査などから詳細な検討が必要である.

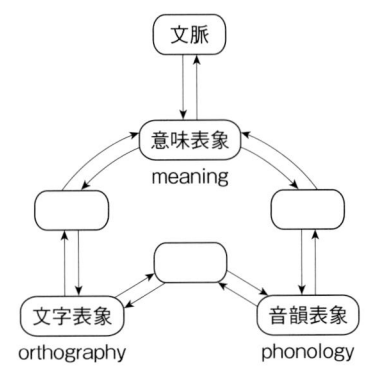

図Ⅳ-21　単語認知のモデル
◯は, 3つの表象をつなぐhidden units (隠れた単位).
(Seidenberg & McClelland, 1989)

NOTE 2

単語表象モデル

　音声は音韻表象(phonology)を経て意味表象(meaning)に至る. 2つの表象は両方向的に結合していて, 相互影響性を認める. また書かれた文字を視覚的に読む場合は, 単語の文字表象(orthography)が活性化する.

　意味表象に至るアクセスのパターンは2とおりある. 直接意味表象に至る経路と, 音韻表象を活性化してから意味表象に到達する経路である. これら表象の活性化の程度に影響を与えている要因としては, 日常的に使われているかどうかの表記頻度がある.

E 環境音(非言語音)に対する失認

　いわゆる「狭義の」聴覚失認ともいわれており, 純粋語聾よりも疾病頻度は少ないといわれている. しかしこれは言語了解が可能か軽度低下の場合は, 病院を受診しない例も認められるためとも考えられる.

　定義としては, 聴力がほぼ正常に保たれている場合に, 言語障害や語聾もなく環境音(非言語音)に対する聴覚認知だけが単独におかされて生じた

障害をさす．純粋な環境音（非言語音）に対する失認症例では，検査にて純音聴力検査と言語弁別検査が正常となる．

環境音（非言語音）の処理は，言語の場合と違い聴覚経路があくまでも主役である．また音というのは，意味化しない音も含めて無限に存在するという特性がある（とりあえず耳はすべての音をいったんは受け入れる）．環境音（非言語音）に対する失認をさらに細かく分類すると，音のパターンを識別するレベルでの障害を示す「知覚弁別型（perceptual-discriminative type）」の聴覚失認パターンと，その音が何の音であるかという意味に結びつけるレベルでの障害を示す，「連合意味型（associative-semantic type）」の聴覚失認パターンが存在する．この分類方法は，視覚失認類型化にも当てはまる．

過去の研究において，環境音（非言語音）に対する失認症例では純粋語聾を合併する症例と合併しない症例を認める．非言語音は当然ながら言語音ほどに左半球優位の処理はなされていない．ゆえに病巣報告としては，純粋語聾合併例は両側性が多く，伴わないものは右半球損傷（右視床，右側頭葉，右側頭葉など）の報告例が少数ながら散見されている．

このことは，右半球脳が言語以外の音の処理を優先的に行っており，逆に左半球脳は連合意味型の機能を使って言語と認知された音韻・単語・文としてラベル化する処理を優先的に行っていることを示唆している．

F 感覚性失音楽症

失音楽症は脳損傷の結果，音楽を認知する障害を呈するほかに演奏したり歌ったり，またそれを楽しむ能力の低下を示す状態をさす．音楽には言葉同様に受容性と表出性の両面が必要であるためである．

これまでの失音楽症研究において，失音楽症は失語症の定義・分類に比べて絶対化されていない．その背景としては，第1に症例数が少ないために，失音楽症が失語症に付随する疾患のように扱われてきたような経緯がある．第2に音楽的能力は，習得レベルが高い言葉の能力よりも病前の教育や素養により個人差があるため，症例検討が汎化しにくいという点が挙げられる．しかし，スーク（Souques, 1930）やルリヤ（Luria, 1965）らの音楽家の脳損傷報告にみられる失音楽症の詳細な検討など，剖検例も含めて興味深いものが散見され

> **コラム　環境音・非言語音**
>
> 一般的には言語以外の私たち周囲にある音のことで，自然界に存在する音，動物や虫の声，人間が作り出した電車・車のようなものの音，楽器の音…などさまざまである．それぞれの音を分析すると，周波数，時間，エネルギーがすべて違う．それらの特徴を，自分の生きる場面の中で混在した時，聞き分ける能力はカクテルパーティ効果と呼ばれる選択的注意力が大切な役割を担っている．いくつかの環境音の中で，「自分にとって必要な音」を聞き分けるということは，敵から身を守るという動物が生きていくという意味で原始的能力といえよう．

る．これまでの検討では，失音楽症は，言語ほどに側性化はいわれていない．しかし失語との合併例では，左・両側損傷がみられるが，失語を伴わない失音楽症では右半球損傷のみの報告もある．今後は先に述べた音楽の受容性・表出性の検討や，音楽のリズム・メロディ・ハーモニーなど属性の観点からの検討など，機能的画像研究・神経心理学的検討を中心に，さらに進んでいくであろう．

7）失行

A　失行の定義

　失行(apraxia)の概念を確立したリープマン(Liepmann)によれば，失行とは「運動器官には異常がないのに，一定の目的に応じて身体肢節を動かすことの不能」であり，「経験，学習などによって修得した運動の障害」である．

　今日の説明を加えれば，「運動麻痺，不随意運動，運動失調，筋緊張異常，体性感覚障害など行為の遂行を妨げる基本的な運動と感覚の障害がなく，また，行うべき行為，用いる道具，働きかける対象物に関する認知が保たれているにもかかわらず，目的に応じた行為を正しく遂行できない状態」と定義される（**NOTE 1**）．

B　リープマンの失行理論

　失行の分類については研究者によって見解の異なる部分がある．本項では古典的なリープマンの理論的枠組みを中心に，肢節運動失行(limbkinetic apraxia)，観念運動失行(ideomotor apraxia)，観念失行(ideational apraxia)の3類型を解説し，その中で他の研究者の見解も紹介する．また失行と名づけられているその他の特徴的な臨床類型についても解説する．

　リープマンは，目的に応じた行為の遂行は，2つの段階の運動制御機構の関与によって実現すると考えた．1つは動作の習熟過程で形成された手と腕の比較的単純な「運動記憶心像(kinetische Engramme)」であり，もう1つはそれらの個々の動作を空間的時間的に一連のまとまった行為として組み立てる「観念的企図(ideatorische Entwurf)」である．前者が障害されると，習熟していた簡単な動作の巧緻性が失われ（肢節運動失行），後者が障害されると，個々の動作は正しくともそれらの時間的・空間的な構成が解体してしまう（観念失

NOTE 1

運動(movement)・動作(motion)・行為(action)・行動(behavior)

　これらの用語の厳密な区別は確立しておらず，対応する英語も動作・行為については定まっていない．しかし今日では多くの場合，これらの用語は上記の順序で，単純で局所的な筋群の動きから，次第に複雑な目的性を備えた全身の活動へと移行する諸段階に対応させて用いられている．本項でもこのような使用法に沿って用語を使い分けているが，運動という用語については，それらを包括した概念として広義に用いる場合がある．

　失行において問題となるのは，生活や検査場面での一側または両側体肢を用いた目的を有する運動であり，端的にいって，習熟した運動パターンとしての「動作」，およびその動作を目的に応じて組織化した「行為」の水準の障害といえる．

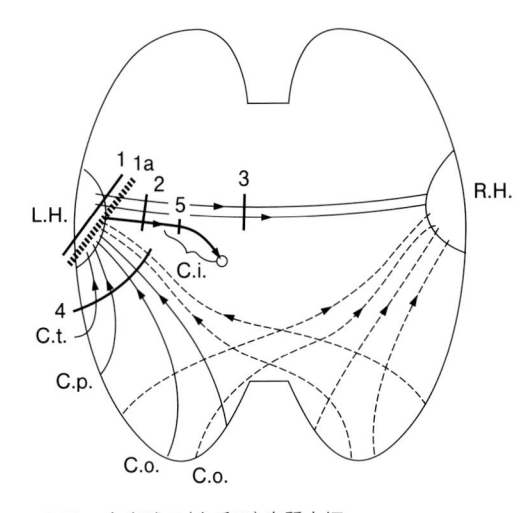

L.H.：左半球の(右手の)皮質中枢
R.H.：右半球の(左手の)皮質中枢
C.o., C.p., C.t.：後頭葉，頭頂葉，側頭葉皮質
C.i.：内包

損傷部位と症状の対応
1. 右手中枢の完全損傷：右手の麻痺と左手の交感性失行
1a. 右手中枢の不完全損傷：右手の肢節運動失行と左手の交感性失行
2. 右手中枢皮質下損傷：右手の麻痺と左手の交感性失行
3. 脳梁損傷：左手の交感性失行
4. 頭頂葉損傷：右手の観念運動失行と左手の交感性失行より後部のより広範な病巣によって観念失行が生じる
5. 内包損傷：右手の麻痺のみ

図Ⅳ-22　失行の水平模式（リープマン）

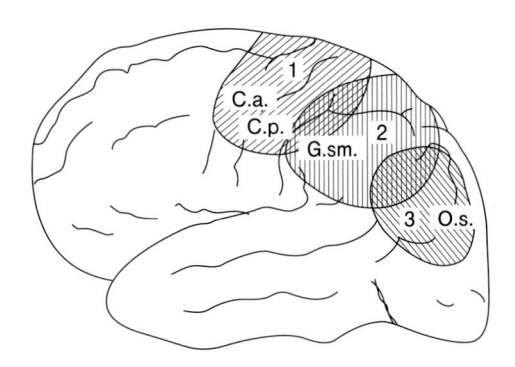

C.a.：中心前回，C.p.：中心後回，
G.sm.：縁上回，O.s.：上後頭回

1. 肢節運動失行の病巣：中心溝周辺の皮質・皮質下
2. 観念運動失行の病巣：縁上回を中心とする左頭頂葉
3. 観念失行の病巣：頭頂-後頭葉移行部（図の病巣3の中心は頭頂葉角回）

図Ⅳ-23　失行の病巣（リープマン）

行）．そしてそれらの中間の段階で両者の制御機構の連絡が断たれると，企図された行為が個々の動作として実現されていく過程で，視覚や触覚などの現下の感覚情報を適切に利用することができず，個々の動作にも誤りが現れることになる（観念運動失行）．

図Ⅳ-22に失行の病態を説明したリープマンの図式，図Ⅳ-23に同じくリープマンの報告した失行の病巣局在を示す．リープマンは失語と同様，失行に関しても運動の制御は左半球に優位であることを指摘した．ただし肢節運動失行は左右のいずれの病変によってもその対側の肢節に生じることが確かめられている．

C 失行の検査法の概要

　失行の類型の鑑別では，検査課題となる行為の内容と，課題の指示方法の相違によって，障害の有無や障害の性質が異なることに注目する．
　行為の内容としては，(1)自己の身体のみを用いる動作：① 慣習的象徴動作（「さよなら」や「ジャンケンのチョキ」など），② 単純な指示動作（「右手で左の耳を触る」など），(2)物品使用のパントマイム動作（「歯ブラシで歯を磨く真似をする」など），(3)実際の物品使用動作：① 単一物品の使用動作（「歯ブラシで歯を磨く」など），② 複数物品の使用動作（「マッチでろうそくに火をつける」など）が区別される．

表Ⅳ-11　失行の検査課題とリープマンの失行類型における障害の有無

	象徴動作・指示身体動作		物品使用のパントマイム		検査場面での物品使用		生活場面での物品使用
	言語命令	模倣	言語命令	模倣	単一物品	複数物品	
肢節運動失行	+	+	+	+	+	+	+
観念運動失行	+	+	+	+	+(−*)	+	−
観念失行	−	−	−	−	0(+*)	+	+

+：障害あり，−：障害なし，0：記述なし
肢節運動失行における障害は，あらゆる種類の動作の拙劣化．
観念運動失行における中心的な障害は，言語命令動作および模倣動作時の，動作の喚起の障害，および，錯行為・保続・部分反応・無定形反応・試行錯誤などの誤反応．
観念失行における中心的な障害は，複数の物品使用時の系列動作における動作の脱落・順序の誤り・位置の誤りなどの誤反応．
*研究者により見解が異なる主要な点．(　)内は他の研究者の見解としてあるもの（本文参照）

　行為の指示方法としては，(1)言語命令，(2)検者の動作の模倣，(3)検査場面での物品使用，(4)生活場面での物品使用などが挙げられるが，行為の内容によって可能な指示方法が限定されるので，実際には行為の内容と指示方法の組み合わせとしては表Ⅳ-11に示すものが考えられる．

D　失行の類型

　表Ⅳ-11は失行の各類型と検査課題における障害の有無の対応を示したものである．各類型の障害の中心部分は，肢節運動失行では巧緻性を要するあらゆる種類の動作の拙劣化，観念運動失行は言語や視覚的概念によって導かれる行為の誤り，観念失行では実際の物品の使用に際して現れる行為の誤りにある．しかし，観念失行と観念運動失行の区別については議論がある．
　リープマンによれば，観念失行は行為系列の複雑な構成における病態であって，複数の物品を操作する場合にはじめて障害が明らかになり，単一物品の操作の障害はむしろ観念運動失行の特徴に属するものと考えている（図Ⅳ-24）．しかしその後の研究者の中には（Morlaas, DeRenzi, Heilmanら），物品が単一であっても複数であっても，その使用に誤りの現れるものを観念失行とする見解もある．この見解によれば，観念失行と観念運動失行の差異は，行為系列の企画構成の複雑さに基づく違いではなく，行為を喚起しうる情報の感覚様式の違いとみなされる．
　つまり，健常者であれば言語や視覚情報（言語命令や動作模倣によるパントマイム）によっても，触覚および深部知覚情報（実際の物品使用）によっても正しい行為を喚起することができるが，観念失行では触覚および深部感覚を手掛りとして利用できず，観念運動失行は言語や視覚情報を利用できない病態と考えるのである（図Ⅳ-25）．
　実際の物品使用と言語命令や動作模倣の違いを，行為の自動性と意図性の観点から説明する考えもある．物品使用とりわけ自然な生活場面での物品使用は多くの部分が過去に習熟した動作から構成されているので，意図的に行為を組み立てる必要は少なく自動的に遂行される．一方，言語命令による慣習的象徴動作は行為の内容自体が意図

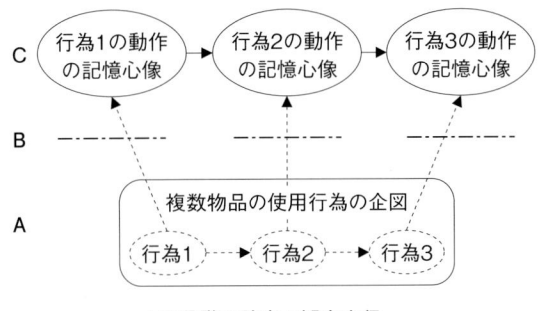

7) 失行 / D 失行の類型　267

図Ⅳ-24　複数物品の使用障害を観念失行とする理論の模式図

Aの段階の障害：観念失行
Bの段階の障害：観念運動失行
Cの段階の障害：肢節運動失行

図Ⅳ-25　単一物品の使用障害を観念失行とする理論の模式図

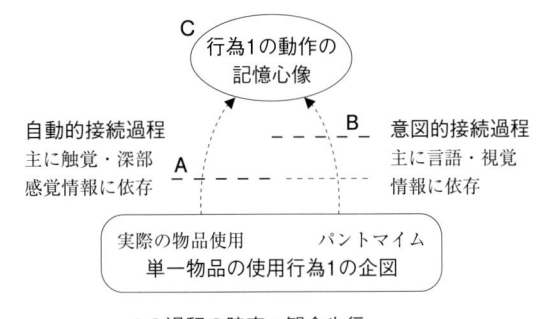

Aの過程の障害：観念失行
Bの過程の障害：観念運動失行
Cの段階の障害：肢節運動失行

的であり，また指示動作や模倣動作では習熟していない動作を新たに組み立てる必要があるので意図的に遂行されねばならない．行為が意図的であるほど観念的な企画に依存し，時間的空間的な構成の誤りが生じやすくなる．観念運動失行では言語命令や模倣動作がより困難であり，観念失行では単一物品の操作は自動的に遂行できても，複数物品の操作にはより意図的な動作の構成が必要となり，やはり困難が生じると考えられる．

1　肢節運動失行

　単純な動作の記憶心像（動作の習熟過程で形成された運動パターン）の障害によって生じる失行である．習熟していた動作が不器用(clumsy)になることが特徴であり，比較的単純であるが巧緻な手指の操作を必要とする動作，例えば，物品を操作する動作（ハサミを使用する，ひもを結ぶ，ボタンをかける，手袋をはめるなど）や，手指構成の模倣課題（チョキ，影絵の狐，母指と他の指のリングなど）において障害が現れる．
　運動は粗雑で円滑さに欠け，学習効果も得にくい．一見，運動失調に似るが，症状は体肢の粗大な運動には現れない．障害の様態と程度は，日常生活場面でも検査場面でも同様であり，自発動作，命令動作，模倣動作の間に差はみられない．その

ため，これを運動拙劣症として，失行よりもより要素的な運動の障害と捉える立場もある．
　責任病巣は中心溝を挟んだ前後の領域であり，中心前回から上・中前頭回後部を含む運動前野，中心後回の体性感覚皮質，あるいはそれらの深部白質である．古典的理論ではこの部位に局在する運動記憶痕跡の障害と解釈されるが，運動拙劣症と捉える立場からは，単に運動情報と体性感覚情報の連絡障害であるとも解釈される．症状は通常，病巣の対側の肢節に一側性に出現するが，病巣が優位半球の場合には両側に生じる場合のあることが指摘されている．

2　観念運動失行

　行為の観念（空間的時間的に構成された運動の企画）が個々の動作に正しく伝わらないことによって生じる失行である．日常生活場面などの自然な状況下では可能な動作が，言語命令や模倣を指示されて意図的に動作を行おうとすると正しく遂行できない．すなわち，自動的行為と意図的行為の解離(automatic-voluntary dissociation)を特徴とする．
　意図的行為の障害は，慣習的象徴動作（さよなら，おいでおいで，軍隊の敬礼，合掌，ジャンケンなど）と道具使用のパントマイム（道具を持たせ

ずに，歯磨き，髪とかし，金づちでくぎを打つ，のこぎりをひく，お茶を飲むなどの真似をさせる）によって検出される．なお，上述のように，リープマンは単一物品を使用する動作に関しても障害が現れるとしたが，実際の物品使用によって症状は改善する場合が多く，後の研究者の多くはこれを観念運動失行の指標とはみなしていない．

観念運動失行で障害されている動作の特徴は，肢節運動失行における動作の拙劣化とは異なり，動作の喚起の障害（命じられた動作が想起できない）のほか，錯行為・保続・部分反応・無定形反応・試行錯誤など，目的とする行為と質的に異なった動作が出現することである．また物品使用のパントマイム動作において，しばしば自らの指や手を歯ブラシや櫛などの物品に見立てる動作（body part as object；BPO）が特徴の1つとして指摘されている．

責任病巣としては，左頭頂葉ことに縁上回および上頭頂小葉の皮質下白質などの後方病巣，および左前頭葉皮質下深部白質の前方病巣が重要視される．これらはいずれもリープマンの失行図式で指摘されていた部位であり，観念運動失行の機序は，これらの病巣が側頭葉・頭頂葉・後頭葉から前頭葉に投射する線維（弓状束・上縦束）および脳梁線維をともに離断することによって，言語・触覚・視覚の情報をもとに構成される行為の企画が両側の運動関連領野に伝達されない病態と説明される．

上記の病巣による症状は両側性であるが，脳梁幹の損傷で左手のみに限局した観念運動失行〔脳梁性失行（callosal apraxia）☞ **NOTE 2**〕が生じる．

また，右片麻痺を有する患者の左手に観念運動失行〔交感性ディスプラキシー（sympathetic dyspraxia）☞ **NOTE 3**〕がしばしばみられる．いずれも，左半球の言語情報や行為の概念が右半球にある左手の運動領野に伝達されないことによると考えられる．

3 観念失行

行為の観念が障害され，個々の動作は正しくても，空間的・時間的な行為の構成が解体する失行である．患者は使用すべき物品を正しく認知しており個々の物品の名称や使用方法を口頭で説明することができるが，その物品を正しく操作することができない．この失行の概念が研究者によって異なることはすでに述べた．単一物品の障害をこの失行の本体とする見解では，実際の物品使用に際して，「鉛筆を鉛筆と認知していながらタバコのようにくわえる」，「ハンマーであると知っていてものこぎりのように動かしてしまう」などの症状が指標となる．複数物品の行為系列の障害を病態とする見解では，「手紙を封筒に入れる前に封をしてしまう」，「マッチをすってからタバコを取り出そうとする」などの部分的行為の順序の誤りに注目する．いずれにしてもそれらの行為の障害は物品操作の不器用さ（拙劣症）によるものではなく，操作に際しての困惑や，動作の脱落，順序の

NOTE 2

脳梁性失行

脳梁性失行の性質は観念運動失行と同様であるが，模倣動作の障害がないなどの特徴を指摘する報告もある．

NOTE 3

交感性ディスプラキシー

リープマンによれば交感性ディスプラキシーは，右手の麻痺の有無にかかわらず，左手にみられる右手より軽症の失行であり，その性質は観念運動失行に限らず，肢節運動失行も想定されている．なお今日の知見では両側の観念運動失行例では左右の重症度に差はみられないとされている．

誤り，位置の誤りなど（誤使用）によるものである．自然な生活場面でも障害はみられるが，検査場面では障害の程度は一層強く現れることが多い．

責任病巣は，観念運動失行の病巣より後方にあると考えられ，左半球の頭頂葉後部から後頭葉前部，あるいは両側の頭頂葉後部の病変が報告されている．いずれも障害は両側の手に現れる．

E その他の臨床類型

これまで述べた主要な3類型のほかに，症状の現れる身体部位や特定の行為に注目して失行と名づけられている種々の臨床類型がある．しかしそれらのうちには，動作や行為の障害だけでなく，視覚や触覚などの認知障害を含む病態であったり，要素的な運動障害による症状が含まれており，失行という名称が不適切である場合がある．

1 口部顔面失行

口部顔面失行（buccofacial apraxia）では，舌・口唇・咽頭・喉頭・頬など口部および顔面の筋の自動的運動は保たれているが，意図的な運動が障害される．挺舌，舌打ち，口笛，舌なめずり，咳払い，頬膨らませ，舌で左右の頬を内側から押す，などで障害が観察される．これらの筋における観念運動失行あるいは肢節運動失行に相当するものと考えられ，症状は誤動作や拙劣さとして現れる．

責任病巣として，左半球の前頭葉弁外部・島前部を中心とする前方病変と，左頭頂葉の中心溝回・縁上回を中心とする後方病変が指摘されている．

2 着衣失行

着衣失行（dressing apraxia）では，衣服を認知し，それを着ることを意図しているのに，着衣の動作が障害される．例えば「左右の袖に反対の手を通してしまう」，「衣服がねじれたままに手を通す」，「手を通すべき袖の入り口を探し続ける」，「袖の出口に手を入れようとする」などの症状がみられる．原因として衣服と自己身体の空間関係に関する認知障害と失行的要因を区別することが困難であり，多くの場合両者の要因が関与していると考えられる．

病巣は右半球頭頂葉が中心であるが，左頭頂葉病変も報告されている．

症状は両側に現れる．種々の視空間失認や身体失認，構成障害，病態失認などの合併が指摘されており，着衣失行という用語は，主に着衣のみが障害される場合に限定すべきであるという指摘がある．少なくとも半側の視空間無視あるいは身体無視によって半身の着衣の無視が生じる場合に着衣失行と呼ぶことは適切でない（『12』右半球症状』☞292頁参照）．

3 構成失行，構成障害

構成失行（constructional apraxia）は自発的にも模写においても，2次元あるいは3次元のまとまりのある形態を構成することができない状態である．「簡単な幾何学図形を描く」，「図形や人型を模写する」，「積み木で種々の形を作る」などの課題を行う際に，形態の誤り，粗大な歪み，細部の

省略，位置の偏位・回転などの誤りが出現する．また，手や指を使用して検者の姿位（例えば，狐の形：中指・環指と親指を屈曲して合わせ，示指・小指を伸展する）を正しく模倣できない．日常生活活動においては，「本棚から取り出した本をどこに戻せばよいのかわからない」，「部屋の整理整頓ができない」，「物を組み立てる仕事ができない」などと訴える場合にこの障害が疑われる．

これらの障害は観念失行による物品操作の障害や観念運動失行による意図的動作の困難によるものではなく，空間的に形態を構成することの困難さに基づいている．多くの場合に種々の視空間認知障害が関与しており，行為や動作に限定した障害としての「失行」という用語よりも，「構成障害（constructional disability）」という名称が用いられることが多い．

左右いずれの頭頂後頭葉接合領域の病巣によっても生じうる．ただし左右の半球損傷による構成失行（構成障害）の症状には質的な差が指摘されている．左半球損傷による障害の特徴は，形態の描き方がおおまかであるが全体の方向性は保たれていること，描画の際見本を与えられると成績が改善することなどであり，右半球損傷の障害では形態の回転や歪み，左側の無視が目だつ．

これらの特徴から，左半球損傷では行為のプランニングの障害，右半球損傷では視空間認知障害が主に関与していると考えられている（『12』右半球症状』☞292頁参照）．

4 歩行失行

両側の前頭葉機能障害により，麻痺や感覚障害，運動失調などでは説明できない歩行の異常が現れることがある．足が地面に吸着したように歩を踏み出すことが困難で，摺り足様の歩行が特徴である．一見パーキンソン歩行に類似するが，足が床面から離れると足の動作が改善する特徴がある．手の把握反射や本態性把握，抵抗症（Gegenhalten），保続，発動性低下など他の前頭葉症状を伴っており，歩行の障害も足に現れた把握反射や本態性把握などの要素的運動障害によるものと考えられている．

5 開眼失行，閉眼失行

生活場面では自然な眼瞼の開閉がみられるが，口頭命令や模倣によって意図的に眼瞼を開閉しようとすると，開眼あるいは閉眼が困難となる症状である．患者はしばしば指で眼瞼を開閉したり，頭頸部の筋の運動によって眼瞼の開閉を補おうとする．

多くは両側の核上性麻痺や運動持続困難などの要素的な運動障害によるものと考えられている．

8) 情動の障害

　情動の障害を高次脳機能障害に含めるのか，については議論が分かれる．しかし，行政上使用される「高次脳機能障害」の症状には社会的行動障害も含まれる．そして，社会的行動障害の基盤には情動の障害があることが多い．他の神経心理学的症状と同様に，情動についても症候学的に説明することができる．
　情動の生物学的基盤は，大脳辺縁系（図Ⅳ-26）を中心とした脳の働きや状態の変化である．自身の生命やその存続が脅かされる場合に，辺縁系を中心とした脳における活動が生じ，不安や恐怖，怒りが発生し，交感神経系が緊張し，自身を保存する戦闘や攻撃，あるいは逃避行動の準備がなされる．逆に，喜びや安心の情動は，交感神経系を鎮静させる．また，相手の情動を察知することが，集団社会生活の中で自身を守るために必要であ

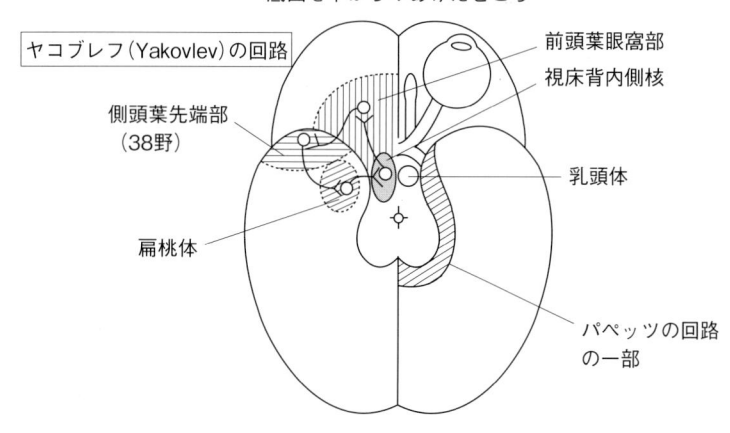

図Ⅳ-26　辺縁系の2つの回路

〔先﨑　章，他：器質性脳損傷後の情動障害．千野直一，他（編）：リハビリテーションMOOK 4．高次脳機能障害とリハビリテーション，p57，金原出版，2001より改変引用〕

る．すなわち情動やその認知は，系統発生的に，個体や種族の保存のために発達してきた．

人間社会では生のままで情動を表出することは，社会規範や文化により制限されている．また，相手の情動を理解できないことで，社会的・文化的に疎外される．そして，情動そのままを，行動を伴ってあからさまに表出しないように，さらにいえば，環境に合わせて適度に表出するように，抑圧や調節についての学習を，幼少時から積み上げていく．相手の情動の認知，理解，受容の面についても同様である．辺縁系の損傷によって，発生系統的に積み上げてきた種としての情動システムの構造と，個人が学習で積み上げてきた情動システムの働きの両方が損なわれる．

神経心理学的に情動の問題を取り上げる場合，(1)情動の不安定性とそれに基づく行動障害，(2)情動を適切に表出することができないこと(情動の表出・表現の障害)，(3)他人の情動的な信号を理解することができないこと(情動の認知・受容・理解の障害)，(4)情動が行動や意思決定の際に適切な関与をしないこと(情動による行動の制御・促進の障害)，に分けて考えると理解しやすい．

A 情動の不安定さとそれに基づく行動障害

1 前頭葉性の抑制障害（攻撃的行動を抑制する閾値が低下している）

前頭前野腹内側面(眼窩面)の損傷により，情緒障害，攻撃性亢進が出現する．外側眼窩前頭回路(図Ⅳ-27)の不全で，気分の急激な変動や欲求の変化を，周囲の状況や社会規範に合わせて制御することができない．情動を誘発する刺激があり，いらいらした気分が生じると，抑制することができないまま，過剰な感情的反応や攻撃的行動に移行しエスカレートし，病的な過剰興奮，攻撃行動に至る(辺縁系の抑制障害)(『11』前頭葉症状』☞287頁参照)．

2 側頭葉内側部関連の間欠的・挿話性障害

辺縁系を含む側頭葉内側部にダメージを受けた例(脳損傷に伴う脳循環不全やヘルペス脳炎後遺症など)で，誘因なく突然，激しい情動興奮，破壊行動が生じることがある．誘因なく攻撃となる，対象者もなく起こる点で，前述の前頭葉性の抑制障害による攻撃性亢進と区別される．発作様に生じるため，側頭葉内側部の電気生理的異常との関連が示唆される．

治療としては，上述の両病態とも，カルバマゼピン，バルプロ酸ナトリウムなどの抗痙攣薬や，炭酸リチウムあるいはハロペリドールなどの向精神薬を投与する．

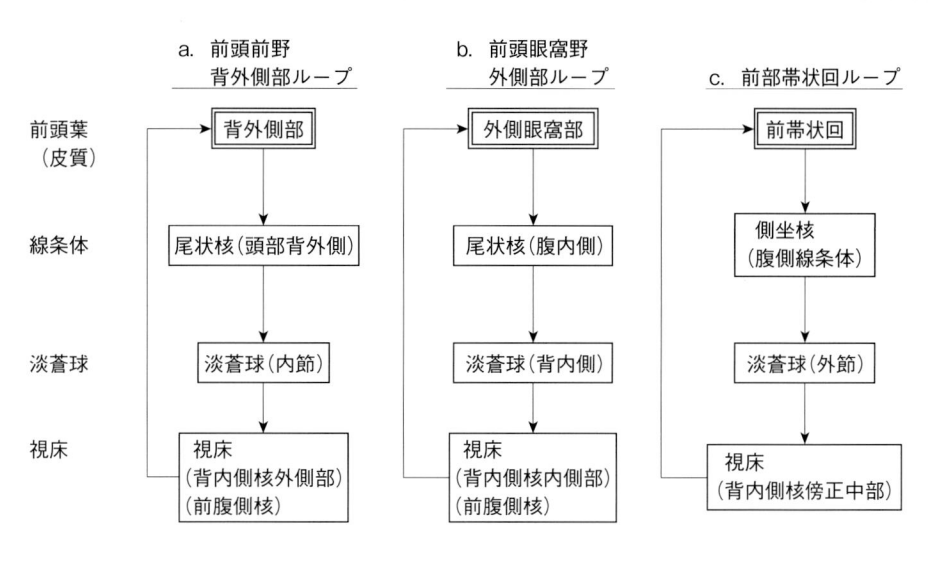

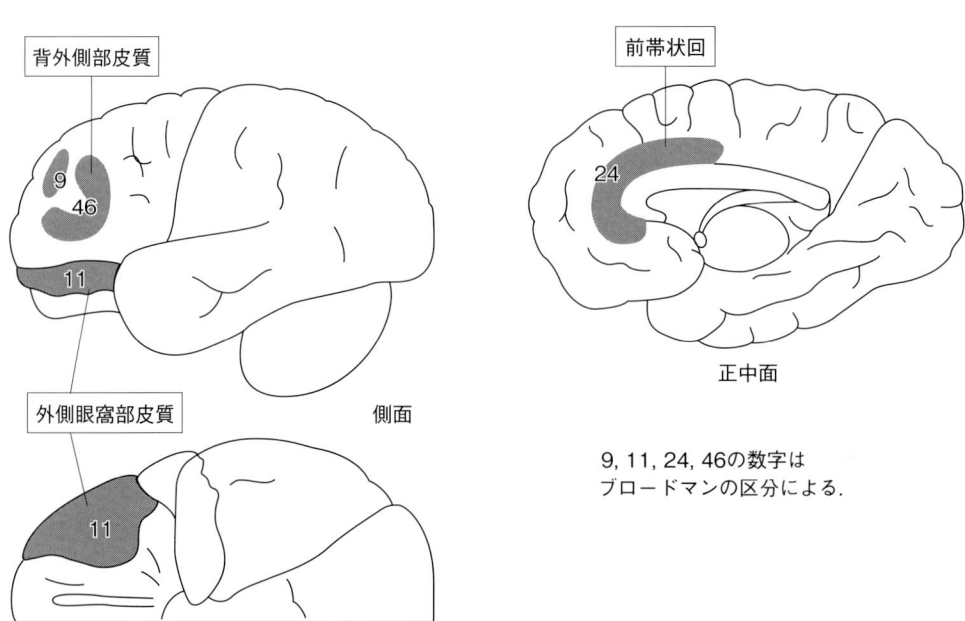

8) 情動の障害 / A 情動の不安定さとそれに基づく行動障害　273

a. 前頭前野　　　　　b. 前頭眼窩野　　　　c. 前部帯状回ループ
　 背外側部ループ　　　 外側部ループ

前頭葉（皮質）：背外側部 → 外側眼窩部 → 前帯状回
線条体：尾状核（頭部背外側）／尾状核（腹内側）／側坐核（腹側線条体）
淡蒼球：淡蒼球（内節）／淡蒼球（背内側）／淡蒼球（外節）
視床：視床（背内側核外側部）（前腹側核）／視床（背内側核内側部）（前腹側核）／視床（背内側核傍正中部）

背外側部皮質　9，46
外側眼窩部皮質　11
前帯状回　24

側面
底面を下からみたところ（側頭葉先端部を取り除いてある）
正中面

9, 11, 24, 46の数字はブロードマンの区分による．

図Ⅳ-27　前頭葉-皮質下回路
〔先﨑　章，他：器質性脳損傷後の情動障害．千野直一，他（編）：リハビリテーションMOOK 4．高次脳機能障害とリハビリテーション，p58，金原出版，2001より改変引用〕

B 情動の適切な表出・表現の障害

1 情動表出の低下（右半球損傷によるもの）

　右半球損傷者では情動の表出に障害がある場合がある．特に右側頭・頭頂部の損傷では，声の抑揚によって感情を表現することが不得手である．また，右半球損傷者では，言語の抑揚や顔の表情を利用して，感情を適切に表現できない場合がある．この表出の障害は，感情の抑揚，プロソディの理解に障害がなくても，しばしば認められる．

2 無気力・発動性低下

a 前頭葉関連

　前頭葉損傷由来の無気力，発動性の低下や無感情の中で，最も著明なものは，前部帯状回ループ（図Ⅳ-27）を含む，前頭葉内側面の損傷によるものである．前部帯状回は，辺縁系の構成物であり，高次の行動の発動や開始に関与している．葛藤状況の監視や行動の選択機能に関連が深い．この部位の両側の重篤な損傷では無動（akinesia）が生じる．
　それ以外の前頭葉障害，すなわち前頭前野背外側部の障害（図Ⅳ-27）でも，遂行機能の低下，あるいはワーキングメモリの障害により，結果として無気力がみられる．また，前頭前野腹内側面（眼窩部）の障害でも，辺縁系の情動が適切に喚起されず，結果として無気力がみられる．

b 視床関連

　視床は，辺縁系を含む脳各部位と密接に連絡していて，大脳皮質が担う機能のすべてに深く関与している．両側性の視床傍正中動脈の閉塞による視床背内側部を含む損傷にて，情動活動，発動性の低下が生じる．

c 基底核関連

　尾状核，被殻，淡蒼球の部位の脳卒中患者の1割以上に無気力が認められ，特に尾状核損傷者や両側性に基底核が損傷された場合にはその出現頻度は高くなる．また，パーキンソン（Parkinson）病では発動性低下，情動表出の低下も知られている．中脳辺縁系ドパミン作動系の障害や，基底核と前頭葉を結ぶ回路の障害が生じ，情動を表出する機能の低下と，情動活動自体の低下の両方が生じる．治療としては，脳内ドパミン作動薬や中枢刺激剤を投与する．

3 過剰な情動の表出（感情失禁，病的泣き笑い）

　脳卒中の2割には感情失禁・病的泣き笑いがみられる．辺縁系自体の異常（脳炎後遺症などの場合）により，あるいは辺縁系に投射する神経回路の異常（脳卒中，脳外傷などの場合）により，辺縁系回路の興奮を抑制・安定させることに障害をきたしている場合にみられる．

4 体験と情動との乖離

　情動のみが独立して生じる状態として，側頭葉てんかん患者にみられる既視感がある．懐かしいという情動が，そこに付随するべき過去の体験の

記憶の想起なしに生じる．この時，辺縁系を含む側頭葉の興奮が生じている．

一方，その逆の状態として，既存の体験に情動的な反応が伴わない，すなわち辺縁系の興奮が伴わない現象がある．未視感や離人感がこれにあたる．

C 情動の認知・受容・理解の障害

1 右半球関連

右半球損傷者においては，話された文章の内容を理解できるが，声の抑揚に込められる感情については理解できないという，情動についての認知の障害がみられることがある．これは，左半球障害にて全失語になっても，感情の抑揚やプロソディの理解は保たれうることと対照的である．さらに右半球損傷者では，相手の顔の表情から，感情の抑揚，情動を理解することが障害されていることがある．

2 扁桃体関連

扁桃体の損傷（側頭葉内側部損傷）によって，恐怖を中心とした，他人の顔の表情の意味を認知することができなくなる．また，相手の視線の向きの識別に難が生じ，顔を通した情動，特に相手の怒り，すなわち相手が自分に対して表情を通してマイナスの信号を送っていることが読めない．他人の言外にある意味が理解できず，字面どおりに理解する．

また扁桃体は，個体が自身を守るために特に回避すべき刺激，例えば他人の恐怖の表情などに特異的に反応し，その記憶を強化して回避の条件づけを獲得させる働きがある．すなわち，適切な行動のパターンを学習，記憶するにあたって，情動を伴わせ記憶を増強させる作用がある．

扁桃体の損傷（側頭葉内側部損傷）により，情動による強化作用を利用して，適切な行動をとるという学習を積み上げていくことが，できなくなることが知られている．

D 情動による行動の制御・促進の障害

前頭前野腹内側面（眼窩部）の損傷により，過去の情動的体験から，現在や未来の状況を判断したり推論したりすることが障害される．行動や意思決定に際して，罪や不安，危惧といった，辺縁系からの情動の情報を，うまくいかすことができない．すなわち，前頭葉の損傷によって，現在体験されていることや将来の帰結についてのイメージに，情動的な信号を伴わせることができない．喜

び，達成感，快といった，意思決定や行動を促進させる情動的な脳の信号を，自分の行動に結び付けて，社会通念上有用に利用することができない．

E 情動障害の認知・心理療法

　脳損傷に由来する情動障害には，以上のようにさまざまなものがある．その中で，欲求不満耐性の低下，怒り，衝動性，無気力，さらには，社会的に不適切なふるまいを平気でしてしまう，自己の行為が他人にどう影響するかの配慮の欠如，気づきのなさ，などは社会適応度や職業技能レベルを低くする．それらの低下が，さらに自尊心を低め，抑うつや不安，不満に結びつき，不適応行動や情動の障害の出現をますます助長する，という悪循環となる．心理的な介入を行いこの悪循環を断ち切り，社会的・文化的に，より現実的・適応的な行動をとれるように，それが同時に本人によっても快適と感じられるように援助することが治療には必要である．その技法は一般の非脳損傷者に対する心理療法を応用したものである．一般の心理療法は，① 精神分析的なもの，②（認知）行動療法的なもの，③ クライエント中心療法的なもの，に分けられる．脳損傷者においても，①〜③各種モデルを組み合わせて対応する．

　ただし，個人的な洞察と行動的な戦略(strategy)の技能習得の両方が必要である．そのため，(認知)行動療法的な視点は欠かせない．行動療法の治療技法を，社会や日常生活での問題に的をしぼり有効に組み合わせ，実用的なパッケージとした生活技能訓練(social skills training；SST)は，脳損傷者の認知・行動の修正に利用されている．また，自己の障害についての知識や感情の面も含めて心の統合をはかり，制限つきの生活を受け入れられるように援助し，社会復帰をはかることを，構造化した治療環境(治療共同体)を利用して行う包括的・全人的アプローチも効果的である．

◆参考図書
1) Borod JC(ed)：The neuropsychology of emotion. Oxford University Press, New York, 2000

9）記憶障害

本項では，臨床場面で用いることの多い記憶ならびに記憶障害に関する用語の解説に重点をおいた．また，日常臨床で遭遇することの多い健忘症候群の病態，病変部位についても言及した．

A 記憶の分類

1 記憶過程による区分

記憶は，新しい情報の取り込み(registration, encoding)，取り込んだ情報の保存(retention, store)，保存された情報の再生(recall, retrieval)といった3段階のプロセスを含む認知過程である．

2 時間区分による分類

臨床場面では，情報の取り込み(記銘)から再生までの保持時間によって，即時記憶(immediate memory)，近時記憶(recent memory)，遠隔記憶(remote memory)という分類がよく用いられる（☞197頁，図Ⅳ-4参照）．すなわち，即時記憶とは，数字の順唱などで検査される，干渉が入らない，時間的にいえばせいぜい数十秒後までの記憶で，容量も限られている．これが障害されている場合は，意識レベルに問題がある状態，注意力や集中力の障害あるいは痴呆(認知症)のような広汎な脳障害の存在などが疑われる．近時記憶とは，即時記憶よりも長い間(数分から数十日)保持されている記憶，新しい情報の獲得いわゆる学習能力に相当する．即時記憶と異なりいったん脳裡から消えて再び想起される．例えば，「昨夜の夕食の内容」に関する記憶で，通常はそのうち忘れてしまう．臨床例では，最も障害されやすい記憶である．遠隔記憶とは，数か月から何十年にもわたる記憶である．例えば，「10年前に初めて行ったデートの思い出」といった何度も繰り返し思い出しているような記憶で壊れにくい．

なお，即時記憶は認知心理学で用いられる短期記憶にほぼ相当し，近時記憶と遠隔記憶はともに長期記憶に含まれる．これらはいずれも過去の事象に関する記憶であるが，未来の自己の行為に関する予定の記憶は展望記憶と呼ばれている．展望記憶は，「次の休憩時間に彼女に電話をかけて食事に誘ってみよう」といった記憶である．

最近注目されている作動記憶(ワーキングメモリ，working memory)は，短期記憶から発展した概念で，情報の保持機能を有するだけでなく，認知的処理にも関与するシステムである．例えば，「アドレス帳から電話番号を一時的に覚えておいて(これだけであれば短期記憶)，電話をかける」といった，日常生活でしばしば使われている記憶である．

発症後に新しい記憶の書き込みに障害をきたす現象は前向性健忘(anterograde amnesia)，発症

以前の記憶の取り出しに障害をきたす現象を逆向性健忘(retrograde amnesia)と呼ぶが，これらは疾患の発症時点を起点とした分類である．一方，上述の即時記憶，近時記憶，遠隔記憶の分類は，現在を起点とした区分である．

3 記憶内容による分類

スクワイヤー(Squire)の記憶の分類(Ⅳ章.2『高次脳機能障害の発生メカニズムと種類』☞198頁，図Ⅳ-5参照)は，長期記憶の機能を脳の構造と対応させている点で重要である．記憶を大きく，言語化やイメージ化が可能な陳述記憶(declarative memory)とそれができない非陳述記憶(non-declarative memory)に分類している．

陳述記憶はさらにタルビング(Tulving)が区分したエピソード記憶(episodic memory)と意味記憶(semantic memory)に分けられる．エピソード記憶とは，ある特定の時間・空間に起こった個人の生活史や社会的出来事の記憶であり，しばしば感情を伴っている．意味記憶とは，いわゆる知識に相当し思考の素材となるもので，辞書のようなものである．通常，健忘症候群では，エピソード記憶が重篤に障害され，以前から獲得されていた意味記憶は障害されない．

非陳述記憶には手続き記憶(procedural memory)やプライミング効果(priming)などが含まれる．手続き記憶とは，意識には上らないが反復により次第に習熟する技能(skill)である．長年乗っていなかった自転車に，久しぶりに乗ってみると案外うまく乗れたといった，いわゆる体で覚えた記憶である．プライミング効果とは，以前に体験した刺激が再度出現した際に，その知覚的同定が促進される効果である．ただし，その同定の際には，先行刺激の想起意識を伴わない場合に限る．

B 健忘症候群(病変による分類)

エピソード記憶の障害は，大脳辺縁系のいくつかの部位の障害で生じることが明らかになっている．大脳辺縁系には，記憶の回路とされているパペッツ(Papez)の回路(海馬→脳弓→乳頭体→視床前核→帯状回→海馬)とヤコブレフ(Yakovlev)の回路(扁桃体→視床背内側核→前頭葉眼窩皮質→鉤状束→側頭葉皮質前部→扁桃体)が存在する(図Ⅳ-28)．中でも，側頭葉内側部，乳頭体・視床を中心とする間脳，前脳基底部が代表的な部位である．これらの部位の障害で生じる健忘は，おおむね共通の特徴を有する．すなわち，重篤なエピソード記憶の障害を呈するが，意味記憶，手続き記憶，プライミング効果は保たれている．

1 側頭葉性健忘

側頭葉性健忘(medial temporal lobe amnesia)は，ヘルペス脳炎などのウイルス性疾患，後大脳動脈閉塞のような脳血管障害，一酸化炭素中毒などでみられる．

後述のコルサコフ(Korsakov)症候群と異なり，作話や見当識障害を伴わず，純粋健忘症候群と呼ばれることもある．記憶障害に対する，病識が保たれていることも多い．左(優位)半球病巣と言語性記憶障害，右(劣位)半球と非言語性記憶障害との対応が比較的鮮明に示される場合もある．側頭

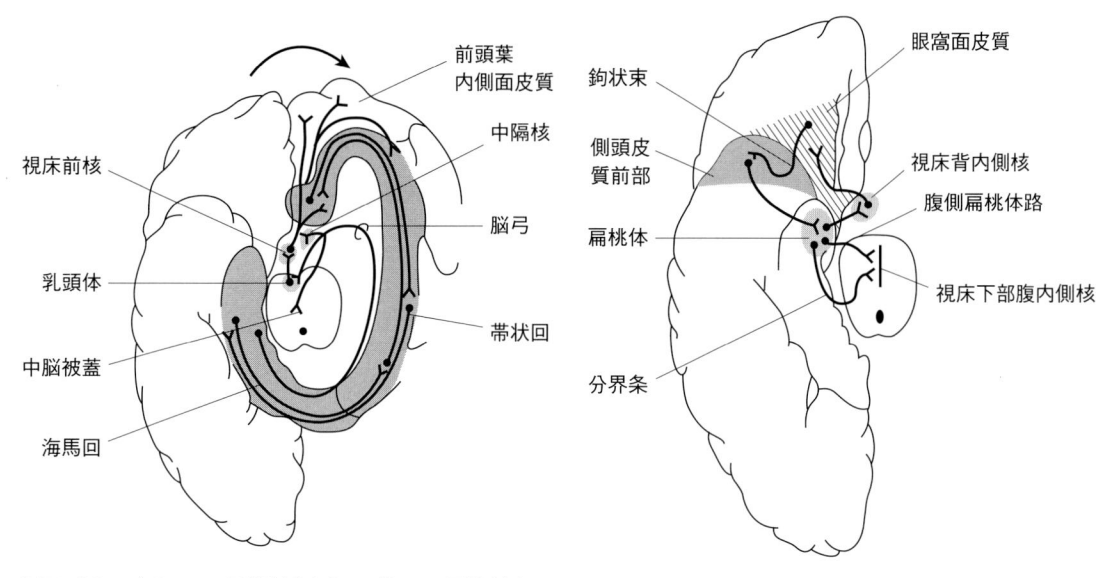

図IV-28 パペッツの回路(左)とヤコブレフの回路(右)
(Livingston KE, et al : Anatomical bias of the limbic system concept ; A proposed reorientation. Arch Neurol 24 : 17-21, 1971より改変引用)

葉内側部の障害による健忘の特徴の1つは，重篤な前向性健忘に比べて逆向性健忘が比較的短い点である．長くても数年以内で，逆向性健忘をほとんど伴わない場合もある．側頭葉外側部も同時に障害されることの多いヘルペス脳炎例では，逆向性健忘が10〜20年に及ぶこともある．

典型的なアルツハイマー(Alzheimer)病の初期像も側頭葉性健忘の特徴とほぼ同じである．病初期には，側頭葉内側部の選択的な血流の低下が認められる．ただし，発症が潜行性で記憶障害が緩徐に進行する点から，血管障害や脳炎による側頭葉性健忘とは鑑別可能である．初期には記憶障害に対して病感を有していることもあるが，痴呆の進行とともに失われる．

2 コルサコフ症候群

コルサコフ症候群は，Korsakow(1890)により記載された多発神経炎に伴う多彩な精神神経障害である．ビタミンB_1の欠乏による代謝性脳症であるウェルニッケ(Wernicke)脳症後に生じることが多いため，ウェルニッケ・コルサコフ症候群と呼ばれることもあるが，主要な原因であるアルコール依存症による場合(アルコールコルサコフ症候群)でも，ウェルニッケ脳症を伴わないことがある．また，非アルコール性のコルサコフ症候群もまれならず存在する．責任病巣としては，乳頭体と視床背内側核が，重要視されてきた．

臨床症状としては，強い健忘に加え，見当識障害，作話，病態に対する洞察の欠如や，人格変化などを合併する．これらの症状は前頭葉との関連が指摘されている．前向性健忘は，事実や項目の記憶に比較して，付随する時間や場所などの情報や，情報源についての情報などの，文脈的記憶がより重篤に障害されることが示唆されている．逆向健性忘は，長期にわたり，かつ発症時点に近い記憶ほど障害を受け，遠い記憶ほど保たれるという時間的勾配(temporal gradient)が顕著である．

3 視床性健忘

視床性健忘(thalamic amnesia)はコルサコフ症

候群と合わせて，間脳性健忘(diencephalic amnesia)と呼ばれることもある．視床に限局した脳血管障害や脳腫瘍例で出現する．特に，虚血性疾患によるものが一般的である．視床極動脈梗塞は通常一側性で，記憶障害，実行(遂行)機能の障害，意欲の障害を呈するが，神経学的異常はまったく伴わない．傍正中視床動脈領域梗塞はしばしば両側性で，さまざまな程度の意識障害と，多くの場合，瞳孔の異常や垂直性眼球運動障害あるいは動眼神経麻痺を伴って発症する．意識障害の改善に伴って，記憶障害，言語障害，前頭葉症候群が明らかとなる．内髄板近傍で前述の記憶に関与する2つの回路，すなわち，パペッツの回路とヤコブレフの回路が極めて接近しているので，これら2つの系が同時に障害されることにより重篤な健忘が生じるという考え方もある．

視床の一側性限局病巣では，前向性健忘のみでほとんど逆向性健忘を伴わないこともあり，特に右側損傷の場合は健忘の程度も軽い．記憶障害の特徴は，一般には上記の側頭葉性健忘と変わらないとされているが，不明の点も多い．

4 前脳基底部性健忘

前脳基底部は前頭葉底部後方に位置し，中隔核，ブローカ(Broca)対角帯，無名質〔マイネルト(Meynert)基底核〕などが含まれ，コリン作動性ニューロンが存在している．アルツハイマー病において，これらのニューロンの変性が見い出されてから，コリン作動性ニューロンの変性が前脳基底部性健忘(basal forebrain amnesia)の中心的な役割を果たしているのではないかと考えられている．この部位の障害は，前大脳動脈瘤や前交通動脈瘤の破裂により，または動脈瘤手術後に起こることが多い．

臨床像は，見当識障害，前向性健忘，逆向性健忘のほか，しばしば顕著な作話を認めるためコルサコフ症候群と似ているが，「個別的な情報は覚えられるが，それらを関連のある事柄としては想起できない．覚えたことの時間的配列ができない」といった点で，コルサコフ症候群とは異なるという考え方もある．また，集中力の低下，自発性の低下や衝動性などの人格変化を伴うことも多く，リハビリテーションや社会復帰に支障をきたすことも多い．

C おわりに

記憶は，人間のあらゆる日常生活活動において，基盤となる高次脳機能である．したがって，記憶障害そのもののリハビリテーションを実施する場合のみならず，失語などそのほかの高次脳機能障害のリハビリテーションの際にも，記憶障害の有無をチェックし，記憶障害を伴う場合はその病態を正確に把握することが，極めて重要である．

◆参考図書

1) 浅井昌弘，鹿島晴雄(編)：臨床精神医学講座 S2，記憶の臨床．中山書店，1999
2) 山鳥 重：記憶の神経心理学．医学書院，2002
3) 酒田英夫：記憶は脳のどこにあるか．岩波書店，1987
4) 柴崎 浩，田川晧一，湯浅龍彦(編)：ダイナミック神経診断学．西村書店，2001

10）離断症候群

A 離断症候群とは何か

「離断症候群(disconnection syndrome)」とは，ある精神症状(失語，失行，失認など)を，大脳皮質内にある特定の機能領域と機能領域との連絡が離断された結果として説明しようとする仮説であり，ゲシュヴィン(Geshwind, 1965)による長大な論文「Disconnexion syndromes in animals and man」において提唱されたものである．ゲシュヴィンは離断される神経線維として，1つの大脳半球内にとどまる連合路(連合線維)，または2つの大脳半球をつなぐ連絡路(交連線維)と定義し，失語，失行，失認などさまざまな症状に対して離断症候群としての説明を試みた．

このように離断症候群は，一般的な症状の集合体としての「症候群」，例えば「頭頂葉症候群」といった場合の「症候群」とは異なり，ある症状の説明概念であり，離断学説ともいわれることをまず確認しておきたい．

ゲシュヴィン自身が述べているように，2つの特定領域間の「離断」によってある精神症状を説明しようとする考え方は，歴史的には初めて提唱されたものではなく，すでにウェルニッケ(Wernicke)，デジュリーヌ(Dejerine)，リープマン(Liepmann)などの古典的連合論を担う神経学者らによって論じられていた．その後，局在論から，ゴルトシュタイン(Goldstein)に代表される全体論へと変化する中で，一度は否定された理論であったが，1960年代におけるスペリー(Sperry)による分離脳の業績などとあいまって，ゲシュヴィンにより，過去の症例および自験例の詳細な検討，分析のもとに再提唱されたものである．

離断学説は，ある意味わかりやすい理論ともいわれ，上述のごとく，ある領域とある領域の連絡が離断するという論法で，さまざまな症状を説明しようとする．しかし，その適応によっては批判的な意見も多くみられる．交連線維の離断(半球間離断)は「脳梁離断症候群」といわれ，特に完全型の「大脳半球離断症候群」については比較的説得力があるが，連合線維離断(半球内離断)については，離断理論のみでは十分な説明は成立しがたい場合が多い．

本項では以上の経緯も踏まえ，離断症候群として説明されている代表的な症状として，純粋失読，伝導失語，失行につき，批判点なども合わせて概説し，最後に脳梁離断症候群についても触れる．

B 純粋失読

1 純粋失読とは

　自発話，復唱，言語理解など聴覚性の理解，書字能力は保たれ，失読のみ生じる場合を，純粋失読（pure alexia）という（ちなみに「純粋」の意味は失書を伴わないという意味で使われ，いかなる随伴症状もないという意味ではない）．簡単に言い換えると，純粋失読とは失語や失書がない（話せて書ける）にもかかわらず，読めないという状態をさす．特に書けるが読めないという状態は，健康正常な場合と反し特徴的で，患者は自分の書いた文字でも後で読むことができない．ただし書字に関しては，日本人の場合には，仮名は正常の場合が多いが，軽度の漢字における書字障害を伴うことが多い．また失読に関しては，文字をなぞると読める，なぞり読み（schreibendes Lesen）が可能なことが特徴である．

　他の随伴症状としては，まず右同名半盲が最も多く，次いで色彩失認が多い．また視覚失認が一過性に出現する場合が多く，同時失認，視空間失認，健忘失語，構成失行，失算がみられることも少なくない（『(4)失読，失書』☞247頁参照）．

2 離断症候群による純粋失読の説明

　ゲシュヴィンは1965年の論文中でデジュリーヌ（1891，1892）の2症例を詳細に再検討し，脳梁離断症候群としての最初の症例としている．要約すると，第1例（1891）は，顕著な失語的障害がない中で，失書を伴った失読の臨床像を呈し，話すことはできるのに，読むことも書くこともできなかった．この患者の障害部位が角回を含んでいたことより，デジュリーヌは角回を言語の視覚記憶中枢と考えた．第2例（1892）では，失書を伴わない純粋失読の症状を呈し，書くことはできるのに，読むことができなかったが，左後頭葉の皮質と脳梁膨大部の梗塞が明らかにされた．デジュリーヌは脳梁膨大部の損傷による影響をあまり強調せず，左視覚領域と同側の角回との連絡が損傷され純粋失読が生じるとした．

　一方，ゲシュヴィンは，デジュリーヌの症例につきバスチアン（Bastian，1897）の説を取り入れ次のように純粋失読を説明している（図Ⅳ-29）．

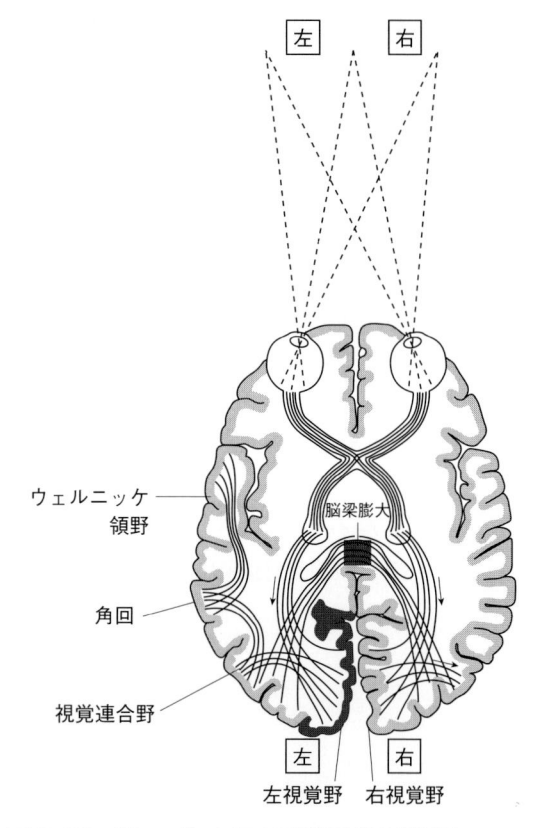

図Ⅳ-29　ゲシュヴィンによる純粋失読の説明図
（Geshwind N：Language and the brain. Scientific American 226：76-83, 1972 より抜粋）

左後頭葉の左視覚野障害により右同名半盲が生じ，視覚情報は左視野からのみとなる．この視覚情報は右半球の右視覚野に到達するが，脳梁膨大部損傷により，左半球の言語野（ウェルニッケ領野）に到達しないために，言語化されず，純粋失読が生じる．すなわち，視覚−言語離断症候群（visual−verbal disconnection syndrome）である．色彩失認が合併しやすいのは，色彩は文字と類似しており，視覚−言語離断による色彩呼称障害として説明される．一方，物品呼称や数字の読みが保たれていることが多いが，これらの連絡線維が脳梁のより広い部分あるいは別の経路を通るため，視覚−言語離断となっても，影響を受けにくいためであるとされる．

以上のように，純粋失読は，離断学説により比較的うまく説明されている症状である．しかし，色彩失認の説明や物品呼称や数字の読みに対する説明は場当たり的であり，また，純粋失読では，個々の文字は読めるのに単語が読めない（letter−by−letter reading）ことが多いが，このような失読以外の症状説明に対しては不十分であるという批判もある．

C 伝導失語

1 伝導失語とは

伝導失語（conduction aphasia）とは，復唱の障害が目だつが，全体的には失語としては軽度で，会話も成立する失語型をいう．発語は流暢で，構音障害や失文法は認められないが，言い間違え，音韻を探すといった，音韻性錯語が特徴的であり，意味性錯語より多くみられ，目標語の音節数が多いほど誤答が増加し，錯語が著しくなる．一方，言語理解は，聴覚的な言語理解，文字理解ともに比較的良好である．書字は仮名に目だつ字性錯書がみられる．また読みでも字性錯読がみられやすく仮名で目だつ．

随伴症状としては，口部顔面失行と観念運動失行がみられることが多く，ゲルストマン（Gerstmann）症候群（手指失認，左右失認，失書，失算）や構成失行などの頭頂葉症候群がみられることも少なくない（『3）失語』☞240頁参照）．

2 離断症候群による伝導失語の説明

ウェルニッケ（1874）は，離断学説（離断症候群）の最初の提唱者といわれ，ゲシュヴィンはウェルニッケ（1906）の結論とほぼ同じ考え方で伝導失語を説明した．すなわち運動言語中枢（ブローカ領野）と感覚言語中枢（ウェルニッケ領野）はともに健全で，この2つの領野を連絡する線維である，弓状束による損傷で伝導失語が生じると考えた．ウェルニッケ領野は健全であるため，言語の理解は保たれる．またブローカ領野も健全であるため，言葉は流暢である．しかし言われた言葉を復唱することはできないはずである．

病変部位としては，弓状束を含む左縁上回を中心とする左頭頂葉下部から左側頭葉上部が重要視される．またウェルニッケ領野自体が障害された場合に，ウェルニッケ失語の回復過程において伝導失語が生じることが多い．この場合，言語理解

を右側頭葉で代償しているため，右側頭葉からウェルニッケ領野，弓状束，ブローカ領野の経路が離断したためであると説明される〔クライスト(Kleist)〕．

しかし，音韻性錯語が，意味性錯語よりもなぜ多いのかが，離断学説では説明できないという指摘がある．また近年では，SPECTやPETを用いた脳循環代謝による責任病巣の検討もなされ，離断学説から予測されるようなブローカ領野とウェルニッケ領野で脳循環が保たれ，弓状束付近で限局性に低下しているといった，所見は得られないという報告もある．

D 左手の失行

失行(apraxia)とは，麻痺など運動器官に異常がないのに，目的に沿って運動を遂行できない状態であり，観念運動失行(ideomotor apraxia)とは習慣的な行為が言語命令や模倣に対して行えないことをさす．観念運動失行の病巣は一般に左頭頂葉が重視されているが，脳梁の損傷時にも左手の観念運動失行が生じ，脳梁失行とも呼ばれる．ゲシュヴィンとカプランは1962年に症例P.J.Kを記載しその症状に，離断学説を適応した．P.J.Kでは，左手の観念運動失行，左手の失書，左手の触覚性呼称障害が認められ，模倣や道具の使用は障害されていない．剖検によると，P.J.Kでは脳梁の前4/5にわたる障害が認められた．ゲシュヴィンはリープマンがすでに示していた離断の考えを踏まえ，この症例の示した左手の失行症状を離断症候群として以下のように説明した(図IV-30)．

口頭命令はウェルニッケ領野から左弓状束を経て，左運動連合野(運動前野)へ達し，さらに左運動野(中心前回)から反対側の右上下肢に伝わる，または脳梁から右運動連合野，右運動野，左上下肢に伝わる．脳梁膨大部の損傷では右上下肢への命令系統は保たれ，したがって，左のみの失行が生じる．理論的には，図経路のいずれが障害されても観念運動失行が生じ，例えば，左白質を含む頭頂葉の病変では，弓状束による経路が障害されるため失行となる．

症例P.J.Kでは，左手の口頭命令が困難であったが，模倣や物品使用は可能であった．しかし，実際の脳梁観念運動失行では模倣や物品の使用も障害される場合が多く，離断のみではこの症状を説明しきれない．ゲシュヴィンは模倣が障害される理由として，運動においても左半球の方が優位であり，右半球における視覚運動系は左に比べて劣性であることによると説明している(『7)失行』☞264頁参照)．

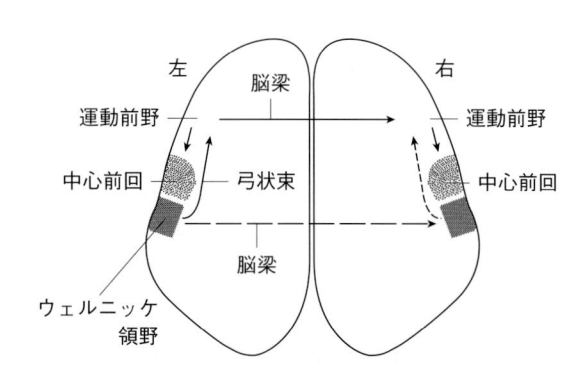

図IV-30 ゲシュヴィンによる失行の説明図
(Geshwind N : The apraxias : neural mechanisms of disorders of learned movements. Am Sci 63 : 188-195, 1975より抜粋)

E 脳梁離断症候群

　交連線維には，脳梁，前交連，脳弓交連があり，これらの離断による症状を広く総称して脳梁離断症候群と呼ぶ．特に交連線維のすべてが離断された完全型を「大脳半球離断症候群」と呼び，左半球と右半球が完全に離断されるため，離断による症状説明に説得性があるとされる．大脳半球離断症候群にみられる主な症状は，右利きの場合，表IV-12のようにまとめられる．以下主な項目について簡単に説明する．

1 左側にみられる障害

a 左側の感覚情報に対する言語化の障害

1）左手の触覚性呼称障害
　前項の症例P.J.Kでみられた症状．左手から右半球へ入力された触覚性の感覚情報が反対側の左半球へ伝達されないために，情報が言語に置き換えられず，物品の呼称ができないためと説明される．以下，離断による説明方法としては，触覚が視覚や聴覚に変わるのみで，基本的に変わりはないため内容のみ補足する．

2）左視野の視覚性呼称障害あるいは失読
　左視野に呈示された物の呼称，あるいは単語の音読が困難になる．

3）dichotic listening test施行時の左耳に対する刺激語音の呼称障害
　異なる語音を左右の耳に同時に提示すると，左の耳に提示した語音のみ呼称できない．

b 左手の失行
　右手で正しく行える習慣的な行為が左手で行えない（『D．左手の失行』☞284頁参照）．

c 左手の失書
　書字に関する言語情報の左から右への伝達障害．

d 拮抗失行
　右手で意図的な動作を行おうとする時に，左手が不随意あるいは反対の動作を行ってしまうもの．脳梁全切断術後早期にみられることが多い．

2 右側にみられる障害

a 右手の構成失行
　構成行為に必要な視空間的機能が右半球に優位にあり，この視空間情報の右半球から左半球への伝達障害による．

表IV-12　脳梁離断症候群にみられる主な症状

1. 左側にみられる障害
    (1) 左側の感覚情報に対する言語化の障害
        ・左手の触覚性呼称障害
        ・左視野の視覚性呼称障害あるいは失読
        ・dichotic listening test施行時の左耳に対する刺激語音の呼称障害
    (2) 左手の失行
    (3) 左手の失書
    (4) 拮抗失行
2. 右側にみられる障害
    (1) 右手の構成失行
3. 左右側間にみられる障害
    (1) 視覚情報の異同に関する判断障害
    (2) 体性感覚情報の交叉性対応障害
    (3) 交叉性視覚（運動）失調

3 左右側間にみられる障害

a 視覚情報の異同に関する判断障害

左右視野別に与えられた刺激の異同がわからない．左右半球間での視覚情報の伝達障害による．

b 体性感覚情報の交叉性対応障害

立体覚情報の異同に関する判断障害では，左右の手で触れた物品の異同がわからない，触覚のみでは体側の手で同じ品物を選べない．このほかにも手指パターン，部位覚・触覚定位につき同様の交叉性対応障害が認められる．左右半球間で，これらの体性感覚情報が伝達されないため生じる．

c 交叉性視覚(運動)失調

一側の視野に呈示された対象物を同側の手指で捉えることは可能であるが，反対側の手指ではできない．視覚と手指の運動が正確に協調するには，視覚的位置情報が視野と反対側に伝達される必要があり，視覚的位置情報の左右半球間での伝達障害による．

◆参考図書
1) ゲシュビンド(河村十郎訳)：高次脳機能の基礎—動物と人間における離断症候群．新曜社，1984
2) 山鳥　重：神経心理学入門．医学書院，1985

11）前頭葉症状

　前頭葉は，認知的階層構造の中でより上位のレベルに位置づけられるシステムであり，注意，知覚，記憶，運動などのより要素的な認知機能を統合ないしは制御する機能を持っている．したがって，前頭葉損傷例では，注意，運動，言語，記憶，思考，情動など各領域にわたる障害が認められる．頭頂葉・後頭葉など，機能がある程度わかりやすい部分に比べると，前頭葉の機能は把握することが困難なことが多く，なおも謎に包まれている部分が多い．この理由としては，以下が挙げられる．

　① 機能が複雑で，脳の他の部位との関連を念頭において初めてその輪郭や機能的意味が明確になってくる場合が多い．

　② 前頭葉内での機能局在が明確でない．

　③ 前頭葉以外の病変あるいは通過症候群などの非特異的症状でも，前頭葉症状が出現する．

　以下，①の点に焦点を当てて述べたい．前頭葉の解剖を図IV-31に，また前頭前野をさらに3部位におおまかに分けたシェーマを図IV-32に示す．本項では，前頭葉とそのほかの皮質・皮質下領域との線維連絡に基づいて，i) 前頭葉-頭頂葉，ii) 前頭連合野-知覚連合野，iii) 前頭葉-辺縁系・網様賦活系，iv) 前頭葉-基底核系に分け，これらの機能系の障害という観点から前頭葉症候群を説明する．

A　運動・行為障害

　行為とは，意味を持った運動あるいは意思が制御している運動である．失行は行為障害の中核であり，取り上げられることも多いが，前頭葉損傷では，これと異なったタイプの行為障害が出現する．すなわち行為遂行の抑制に異常をきたしたと考えられる症状群である．これらの前頭葉性の行為障害には，前頭葉-頭頂葉の機能系が関与していると考えられており，また前頭葉内の局在としては前頭葉内側部の関与が報告されている．またこれらは，個体の環境に対する回避-関与平衡系の存在を仮定し，その平衡の破綻，つまり前頭葉損傷により頭頂葉が担う探索機能が脱抑制・解放されたというパラダイムで説明されることもある（逆に頭頂葉損傷による前頭葉機能の脱抑制で回避反応が出現すると説明される）．

　これらには，以下のようなものがある．

　(1) 把握反射 (grasp reflex)：手掌への動的な刺激に対して生じる常同的・反射的把握運動．

　(2) 本態性把握反応 (instinctive grasp reaction)：手掌への静的に刺激に対して生じるゆっくりとした把握運動であり，刺激を探索する反応が伴うこともある (groping)．目にとまった物を自己の意思とは無関係に手で追いこれを捉えようとする反応もある (visual groping)．

　(3) 他人の手徴候 (alien hand sign)：一側の手（病巣の対側）が，自己の意思とは無関係に不随意にあるまとまった動作を行ったり，あるいは物を取り扱う現象であり，しばしば反対側の手にそ

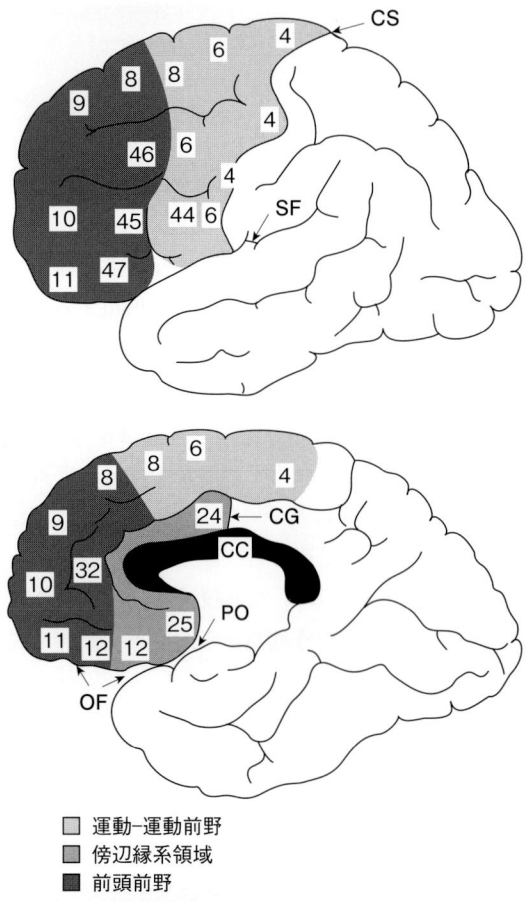

図Ⅳ-31 前頭葉の解剖
数字はブロードマンによる領野
CC. 脳梁, CG. 帯状回, CS. 中心溝, OF. 眼窩領域, PO. 嗅葉傍野, SF. シルヴィウス溝
(大東祥孝：Clinical Neuroscience 10：74-78, 1992より引用)

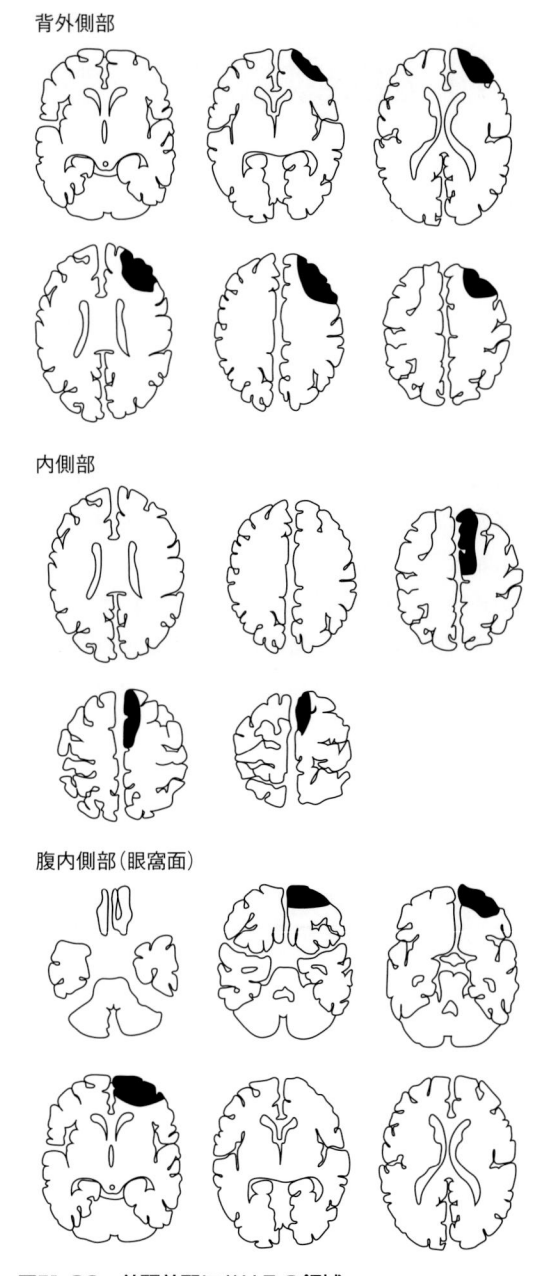

□ 運動-運動前野
■ 傍辺縁系領域
■ 前頭前野

図Ⅳ-32 前頭前野における3領域
(加藤元一郎，鹿島晴雄：神経心理学12：80-98, 1996より引用)

動きに対する制止行為がみられる．前頭葉内側面（補足運動野・帯状回前部）と脳梁膝部の損傷が関与している．右手にみられる「道具の強迫的使用」という現象は，この代表例とも考えられる．左手にみられる場合には，脳梁離断症候を伴うことが多い．

(4) 運動保続(motor perseveration)：単純な動作の反復的な繰り返し現象である．

(5) 反響現象：反響行為，反響言語，強迫的音読などがある．命令されないのに目前の検者の行為を模倣してしまう現象は，模倣行動(imitation behavior)といわれる．鏡像動作(mirror movement)とは，一方の手の動作を開始すると，他方の手がそれと鏡像的な動作をする現象をいう．

(6) 環境への依存性の亢進：利用行動(utilization behavior)や環境依存症候群(environmental

dependency syndrome)がある．周囲の状況に対して，自動的にある種の行為への意図が生じる病態であり，行為の反射的特徴が少ない．模倣行動をこれに含めることもある．

また，これらの脱抑制による症候とは別に，前頭葉損傷では，運動の開始困難や運動の維持困難（motor impersistence）などが出現する．

B 知性・思考障害

　知性・思考障害には，前頭連合野-知覚連合野の機能系が関与し，また前頭葉内の局在としては前頭前野背外側部との関連が深い．よく指摘されているように，前頭葉損傷例では，WAIS（Wechsler Adult Intelligence Scale）などの普通の知能検査では良好な成績を示すにもかかわらず，一定程度以上複雑な課題になるとその解決のプロセスにおいて保続的となって別のパラダイムへの変換が困難になったり，結果と課題の照合が十分でなくなったりして混乱に陥る場合がある．このような力動的知性障害を最も敏感に捉えられる検査の1つが，カード分類検査であるWCST（Wisconsin Card Sorting Test）である（図Ⅳ-34）．

　この障害は，遂行機能（executive function）の障害と関連が深い．遂行機能は目的を持った一連の行動を有効に行うのに必要な機能であり，有目的な行動が実際にどのように行われるかによって主に評価される．またこの機能は人が社会的，自立的，創造的な行動を行うのに非常に重要な機能とされている．

　遂行機能は，①目標の設定，②計画の立案，③目標に向かって計画を実際に行うこと，④効果的に行動を行うこと，という4つの機能的なクラスからなる．

　①の目標の設定には動機づけや意図が必要であり，②の計画の立案には，目標を行うためのいくつかの段階を考え，それらの評価および選択を行い，行動を導く枠組みを決定する能力が関与する．③の計画の実行には，一連の行動に含まれる各行為を順序よくまとまった形で開始し，維持し，変換し，中止する能力が必要とされる．④の効果的な行為には，常に目標を意識し，ま

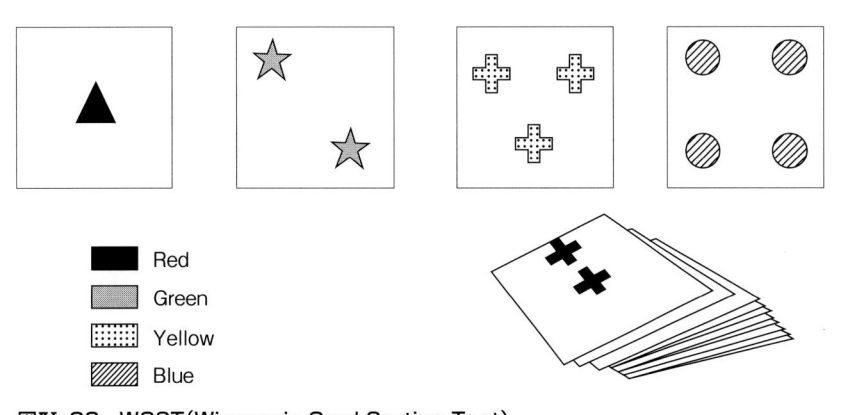

図Ⅳ-33　WCST（Wisconsin Card Sorting Test）
（加藤元一郎：精神科治療学4：541-545, 1989より引用）

た現在施行中の行為がどの程度目標に近づいているかを評価する能力が関与し，これらは目標に向かって効率的に行動を行うための自己監視能力，自己修正能力，自己意識能力，行動の調節能力ともいわれる．

C 人格情動障害

　前頭葉損傷によって生じる人格情動変化には，前頭葉-辺縁系の機能系の異常が関与しており，また前頭葉内の局在としては前頭前野腹内側面（眼窩面）の関与が指摘されている．腹内側部の損傷による情意統合の障害は，前頭前野背外側部の知性-思考障害と比較され，二分法的に考えられることが多い．前頭葉腹内側面の損傷により，通常の心理検査上は問題ないにもかかわらず，日常生活上では乱費，失職，対人関係障害など社会的な行動障害を呈するケースが存在する．こうした症例の場合，知識としては「常識」を失っているわけではないにもかかわらず，情動の制御が困難になっており，実際の状況においてその知識を自分の行動に適用できない．

D 発動性障害

　発動性障害には前頭葉-基底核，前頭葉-辺縁系の機能系など，複数の機能系が関与する．前頭葉内の局在としては前頭前野内側面（帯状回部など）の役割が重視されている．運動の減退や開始の遅延，さらに悪化すると無動-無言状態を呈する．精神運動緩徐，覚醒水準の低下，注意水準の低下などの関与も考えられる．刺激の有無に関して，刺激のない状態でのendo-evoked akinesiaと，刺激があっても運動が起こらないexo-evoked akinesiaがあり，両者が合併すればmixed akinesiaと呼ばれる．

E 健忘・作話症状

　前脳基底部は解剖学的に中隔核，ブローカ（Broca）対角帯核，側座核，マイネルト（Meynert）基底核からなり，扁桃体や海馬と線維連絡を有している（図Ⅳ-34）．前交通動脈瘤の破裂後に前脳

基底部およびその周辺の病変により，作話が目だち，病識を伴わない健忘症候群が生じる．この場合の作話は，自発的空想的であることも多く，前脳基底部損傷による健忘症候群の大きな特徴の1つである．それは，単に前向性健忘による記憶の欠損を埋めるというより，時に自分でも夢か現実か区別のつかぬような病理的体験に裏打ちされていることが多く，一過性に重複記憶錯誤（「ここことまったく同じ病院が別の場所にある」といった訴え）と極めて近い表現をとることもある．前向性健忘については，再認が再生に比較して保たれていることが多い．このため，想起・検索の段階での障害が提唱されている．

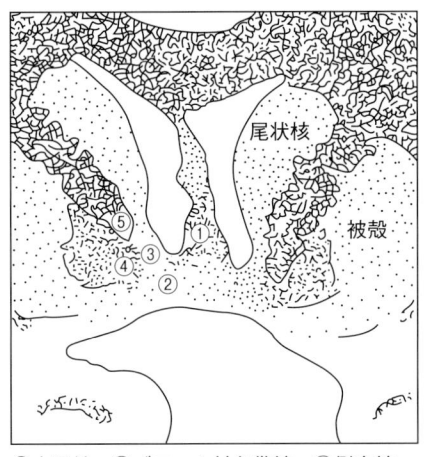

①中隔核，②ブローカ対角帯核，③側座核，
④淡蒼球，⑤内包前脚
マイネルト基底核は②の後方・外側に位置する．

図Ⅳ-34 前脳基底部を含む冠状断面
（加藤元一郎：神経進歩45：184-197，2001より引用）

F 前頭前野–皮質下症候群

　前頭前野と皮質下の諸核との線維連絡には現在3つの主要な系があるとされている（『8)情動の障害』☞273頁，図Ⅳ-27参照）．これら皮質下諸核の障害される疾患（パーキンソン病，ウィルソン病など）では人格変化や躁状態，うつ状態，強迫性障害，認知症（痴呆）などを合併することが多いことから，これらをまとめてBasal Ganglia Disorderとし，症状発現に前頭前野–皮質下回路が関連するとする立場もある．この系の障害による認知症は，皮質下認知症（subcortical dementia）という名称がつけられ，アルツハイマー病とは明らかに異なる障害パターンを示す．その特徴としては，① 失念（想起困難），② 思考過程の緩徐化，③ 人格–情動障害（多くは無気力ないし抑うつ，時に多幸，易刺激性，病的泣き・笑い），④ 獲得した知識を操作することの困難性が挙げられており，明確な失語，失行，失認および輪郭の鮮明な健忘症候群を伴わないことが強調されている．

◆参考図書
1) 宇野　彰：高次神経機能障害の臨床．新興医学出版社，2002

12) 右半球症状

 いわゆる右半球症状と呼ばれるものの中には，半側空間無視(unilateral spatial neglect；USN)，病態失認(anosognosia)，着衣失行(apraxia for dressing)，構成失行(constructional apraxia)，相貌失認(prosopagnosia)，地誌的失見当(topographical disorientation)など，さまざまな右脳損傷時に特有の症状がみられ，non-dominant hemisphere syndrome(劣位半球症候群)とも呼ばれている．ヒトでは，長い間言語をはじめとする主な機能が左半球優位に役割を担っていると考えられていた．そこで左半球を優位半球と呼び，これに対して右を劣位半球と呼ぶようになった．実際には，右利きの者の約98％は右半球が劣位半球であるが，1～2％の者では左半球が劣位半球となっている．左利きの者では約40％は右利きの者と同様に右半球が劣位半球であるが，他の約40％ではどちらともはっきりせず，残る20％では左半球が劣位半球であるとされている．ここで右半球症状と述べているものは，上記のようないわば慣習に基づいて"右"としているのであり，より正確には"劣位"半球症状と呼ぶべきものである．

A 半側空間無視

 半側空間無視とは，自己の身体外の空間の半側を無視する傾向であり，空間を対称的かつ十分に探索することを必要とする描画や読書などの作業で観察される．したがって注意の中でも方向性ないし選択性注意と呼ばれるものの障害にあたる．大部分は右半球損傷後に起こる左半側空間無視であり，半側空間無視という場合には通常は患者の左側空間の無視をさす(左半球損傷による右側無視もまれながら顕在化することもある)．
 半側空間無視の重症のものは，右頭頂葉を含む右中大脳動脈梗塞などの急性期においてみられる．慢性期においては日常生活動作でもみられ，皿に盛られた食事を半分だけしか食べなかったり，お膳の左側に置かれた料理そのものに気づかずに残したりする．また顔や体も右側半分しか洗わなかったりすることがある．歩行や車椅子による移動が可能な場合には，身体や車椅子の左側を入り口の柱にぶつけたり，服も右半分しか袖を通さなかったりする(『5)視覚・視空間失認』☞252頁も参照のこと)．

1 検出のための検査

1) 模写(図Ⅳ-35)

 花弁や葉・茎のついた花の絵など手本の図版を示し，別紙に模写させる．左側の書き落としが生じる．口頭で指示したものを描いてもらう自発画の検査でも同様で，左側が省略されたりする．

2) 抹消試験(図Ⅳ-36)

 文字などを書いた紙を呈示し，標的とする印を

すべて抹消させる課題でも，左半分の標的を見落とす．

3) 線分二等分試験（図Ⅳ-37）

20 cm前後の水平な線分を呈示し，二等分する位置に印をつけるように指示するが，左側を見落とすために印は右側に寄る．

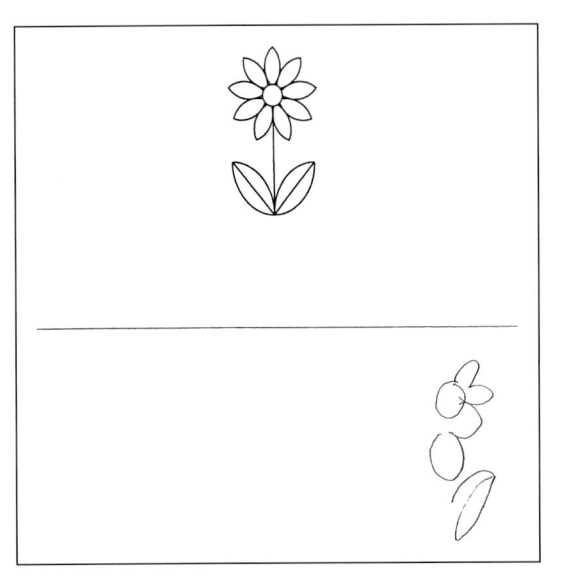

2 病巣の局在

多くの研究では，半側空間無視を呈した症例のCT画像の重ね合わせなどから，側頭-頭頂-後頭葉接合部が責任病巣として注目されている．しかしこの部位にのみ限局した小さな病巣では，無視が生じても比較的軽く，短時間で消えてしまうことが多い．むしろ，長期にわたり無視が続くような場合は，右中大脳動脈領域の広範な梗塞のように，頭頂葉を含む大きな病巣であることが多い．注意の方向性に関しては右半球が優位であり両側からの刺激を探索したり注意を向けるのに対して，左半球は右側の刺激にしか注意を向けないと

図Ⅳ-35 模写
上の花の図版を下に模写する課題．左側の書き落としが認められる．

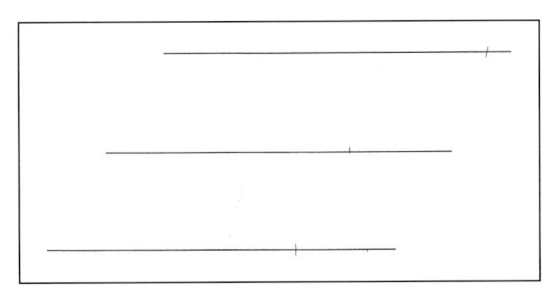

図Ⅳ-37 線分二等分試験
水平な線分を呈示し，二等分する位置に印をつけるように指示する．印は右側に寄っている．

図Ⅳ-36 抹消試験
「え」と「つ」を標的として抹消させる課題．左半分の標的を見落としている．

考えることもできる．いずれにしても，運動や行為の遂行に際しては，意図した空間に方向性注意が向けられていると考えられ，そのような注意機能に，右頭頂葉が深く関わっていると考えられる．無視症状の分析により，注意に関する神経回路として後部頭頂葉，前頭前野，帯状回，線条体および視床が想定されているが，このような半側空間無視の症状は，注意の欠損のみにより生じるのではなく，空間的表象の関与を考えたり，運動障害との関連から説明する立場もある．

B 身体図式障害・病態失認

右の頭頂葉を中心とした広い損傷で生じた左片麻痺において，自分の麻痺症状に無関心であったり，気づかなかったりする症状は病態失認と呼ばれている．

1 身体図式障害

身体図式（body image）障害の代表的なものは，片麻痺の存在を無視する現象であり，バビンスキー（Babinski）が提唱したとされている．このような症状を呈する症例の大多数は，左片麻痺を有し，病巣は頭頂葉を含む右（劣位）半球にあるとされている．片麻痺に対する病識や身体部位の定位，半側身体の失認などに関する質問に対して，回答を躊躇したり，誤答，あるいは作話を含む的はずれな回答をしたものは右麻痺群で有意に多い．「どうして入院しているのですか？」，「何か困っている症状はありませんか？」，「手の具合はいかがですか？」，「この手はどうしたのですか？」と患者本人に関わる直接的な質問をすると，患者は麻痺を否認して「動きます」と答えたり，実際に歩こうとして転倒しそうになっても麻痺を否認する．重度の場合には，患者の患肢の麻痺している様子を実際に示しても，なお否認することもある．一般的にこれらの症状は脳血管障害，特に右中大脳動脈の梗塞による片麻痺の急性期に認めることが多く，時間経過とともに消退しやすく，慢性期に至っても症状が残存することはまれである．

2 病態失認

片麻痺の無視をはじめとして，器質症状の無視を呈する現象を病態失認と呼んでいる．これに対して，例えば麻痺の存在そのものは認めるもののその事態の重大さには無関心な場合は，これを病態無関心（anosodiaphoria）と呼んで区別している．また身体の半分や一部の感覚が消失したと訴えたり，体の半分や一部が消失したかのような態度をとるものは半側身体失認（hemiasomatognosia）と呼んでいる．麻痺している手を「昨日面会に来た娘の手だからきれいに洗っておいた」というような，他人のものであるという非所属感を訴える症状をソマトパラフレニア（somatoparaphrenia）と呼ぶ．いずれも頭頂葉の損傷と深く関わる症状である．このほか半身性でない身体意識の障害に手指失認と左右弁別障害がある．手指失認は自己の指を呼称できず，かつ名称を告げられても指さすことができないものである．また左右弁別障害は左側と右側という概念の弁別能力の異常である．

C 構成失行

　個々の運動は失行がないにもかかわらず，組み合わせや描画などの構成する行動において，構成される物の空間的形態を損なう構成失行もみられる．さらに病態失認や半側空間無視，また構成失行が重なると，着衣失行といって日常生活で衣類が着られない障害を呈することもある（『7）失行』☞264頁参照）．

D 着衣失行

　これは日常生活で衣服を着られない障害，着衣の自動的で自然な能力の障害のことである．左側のみのものと両側性のものがあり，前者は多くの場合，半側空間無視などの症状を伴っていることによる二次的なものであることが多い．後者の場合は，構成失行によるもの，観念失行によるもの，拮抗失行によるもの，視覚失認によるものなどが含まれる．これらの二次的なものとは別に，独立した症状として捉える立場もある（『7）失行』☞264頁参照）．

E 相貌失認

　熟知しているはずの顔が，顔と認知しながらも，誰の顔であるかわからなくなる症状を相貌失認と呼び，右後頭葉を含む病巣で生じる．元来知っていた顔を見て，誰だかわからず，知っている人か否かの判断もできなくなる．中には自分の顔さえわからなくなる例もあるというが，声をきけばたちどころにわかり，髪形やほくろなどの特徴から類推することもある．失認症状が相貌に限定しているものから，視覚失認にまで至るものまでさまざまであるが，病巣としては右後頭-側頭葉連合部の内側が重要とされている（『5）視覚・視空間失認』☞252頁参照）．

F 地誌的失見当

　病前に熟知していた場所(自宅周辺や通勤路などの道順,自宅周辺の環境など)をみてもわからない症状を地誌的失見当という.実際に熟知しているはずの道順に関して迷ってしまったり,近所の地図や自宅の間取りを描かせても正しく描けないなどの症状がみられる.

　以上,A～Fの病巣の確認,特に左右損傷側の決定には従来から神経画像所見(CT,MRI,SPECT,PETなど)が重視される.その他最近ではMRA(MRアンギオグラフィー)なども頻繁に用いられるようになってきている(『5)視覚・視空間失認』☞252頁参照).

G 右(劣位)半球損傷時に生じる特徴的な症状

　右脳損傷(左片麻痺)患者では左脳損傷患者に比して,深刻味のない奇妙な態度やいい加減さ,さらに訓練課題はどんどんやるが的はずれで治療効果が乏しいことなどが指摘されている.疾病否認や無関心反応,自己の誤りに対する過小評価などの特徴もこれにあたる.また言語の情動的側面を理解あるいは表出できなくなったり(アプロソディア,aprosodia),冗談や皮肉が通じなくなったりする.このことから,左脳損傷(右片麻痺)患者の場合とは異なる特有の性格変化あるいは器質性人格変化の存在が指摘されている.特にこうした態度の変化はリハビリテーションの場面で気づかれたり問題となることが多い.

　脳損傷により情動障害や性格変化は直接的に認めうるのか,損傷に対する反応性のものなのかという観点でいろいろな検討がなされている.多数の一側半球損傷者に対して神経心理学的検査を施行した研究では,そのテスト中に被検者が示す言動や態度を詳細に記録し比較したところ,左半球損傷群では破局反応や不安抑うつ状態が多かったのに対し,右半球損傷群では逆に疾病否認や無関心反応などが有意に多くみられたという.また左右の各脳損傷患者に,情緒的内容のない刺激文に幸福,悲哀,怒り,無関心などの感情的トーンを込めて録音したテープを聴かせ,その感情表現を当てさせ比較したところ,失語のないはずの右損傷例で,話し言葉の情緒的要素の把握が失語を有する左損傷例よりも著しく障害されていることも報告されている.こうした観察を発展させ,ロス(Ross)らは右半球損傷による情動言語の障害をアプロソディアとして報告している.

　わが国では大橋が詳細な症例検討より,心的水準の低下により生じているものと一般的精神症状の強いものに分けて論じており,また森は急性期ないしは亜急性期の多数の右損傷例の検討から,身体認知異常の伴うものでは心的水準の低下を,また伴わないものでは意識障害の関与を強調している.筆者らも神経心理学的検査により右損傷群は刺激に対して量的には過剰に反応し(過剰反応性),質的な不良(反応の質の低下)を見い出し,片

麻痺に対する認識ないし態度との関連を認めた．

H まとめ

　右(劣位)半球の損傷により生じる症状には，半側空間無視，病態失認，着衣失行，相貌失認，地誌的失見当などがある．右半球損傷で一般的にみられる症状として，特有の人格変化や情動障害も指摘されている．そこでリハビリテーションに際しては，疾病否認や無関心な態度にも注意を要する．

第V章

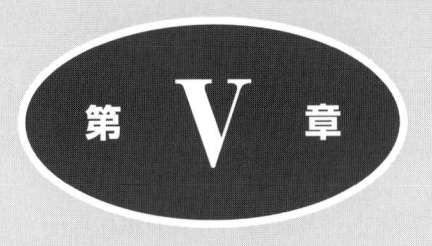

運動障害性構音障害

A 構音障害の概念と理論的基礎

ここでは,まず,構音のメカニズムについて俯瞰した後,構音障害の概念について解説する.

1 構音とは

「構音」とは,口唇,舌,軟口蓋,下顎骨などの発語器官(構音器官)を種々に動かして咽頭,口腔などの形態を変化させることで語音としての必要な特性を音声波に与える操作と定義される[1,2].ここで注意しなければならないことは,喉頭でできた「音」は喉頭原音と呼ばれ,耳で聞くと「ぶ〜〜」とでも聞こえる「音」であって,決して「あ〜〜」とか「い〜〜〜」とかは聞こえないことである.弦楽器(例えばギターの胴体)と同様に,この「ぶ〜〜〜」とか聞こえる音は,咽頭や口腔を通っていく時に,種々に変化し,「あ〜〜〜」とか「い〜〜〜」とかの「音色」が作られる.この変化を「共鳴」と呼ぶ.すなわち,構音とは,咽頭,口腔などの「共鳴腔」の形態を変化させて,喉頭原音にさまざまな音色をつける操作にほかならない.

a 構音様式

ここでは,各種語音の産生について簡略に述べる.
声帯から口唇までの間の管腔を声道,上咽頭と鼻腔とをあわせて鼻道と呼ぶが,両者は軟口蓋の挙上と種々の咽頭筋の働きにより遮断される.これを鼻咽腔閉鎖と呼ぶ.声道の形態変化と鼻咽腔閉鎖の有無とによって種々の語音が作られる.

1) 声道の形態変化と語音

まず,語音を出す時に声帯振動を必要とするか否かによって,語音を有声音と無声音とに分類することができる.

喉頭からの呼気が乱流を作ることなく声道を流れていき,喉頭からの音が咽頭,口腔などで共鳴することで有声音の1つである母音が形成される.この際,舌の前後上下方向の位置,口唇の形や開き方によって微妙に共鳴周波数が変わり,/a, i, ɯ, e, o/ が形成される.そのため,例えば舌がんで舌を広範囲に切除したり,脳梗塞で舌が動きにくくなったりすると,舌のこのような位置変化が損なわれ,母音の明瞭度が低下する.

子音は咽頭,口腔内で狭窄部あるいは閉鎖部を作ることで形成される.声帯振動を伴うか否かで有声子音と無声子音とに分類される.どのようにして子音を作るかを構音様式と呼ぶ[3].

一定空間に呼気を貯めておいてそこを急激に開放することで衝撃的な気流を放出してできるのが無声破裂音 /p, t, k/ である.狭窄部を作って,そこを流れる呼気から生じる乱流による音が無声摩擦音 /s, ʃ/ である.また,破裂の後に摩擦音が続くのが無声破擦音 /ts/ である.舌の先を歯茎の辺りではじくことで生じるのが弾音 /r/ である.これらの閉鎖,狭窄の場所を構音点と呼び,構音点によって音色が異なる.例えば /k/ は軟口蓋で形成される破裂音であるから,舌の動きが悪くて軟口蓋に届かなくなったりするとカ行音の明瞭度が著明に低下する.また,/p/ は口唇で形成される破裂音であるから,両側顔面神経麻痺で口唇が閉じられない場合は,パ行音の明瞭度が著明に低下する.いずれにせよ,これらの子音では,呼気圧を高めるために気流が鼻腔に逃げないようにする必要があり,鼻咽腔閉鎖は完全でなければならない.一方,鼻咽腔が開放して鼻道への通路が開放されると鼻音 /m, n/ となる.

2) 鼻咽腔閉鎖

鼻咽腔閉鎖とは口腔と鼻腔との交通遮断のこと

である．鼻咽腔は，発生学的には喉頭と同じく，気道（鼻腔）と食道（口腔）とを分離するためのバルブとして進化してきた．進化とともに鼻咽腔は，バルブの開閉により形態や口腔内の圧力を変えることで種々の語音を作る機能，構音機能を持つに至った．喉頭が進化とともに本来の機能のほかに新しく発声機能を持つに至ったのと同様である．

この閉鎖が良好でないと，発声時に呼気が鼻腔へ抜けるために開鼻声を引き起こし，会話明瞭度は低下する．さらに，子音がうまく構音できないために，その状態が長く続くと，それを代償するために異常な構音操作（異常構音）を習得する．異常構音は口蓋裂などでよくみられる．

b 構音の神経機構

構音器官の神経機構を図V-1に示す[4,5]．図をみてわかることは，構音器官を動かす筋肉を直接支配する神経の細胞（下位運動ニューロンと呼ばれる）は脳幹（延髄と橋）に存在していること，この脳幹部の神経細胞は大脳皮質，大脳基底核，小脳からの支配を受けている，ということである．下位運動ニューロンが存在する延髄は脊髄に比べると球形に近いため，延髄は球と呼ばれる．そして，この3つの支配経路をそれぞれ，皮質球路系，錐体外路系，小脳系と呼ぶ．それらの下位運動ニューロンを支配する大脳皮質，大脳基底核，小脳などにある神経細胞を上位運動ニューロンと呼ぶ．

ここで脳幹部の神経細胞が破壊された場合を考えると，筋肉へは神経からの指令が伝わらないから，その筋肉は動かない．「使わない筋肉はやせていく」のと同じで，動かないこの筋肉はやせ衰え，たるんで，「弛緩性麻痺」が生じる．

一方，大脳皮質からは，脳幹部の神経細胞を介して，「この筋肉を動かせ」という指令がきているわけであるから，この脳幹部の神経細胞への指令系統が破壊されると，脳幹部の神経細胞は大脳皮質からのコントロールを失う．そうすると，筋肉

```
大脳基底核    大脳皮質    小脳      上位運動
                                    ニューロン
（錐体外路）  （皮質球路）
       │        │        │
       └────────┼────────┘
                ▼
               脳幹                  下位運動
                                    ニューロン
            （末梢運動神経）
                ▼
            （神経筋接合部）
                ▼
            構音器官の筋肉
```

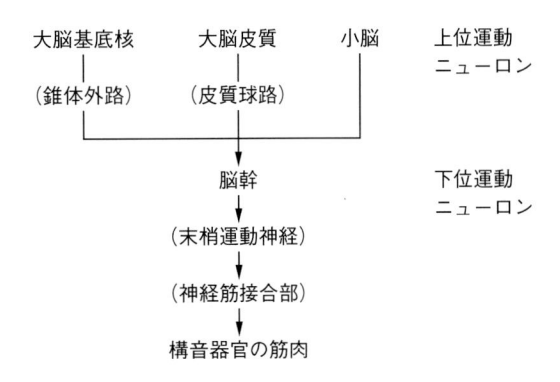

図V-1　構音に関係する運動系のシステム

はきちんとした大脳からの指令のないまま，反射性が高まり，しかも動きの悪い状態，すなわち，「痙性麻痺」となる．以下，各経路について述べる．

1）皮質球路系

神経学でよく使われる「錐体路」とは，大脳皮質運動野に中枢を持ち，延髄錐体部を経て脊髄前角に終わる下行経路で，脊髄前角で末梢神経に連結する．手足の粗大な運動がなされる場合，基本的にこの経路が働く．構音をつかさどる筋肉では，皮質から球への経路，すなわち皮質球路がこれに相当する．延髄錐体部は通過しないので，錐体路の厳密な定義からははずれるが，皮質から下位運動ニューロンに終止するため，機能的には錐体路と同じなので，広義の錐体路に含まれて用いられることもある．

この皮質球路が障害されると上述のごとく，コントロール指令がいかないわけで，痙性麻痺が生じる．代表疾患は多発性脳梗塞である．

2）錐体外路系

大脳基底核に中枢がある．注意すべきことは，元来「錐体外路系」という概念は臨床神経学からきていることで，図V-1に表したような脳幹部の神経細胞への経路は神経解剖学的にいまだはっきりと確認されてはいないことである．すなわち，大脳基底核の損傷により，上述の錐体路系とはまったく異なる症状が生じることから，このような概

念が生じてきた．神経解剖学的には，大脳基底核は視床を経て再び大脳皮質へ影響を与えるとされている．いずれにせよ，大脳基底核は筋緊張を微妙にコントロールするなどして，運動がスムーズに遂行されるように調節している．すなわち，この部の障害により，運動性が低下したり（代表疾患はパーキンソニズム），逆に運動性が過多になったり（代表疾患は舞踏病）する．

3）小脳系

錐体外路系と同様に錐体路系が受け持つ粗大な運動に対する調節機構を担うが，錐体外路系とは異なり，時間的，空間的な調律機能を担う．特に，学習に基づく複雑な熟練運動の遂行に関与すると考えられている．代表疾患は脊髄小脳変性症や小脳梗塞である．

最後に，脳幹部の神経細胞は構音器官の筋肉に枝を出すが，この枝そのもの，神経筋接合部，筋そのものが障害されても，やはり神経からの正しいインパルスが伝わらないから，その筋肉は働かず，弛緩性麻痺を生じる．代表疾患はそれぞれ，ギラン・バレー（Guillain-Barre）症候群，重症筋無力症，進行性筋ジストロフィーが挙げられる．

2　構音障害とは

ある概念や情報を言葉として口に出す場合のプロセスを考えてみる（図V-2）．まず何らかの思考過程があり，それに見合った言葉を思い浮かべる（レベル1）．それは言葉としての文法など種々の規則の適用を受けて文章の形にされる（レベル2a）．次いで，それを声として話すために音韻など種々の規則の適用を受ける（レベル2b）．さらにその情報をもとに，構音運動のプログラミングが行われる．例えば，「私は眠い」を話す際に，舌をどのように動かすか，軟口蓋をいつ挙上させるか，などが決定される（レベル3）．これらの情報

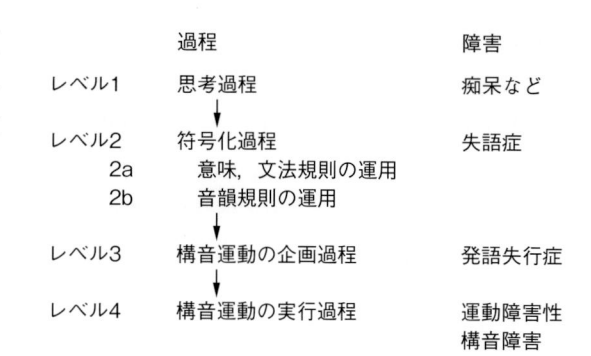

	過程	障害
レベル1	思考過程	痴呆など
レベル2 2a 2b	符号化過程 　意味，文法規則の運用 　音韻規則の運用	失語症
レベル3	構音運動の企画過程	発語失行症
レベル4	構音運動の実行過程	運動障害性構音障害

図V-2　発話過程と発語障害

は脳幹などにある神経細胞に伝えられ，舌や軟口蓋など種々の構音器官を動かし（レベル4），言葉として口からでていく[6]．

このレベル1の障害の典型例が「痴呆」であり，レベル2の障害が「失語症」と考えられる．レベル3の障害は「発語失行症」と呼ばれるが，これは後述（☞304頁，**NOTE 2**参照）する．そしてレベル4の障害が「構音障害」と呼ばれる．

すなわち，「構音障害」とは，口唇，舌，軟口蓋，下顎骨などの発語器官（構音器官）を種々に動かして咽頭，口腔などの形態を変化させる操作で産生した音が正しい音響学的特性を備えていない場合のこととなる．さらには，「構音障害」とは，話し手が属している言語社会の音韻体系の中で，話し手の年齢からみて正常とみなされている語音とは異なった語音を産生し，しかもそれが習慣化されている場合，と定義することができる[2,5]．具体的には，音が歪んだり省略されたりして，話し言葉が全体に不明瞭になったり異常になったりするもので，「ろれつが回らない」，「舌がもつれる」という「言葉」になった状態である[7]．

構音障害はその原因によって以下のように分類できる．

1）器質性構音障害

上述のような構音器官に器質的な異常がある場合で，口蓋裂や舌中咽頭のがんの手術後，外傷などによる．

表V-1 運動障害性構音障害の分類

	種類	疾患	障害部位
1	弛緩性構音障害	球麻痺など	下位運動ニューロン
2	痙性構音障害	偽性球麻痺など	両側性上位運動ニューロン
3	失調性構音障害	小脳疾患	小脳あるいは小脳路
4	運動低下性構音障害	パーキンソニズム	錐体外路
5	運動過多性構音障害	舞踏病 ジストニー	錐体外路 錐体外路
6	混合性構音障害 　痙性, 弛緩性 　痙性, 失調性, 　運動低下性 　不定性	 筋萎縮性側索硬化症 ウィルソン病 多発性硬化症	多系統

表V-2 運動障害性構音障害の分類

A 下位の神経機構の障害
 1 筋肉病変 ⟶ 麻痺性構音障害
 2 神経筋接合部病変 ⟶ 麻痺性構音障害
 3 末梢神経(脳神経)病変
  a 運動系病変 ⟶ 麻痺性構音障害
  b 感覚系病変 ⟶ 失制御性構音障害
 4 下部脳幹(橋, 延髄)病変 ⟶ 麻痺性構音障害

B 上位の神経機構の障害
 1 錐体路(両側)病変 ⟶ 麻痺性構音障害
 2 錐体外路系病変
  a 黒質線条体病変 ⟶ 失制御性構音障害
  b レンズ核系病変 ⟶ 失制御性構音障害
  c その他 ⟶ 失制御性構音障害
 3 小脳系病変 ⟶ 失制御性構音障害
 4 大脳白質半卵円中心病変 ⟶ 麻痺性あるいは失制御性構音障害
 5 中心前回下部病変 ⟶ 失構音(発語失行症)

(河村 満:神経内科医による構音障害の捉え方, 治療への指針. 聴能言語学研究12:159-164, 1995;平山恵造:構音障害と失構音. 音声言語医学35:274-278, 1994より改変引用)

表V-3 表V-1と表V-2の対応表

	表V-1の種類	表V-2の種類
1	弛緩性構音障害	多くは麻痺性構音障害 一部は失制御性構音障害
2	痙性構音障害	麻痺性構音障害
3	失調性構音障害	失制御性構音障害
4	運動低下性構音障害	失制御性構音障害
5	運動過多性構音障害	失制御性構音障害
6	混合性構音障害	失制御性構音障害

2) 運動障害性構音障害

　構音器官の神経, 筋の異常のために筋緊張の異常, 筋力低下, 協調運動の障害, 運動速度の低下などの運動機能が異常となった場合に生じる構音障害. 呼吸, 発声, 共鳴, 構音, プロソディなどが障害される[8]. なお, プロソディは **NOTE 1** で説明する.

3) 機能性構音障害

　構音器官に器質的異常, 機能的異常を認めず, 聴覚異常もなく, 言語的発達の遅れもないのに, 構音の誤りが固定化している場合をいう. 構音操作の習得過程で誤った構音操作を学習した状態, 「悪いくせ」である.

4) 聴覚障害に起因する構音障害

　生下時から聾の場合は特徴的な構音を呈する.

5) その他の構音障害

　心因性の構音障害や言葉の発達の遅滞に伴うものなどがある.

　この中でも, 運動障害性構音障害はさらに種々に分類されている. それぞれの立場によって相当異なったものが示されている. 例を以下に2つあげる[5,9].

　1つは言語聴覚士側からの分類, 障害の状態に基づく分類である(表V-1)[3,10]. ほとんどの症例が発話に関わる生理解剖学的な複数の過程に障害を受けているため, 表V-1のようにクリアカットにはいかず, 臨床においては, その分類に難渋す

る場合が少なくない[8]．もう1つは神経内科医など神経学の専門家側からの分類，障害系統別の分類である（表V-2）[4, 11]．ここでは麻痺性構音障害と失制御性構音障害，失構音（発語失行症，**NOTE 2**）の3つに大別されている．これは神経解剖学，神経生理学の十分な理解があってはじめて意味をなす．

　構音障害の診断，治療（訓練）は言語聴覚士だけでできるものではなく，神経内科医や耳鼻咽喉科医，理学療法士（PT），看護師，ソーシャルワーカーなども参加したチームで行わねばならない．その意味からも，その分類がどのように対応しているかをよく理解しておく必要がある．そこで，表V-1と表V-2の対応を表V-3に示す．

NOTE 2

発語失行症

　発語失行症は，失構音，アナルトリー，発話失行，純粋語唖などと呼ばれてきた[9, 17]．言語聴覚士の世界では発語失行症と呼ばれる[6]．

　本症は構音運動のプログラミング過程の障害であり[12]，失語症と合併することが多い．症状は話し言葉に限局され，構音，プロソディで生じるが，発話が非流暢で構音の誤りに一貫性がないのが特徴である[13]．すなわち，「時計」を見せられてその名を問われた際に，ある時は「こけい」，またある時は「おてい」などと構音するが，「とけい」と正しく構音できる時もあるのである[14, 15]．声や共鳴の異常は認められない．

　最近では，誤りのタイプは主として，歪み・歪んだ置換が生じる，誤りの一貫性はいつも誤りがちな音あるいは音声学的文脈がある一方で，その時々により誤りの有無・誤り方が異なるという一貫性と変動性の両面性があるとされている[16]．

　なお，一般に，発語失行のリハビリテーションは他の言語障害と比べて，より長期間を要するが，適切な技法を用いて訓練すれば構音面の改善が確実に得られるとされている[16]．

　理解しやすくするために，ブローカ（Broca）失語，発語失行，構音障害の鑑別を表V-4に示す[16, 17]．

表V-4　ブローカ失語，発語失行，構音障害の鑑別

	ブローカ失語	発語失行	構音障害
構音筋の麻痺	−	−	＋の時あり
協調運動障害	−	−	＋の時あり
共鳴障害	−	−	＋の時あり
嚥下障害	−	−	＋の時あり
語音表出			
流暢性の低下	＋	＋	＋
プロソディ障害	＋	＋	＋
文レベルの障害	＋	−	−
了解障害	±	−	−
復唱障害	＋	＋	＋の時あり
書字障害	＋	−	−

−：障害なし，±：軽度の障害，＋：障害あり

NOTE 1

プロソディ

　「話し言葉の異常」という点から考えると，その障害には3つあると考えられる．「声の異常」，「構音障害」と，もう1つは「プロソディの異常」である．

　「声の異常」では声そのものがかれているか（音色の異常），大きすぎないか（大きさの異常），高すぎないか（高さの異常），短すぎないか（持続の異常）などが挙げられる．「構音障害」は「言葉の音の異常」であり，そのパターンは『B．構音障害の発生メカニズムと特徴』で述べる．

　「プロソディ」という語は比較的あいまいなまま使用されており，アクセント，スピード，リズム，イントネーションといった要素を含む概念としてすまされていることが多い．難しくは「言葉として実現されたあらゆる事象のうち，音素の枠の中に入らないものすべて」と定義されており，その役割は主として，その記号を他の記号と区別し，語の中のある部分に聞き手の注意を促し，メッセージの理解を容易にし，語と語の切れめを明らかにすること，とされる．このような考えに基づくと，プロソディという概念には，物理的には声の高さ，強さ，音色，タイミングがまず含まれる．言語学的には，アクセント，イントネーション，リズムなどが含まれる．これらの障害により，語と語の切れめがわかりにくく，同音異義語が弁別できない．すなわち，発話の明瞭度が低下する．さらには，プロソディには，話し手のメッセージが反映されると考えられる．すなわち，感情や気分，性格，さらには教養や社会的地位，話の真偽といった情報もプロソディという概念に含まれる．これらの障害により，伝達意図が伝わりにくく，不自然な感じが生じてしまう[10]．

　プロソディはこのように，発話の異常度に強く関与する要素であると考えられ，本項でもそのように扱う．

B 構音障害の発生メカニズムと特徴

　構音障害はこれまで述べたとおり，言葉の異常であり，正しい発音のできない状態である．運動障害性構音障害の特徴として最もよくみられるのは不正確な子音である[5]．一方で，発話明瞭度の観点からの分析では，「きゃ」，「きゅ」，「きょ」などの拗音はそれ以外の直音に比べて明瞭度が低く，母音と子音とでは母音のほうが明瞭度が高いとされている．また，/a/は/e/や/i/よりも明瞭度は高く，通鼻音と摩擦音[s, ʃ]は破裂音[t, k]，破擦音[ts, tsh, dz, dz]，弾音[r]よりも明瞭度は高いことがわかっている[5,18]．

　ここではまず，障害の基本的パターンについて述べた後，表V-1（☞303頁参照）に掲げたそれぞれのタイプについて，その詳細と，話し言葉への影響を述べる．

　言語病理学的に，構音障害のパターンは以下のようなものが挙げられる．

1）音の省略

　ある構音動作がうまく行えないために，その音が消失している状態．例えば，「おかあさん」が「おああさん」になったりする．この場合，/k/の子音が省略されている．運動障害性構音障害で現れやすい．

2）音の置換

　ある音が他の音に置き換えられる状態．例えば，「うさぎ」が「うさひ」になったりする．器質性構音障害ではよくみられるが，運動障害性構音障害では比較的起こりにくい．構音操作の複雑な音が単純な音に変わる場合，有声子音が無声子音化する場合などがみられる[18]．

3）音の歪み（崩れ）

　ある音が日本語にない音になってしまう場合をいう．運動障害性構音障害ではしばしばみられる．例えば，「うさぎ」が「うさ？」になる．？の音は理解できない音であり，日本語にはない音になっている．

4）音の付加

　余分な音が発音される場合をいい，不随意運動に伴う異常構音として現れることがある．

5）鼻音化

　鼻咽腔閉鎖機能不全により生じるもので，開鼻声となる．「せんせい」が「へんへい」に聞こえたりする．皮質球路系障害でみられることが多い．

　プロソディの障害については，各疾患の項で述べていくこととする．

1 弛緩性構音障害をきたす疾患

a 病態

　一般に弛緩性麻痺は下位運動ニューロンの障害による運動麻痺をさすが，下位運動ニューロンから筋への神経線維，神経筋接合部，筋そのものが障害された場合も弛緩性麻痺をきたすので，ここに含める．なお，この下位運動ニューロンが存在する延髄（一部は橋）の障害により生じる麻痺は神経学の分野では「球麻痺」と呼ばれる．

　臨床上の特徴は，障害された領域の筋の筋力低下と，運動範囲，運動速度の制限であり，外力を加えた時の抵抗の減弱，反射の喪失である．構音障害，嚥下障害，舌の麻痺，胸鎖乳突筋や僧帽筋の麻痺，顔面筋，咀嚼筋の弛緩性麻痺を示す．嚥下障害は，固形物のほうが液体よりも飲み込みにくく，液体は鼻咽腔に逆流する．

筋萎縮が多くの場合著明にみられる．舌も萎縮し，線維性攣縮がみられる．線維性攣縮とは，舌の表面をよく見ると，意志とは無関係に小刻みに表面がふるえている状態をさす．軟口蓋や口蓋弓も緊張が低下して動きに乏しく，口蓋反射や咽頭反射は減弱ないし消失する．顔の表情も乏しく，兎眼になったり，閉口が困難になったりする．

b 構音障害の症候

構音障害の特徴は，開鼻声，不正確な子音，気息性嗄声などが挙げられている[5]．障害された領域の筋の筋力低下と，運動範囲・運動速度の制限であるから，障害された神経によりその構音障害のパターンは異なるので，以下，神経ごとに述べる．

① 迷走神経では喉頭麻痺をきたす．一側性では声門閉鎖不全による嗄声をきたす．

② 咽頭神経叢などでは軟口蓋麻痺をきたして開鼻声となる．

③ 顔面神経麻痺の場合，一側性では構音への影響は少ないが，両側性では口唇音の障害が生じる．

④ 三叉神経の場合，両側性では下顎の挙上障害が生じて音の省略や歪みが生じる．

⑤ 舌下神経の場合，一側性では構音への影響は少ないが，両側性では高度の音の省略や歪みが生じる．

c 構音障害をきたす疾患

球麻痺をきたす疾患を以下に挙げ，簡単に説明してそのトピックスなどを述べる[20〜23]．注意してほしいのは，「球麻痺を起こしうる疾患」であることである．

1) 運動ニューロン疾患（筋萎縮性側索硬化症，進行性球脊髄性筋萎縮症など）

脊髄，延髄の運動ニューロンを中心とした変性疾患である．代表的なものは筋萎縮性側索硬化症である．球症状が病像の主体をなす場合を進行性球麻痺と呼び，弛緩性構音障害がみられる．ただ，筋萎縮性側索硬化症は一般に，上位運動ニューロンも障害されるため，構音障害としては，混合型を示すものとして扱われることが多い[10]ので，後ほど，改めて述べる（☞312頁参照）．

以下 2)〜8) の疾患は，上述の運動ニューロン疾患に比べると，疾患自体の発生頻度ははるかに高いが，球麻痺としての出現頻度は低い．

2) 神経・筋接合部の疾患（重症筋無力症など）

神経筋接合部のアセチルコリン受容体に対する自己抗体を産生するために生じる自己免疫疾患である．眼瞼下垂，複視，嚥下障害，軟口蓋麻痺などを呈するが，日内変動，易疲労性が特徴的である．すなわち，朝は比較的症状が軽く，夕方には症状が悪化する．また，ある動作を反復すると症状が出現あるいは増悪し，安静により回復する．塩化エドロホニウム（テンシロン）で一時的に症状が改善することで診断がつく．

ほかには，ボツリヌス中毒が有名である．ボツリヌスとはラテン語でソーセージの意味で，この菌に汚染されたハムやソーセージ，缶詰，飯ずしなどを摂取すると，菌が食品中に排出した蛋白質性毒素が，腸管から吸収されて食中毒が起こる．摂取から 2 日以内に眼筋麻痺などの眼症状が現れ，嚥下障害，構音障害，四肢麻痺に至る．

3) 筋疾患（進行性筋ジストロフィー，多発性筋炎など）

進行性筋ジストロフィーは伴性劣性遺伝で，発症は 3〜4 歳，10 歳代で歩行不能となる．末期には構音障害，嚥下障害をきたし，呼吸障害が生じる．

多発性筋炎は自己免疫疾患の一種であり，重症例では構音障害をきたす．厚生労働省の定める特定疾患である．

4）末梢神経障害（ギラン・バレー症候群など）

ギラン・バレー症候群は何らかの感染に引き続いて，末梢神経の髄鞘に対する自己抗体が産生されることにより，急速に発症する運動神経障害である．多くは両下肢の筋力低下で始まり，やがて上肢に及び，呼吸麻痺，球麻痺を呈する．通常数週間で症状はピークに達し，数か月で軽快する．早期の血漿交換療法で回復が促進される[22]．

また，フグ中毒もこの範疇に入る．フグの卵巣内のテトロドトキシンが神経の伝達障害をきたす．放置すれば1日以内に呼吸筋麻痺と血圧低下とで死亡する．

5）脳血管障害（ワレンベルク症候群など）

脳血管障害は球麻痺の原因として最も発症頻度が高い．中でもワレンベルク（Wallenberg）症候群は，臨床上よくみかける疾患である．椎骨動脈ないし後下小脳動脈の循環障害により，延髄背外側部に梗塞をきたしたもので，同側の舌咽神経，迷走神経麻痺をきたす．構音障害，嚥下障害のみならず，患側の小脳症状，ホルネル（Horner）症候群，患側顔面と対側上下肢体幹の温痛覚障害を示す．また，平衡異常もきたす．

6）脳腫瘍

原発性，転移性を問わず，種々の症状を呈する．特に脳幹部ではグリオーマが多い．通常手術適応はなく，多くは発症後1年以内に死亡する．

7）炎症（脳炎，髄膜炎など）

脳幹脳炎は発熱，めまいなどに続いて第3～12脳神経の種々の麻痺をきたす．そのほかにはポリオが有名である．

8）その他

延髄空洞症や多発性硬化症がある．

2 痙性構音障害をきたす疾患

a 病態

痙性麻痺は錐体路障害の特徴とされる．大脳皮質にある上位運動ニューロンは反対側の下位運動ニューロンまで線維を送る．脳神経領域では皮質球路の障害として発現するが，三叉神経，舌咽神経，迷走神経が両側性支配であるため，舌，顔面下部を除くすべての筋では一側の上位運動ニューロンの障害があっても明らかな麻痺を認めにくい[10]．そのため，両側性に上位運動ニューロンが障害されると，神経症状が明らかになる．この場合，球麻痺と同様に，主要症状として構音障害，嚥下障害，舌顔面の運動障害などが現れるが，後述のごとく微妙に病態は異なるので，「偽性球麻痺」と呼ばれる．障害部位は前頭葉運動野から延髄に至るどこでもよく，基底核周囲のことすらある（**NOTE 3**）．

「球麻痺」の臨床上の特徴は障害された領域の筋の筋力低下と，運動範囲，運動速度の制限であり，外力を加えた時の抵抗の減弱，反射の喪失であるとすでに述べた．偽性球麻痺でも，障害された領域の筋の筋力低下と，運動範囲，運動速度の制限は認められるが，抵抗は亢進し，反射も亢進する．また，球麻痺とは異なり，筋萎縮や線維性攣縮は認められない．

嚥下障害は球麻痺よりも軽度であるが，球麻痺とは逆に，液体のほうが飲み込みにくい傾向がある．舌の動きは極めて不良であるが，萎縮はない．顔面の筋緊張は亢進し随意的な動きも少ないので，「表情は硬い」ということになるが，泣くとか笑うとかの感情動作は強調され，長期続く．中枢が障害されるため，感情失禁が起こりやすく，わずかのことで笑ったり泣いたりの表情を示す．下顎反射は亢進するが，軟口蓋反射は欠如することが多い．

表V-5 球麻痺と偽性球麻痺との症状の違い

	球麻痺	偽性球麻痺
障害部位	延髄	両側性皮質球路
合併しやすい特徴的神経症状		
咽頭反射	低下	比較的保たれるが低下
下顎反射	低下	亢進
舌萎縮	＋	－
舌線維性攣縮	＋ or －	－
強制泣き笑い	－	よくみられる
痴呆	－	よくみられる
嚥下障害の特徴	液体は飲める	固形物は飲める鼻から漏れやすい
嗄声	＋	＋ or －

NOTE 3

痙性構音障害の原因

　錐体路の両側性障害により痙性構音障害が生じると述べたが、一側性の大脳半球病変でも構音障害が生じうることが報告されている[9,28]。責任病巣など詳細については割愛するが、一側大脳半球内のごく小さい梗塞により発症し、軽度の構音障害以外に他の神経学的異常はほとんど認められないという病態があり、pure dysarthriaと呼ばれている。その言葉の異常については、以下のように報告されている。すなわち、その言葉は正常とは明らかに異なっているが障害の程度は軽度であり、障害の特徴は偽性球麻痺のそれと似ているが、「不自然に話が途切れる」ことはなく、「開鼻声」などはみられないことなどである。臨床診断上、痙性構音障害があるからといって、必ずしも両側大脳半球病変があるとは限らないことを銘記すべきである[28]。

　なお、最重度の脳幹型球麻痺は閉じこめ症候群(locked-in syndrome)と呼ばれる。橋から中脳底部の病変によって両側の錐体路および皮質球路が損なわれた結果、意志で四肢を動かすことができず、発語もまったく不可能となる。視力、聴力、健全な精神状態は保たれながら、感情や意志を表すことはまったくできない。眼球の上下運動と開閉眼は可能である。患者はこれを介して、なんとか意志疎通をはかることができる。重要なことは、主治医あるいは言語聴覚士がこの症候を思いつくことである。知らずに植物状態として見逃す可能性は大きい[29]。

　さらに、球麻痺とは異なり、四肢の運動障害や、前頭葉症状、知能低下を合併することもまれではない。

　球麻痺と偽性球麻痺との症状の違いを表V-5に示す[20,21]。

b 構音障害の症候

　構音障害の特徴は、不正確な子音、単調な声の高さ、強勢の減弱などが挙げられる[5,24〜26]。

　筋萎縮を伴わない機能低下のために、構音器官の運動は緩徐で、制限されている。そのため、母音の歪みや子音の弱音化が頻発する。また、軟口蓋の挙上が不良なので軽度の開鼻声を呈する。

　プロソディでは、全体として発話速度は低下し、声の高さや大きさの変化が少なく、抑揚がない。しかし、リズムの異常はない[27]。

c 構音障害をきたす疾患

　ここでも、偽性球麻痺をきたしうる疾患を述べる。

1) 血管性病変

　両側性の脳梗塞や多発性の小病変(ラクナと呼ばれる)が両側性に繰り返して発症している場合(ラクナ状態と呼ばれる)が原因となる。ラクナ状態は高血圧患者に直径1 cmほどの軟化巣が散在性にできるものである[20]。診断にはMRIが有用であり、脳血流量シンチ(SPECT)では前頭葉への血流量の低下が目だつ[21]。

2) 腫瘍

　両側前頭葉に広がるグリオーマや多発性転移性腫瘍でみられる。

3) 炎症

　各種脳炎の後遺症や神経梅毒でみられる。また、狂牛病(BSE)騒動で最近有名になったプリオン病の一種である、クロイツフェルト・ヤコブ(Creutzfeldt-Jakob)病でもみられる。

4）変性疾患（筋萎縮性側索硬化症など）

先に述べた筋萎縮性側索硬化症でも，上位運動ニューロンの障害が強い場合は，球麻痺症状を呈する前に偽性球麻痺症状を呈することが多い[20]．

ほかに，パーキンソン（Parkinson）病でも末期には偽性球麻痺症状を呈する．

5）その他

神経ベーチェット（Behçet）や，急性一酸化炭素中毒などで広範囲両側性に大脳が障害されると認められる．

3 失調性構音障害をきたす疾患

a 病態

失調とは，運動器官に関わる相互の筋どうしの協調が障害され，秩序だった運動ができない状態のことである[10]．すなわち，運動を上手に調節できず，速やかでスムーズな動きができない．この失調は小脳あるいは小脳からの経路の障害によって生じる．

特徴的な所見としては，測定障害（dysmetria）と変換運動障害（adiadochokinesia）が挙げられる．前者は，運動量の調節の障害である．例えばFinger-Nose試験と呼ばれるテストでは，被験者に，「眼を閉じて，手を横に伸ばしてから，指先を鼻の頭にさっさっさと持ってきてごらん」と命じると，指先は目標の鼻先を行き過ぎたり，届かなかったりする．後者は，交代運動の障害である．例えば，前腕の回内回外運動をスムーズにできず，遅く不規則になってしまう．また，舌の出し入れの反復が素早くできない．

一方で，筋緊張は低下する．すなわち，患者の四肢を動かそうとするとその抵抗が減弱している．その歩行はスタンスが広く，不規則，不安定である．足を挙げるリズムや足を挙げた時の高さが不規則で一定ではなく，躯幹は前後左右に不規則にゆらゆらと動揺する．

また，企図振戦がみられる．振戦のみられる部位は頭，舌，口唇，指，四肢などであるが，小脳性の振戦は，「何かをしようとするとふるえる」もので，例えば指で鼻先を触ろうとすると指がふるえ始め，目標に近づくと増強する．後述するパーキンソニズムでは，安静時に振戦が生じる点で大きく異なる．

失調性構音障害が小脳内のどこの病巣で生じるかという議論は，いまだに一定の見解は得られていない[9]．

b 構音障害の症候

構音障害の特徴は，不正確な子音，過剰で一様な強勢，不規則な構音の障害などとされている[5, 24, 25, 30, 31]．すなわち，まず，母音の崩れや子音の歪み，省略が多発するために，極めて明瞭ではない．また，話し方がかなり緩徐でしかも不規則，ないし間欠的であり，いわゆる「流暢」，スムーズではない．また，これらの特徴は，いわゆる「酔っぱらい」の話し方とパターンが似ており，患者は普段から他人から酔っているとみなされたりする傾向がある．そのため，患者は各音節を区切って，ゆっくり話す傾向があり，「断綴性」という難しい表現で表されてきている．こういう傾向は特に，同じ音が連続する言葉，例えば「かかと」とか「たたみ」のような言葉が構音しにくいことに現れる[32]．

プロソディの障害としては，各音節の長さや，声の高さ，強さの不規則性として現れる．

c 構音障害をきたす疾患

脊髄小脳変性症が代表である．脊髄小脳変性症は小脳性または脊髄性の運動失調を主症候とし，小脳や脊髄の神経核や伝導路に病変の主座を持つ変性疾患の病変である．1998年の厚生省（当時）資料では，全国で約1万7千人が登録されている．

中年に発症する．欧米では遺伝性が多いが，日本では単発性が半数である．遺伝子レベルでの解明が進み，その分類はここ10年ほどで大きく様変わりしている．1996年の厚生省研究班（当時）による診断基準では，10種の疾患（病型）が含まれており，各病型についてそれぞれ診断基準が設けられている．そこでは，①小脳性ないしは後索性の運動失調を主要症候とすること，②徐々に発病し経過は緩徐進行性であること，③病型によっては遺伝性を示すが，その場合は優性遺伝のことが多いが劣性遺伝もあること，④その他の症候として，錐体路徴候，錐体外路徴候，自律神経症状，末梢神経症状などを示すものがあること，などが挙げられている．ちなみに，現在の厚生労働省の定めた特定疾患に対する特定疾患医療給付の申請に必要な書類の1つである臨床調査個人票には，主治医が記入する失調症状評価基準という書類があり，19項目について失調状態を評価しなければならない．この19項目のうち，2つは言語障害に関するもので，1つは「発話の流暢性」，もう1つは「発話の明瞭度」となっている．

ほかには，小脳の血管障害や腫瘍で失調性構音障害が生じる．

4 運動低下性構音障害をきたす疾患

パーキンソニズムが代表疾患である．

a 病態

大脳基底核の中でも，黒質と呼ばれる部位のドパミンの減少により生じる．ドパミンニューロンの機能低下により大脳基底核～視床～前頭葉の回路が影響を受けることによると考えられている．

振戦，無動，筋固縮が代表的な症状である．振戦は安静時に生じる4～5 Hzのもので，典型例では，母指と示指をすり合わせるようにして，ちょうど丸薬を丸めるような形をとる．無動とは，何かをしようとする時に，運動の開始と遂行に，著しい遅延を認めるものである．典型例では，歩行を命じると，第一歩がなかなかでず，足が床にはりついてしまったようにみえる．しかし，いったん歩き出すと，歩幅は狭く，小刻みに歩く．歩行中に急に左右に曲がるのは困難である．立位の時に検者が体を押すと，支えなければよろける．上肢を使った動きも遅く，表情は乏しい（マスク様顔貌と呼ばれる）．一方で，筋緊張は亢進し，例えば，肘関節を中心として前腕の屈伸を行うと，検者にはあたかも鉛の管を折り曲げているかのような持続性の抵抗を感じる．

b 構音障害の症候

構音障害の特徴は，単調な声の高さ，強勢の減弱，単調な声の大きさなどが挙げられている[5, 24, 25, 33]．何よりも，声の障害が他の運動障害性構音障害よりも著明であり，声を聞くだけである程度この疾患を想起することができる．すなわち，声が小さく，気息性となることである．また，大きさも高さも変化に乏しく，「小声でボソボソ話す」と表現される[34, 35]．

プロソディでは，話の速度がだんだん速くなる加速現象がみられる．単音節の繰り返し速度は正常と同じであるが，ゆっくり話すように指導しても結局は速くなってしまう．一方で，同音の反復がみられたり，話の途中で不自然な発話の途切れや沈黙がみられることも多い．いずれにしても，抑揚のない単調な話し方，という印象を与える[33, 36]．

c 構音障害をきたす疾患

パーキンソン病は独立した疾患と考えられているが，後述のごとく，一酸化炭素中毒など種々の原因でパーキンソン病に類似した病態を示す疾患があるため，これを一括してパーキンソニズムと

呼んでいる．

1) パーキンソン（Parkinson）病

中年で発症し，徐々に進行する比較的多い変性疾患である．最近では，L-ドパを中心とする薬物治療で，生存期間の延長が望めるようになってきている．ちなみに，パーキンソン病も厚生労働省の定める特定疾患であるが，その臨床調査個人票には，構音障害についての評価欄はない．

2) 脳血管障害性パーキンソニズム

大脳基底核を中心とする多発性小軟化巣によるもので，近年増加傾向にある．パーキンソン病に類似するが，それ以外の，前頭葉徴候，偽性球麻痺などを高頻度に合併する．

3) 一酸化炭素中毒

一酸化炭素は血中のヘモグロビンとの親和性が強いので，酸素欠乏による脳組織の不可逆性変化を引き起こす．大脳皮質のほかに，特に大脳基底核がおかされやすく，パーキンソニズムを呈することが多い．

5 運動過多性構音障害をきたす疾患

舞踏病，ジストニー，アテトーゼが代表疾患である．

a 病態

舞踏病の原因はいまだ明らかではないが，基底核でのGABAと呼ばれる物質とサブスタンスPと呼ばれる物質とが低下していることが明らかになっており，これらが関与するものと考えられている．その初期には，口唇，舌，手指などが不随意に突発的に比較的速く動く．例えば，膝の上に置いた手の示指が瞬間的に背屈し，再び元に戻る，という動作を繰り返す．進行すると，この素早い動きが四肢に及び，随意運動は著しくぎこちなくなる．随意運動自体もスムーズでなくなり，運動の開始は遅く，運動自体も拙劣となる．

アテトーゼはゆっくりとのたうち回るような痙性の不規則な運動である．典型例は小児麻痺であり，基底核に病変がある場合に現れる．ウィルソン（Wilson）病でもみられるという．本項では割愛する．

ジストニーは躯幹の筋などの比較的遅い長く続くねじ曲げるような強い動きである．アテトーゼと似ているが，体幹や四肢の近位部の筋群を中心に現れる点が異なる．

b 構音障害の症候

舞踏病の構音障害の特徴は，不正確な子音，間隔の延長，発話速度の変動などが挙げられる[5]．上述のごとく，舞踏病の特徴は突発的な不随意運動なので，これがどこに生じるかで症状が左右される．呼吸筋に起こると，発話が不自然に途切れ，話の途中に長い沈黙が入ったりする．一方で音や音節の繰り返しがみられたりする．

ジストニーの構音障害の特徴は，不正確な子音，母音の歪み，粗糙性の声などが挙げられている[5]．

c 構音障害をきたす疾患

舞踏病では，ハンチントン（Huntington）舞踏病が有名である．本症も厚生労働省の定める特定疾患である．優性遺伝し，10万人に5人ほどといわれる．診断基準では，舞踏病を中心とした不随意運動がみられるが，若年発症例ではパーキンソニズム症状を呈することもある．易怒性・無頓着・攻撃性などの性格変化，精神症状を呈し，記銘力低下・判断力低下などの知的障害を伴う，とされている．遺伝子検査で確定する．なお，多くは中年以降に発病し，経過は進行性で，20年ほどで死亡する．

ジストニーは変形性筋ジストニーでみられる．極めてまれで，遺伝性の場合が多い．10歳前後に発症する．

6 混合性構音障害をきたす疾患

a 病態

以上述べた5つの病態は，必ずしもそれぞれが独立して現れるとは限らない．ここではそうした，2つ以上の要素をあわせ持つ病態について概説する．代表疾患を挙げ，その中で構音障害の症候も述べる．

b 構音障害をきたす疾患とその症候

1) 筋萎縮性側索硬化症(ALSあるいはアミトロとも呼ばれる)

単発性のものの原因はいまだ不明であるが，家族性では遺伝子の突然変異が明らかにされている．経過を通じて，眼球運動障害や感覚障害，自律神経症状，知能障害はない．経過の多くは5年以内に歩行困難，呼吸不全となり予後は絶対的に不良であるが，近年は人工呼吸器の装着により長期生存例もみられるようになってきている．下位運動ニューロンだけではなく上位運動ニューロンも障害されるため，構音障害としては，混合型を示すものとして扱われることが多いとすでに述べた．本症も厚生労働省の定める特定疾患である．その研究班による2000年の診断基準の要約を簡略化して述べると，(1)神経所見としては，球麻痺症状(舌の麻痺・萎縮，線維性攣縮，構音障害，嚥下障害)，上位運動ニューロン徴候(痙縮，腱反射亢進，病的反射)，下位運動ニューロン徴候(筋萎縮，筋力低下，線維性攣縮)のいずれか2つ以上が認められること，(2)成人発症であること，(3)経過は進行性であること，(4)種々のほかの疾患(偽性球麻痺，筋ジストロフィーなど)でないこと，(5)筋電図などで特徴的な所見が得られること，の5項目が満たされることが必須とされている．典型例では，筋力低下とか筋萎縮があるにもかかわらず，反射の亢進がある，という点が極めて特徴的である．ちなみに，その臨床調査個人票には，構音障害の有無について評価しなければならない．

構音障害の特徴は偽性球麻痺にみられるものと類似する[25, 30]．構音筋の萎縮，運動障害があるために，舌の運動は制限され，子音の歪み，省略が著しい．一方で軟口蓋の動きが悪く，開鼻声となる．プロソディでは，発話速度は低下し，話声位は低く，声の高さ・大きさの変化に乏しい単調な話し方となる[35]．

2) ウィルソン病

肝レンズ核変性症とも呼ばれ，錐体外路症状を呈し，肝硬変を伴う家族性疾患である．血中のセルロプラスミンが低下することで，脳，肝に銅が沈着することによる．神経症状は基底核症状が優位で，小脳症状も加わる．振戦，固縮，ジストニーなどの不随意運動がみられる．構音障害，嚥下障害を呈する．低銅食と硫化カリウム投与による銅吸収の抑制，ペニシラミンによる血中銅の排泄促進を行う．治療しなければ常に進行性に悪化し，予後は10年以内とされる．

構音障害は，痙性麻痺，小脳失調，パーキンソニズムなどの特徴が混在する．

3) その他

多発性硬化症があるが，全経過中にみられる主たる症状は視力障害，複視，小脳失調，四肢の麻痺，感覚障害，膀胱直腸障害，歩行障害などであり，構音障害は比較的少ないので割愛する．

C 構音障害の検査と評価

1 情報収集—必要な情報の種類と収集法

「言葉の異常」な患者での臨床診断のおおまかな流れを図V-3に示す.

まず,患者およびその家族から主訴などの情報を得る必要がある.

a 個人情報

氏名,年齢,性別のほか,職業,家族構成,趣味,生活習慣も必要である.

b 現病歴の問診

まず,原因疾患,進行の有無,症状の浮動性についてもできるだけ詳しく聴取する.また,身体機能障害の程度,ADLの自立度,理学療法士(PT)による訓練中のコミュニケーション方法,訓練意欲なども必要である.

c 言語障害の問診

話し言葉の異常がいつ現れ,その後どのような経過をたどって現在に至るかを明らかにする.話し言葉以外の症状については,咀嚼や嚥下の障害,流涎などの発声発語器官に関する問題も聞いてお

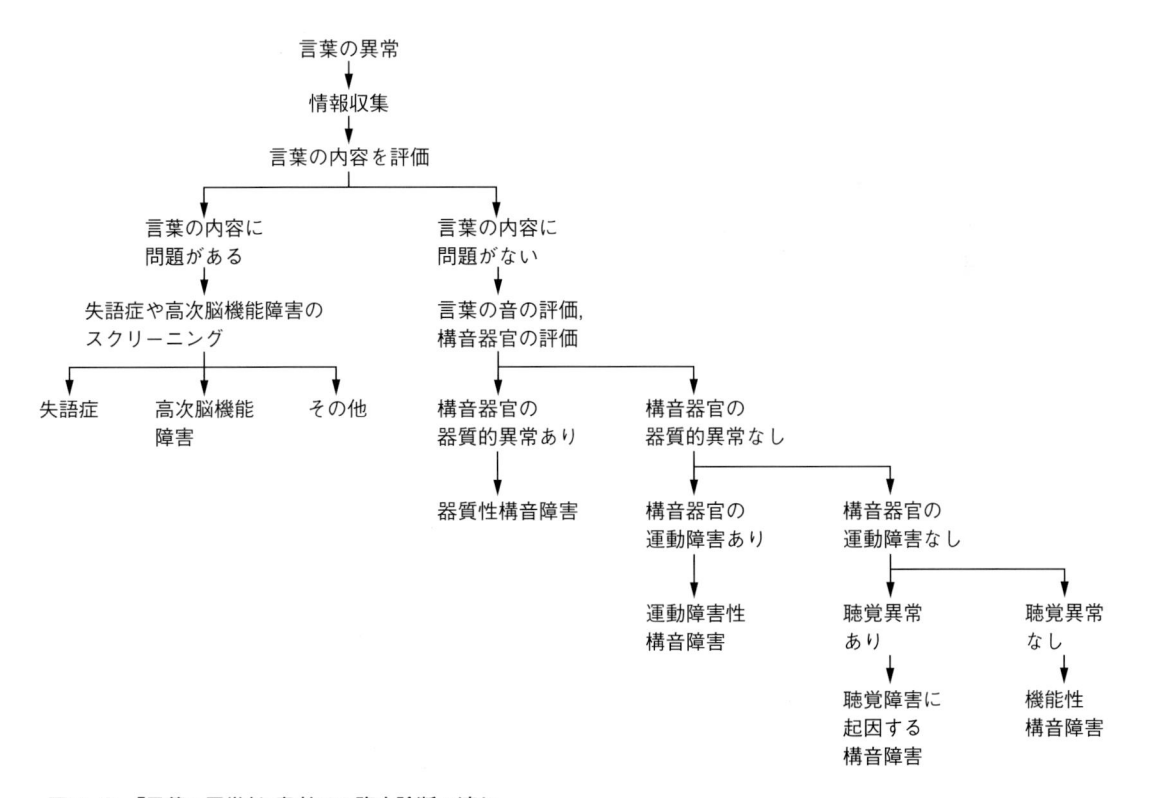

図V-3 「言葉の異常」な患者での臨床診断の流れ
(廣瀬 肇,他:言語聴覚士のための運動障害性構音障害学.医歯薬出版,2001より改変引用)

く必要がある．他の神経障害(知覚障害や運動障害など)の有無も確かめる．さらに，患者の精神面，情緒面について聞き，言葉の障害が患者の生活にどのような影響を与えているかについての情報も集める．

次いで，関連専門分野からの情報を得る必要がある．医学的側面としては，診断名，神経学的所見，合併症，医学的予後，薬剤の使用状況など(薬の副作用も含めて)を，主治医から確認する．精神心理面として，知的能力，パーソナリティーや情緒面，心身症の有無などは担当看護師のほうがよく把握していることも多い．

2 発声発語器官の形態と機能の検査

a 検査目的

運動障害性構音障害の訓練の目的は，言葉の情報を含めたコミュニケーション機能の改善にあるのであって，必ずしもまったく正常の構音機能を取り戻すことをめざすものではないことを念頭におく必要がある．現在残されている機能を吟味して，回復の可能性を探り出し，その構音器官に直接働きかけて操作し，望ましい方向へ運動を得ていく．そのために，現在どの程度の機能が残っているか，また，どのような異常となっているかをまず知る必要がある．その意義は，構音障害を彩る種々の異常の直接の原因がわかることである[37]．すなわち，構音異常の発現機序が明らかになり，これは訓練の適応の決定に役だつ．

b 検査項目

日本音声言語医学会言語委員会・運動障害性(麻痺性)構音障害小委員会において「運動障害性(麻痺性)構音障害 dysarthria の検査法—第一次案」短縮版[38]が提案されている．運動障害性構音障害では，器官(口唇，頬部，下顎，舌，軟口蓋・咽頭，歯など)の形態や運動性異常のチェック，神経学的チェック(知覚，反射の障害の有無など)，協調運動(吸飲・咀嚼・嚥下，呼吸，ため息，咳，うがいなど)がスムーズにできるかのチェックなどが必要となる．この中から，構音障害の有無とタイプの鑑別ができ，さらに臨床的に使いやすいものとしてこの短縮版は作成された．以下にその概要を解説する．

c 検査の実施法と評価

以下の3つの側面について検査する．なお，ここでは，運動障害性構音障害に限らず，「話し言葉が異常な患者」での一般的な検査について詳細に述べることとする．

1) 個々の発声発語器官

喉頭，軟口蓋，口蓋，舌，歯，口唇，顔面，下顎について，まず形態異常，知覚異常の有無を調べる．次に，これらについて，筋力，可動範囲，運動の対称性，運動の巧緻性や速度，随伴運動の有無を調べる．

(1) 口唇：安静時には左右対称的に接しているかどうか，不随意運動の有無をチェックする．また，顔面神経の検査に準じて，閉鎖運動，突出運動，まるめ運動，口角を引く運動が左右とも対称性に可能かどうかをみる．さらに，突出反復運動が正確に素早くできるかどうかをみる．

(2) 頬部：安静時に左右対称的かどうか，左右対称に膨らませられるかどうかをみる．

(3) 下顎：安静時には閉じているか，開口は可能か，力強いかをみる．さらに，噛む力は左右とも収縮が対称で正常かどうかをみて，舌圧子をかんでもらって，引き抜けないほど力が入るか否かをみる．

(4) 舌：安静時の大きさの異常の有無をみる．先端巨大症やアミロイドーシスでは巨舌となる．麻痺があると，萎縮，不随意運動，筋線維束攣縮

がみられる．突出運動は左右どちらかへの偏位なく可能かどうか，口唇を越えて挺出可能かどうかをみて，運動速度の低下の有無，突き出す力が十分かどうかもチェックする．舌の明らかな一側への偏位は，舌下神経の障害が考えられる．さらに突出後退の反復運動と左右反復運動をさせて，それぞれについて，5秒間の回数，運動範囲が十分かどうか，運動速度の低下の有無，リズミカルかどうかをみる．舌に萎縮がなく反復運動のスピードが遅い場合は偽性球麻痺などが考えられる．舌に萎縮が認められ変換運動のスピードが遅い場合は球麻痺などが考えられる．一方，リズムが乱れる場合には小脳疾患，舌に振戦や筋の強直がみられ，可動範囲が狭い場合はパーキンソン病がそれぞれ考えられる．舌尖，前舌部の挙上運動は可能かどうか，「ちぇっ」という舌打ちが可能かどうかもみる．

(5) 軟口蓋・咽頭：/a/発声時の鼻咽腔閉鎖は十分か，母・子音持続時の鼻漏出の有無が非常に大切である．すなわち，舌圧子を用いて，/a/発声の軟口蓋の挙上の程度の視診を行う．この際，軟口蓋挙上の一側への偏位の有無などもみることはいうまでもない．粘膜下口蓋裂の場合，表面的には裂がみられないので，疑わしい時は口蓋の視診を行う．さらに，鼻咽腔閉鎖機能については，視診，話し言葉による判定に加えて，鼻息鏡，X線検査，ファイバースコープによる内視鏡検査を行うと確実である．耳鼻咽喉科医に依頼して，内視鏡を鼻腔内にとどめ，軟口蓋の動きを鼻腔側から評価する方法を用いると，実際の発話中の軟口蓋の動きや鼻咽腔の閉鎖を観察できる．この場合，タスクとしては/s/の持続などを用いる．/s/の持続は，持続的な軟口蓋挙上時の閉鎖の程度や呼気の鼻腔への漏れの有無を評価するのに適している．軟口蓋・咽頭周囲組織の運動異常による鼻咽腔閉鎖不全が認められる場合は，偽性球麻痺，球麻痺などが考えられる．

(6) 歯：欠損の有無，義歯装着の有無をみておく．歯列，特に切歯など歯列の正中付近に欠損がある場合，そこからの空気の漏れを防ぐため，舌などによる代償的な動きが構音時に観察されることがある[5]．

次いで神経学的な検査に移る．まず，顔面・口腔内知覚の検査としては，表在知覚，深部知覚，味覚の異常の有無をみる．さらに，軟口蓋反射，咽頭反射，絞扼反射，下顎反射，舌引っ込め反射，口輪筋反射，口とがらし反射，吸啜反射が起こるかどうかをみる．詳細については割愛する．

2) 発声発語器官の共同運動

まず呼吸運動をみる．安静時呼吸は規則正しいかどうか，深呼吸は正しくできるかどうかをみる．また，吸気は3秒以上保持できるか，呼気の持続は〔15秒(男)，10秒(女)以上〕可能かをみる．

次いで，音節の繰り返し検査を行う．単音節(パ，タ，カ)，3音節(パタカなど)をできるだけ速く言わせ，5秒間に可能な数を記録する．正常者では，5秒間当たりおおよそ，単音節では30回，3音節では10回程度である．測定は，繰り返しの回数(偽性球麻痺や筋萎縮性側索硬化症では少なく，パーキンソン病では多い)，リズムの乱れはどうか(小脳疾患で乱れる)，構音は崩れないかに注目する．

日常生活における協同運動については，食餌摂取動作と，随意的協調運動が参考になる．前者では，ストローで吸えるかどうか，咀嚼できるかどうか，水分でむせるかどうか，固形物の嚥下の問題の有無，嚥下時の鼻腔への逆流の有無，よだれの有無を調べる．後者では，ため息やあくびが可能かどうか，ろうそくの火を吹けるかどうか，咳払いが可能かどうか，うがいが可能かどうかなどが参考になる．

3) 発語失行検査

脳血管障害に伴う運動障害性構音障害では，発語失行検査を行う．発声発語器官を用いて行うさまざまな動作(笑う，口唇の開閉，舌の前後左右への動き，咳，ささやき声など)を口頭命令または模倣によって行わせる[18]．

3 話し言葉の特徴と検査，評価

　構音異常の症状は，その話し方を聞いた時の聴覚印象に基づいて，以下の5つの側面と，全体評価の計6つに分けて整理するのが一般的である[39,40]．

　(1) 声の質：粗糙性，気息性，無力性，努力性，の4項目
　(2) 声の高さ・大きさ：高さの程度，声の翻転，大きさの程度，段々小さくなる，大きさの変動，声のふるえ，の6項目
　(3) 話す速さ：速さの程度，段々速くなる，速さの変動，の3項目
　(4) 話し方：音・音節がばらばらに聞こえる，音・音節の持続時間が不規則に崩れる，不自然に発話が途切れる，抑揚に乏しい，繰り返しがある，の5項目
　(5) 共鳴・構音：開鼻声，鼻漏れによる子音の歪み，母音の誤り，子音の誤り，構音の誤りが不規則に起こる，の5項目
　(6) 全体評価：異常度，明瞭度，の2項目

の全部で25項目である．運動障害性構音障害について，これらの症状の包括的な検査が，先に触れた「運動障害性（麻痺性）構音障害 dysarthria の検査法—第一次案」短縮版[38]である．この検査を行うことで，構音器官の検査も含めて12分程度で，話し言葉の異常の有無・種類・程度の判定，原疾患または損傷部位の推定，治療指針の策定，がおおむね可能とされる．

　ここでは，上述の25項目にしたがって，運動障害性構音障害に限らず，「話し言葉の異常」にあたっての，一般的な検査について述べる．

a 声，構音，プロソディの検査と評価

　話し言葉の検査は，以下の4つの側面について検査する[18]．

1) 声の検査

　まず母音 /e/ を言わせて声の質（粗糙性，気息性，無力性，努力性など）を判定する．パーキンソン病では気息性となることが多く，また，一側迷走神経が損傷された球麻痺でも気息性となることが多い．次にパラグラフの音読や自発話について，声の高さや大きさについて判定する．高さについては翻転はないか，大きさについては小さすぎないか，段々小さくならないかに注目する．これらの異常はパーキンソン病で現れやすい．一方，文頭で爆発性の発声が生じ，強さの変動が著明であるのは小脳性である．

2) 構音の検査

　検査の対象とする発話サンプルの単位としては単音（日本語に含まれる108音節），単音節，単語，文（短文，パラグラフ）が挙げられる．パラグラフの検査ではテキスト，例えば「桜」が用いられる[38]．一方，発話サンプルの種類としては，復唱，音読，自発話（会話など）がある．パラグラフの音読や会話はスクリーニングであり，軽症ではこれで十分なことが多い．中等度以上の症例では単音節，単語，文と系統的に検査を実施する必要がある．特に重度の症例では単音レベルまで検査の幅を広げる必要がある．

　得られた発話サンプルをできるだけ繰り返し聴取して，音の誤りおよび共鳴異常（開鼻声）の有無を判定する．まず音の誤りについては，どの音が誤っているか，誤りのタイプはどうか，誤りの一貫性はどうかを調べる．なお，動作を大きくゆっくり強調して発声させたり，発話速度を遅くさせて発声させたりという，働きかけによって音は変わるかどうかもみておくと参考になる．

　次に共鳴異常については，単音レベルで判定するのが簡単である．すなわち，母音では [i]，子音では [s] などを普通の状態と鼻をつまんだ状態とで発声させ，開鼻声および鼻漏れによる子音の歪みを聴覚印象で判定する．この際，鼻息鏡で鼻漏出を確認すると確実である．球麻痺や偽性球麻

痺では開鼻声となる．

3）プロソディ（韻律）の検査

パラグラフの音読や会話により判定する．

話す速さについては，平均的な速さ（パーキンソン病では速い），時間とともに加速度的に速くなるか（パーキンソン病では速くなる），速さの変動はどうか（小脳疾患や舞踏病では変動する）をみる．

音・音節間のつながりについては，音節の持続時間が不規則か（小脳疾患で起きることが多い），不自然に発話が途切れないか（偽性球麻痺でみられる），抑揚が乏しくないか（パーキンソン病では乏しい），音・音節の繰り返しはどうかなどをみる．

4）全体評価

患者の言葉の意味内容がどの程度聞き手に了解されるかという明瞭度と，患者の話し言葉全体に関する異常度の2つについて判定する．

b コミュニケーション能力の評価

最初の問診の時点で，意識レベル，見当識，働きかけに対する反応性，表情の変化などはある程度把握できる．

麻痺性構音障害と他のコミュニケーション障害との鑑別が必要な場合や，他のコミュニケーション障害を重複している場合には，以下の側面も検査する．

1）言語機能の検査

スクリーニング検査としては失語症簡易検査が有効である．言語機能をさらに包括的に捉えるためには失語症検査を行う．現在は，標準失語症検査がわが国で広く用いられている．

2）聴覚の検査

まず，標準純音聴力検査を行う．なお，会話に支障がない場合には中等度以上の難聴はないと判断できる．

3）その他

頭頂葉症状としての異常（易疲労性，感情失禁，多幸症，抑うつ傾向など）についても観察する必要がある．

D 発話補助装置

1 補綴的手段の種類と適用基準，訓練法

義歯などの補綴装置は，本来，形態の欠損を回復することで機能の回復をはかるものである．一方リハビリテーションにおいては，欠損した形態を回復するのではなく，低下した機能の代償，賦活化をはかるための補綴装置が使用される．舌の運動障害に対する舌接触補助床（palatal augmentation prosthesis；PAP），軟口蓋の運動障害による鼻咽腔閉鎖不全に対して，鼻咽腔閉鎖機能を賦活，獲得させるのが目的である軟口蓋挙上装置（palatal lift prosthesis；PLP）などがこれにあたり，いずれも，機能訓練と併用することによって効果を発揮する．これらを用いるリハビリテーションにおいては，歯科医師，歯科技工士との連携が極めて重要である．

PAPは，運動障害性構音障害の治療においては，

舌が口蓋と接触することによって営まれる構音機能を代償することを目的にする．これは上顎に装着する装置である．対象は，本来は主として舌がんなどで舌を広範囲に切除された患者がメインであるが，舌の萎縮や運動障害を有する運動障害性構音障害例にも適用されている．口蓋や上顎義歯の口蓋部に，柔らかいワックスをつけた状態で発音や嚥下を行わせ，口蓋表面の形態を記録させた後，これを鋳型にして作成する．PAPの装着と構音訓練とで発語明瞭度が改善していく場合は，口蓋部を徐々に削っていく．最終的に撤去することができる場合もあるとされる．運動障害性構音障害では，発症から早期に適用することが望ましい．

PLPは，軟口蓋麻痺などによる鼻咽腔閉鎖不全の改善を目的とする．対象は，運動障害性構音障害がメインである．麻痺して下垂してしまった軟口蓋を挙上させ，発音や嚥下時における鼻咽腔の閉鎖をはかるものである．本装置は，硬口蓋を覆う床（硬口蓋部）の部分，軟口蓋を後上方に挙上するための挙上子（palatal extension）と，これらをつなぐ連結部からなる．挙上子の形態は，ワックスを用いて製作した鋳型を口腔内にはめて試し，鼻咽腔閉鎖の程度や患者の違和感，鼻呼吸のしやすさを考慮しつつ徐々に調整していく．適当な挙上子部の形態が得られたのち完成品を作製する．その効果を最大限に得るためには，構音機能のリハビリテーション開始後，できるだけ早期に適用することが望ましい．費用は保険適用が通る．

PLPを用いた構音訓練では，PLPにより軟口蓋の運動不全に対する効果が期待できる場合とできない場合の2とおりのパターンがある．前者では，最終的にはPLPを使わないことを目標とし，運動障害性構音障害に対する一般的な訓練に加えて，鼻咽腔閉鎖不全に対する機能訓練を行う．一方，後者では，PLPをいつも装着した状態で生活できることを目的として，適宜，運動障害性構音障害に対する一般的な訓練のみを行うこととなる．

PLPの適応は，構音，プロソディの障害が中等度までで，学習意欲，家族の援助がある症例である．すなわち，構音障害が主に鼻咽腔閉鎖不全によること（鼻をつまんで発話させると直ちに発話明瞭度に改善が認められること），鼻咽腔閉鎖不全の改善を目的とした手術の適応があまりないこと（咽頭弁手術などが局所，あるいは全身的な理由で施行できないこと），できれば装置を保持するための上顎の歯が残存していること，いわゆる「治ろうという気力」のあること，装置の自己管理がある程度可能なことである．一方，床の維持力が不足している場合，軟口蓋の強い痙攣がある場合，患者の協力が得られない場合などは不適応である．

運動障害性構音障害患者では脳血管障害などを基礎疾患として持っている場合も多く，全身状態の点からみても，咽頭弁手術などの観血的処置よりもPLPという保存的処置が望ましい場合が多いのは事実である．最近では，上顎に歯が1本もなくても作製しうる場合があるとされている．また，介護者などに対して装置の着脱などの訓練を十分に行うことで，いわゆる第三者による管理ができる場合には当然使用すべきである．

装着直後には，鼻がつまる，異物感が強い，息苦しい，飲み込みにくいなどの症状を訴えることが多い．そのため，PLPの使用上の注意点としては，これらを前もって十分説明しておく必要がある．ただしこれらの欠点を強調しすぎると，逆に使用を拒否することもあるので，説明の際には装置の効果に力点をおくべきである．使用を始めたばかりの時には1回は数分の装着とし，その後次第に装着時間を延長するようにしていくことにより，違和感も次第に薄れる．多くの場合は，最終的には就寝中以外は装着することができるようになる．挙上子の位置合わせについては，歯科医師，歯科技工士と綿密に連絡を取り合いながら調整しなければならない．

なお，鼻咽腔閉鎖不全を伴うケースに対して，PLP装着により鼻咽腔閉鎖機能および発語機能が50〜70％程度の割合で改善するとされている[41,42]．

2 代替コミュニケーションの種類と適用基準，訓練法

治療にあたっては，訓練だけではなく，発話と併用として補助する，あるいは発話の代わりとなるコミュニケーション手段を使うことが有用な場合も多い．このような補助・代替手段と，発声，発話や書字などの残存機能を最大限に活用して総合的なコミュニケーション能力を高める方法は，補助・代替コミュニケーション（augmentative and alternative communication；AAC）アプローチと呼ばれる[43]．補助コミュニケーション（augmentative communication）とは，残存する音声または言語コミュニケーション能力を補うエイドや技法の利用をさし，代替コミュニケーション（alternative communication）とは音声が完全にない患者に用いられるコミュニケーション技法をさす[1,2]．AACに近い概念は1960年代にかけて現れ，研究が進んだのは1970年代である．1970年代後半には機能代行という考えが工学の分野から入ってきて，1978年に音声合成機能を持ったコミュニケーションエイドが初めて市販された．AACという用語は1980年代にISAAC（International Society for Augmentative & Alternative Communication）が設立されてから定着した．American Speech-Language-Hearing AssociationによるAACの定義は，「AACとは重度の表出障害を持つ人々の形態・能力障害を補償する臨床活動の領域をさす．多面的なアプローチでなければならず，個人のコミュニケーション能力すべてを活用する．それには，残存する発声・会話機能，ジェスチャー，サイン，エイドを使ったコミュニケーションも含まれる．」となる．

以下，運動障害性構音障害患者が使うことの多いAAC手段を説明する．なお，AACだけで1冊の解説書が書けるほどの内容があるので，ここでは，あえて，構音障害以外に四肢の運動障害がない場合に限定することとする．すなわち，末期の筋萎縮性側索硬化症や閉じこめ症候群などのように，もはや目の瞬きでしかコミュニケーションがとれないような場合のAACについての解説は他書を参照されたい．また，このような重度の障害では機器（呼び鈴，携帯用会話装置，ワープロ，電子手帳，通信機器など）を使う場合がほとんどであるので，ここでは機器を用いるAAC手段[44,45]については述べない．

1）ジェスチャー・合図動作

道具を必要としないので，簡単な内容を速く確実に伝えられる．日常生活上の要求や緊急時に役だつ．

2）メッセージボード（メニュー・コミュニケーション表）

よく使われる表現や要求を表す単語や文の一覧表である．患者が日常よく使う表現をみつけることから始める必要がある．ジェスチャーによって表現できる場合はそれを優先する．

3）文字盤

ジェスチャーで表現しにくい場合や，メッセージボードの代わりとして使われる．極めて重度の構音障害の場合である．かなを1文字ずつ選択するための五十音表である．普通，五十音に濁点・半濁点と数詞，曜日を加える．日本語では縦書きの表を使うのが一般的である．文字の選択は本人が指先や棒で直接行う．ほかに，透明文字盤を使う方法もある．

次いで，AACを用いる場合の注意点を以下に述べる．

（1）当然のことながら，音声による会話よりも時間がかかる．そのため，患者の伝えようとしている気持ちを時間をかけて受け止めることが大切である．相手の表情を見ながら，話の文脈や状況を把握して，会話の行方を推理する必要がある．

(2) だからといって，推理に基づいて「○○ということね．」というふうにこちらで勝手に解釈はしてはならない．誤った方向に解釈された時の患者の精神的ストレスは大きい．

(3) AACをよく理解して使い慣れる必要があるのはいうまでもない．

E 発話の訓練

これまで述べたように，運動障害性構音障害のリハビリテーションの目的は，言葉の情報を伝える機能の改善ないし修復にあるのであって，必ずしも正常の構音機能を取り戻すことを目ざすものではない．取り戻すことは不可能なことがほとんどであるから，むしろ残された機能を用いてどのように代償していくか，どのように運動機能を再獲得させるか，回復を促進させるかを導いたり，あるいはさらに補助具や介助器具を積極的に取り入れるような補綴に力点をおいた方針を育てていくことが大切である[46,47]．そのため，正しい運動を誘導して誤動作を学習させないことが大切である．また，効果は訓練の量に比例するが過労は効率を低下させることを認識するべきである[2]．いずれにしても，100％は目ざさず，本来の80％くらいになればよしとする訓練方針が望ましい．

発話，言語の訓練において最も問題となるのは，いわゆる「自然治癒」あるいは「自然回復」である．自然治癒の起こる期間，それによる改善の程度については，全く報告がなく，不明である[27]．また，その治療法に関しての大規模な，実証的な研究はみられない[48]．さらに，おのおのの治療法の適用基準が明らかではない[41]．これらの問題点があるものの，この20年ほどで，訓練により改善する「場合がある」ことが報告されてきている．例えば，20年以上前には，偽性球麻痺患者では訓練による明瞭度の変化は少ないとされていた[49]が，最近では70％[27]あるいは95％[50]で何らかの改善を示すと報告されている．また，訓練による変化は発症から3～12か月以内でみられ，それ以降では慢性化して変化はみられにくいとされている[51]．極論すれば，コントロール・スタディはなく，その評価は聴覚印象という「主観的」評価であるが，何らかの改善は確実に認められる，というのが「訓練」の実情である．しかし，以下のような場合を除いて，ほとんどすべての運動障害性構音障害例には，訓練の適応があると考えられている．すなわち，訓練に対して拒否，無関心な場合や，全身状態が不良で訓練に耐えられない場合，痴呆など精神機能低下が著明で訓練効果が期待できない場合，すでに十分な訓練を受けている場合などには適応がない[52]．

運動障害性構音障害には種々のものが含まれるので，原疾患の性質を第一に考慮する必要がある[53]．例えば，進行性の筋萎縮性側索硬化症では，機能維持が目的であり，最終的には訓練の適応はなくなり，発話の代行装置，機器を用いたAACの導入が行われる．また，訓練に際しては，原疾患の医学的処置を併用あるいは先行させなければならない．さらに，補助具や補装具の併用も積極的に行うべきである[54]．

1 構音訓練の実際

ここでは，まず表V-1（☞303頁参照）に示した構音障害のタイプ別について訓練法の要点を述べることにする[2,43,52]．具体的なテクニックなどの

表V-6 運動障害性構音障害に対する治療の目的と訓練の種類

構音機構	目的	訓練・治療
呼吸機構	・正常に近い呼吸のリズムを得る ・その上で，発話に必要な呼気圧を獲得，維持，調整できるようにする	① 発話時の姿勢の矯正 ② ADLの改善 ③ 呼吸筋（胸筋・腹筋・横隔膜筋）の筋力増強，協調連動訓練 ④ 補助具の利用（腹帯，コルセット）
発声機構	・声の大きさ，高さの調節 ・声の質の改善	① 姿勢の矯正 ② 声帯（喉頭筋）の運動促進 　—pushing exercise，発声練習など
共鳴機構	・鼻咽腔閉鎖不全の治療	① 軟口蓋のマッサージ ② 筋力強化(blowing, coughing, sucking, gagging, pushing exercise など) ③ 補助具の利用—palatal lift など
調音機構	・語音の明瞭度を上げ，流暢さの回復をはかる	① 構音筋の筋力強化訓練，協調運動訓練 ② 構音・発話の訓練（復唱，音読，呼称） ③ 早口言葉
プロソディ	・話すスピードの調整 ・単語のアクセントの異常を正す	① 発音，呼吸機能調整 ② 発話のリズム感の習得

〔長谷川恒雄：リハビリテーション入門(5)言語療法 構音障害．ブレインナーシング3：491-496，1987；小島義次，他：脳血管障害による麻痺性(運動障害性)構音障害患者の構音と発声発語器官の随伴運動について．音声言語医学28：1-6，1987より改変引用〕

詳細は成書を参照されたい．なお，行われる訓練については，表V-6にまとめておく[55]．

1） 弛緩性構音障害

筋収縮力の低下が主体であり，筋力，速度，緊張や運動可能な範囲などの要素が不足している．そこで，訓練は損傷された神経が支配する個々の筋肉への働きかけであり，筋力強化が原則となる．

2） 痙性構音障害

運動の異常パターン[56,57]の矯正を目標とするが，できるだけ力を抜きながら（リラクゼーション法），正しい運動パターンを学習することが原則である．リラクゼーション法で緊張を緩和して本来の筋力を引き出してから，速度，正確さを改善させる．

3） 失調性構音障害

自身の運動感覚では調節が困難となっている．そのため，外部の手掛り，すなわち時間的空間的あるいは聴覚的な目印のようなものを示して，それに合わせて運動をコントロールするのが有効である．また，発声コントロールとプロソディに働きかけることで，明瞭度の改善が期待できる．

4） 運動低下性，運動過多性構音障害

発声訓練，緊張の抑制やプロソディの訓練など，症状に合わせてのアプローチとなる．なお，不随意運動に対する訓練は，強制的に抑制する方法や外部の手掛りを用いる方法などが試みられるが，ほかには効果的な方法はない．

5） 混合性構音障害

個々の病態に合わせてプログラムをたてる必要がある．

2 プロソディの訓練

言葉のスピードやリズム，あるいは高低，抑揚などの訓練も必要である．

1) スピードやリズム

パーキンソン病や小脳障害などで，言葉が早口であるため明瞭度が低下している場合には，発話速度を落とすことで明瞭度を上げることができる．意識的に分節や句で区切るとか，手や指で調子をとる，指折りしながら，それにあわせて発音するなどの方法がとられる．録音してこれを聞かせ，自分の速さを自覚させることも必要である．

2) 声の高低，大きさ

VISIPITCHなどの音声表示装置を用いて視覚的フィードバックを用いたり，キーボードに音を合わせて発声させたりする．パーキンソン病などで声が不自然に高くなる場合は下向き加減にし，あごを引いて低い声で話すように誘導する．小脳性の失調性構音障害では，爆発的な発声や大声になるなどの動揺を抑制するために，ささやき声や小声での発話を持続させるなどを行う．

◆文献

1) 堀口申作(編)：聴覚言語障害．医歯薬出版，1980
2) 医療研修推進財団(監修)：言語聴覚士指定講習会テキスト．医歯薬出版，2002
3) 古市照人，他：構音障害のみかた．Journal of Clinical Rehabilitation 7：1200-1205，1998
4) 河村　満：神経内科医による構音障害の捉え方　治療への指針．聴能言語学研究12：159-164，1995
5) 新美成二(担当編集)：音声・言語．CLIENT 21 第15巻．中山書店，2001
6) 伊藤元信：成人の構音障害　発語失行症について．音声言語医学31：242-252，1990
7) 入野誠郎，他：脳血管障害の診断　主要症候とそのとらえ方　言語障害．日本医師会雑誌125：S75-S77，2001
8) 熊倉勇美，他：言語聴覚障害学　理論と臨床　運動障害性構音障害の病態と治療．総合リハ27：1043-1050，1999
9) 河村　満：構音障害．Brain Medical 6：33-37，1994
10) 廣瀬　肇，他：言語聴覚士のための運動障害性構音障害学．医歯薬出版，2002
11) 平山惠造：構音障害と失構音．音声言語医学35：274-278，1994
12) 福迫陽子：主要症状からみた検査の進め方　成人の構音障害．JOHNS 6：1571-1578，1990
13) 福迫陽子：麻痺性構音障害の鑑別診断．耳鼻咽喉科・頭頸部外科MOOK 4号．pp96-108，1987
14) 岩田　誠：老年者における神経学構音障害と嚥下障害．老年精神医学3：167-171，1986
15) 杉下守弘，高山吉弘：皮質性構音障害．神経研究の進歩37：119-125，1993
16) 中西雅夫：トピックス　構音障害と発語失行．総合リハ25：1163-1167，1997
17) 河村　満，他：神経学(Neurology)の立場からみた構音障害．音声言語医学31：235-241，1990
18) 福迫陽子：麻痺性(運動障害性)構音障害．総合リハ12：893-901，1984
19) 廣瀬　肇：構音障害の診断．JOHNS 18：227-229，2002
20) 徳永恵子，他：構音障害・嚥下障害・味覚障害．総合臨牀39：389-396，1990
21) 米澤久司，他：神経内科的診察法　球麻痺・仮性球麻痺．総合リハビリテーション29：1119-1124，2001
22) 浦上克哉，他：球麻痺による構音障害．老化と疾患10：1563-1566，1997
23) 尾上尚志：頭頸部の症候　球麻痺と偽性球麻痺．臨床看護26：850-853，2000
24) 廣瀬　肇：ことばの障害─症候論，診断学の立場から．切替一郎(編)：中枢神経障害へのアプローチ，金原出版，pp214-232，1973
25) 福迫陽子，他：麻痺性(運動障害性)構音障害の話しことばの特徴─聴覚印象による評価．音声言語医学24：149-164，1983
26) 小島義次，他：脳血管障害に伴う運動障害性(麻痺性)構音障害患者における発声発語器官の運動パタンについて．音声言語医学22：250-258，1981
27) 福迫陽子，他：痙性麻痺性構音障害患者の言語

訓練後の話しことばの変化―聴覚印象による評価. 音声言語医学 31：209-217，1990
28) 遠藤教子, 他：一側性大脳半球病変における麻痺性(運動障害性)構音障害の話しことばの特徴. 音声言語医学 27：129-136, 1986
29) 重野幸次：言語障害の診断 失語症と構語障害. 医学のあゆみ 149：799-805, 1989
30) 藤林真理子, 他：小脳疾患, 仮性球麻痺, 筋萎縮性側索硬化症による麻痺性構音障害の話しことばの特徴. 音声言語医学 18：101-109, 1977
31) 小林範子, 他：小脳疾患患者の話しことばの特徴. 聴覚言語障害 5：63-68, 1976
32) 廣瀬 肇, 他：麻痺性構音障害における発音動態の研究 第1報 小脳変性症について. 日耳鼻 80：1475-1482, 1977
33) 熊井和子, 他：パーキンソン病患者の話しことばの特徴. 音声言語医学 19：267-273, 1978
34) 廣瀬 肇, 他：麻痺性構音障害における発音動態の研究 第2報 パーキンソン症候群について. 日耳鼻 81：547-553, 1978
35) 廣瀬 肇：中枢神経疾患と音声障害. 音声言語医学 42：121-128, 2001
36) 久野貞子：パーキンソン病による構語障害. 老化と疾患 10：1568-1573, 1997
37) 伊藤元信, 他：運動障害性(麻痺性)構音障害 dysarthria の検査法―第一次案. 音声言語医学 21：194-211, 1980.
38) 福迫陽子, 他：運動障害性(麻痺性)構音障害 dysarthria の検査法 第一次案 短縮版の作成. 音声言語医学 40：164-181, 1999
39) 廣瀬 肇：麻痺性構音障害. 総合リハ 15：63-68, 1987
40) 廣瀬 肇：麻痺性構音障害. 失語症研究 14：121-128, 1994
41) 本村 暁：構音障害に対する言語治療現状と問題点. 神経治療学 14：219-223, 1997
42) 道 健一, 他：後天性運動障害性構音障害に対する軟口蓋挙上装置(Palatal lift prosthesis)の使用経験. 音声言語医学 29：239-255, 1988
43) 熊倉勇美(編著)：運動障害性構音障害学. 建帛社, 2001
44) 柴田貞雄：運動障害性(麻痺性)構音障害 dysarthria に対する治療と対策. リハビリテーション医学 28：477-479, 1991
45) 伊藤元信：失語症, 運動障害性構音障害の発症メカニズムとリハビリテーションの流れ. 臨床看護 19：1717-1724, 1993
46) 廣瀬 肇：構音障害 麻痺性構音障害を中心に. 失語症研究 8：18-21, 1988
47) 柴田貞雄：構音障害の対策. 日本医学会総会 23回会誌 3 号. p114, 1992
48) 椎名英貴：Dysarthria の治療. 聴能言語学研究 12：175-182, 1995
49) 和田あさ子, 他：麻痺性構音障害に関する追跡調査. リハ医学 14：341-349, 1977
50) 島倉忠行, 他：構音障害の言語訓練. 理学療法 25：60-64, 1995
51) 森 寿子：運動障害性構音障害. 理学療法 6：349-356, 1989
52) 廣瀬 肇：麻痺性構音障害. 総合リハ 15：145-150, 1987
53) 藤原慶一：言語聴覚士の業務について. 三田市民病院誌 12：8-14, 2000
54) 廣瀬 肇：麻痺性構音障害者の構音訓練システム. 看護技術 35：2090-2093, 1989
55) 長谷川恒雄：リハビリテーション入門(5)言語療法 構音障害. ブレインナーシング 3：491-496, 1987
56) 小島義次, 他：脳血管障害による麻痺性(運動障害性)構音障害患者の構音と発生発語器官の随伴運動について. 音声言語医学 28：1-6, 1987
57) 小島義次：運動性構音障害患者の発声発語器官にみられる運動障害の諸相. 聴能言語学研究 7：101-103, 1990

索引

＊太字の頁は主要説明箇所を示す.

欧文索引

数字・ギリシャ文字

3-3-9度方式　229
γ-グロブリン大量療法, ニューロパチーの治療としての　130

A

abulia　226
ACTH産生腺腫　172
action potential　11
acute disseminated encephalomyelitis (ADEM)　104
acute epidural hematoma　151
acute subdural hematoma　152
adrenoleukodystrophy (ALD)　106
agnosia　195
agraphia　21
akinesia　226
akinetic mutism　226
alexia　21
alexia with agraphia　247
alien hand sign　93, 189
Alzheimer病　107, **108**, 186
amyotrophic lateral sclerosis (ALS)　96, 306, 309, 312
anterior communicating artery (ACoA) syndrome　217
anterograde amnesia　277
apathy　226
aphasia　84, 190, **240**
APOE　111
apraxia　84, 194, 208, **264**, 284
arteriovenous malformation (AVM)　83
ataxic hemiparesis　84
attention　236
automatic-voluntary dissociation　267
axon　10, 99
axonopathy　122

B

Baillarger-Jacksonの原理　179, 201
Balint症候群　255
basal forebrain amnesia　280
basal ganglia　21
battered child syndrome　156
Becker muscular dystrophy (BMD)　138
Behavioural Assessment of the Dysexecutive Syndrome (BADS)　223
Boston Process Approach of Neuropsychological Assessment　208
BPO (body parts as object) 現象　209
break through現象　83
Broca失語　191, **243**
Broca領野　21
Brodmannの皮質分類（地図）　19, 241
buccofacial apraxia　269
bulbospinal muscular atrophy　98
bulging eye　95

C

CADASIL　87
callosal apraxia　268
catastrophic reaction　207
Category Test　222
central nervous system　10
cerebellum　17
cerebral cortex　18
cerebral hemisphere　18
cerebral venous thrombosis (CVT)　83
cerebrospinal fluid　25
cerebrum　18
Charcot病　96
chronic inflammatory polyradiculoneuropathy (CIDP)　123
chronic subdural hematoma　154
chronological age　226
cog-wheel rigidity　90
conduction aphasia　283
congenital muscular dystrophy (CMD)　139
constructional apraxia　269
constructional disability　270
Continuous Performance Test (CPT)　214, 239
corpus callosum　18
cortex　13
cortical cerebellar atrophy (CCA)　94
cortical deafness　259

corticobasal degeneration　93, 234
crescendo TIA　85
Creutzfeldt-Jakob病 (CJD)　69, 119, 188, 235
CT　50
Cushing現象　152
Cushing病　172

D

declarative memory　278
delirium　237
dementia　231
dementia of Alzheimer type　233
dementia with Lewy bodies　234
demyelinating disease　99
demyelination　99
dendrite　10
dentato-rubro-pallido-luysian-atrophy (DRPLA)　95, 234
dermatomyositis (DM)　140
Dichotic listening task　239
diencephalic amnesia　216
diffuse brain injury (DBI)　154
diffuse Lewy body disease　91
disconnection syndrome　281
disorientation　230
disproportionate memory impairment　215
disturbance of consciousness　229
dressing apraxia　269
Duchenne muscular dystrophy (DMD)　137
dysarthria clumsy hand syndrome　84
dyskinesia　92
dystrophia myotonica　139

E

Edinburgh Handedness Inventory　207
electromyography (EMG)　59
Embedded Figure Task　239
episodic memory　278
epithalamus　18
executive function　221

F

facioscapulohumeral muscular dystrophy（FSHD） 138
first ever headache 85
floppy infant 98
florid confabulation 217
Fluency Test 222
focused attention 213
frontotemporal dementia（FTD） 187
frontotemporal lobar degeneration 233
functional localization 3
Functionswandel 207

G

Gerstmann-Sträussler-Scheinker 症候群 70
Gerstmann 症候群 84, 244, 250, 283
GH 産生腫瘍 172
glia 10
gray matter 13, 15, 34
Guillain-Barré 症候群 123, **131**, 307
gyrus 18

H

Hachinski の虚血スコア 118
Halstead-Reitan Battery 208
HIV 感染症 119
Hoehn & Yahr の分類 187
Hughes' Clinical Dementia Rating（CDR） 232
Hughes 重症度分類 131
Huntington 舞踏病 188, 234, 311
hydrocephalus 157
hypokinetic delirium 226
hypothalamus 18

I

ideomotor apraxia 284
immediate memory 277
inclusion body myositis（IBM） 141
intelligence quotient（IQ） 225

K

Kennedy-Alter-Sung 病 98
Kernig 徴候 63, **64**, 85
Korsakow 279
Krabbe 病 106

L

L-ドパ 91
Lambert-Eaton 症候群 143
Landau-Kleffner 症候群 193
lapses of attention 213
letter-by-letter reading 283
Letter Cancellation task 239
Lhermitte 徴候 102
Liepmann の失行理論 264
limb-girdle muscular dystrophy（LGMD） 138
limbic system 21
locked-in 症候群 84
loss of psychic self activation 226
Luria の理論 215
Luria-Nebraska Neuropsychological Battery 208
Luria's Neuropsychological Examination 208

M

mask-like face 90
Maze Learning 222
medial temporal lobe amnesia 278
medulla oblongata 15
Meissner 触覚小体 35
MELAS 145
mental age 226
MERRF 145
metachromatic leukodystrophy 106
midbrain 15
mini-mental state examination test（MMSE） 111, 113
mitochondrial encephalimyopathies 145
Modified Stroop Test 222
mononeuropathy 123
motor aphasia 21
moyamoya disease 81
MRI 50
multiple mononeuropathy 123
multiple sclerosis（MS） 100
multiple system atrophy（MSA） 93
myasthenia gravis 142
myasthenic syndrome 143
myelin 10, 34, 99
myelinopathy 122
myotonic discharge 137
myotonic dystrophy 139

N

nerve conduction velocity study 126
neuralgia 125

neurofibrillary tangle 92
neuroglia 10
neurological semiology 4
neurology 2
neuron 10
neuronopathy 122
neuropsychiatry 2
neuropsychology 178
neurosurgery 2
node of Ranvier 11, 35
non-declarative memory 278
nucleus 13

O

ocular bobbing 85
oculopharyngeal muscular dystrophy（OPMD） 138
oligodendroglia 99
olivopontocerebellar atrophy（OPCA） 93

P

Paced Auditory Serial Addition Task（PASAT） 214, 239
painful tonic seizure 102
palatal augmentation prosthesis（PAP） 317
palatal lift prosthesis（PLP） 317
Papez の回路 199, 271, 278
Parkinson 病 **90**, 187, 234
Parkinsonian gait 90
periodic paralysis 144
periodic synchronous discharge 58
PET 50
Pick 病 **115**, 233
pill-rolling tremor 90
pinpoint pupil 85
polymyositis（PM） 140
polyneuropathy 123
pons 15
PQRST 法 219
priming 278
PRL 産生腫瘍 171
procedural memory 278
progressive muscular dystrophy（PMD） 137
progressive supranuclear palsy 92, 234
proper name anomia 200
pseudodementia 235
psychiatry 2
psychic akinesia 226
pulsion phenomenon 90
pure agraphia 247
pure alexia 247

pure motor hemiparesis　84
pure sensory stroke　84
pure word deafness　260
push test　90
pyramidal tract　22

R

ragged red fiber(RRF)　145
　——を伴うミオクローヌスてんかん(MERRF)　145, 146
recent memory　277
remote memory　277
retrograde amnesia　278
Ribotの法則　216
rimmed vacuole　138

S

S状動脈胴血栓症　87
SCA3　95
Schwann細胞　34, 99, 122
SDH strongly reactive blood vessel (SSV)　145
selective attention　213
self-ordered pointing task　223
semantic dementia　234
semantic memory　278
sensorimotor stroke　84
sensory aphasia　21
Shy-Drager症候群　93
Sjögren症候群　70, 122
SPECT　50
spike　11
spinal progressive muscular atrophy (SPMA)　97
spinocerebellar degeneration　94
striatonigral degeneration(SND)　93
subarachnoid hemorrhage(SAH)　82
subcortical dementia　92
Subject-ordered Task　223
sulcus　18
Symbol Digit Modalities Test　239
sympathetic dyspraxia　268
synapse　10
synaptic plasticity　12
synaptic transmission　12

T

temporal amnesia　217
temporal gradient　216
thalamic amnesia　217, 279
thalamus　18
Tinker Toy Test　223
tonotopy　24
Tower of Hanoi puzzle　223
Trail-Making Test A　239
Trail-Making Test B　222, 239
transient global amnesia(TGA)　200
transient ischemic attack(TIA)　80, 82
traumatic cerebrovascular accident　155
traumatic cranial nerve injury　155
traumatic epilepsy　156
traumatic intracerebral hematoma　153
traumatic intraventricular hemorrhage　154
traumatic subarachnoid hemorrhage　153
treatable dementia　235
TSH産生腺腫　172

U・V

Uhthoff徴候　102
unilateral neglect　213
unilateral spatial neglect　292
vascular dementia　234
Vater-Pacini小体　36
ventral thalamus　18
vermis　17
Visual Perception Test for Agnosia (VPTA)　210

W

WAIS-R　225
Wallenberg症候群　307
Wechsler Adult Intelligence Scale (WAIS)　225
Wernicke　283
Wernicke失語　193, **243**
Wernicke脳症　119
Wernicke領野　21
white matter　13, 34
Willis動脈輪　81
Wisconsin Card Sorting Test(WCST)　222, 239, 289
working memory　21, 197, 223, 277

X・Y

X線単純撮影　49
Yakovlevの回路　199, 271, 278

和文索引

あ

アカシジア　77
アテトーゼ　311
アテローム血栓性脳梗塞　81
アミロイドβ42蛋白　111
アメンチア　230
アルツハイマー型認知症(痴呆)　233
アルツハイマー病　107, **108**, 186
　——と脳血管性認知症(痴呆)の鑑別　117
　——の画像診断　53
　——の定義, DSM-Ⅳ分類による　109
　——のワクチン療法　114
アレルギー性炎症性ニューロパチー　131
アントン症候群　195
あぶみ骨　32
亜急性硬化性全脳炎　67
亜急性脳症　87
悪性症候群　76
悪性リンパ腫　166

い

イオンチャンネル　11
インパルス　11, 35
異常グロブリン血症に伴うニューロパチー　134
異染性白質ジストロフィー　106
意識混濁　229
意識障害　229
意識障害レベルの分類法, 3-3-9度方式による　229
意識変容　230
意志欠如　226
意味記憶　278
意味認知症(痴呆)　234
意欲の障害　226
遺伝性運動感覚性ニューロパチー　132
遺伝性脊髄小脳変性症　95
遺伝性ニューロパチー　123
一過性全健忘　200
一過性脳虚血発作
　——の原因　82
　——の神経症候　85
　——の診断基準　85
一酸化炭素中毒　75, 311

う

ウートホフ徴候　102
ウィリス動脈輪　81
ウイルス感染症　65
ウィルソン病　312
　——の画像診断　55
ウェーバー症候群　84
ウェクスラー成人知能検査　225
ウェルドニッヒ・ホフマン病　98
ウェルニッケ　283
ウェルニッケ・コルサコフ症候群　216
ウェルニッケ失語　192, **243**
ウェルニッケ脳症　119
　——の画像診断　56
ウェルニッケ・リヒトハイムの図式　181, 242
ウェルニッケ領野　21
運動　264
運動過多性構音障害　311
　——の訓練　321
運動・行為障害　287
運動失語　191
運動障害性構音障害　303
　——の分類　303
運動神経細胞　34
運動神経性ニューロパチー　124
運動性言語野　21
運動性失語　21
運動低下性構音障害　310
　——の訓練　321
運動ニューロン　15
運動ニューロン疾患　96
　——で生じる臨床像　96
運動麻痺　125
　——のパターンからみた病巣診断　42
運動無視　194
運動野　20

え

エイズ脳症　66
エジンバラ利き手質問用紙　207
エタノールによる中毒　73
エピソード記憶　278
栄養障害性ニューロパチー　133
栄養障害, 代謝障害による認知症(痴呆)　119
延髄　15
炎症性疾患　62
炎症性神経疾患　63

お

塩酸ドネペジル　116
遠位型ミオパチー　138
遠隔記憶　277
遠隔記憶障害　216
遠心路　36
嚥下運動　30

お

オッサーマンの分類　143
オリーブ橋小脳萎縮症　93-95
押し試験　90
凹足　125
横静脈洞血栓症　87
音韻性錯書　244
音階局在性　24

か

カンジダ髄膜炎　69
ガワーズ徴候　138
がん性ニューロパチー　122, **133**
下顎神経　29
下肢筋脱力の鑑別診断　41
下垂体-視交叉部腫瘍の鑑別　171
下垂体腺腫　171
下垂体卒中　172
仮性球麻痺　84
仮性認知症(痴呆)　235
仮面様顔貌　90
家族性アミロイドニューロパチー　132
寡運動性せん妄　226
蝸牛管　32
蝸牛神経　32
画像失認　254
回転性めまい　85
灰白質　13, 15, 34
海馬　12
海綿静脈洞血栓症　87
海綿静脈洞部腫瘍　174
開眼失行　270
外傷　148
外傷性くも膜下出血　153
外傷性てんかん　156
外傷性頭蓋内血腫　151
外傷性脳血管障害　155
外傷性脳室内出血　154
外傷性脳神経損傷　155
外傷性脳内血腫　153
外側溝　18
外的代償法　218
外転神経　28
顔-名前連想法　219

角回病変　250
核　13
核医学的検査　50
学習障害　216
学習法の改善による認知訓練　219
活動電位　11
滑車神経　28
間脳　18
間脳性健忘　216
喚語困難　192
感覚障害　244
感覚神経性ニューロパチー　124
感覚性言語野　21
感覚性失音楽症　262
感覚性失語　21, 192
感覚ニューロン　15
感覚野　20
感情失禁　274
感染後脳炎　66
感染症による認知症（痴呆）　118
感染に伴うニューロパチー　135
漢字の失読失書　250
環境音　263
環境音失認　195, 261
環境調整　220
観念運動失行　194, 244, 267, 284
観念失行　194, 268
丸薬をまるめるような動き　90
眼咽頭型筋ジストロフィー　138
眼神経　29
顔面肩甲上腕型筋ジストロフィー　138
顔面神経　29, 31
顔面神経交代性片麻痺　84

【き】
ギラン・バレー症候群　123, **131**, 307
きぬた骨　32
既知相貌　212
記憶障害　196, 215, **277**
　── のリハビリテーション　217
記憶の時間的区分　197
記憶の内容的区分　198
起立性低血圧　126
器質性構音障害　302
器質性疾患　2
器質性脳機能障害を起こす可能性の
　ある薬剤　77
機能局在　3
機能性構音障害　303
機能変遷　207
偽系統性病変　6, 7
偽性球麻痺と球麻痺との違い　308
拮抗失行　93, 195, 285
逆向性健忘　215, 278
　── における時間的傾斜　216

求心路　35, 36
急性ウイルス性髄膜炎　65
急性化膿性髄膜炎　67
急性硬膜外血腫　151
急性硬膜下血腫　152
急性散在性脳脊髄炎　66, 104
急性ジスキネジー　76
急性出血性白質脳炎　105
急性片麻痺　86
球脊髄性筋萎縮　98
球麻痺と偽性球麻痺との違い　308
嗅神経　27
虚血性疾患の画像診断　51
虚血性ニューロパチー　122
橋　15
近時記憶　277
筋萎縮　125
筋萎縮性側索硬化症
　　　　　　　96, 306, 309, 312
　── における手指筋，骨間筋の萎
　　縮　97
筋強直性ジストロフィー　139
筋疾患　136
筋線維束性収縮　125
筋電図　59, 128
筋トーヌス異常からみた診断　41
筋紡錘　36
筋無力症クリーゼ　142
筋無力症様症候群　143

【く】
クーゲルベルク・ベランダー病　98
クッシング現象　152
クッシング病　172
クラッベ病　106
クリプトコッカス髄膜炎　69
クリューヴァー・ビューシー症候群
　　　　　　　　　　　　116
クロイツフェルト・ヤコブ病
　　　　　　　69, 119, 188, 235
　──，変異型　120
グリア　10, 13
グリオーマ　163
くも膜　25
くも膜下出血　184
　── の原因　82
　── の神経症候　85
くも膜下出血重症度分類，Hunt and
　　Hess の　87
ぐにゃぐにゃ幼児　98

【け】
ケルニッヒ徴候　63, **64**, 85
ゲシュヴィンによる失行の説明図
　　　　　　　　　　　　284

ゲシュヴィンによる純粋失読の説明
　　図　283
ゲルストマン症候群
　　　　　　84, 244, 250, 284
ゲルストマン・ストロイスラー・
　　シャインカー症候群　70
系統性病変　6, 7
計画能力の障害　223
痙性構音障害　307
　── の訓練　321
　── の原因　308
軽度認知障害　108, 113
頸静脈孔部腫瘍　175
頸動脈超音波検査　50
血液浄化療法，ニューロパチーの治
　　療としての　129
血管炎症候群　70
血管芽腫　169
血管撮影　50
血管性認知症（痴呆）　80, 186
　── の原因　83
　── の神経症候　87
　── の診断基準，DSM-Ⅳの　118
結節性硬化症　175
見当識障害　230
健忘・作話症状　290
健忘失語　115, 192, 245
健忘症候群　215, 278
　── の分類　216
　── の臨床症状　216
検査所見の解釈　207
腱反射低下・消失　125
腱紡錘　36
言語的戦略法　219

【こ】
コミュニケーション能力の評価
　　　　　　　　　　　　317
コルサコフ症候群　189, 216, **279**
ゴットロン徴候　141
固縮　90
固有名詞の失名辞　200
語音　300
語義失語　115, 192
語漏　244
語聾　261
口部顔面失行　269
甲状腺刺激ホルモン産生腺腫　172
甲状軟骨　31
叩打ミオトニア　140
交感性ディスプラキシー　268
交叉性視覚（運動）失調　286
交叉性対応障害　286
行為　264
行為意味システム　209
行為産出システム　209

行動　264
行動障害　272
行動的条件づけ法　215
光線過敏性発作　58
抗精神病薬による中毒　76
抗パーキンソン病薬　92
抗リン脂質抗体症候群　70
後根　15
後索　15
後頭前切痕　18
後頭葉　18
高カリウム性周期性四肢麻痺　145
高血圧性脳症の原因　83
高血圧性脳症の神経症候　87
高次脳機能障害　178
　　――の原因疾患の分類　185
　　――の診断基準　203
　　――の脳局在　180
　　――の病因　184
高乳酸血症，卒中様症状を伴うミトコンドリア脳筋症（MELAS）
　　　　　　145, 147
項部硬直　**64**, 85
硬膜　25
絞輪　35
構音　300
　　――の検査　316
　　――の神経機構　301
構音訓練の実際　320
構音障害　302
　　――，聴覚障害に起因する　303
　　――からみた鑑別診断　42
　　――の検査と評価　313
　　――の発生メカニズム　305
　　――をきたす疾患　306
構音様式　300
構成失行　194, 244, 269, 283, 295
　　――，右手の　285
構成障害　270
膠原病・血管炎に伴うニューロパチー　134
声の検査　316
黒質　16
混合型超皮質性失語　245
混合性構音障害　312
　　――の訓練　321

【さ】

左側頭葉後下部病変　250
作動（働）記憶（ワーキングメモリ）
　　　　　　21, 197, 223, 277
再生軸索　36
作話　216
三叉神経　29
三相波　58

【し】

シェーグレン症候群　70, 122
シナプス　10
　　――の可塑性　12
シナプス伝達　11, 12
シャイ・ドレーガー症候群　93
シャルコー病　96
シャルコー・マリー・トゥース病
　　　　　　123, 132
シュワン細胞　34, 99, 122
ジェスチャー　319
ジスキネジー　92
ジストニー　311
ジャクソン型痙攣　166
ジャクソン症候群　84
ジャルゴン　244
ジャルゴン失語　192
弛緩性構音障害　305
　　――の訓練　321
肢節運動失行　194, 267
肢帯型筋ジストロフィー　138
姿勢反射障害　90
視覚イメージ法　219
視覚-言語離断症候群　284
視覚失語　254
視覚失認　195, 209, **252**
視覚認知の経路　253
視覚の伝導路　24
視覚路　25
視空間失認　84
視空間性知覚障害　255
視床　18
視床下部　18
視床上部　18
視床性健忘　217, 280
視神経　28
視神経膠腫　173
歯状核赤核淡蒼球ルイ体萎縮症
　　　　　　95, 234
耳小骨　32
自己教示法　215, 224
自動的行為と意図的行為の解離　267
自発性欠乏　216
自律神経　33
自律神経性ニューロパチー　124
時間的勾配　279
色名呼称障害　254
軸索　10, 34, 99
軸索終末　10
軸索障害　122
軸索側枝　10
舌の萎縮，筋萎縮性側索硬化症における　97
失音楽　195, 262
失見当識　216

失語　84, 190, **240**
失構音　304
失語関連領域，優位半球の　241
失語分類のモデル　242
失制御性構音障害　304
失読　21, 193, **247**
失読失書　193, 248
失認　195, 209
失名辞失語　245
失立失歩　85
失行　84, 194, 208, **264**, 284
　　――，左手の　284, 285
　　――の検査　209
　　――の水平模式　265
　　――の病巣　265
失書　21, 193, **247**
　　――，左手の　286
失調性構音障害の訓練　321
失調性構音障害をきたす疾患　309
斜台部腫瘍　175
樹状突起　10
周期性四肢麻痺　144
周期性同期放電　58
重金属による神経障害　72
重症筋無力症　142, 306
出血性疾患の画像診断　52
純粋語唖　191
純粋語聾　195, **260**
純粋失構音　191
純粋失書　194, 248
純粋失読　193, 247, **282**
　　――の機序　249
小字症　91
小児失語　193
小児水頭症の分類　158
小脳　17
　　――の構造　17
小脳橋角部腫瘍　169
小脳失調　85
小脳・第四脳室部腫瘍　168
小脳半球　17
松果体　18
松果体部腫瘍　166
焦点性注意　213
上顎神経　29
上矢状洞血栓症　87
情動の障害　271
情動の適切な表出・表現の障害　274
触覚失認　195
心原性脳塞栓症　81
心的自己賦活の喪失　226
心的無動　226
身体図式障害　294
振戦　89
　　――のパターンからみた鑑別診断
　　　　　　41
神経回路網　12

神経核　13
神経機能検査法　48
神経筋結合部　36
神経原線維変化　92
神経膠芽腫　163
神経膠細胞　10
神経膠腫　163
神経細胞　10
神経細胞体　34
神経細胞体障害　122
神経症候学　4
神経心理学　178
神経心理学的検査　182, 206
神経心理学的評価法　206
神経心理症状　206
神経線維腫症　175
神経痛　125
神経伝導　11
神経伝導速度検査　126
神経内科学　2, 40
神経内科的検査法　47
神経梅毒　68
神経肥厚　125
神経ベーチェット病　71
真菌感染症　69
深部感覚障害　125
進行性核上性麻痺　92, 234
──の画像診断　55
進行性球脊髄性筋萎縮症　306
進行性筋ジストロフィー　137, 306
進行性多巣性白質脳症　67
進行性脳卒中　84
進行麻痺　118
人格情動障害　290
人格変化　115, 216

す
ステロイド治療, ニューロパチーの治療としての　129
ステロイドパルス療法　104, 105
スパイク　11
スピロヘータによる感染　68
すくみ足歩行　91
水頭症　157
水平共同偏視　85
遂行機能　200, 221
──の検査　222
遂行機能障害　220, 238
──のリハビリテーション　224
遂行機能障害症候群の行動評価法　223
錐体交叉　22
錐体路　22
随意性注意　213
髄液漏　151
髄芽腫　168

髄鞘　10, 34, 99
髄鞘障害　122
髄膜　25
髄膜炎　62, 307
──の髄液検査　65
髄膜腫　165
──の発生部位と臨床症状　165

せ
せん妄　226, 230, **237**
──, 身体疾患による　109
──と認知症（痴呆）の鑑別　114
正常圧水頭症　120, 156
生活機能障害度, ホーン・ヤール分類における　187
生活年齢　226
生物毒素　78
成長ホルモン産生腫瘍　172
青斑核　17
星細胞腫　163, 169
精神症状を悪化させる薬　121
精神神経科　2
精神年齢　225
脊索腫　175
脊髄　15
脊髄小脳変性症　94, 309
──の画像診断　54
──の分類　94
脊髄神経　15, 32, 34
脊髄神経節　15
脊髄性進行性筋萎縮症　97
節後線維　35
節前線維　35
舌咽神経　30, 31
舌接触補助床　317
舌下神経　30
舌下神経交代性片麻痺　84
先天性筋ジストロフィー　139
戦略置換法　215
選択性注意　213
線条体黒質変性症　93
──の画像診断　55
線分二等分試験　255, 293
全失語　244
全般性注意　213, 236
全般性注意障害の検査法　214
前向性健忘　216, 277
前交通動脈症候群　217
前根　15
前索　15
前庭神経　32
前頭前野-皮質下症候群　291
前頭側頭型認知症（痴呆）　115, 187
前頭側頭葉変性症　233
前頭葉　18
──の解剖　288

前頭葉症状　287
前頭葉性および頭頂葉性純粋失書をきたす病巣　249
前頭葉性の抑制障害　272
前頭葉切断術　21
前頭葉-皮質下回路　273
前脳基底部（性）健忘　217, 280

そ
相貌失認　254, 295
即時記憶　277
側角　35
側索　15
側頭葉　18
側頭葉性健忘　217, 278
側頭葉内側部関連の間欠的・挿話性障害　272
測定障害　309
続発性低カリウム性周期性四肢麻痺　144

た
タウ蛋白　111
他人の手徴候　93, 189
多発（性）筋炎　140, 306
多発性硬化症　**100**, 189
──の画像診断　56
多発性単ニューロパチー　123
多発性ニューロパチー　124
多発性病変　5, 6
多形性皮膚萎縮　141
多系統萎縮症　93
──の画像診断　55
代謝性ニューロパチー　122
体験と情動との乖離　274
体性感覚路　23
体部位局在　4
大孔部腫瘍　174
大脳　18
大脳回　18
大脳基底核　21
大脳溝　18
大脳性色覚障害　254
大脳性弱視　256
大脳半球　18
大脳半球徴候　84
大脳半球離断症候群　281, 285
大脳皮質　18
──の機能局在　18, 20
──の区分　18
──の層構造　18
大脳皮質基底核変性症　93, 234
大脳皮質徴候　84
大脳病理学　178
大脳辺縁系　21

大脳誘発電位　103
大脳葉の区分　19
大脳連合野　20
代替コミュニケーションの種類，運動障害性構音障害患者の　319
脱髄　99
　——を伴う神経線維　99
脱髄疾患　99
脱分極　11
単語認知のモデル　261
単語表象モデル　261
単純ヘルペス脳炎　66, 118
単ニューロパチー　123
単発性病変　5, 6

ち

チェーン・ストークス呼吸　85
地誌的失見当　255, 296
知覚障害の分布からみた病態診断　43
知覚神経細胞　34
知性・思考障害　289
知能指数　225
知能の障害　225
治療可能な認知症(痴呆)　235
遅発性ウイルス感染症　66
遅発性ジスキネジー　77
痴呆　→認知症をみよ
　——と認知症　107
着衣失行　194, 269, 295
中心溝　18
中枢神経系　10
中枢神経系脱髄疾患の分類　100
中枢神経ループス　70
中毒性疾患　72
中毒性ニューロパチー　122, **134**
中毒に関する情報源　78
中脳　15
虫部　17
注意
　——のアラートネス　213
　——の機能コンポーネント　236
　——の強度　213
　——の持続性　213
　——の実行性調節　213
　——の制御機能　213
　——の選択性　213
注意障害　196, 212, **236**
　——の評価法　212
　——のリハビリテーション　214
超皮質性運動失語　191, 245
超皮質性感覚失語　245
超皮質性失語　245
跳躍伝導　35
聴覚失認　195, 257
　——の形式と特徴　259

聴覚の信号伝達　257
聴覚路　23
聴神経腫瘍　169
直接刺激法　215
陳述記憶　278

つ・て

つち骨　32
テタヌス刺激　12
テント下腫瘍　162
テント上大脳半球部腫瘍　160
テント上中心部腫瘍　161
デュシェンヌ型筋ジストロフィー　137
手続き記憶　278
低カリウム性周期性四肢麻痺　144
定性的アプローチ，神経心理学的検査の　207
定量的アプローチ，神経心理学的検査の　207
展望記憶　277
転移性脳腫瘍　166
伝導失語　192, **244**, 283
伝導路　12, 22

と

トルエンによる中毒　73
ドパミン補充療法　91
ドパ誘発性不随意運動　92
閉じ込め症候群　84
努力性注意　213
統覚型視覚失認　252
登攀性起立　138
頭蓋咽頭腫　172
頭蓋骨骨折　149
頭蓋内圧亢進症状　86, 160
頭蓋内損傷　151
頭蓋閉鎖性外傷　148
頭頂後頭溝　18
頭頂葉　18
頭皮の外傷　148
頭部外傷　148, 186
頭部外傷後遺症　154
糖尿病性ニューロパチー　133
同時失認　254
同名半盲　84
動眼神経　28, 31
動眼神経交代性片麻痺　84
動作　264
動静脈奇形　83
動揺性歩行　138
瞳孔障害　126
突進現象　90

な

内言　215
内耳神経　32
内的記憶戦略　219
内分泌性疾患に伴うニューロパチー　134
軟口蓋挙上装置　317
軟膜　25

に

ニューロパチー
　——の原因別分類と主要検査，特徴　127
　——の神経症状　125
　——の分類，病変の主座による　123
ニューロン　10, 34
　——の形態　10
二重解離の原理(法則)　201, 207
尿毒症性ニューロパチー　133
認知症(痴呆)　107, 231
　——とせん妄の鑑別　114
　——の診断基準，DSM-IVによる　231
認知症(痴呆)性疾患　186
認知・心理療法　276

の

脳炎　62, 307
脳幹　15
脳幹部腫瘍　169
脳幹網様体　16
脳外科の疾患による認知症(痴呆)　120
脳血管障害　80, 184
　——の分類，NINDSによる　80
脳血管障害性パーキンソニズム　311
脳血管性認知症(痴呆)　117, 234
　——とアルツハイマー病の鑑別　117
　——の診断基準　88
脳血管性(血管性)パーキンソニズムの画像診断　54, 84
脳梗塞　185
　——の原因　81
　——の神経症候　84
　——の臨床カテゴリーによる分類　82
脳室　14
脳出血　184
　——の原因　82
　——の神経症候　85
脳出血部位と臨床徴候　86

脳腫瘍　159, 307
脳症　118
脳静脈血栓症の原因　83
脳静脈血栓症の神経症候　86
脳神経　27
――の主な作用　28
脳神経外科学　2
脳脊髄液　25
脳卒中　80
脳損傷例の注意障害　238
脳動脈瘤　83
脳膿瘍　67
脳の発生と区分　14
脳波　56
脳波賦活法　57
脳ヘルニア徴候　85
脳梁　18
脳梁性失行　195, 268
脳梁離断症候群　281, 285

は

ハースト脳炎　105
ハチンスキーの虚血スコア　118
ハノイの塔課題　223
ハンチントン舞踏病　188, 234, 311
――の画像診断　54
バイヤルジェ・ジャクソンの原理
　　　　　　179, 201
バトル徴候　150
バビンスキー　294
バリント症候群　255
パーキンソニズム　76, 89, 310
――を起こす可能性のある薬剤
　　　　　　77
――をきたす疾患　89
パーキンソン病　**90**, 187, 234
――の画像診断　54
パーキンソン歩行　90
パペッツの回路　199, 271, 278
把握ミオトニア　140
長谷川式簡易知能検査　111
長谷川式簡易知能評価スケール　112
破局反応　207
破傷風　78
歯車様固縮　90
播種性病変　5, 6
馬尾神経　32
背景脳波　57
胚細胞腫　173
梅毒スピロヘータ　188
白質　13, 34
白質ジストロフィー　106
発語失行検査　315
発語失行症　304
発動性欠如　226
発動性障害　226, 290

発動性低下　274
発話の訓練　320
発話補助装置　317
発声発語器官の共同運動　315
話し言葉の特徴と検査, 評価　316
反復訓練　218
半規管　32
半身感覚障害　85
半側空間無視　195, 213, 255, 292
半側身体失認　294
汎化　215

ひ

ヒト免疫不全ウイルスによる神経合
　併症　66
ビタミンB_{12}欠乏症　119
ビタミン欠乏性ニューロパチー　133
ビンスワンガー病　83
ピック病　**115**, 233
――の画像診断　54
びっくり眼　95
びまん性脳損傷　154
びまん性病変　5, 6
びまん性レヴィ小体病　91
日和見感染　66
皮質　13
皮質下言語領域　241
皮質下失語　245
皮質下性認知症(痴呆)　84, 92
皮質基底核変性症　187
皮質性運動失語　191, **242**
皮質性感覚失語　192, **242**
皮質性小脳萎縮症　94
皮質性難聴　259
皮質脊髄路　22
皮質盲　256
皮質聾　259
皮膚筋炎　140
披裂軟骨　31
非アルツハイマー型前頭葉性認知症
　(痴呆)　116, 187
非遺伝性脊髄小脳変性症　94
非器質性疾患　2
非機能性腺腫　171
非言語音　263
――に対する失認　261
非陳述記憶　278
非福山型筋ジストロフィー　139
被虐待児症候群　156
鼻咽腔閉鎖　300
表在感覚障害　125
表情筋　29
標準高次視覚検査　210
病識欠如　216
病態失認　294
病的泣き笑い　274

病的無関心　294
病変の分布様式　5

ふ

ファーター・パチニ小体　35
フェニトインによる中毒　77
フォン・ヒッペル・リンダウ病　175
フグ中毒　79
フリートライヒ病　96
ブトン　10
ブラック・アイ　150
ブルジンスキー徴候　64
ブローカ失語　191, **243**
ブローカ領域の発見　4
ブローカ領野　21
ブロードマンの皮質地図(分類)
　　　　　　19, 241
プライミング効果　278
プリオン病　69
プロソディ　304
――の訓練　322
――の検査　317
プロラクチン産生腫瘍　171
不器用　267
封入体筋炎　141
副神経　32
副腎白質ジストロフィー　106
副腎皮質刺激ホルモン産生腺腫　172
副腎皮質ホルモン　129
腹側視床　18
福山型筋ジストロフィー　139
分配性注意　213, 214

へ

ヘシェル横回の損傷　259
ヘリオトロープ疹　141
ベッカー型筋ジストロフィー　138
ベンゼンによる中毒　73
ペラグラ脳症　119
閉眼失行　270
片麻痺　85
変換運動障害　309
変性疾患　89

ほ

ホーン・ヤールの分類　187
ボクサー脳症　120
ボツリヌス中毒　78
ポルフィリン症　123
歩行失行　270
歩行のパターンからみた鑑別診断
　　　　　　41
補助コミュニケーション　319
補綴装置　317

ま

方向性注意　213, 236
縫線核群　16
乏突起膠細胞　99
乏突起神経膠腫　164

マイスナー触覚小体　35
マシャド・ジョセフ病　95
麻痺　36
麻痺性構音障害　304
末梢神経障害　122
末梢神経の構造　27
末梢神経の再生過程　37
末梢神経麻痺　37
抹消試験　255
慢性炎症性脱髄性多発根神経炎　132
慢性炎症性脱髄性ニューロパチー　123
慢性硬膜下血腫　120, 154
慢性進行性外眼筋麻痺症候群　145, 146
慢性脱髄性ニューロパチー　123

み

ミエリン　10, 34, 99
ミオトニア　140, 145
ミオトニア放電　137
ミオパチーの概念　136
ミオパチーの分類　136
ミトコンドリア三大病型の臨床像　146
ミトコンドリア脳筋症　145
ミヤール・ギュブレ症候群　84
未知相貌　212
右半球症状　292

む

矛盾性運動　91
無気力　274
無菌性髄膜炎　67
無症候性脳血管障害　80
無症候性脳梗塞　80
無髄神経　34

無髄線維　10
無動　90
無動無言　226

め

メッセージボード　319
メラトニン　18
迷走神経　30, 32
酩酊度判定基準　74

も

モダリティ　240
もうろう状態　230
もやもや病　81
　――の原因　83
　――の神経症候　86
文字盤　319
文字抹消課題　214, 239, 292
模写　292
模写試験　255
網膜部位局在　25

や

ヤコブレフの回路　199, 271, 278
夜間せん妄　238
薬物中毒　76
薬物による認知症（痴呆）　121
薬物療法，ニューロパチーの治療としての　130

ゆ

有機物質による神経障害　74
有機リンによる中毒　75
有髄神経　34
有髄線維　10
有痛性強直性痙攣　102
誘発脳波　57

よ

読み書きに関する二重回路　250
腰椎穿刺　26

翼状肩甲　138

ら

ライム病　69
ラクナ梗塞　81
ラゼーグ徴候　64
ランヴィエの絞輪　11, 35
ランドー・クレフナー症候群　193

り

リープマンの失行理論　264
リチウム薬による中毒　77
離断症候群　281
離断症状　192
離断の原理　201
流暢性・非流暢性分類　243
輪状軟骨　31
臨床症状の変化からみた鑑別診断　42
臨床神経学の特徴　3

れ

レヴィ小体　90, **115**
レヴィ小体型認知症（痴呆）　91, 115, 187, 234
レトロウイルス感染症　66
レルミット徴候　102
連合型視覚失認　253
連合野　20

ろ

ロボトミー　21
老人斑　110
聾の定義　257
肋間神経　32

わ

ワーキングメモリ　21, 197, 223, 277
ワーラー変性　36
ワレンベルク症候群　84, 307